Hefte zur Unfallheilkunde
Beihefte zur Zeitschrift „Der Unfallchirurg"

Herausgegeben von:
J. Rehn, L. Schweiberer und H. Tscherne

213

Johannes M. Rueger

Knochenersatzmittel

Geleitwort von A. Pannike

Mit 190, zum Teil farbigen Abbildungen

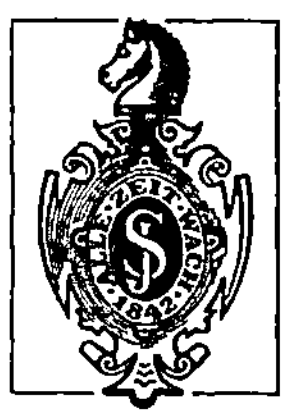

Springer-Verlag
Berlin Heidelberg New York
London Paris Tokyo
Hong Kong Barcelona
Budapest

Reihenherausgeber

Professor Dr. Jörg Rehn
Mauracher Straße 15, W-7809 Denzlingen
Bundesrepublik Deutschland

Professor Dr. Leonhard Schweiberer
Direktor der Chirurgischen Universitätsklinik München-Innenstadt
Nußbaumstraße 20, W-8000 München 2
Bundesrepublik Deutschland

Professor Dr. Harald Tscherne
Medizinische Hochschule, Unfallchirurgische Klinik
Konstanty-Gutschow-Straße 8, W-3000 Hannover 61
Bundesrepublik Deutschland

Autor

Priv.-Doz. Dr. Johannes M. Rueger
Unfallchirurgische Klinik, Zentrum der Chirurgie
Universitätsklinikum Frankfurt
Theodor-Stern-Kai 7, W-6000 Frankfurt am Main 70
Bundesrepublik Deutschland

ISBN-13:978-3-540-53939-1   e-ISBN-13:978-3-642-76585-8
DOI: 10.1007/978-3-642-76585-8

Die Deutsche Bibliothek – CIP-Einheitsaufnahme
Rueger, Johannes M.: Knochenersatzmittel / Johannes M. Rueger. Geleitw. von A. Pannike. - Berlin ;
Heidelberg ; New York ; London ; Paris ; Tokyo ; Hong Kong ; Barcelona ; Budapest : Springer, 1992
    ISBN-13:978-3-540-53939-1

Satz: M. Masson-Scheurer, 6654 Kirkel 2
24/3130-5 4 3 2 1 0 – Gedruckt auf säurefreiem Papier

Für Martina, Johannes und Theresia

"Anything goes"

Paul Feyerabend (1975) In: Against Method. Outline of an Anarchistic Theory of Knowledge. New Left Books, New York

Geleitwort

Die Behandlung posttraumatischer und tumorbedingter Defekte des menschlichen Skeletts hat eine lange und erfolgreiche Tradition. Standard der Behandlung war und ist seit vielen Jahren die freie Übertragung von körpereigenem Knochengewebe, dem im Vergleich zum in der Regel in konserviertem Zustand übertragenen Fremdknochen auch weiterhin die überlegene biologische Potenz zuzuschreiben ist.

Dennoch war die mittlerweile weitgehend standardisierte Konservierung des allogenen Knochens – insbesondere bei großen Defekten und eingeschränkter Verfügbarkeit (Kinder, mehrfache Wiederherstellungseingriffe) – eine zunehmend unverzichtbar scheinende Hilfe.

Seit langer Zeit, d.h. nicht erst seit Beginn der aus akuter Veranlassung neuerlich einsetzenden Diskussion über die Übertragbarkeit von Infektionskrankheiten und die hieraus abzuleitende medizinische und juristische Problematik der „Knochenbank", bemüht sich die experimentelle und klinische Forschumg um „Knochenersatzmittel", die in der Klinik zur Augmentation des körpereigenen Knochens oder anstelle des konservierten allogenen Knochens eingesetzt werden können.

Aufbauend auf älteren Arbeiten aus unserer Klinik (Konold, Siebert u.a.) hat sich Herr Rueger in einer umfassend und aufwenig angelegten Arbeit und zahlreichen begleitenden Einzeluntersuchungen über mehrere Jahre mit dieser Problematik befaßt.

In sorgfältig geplanten und den vorgeschriebenen Schutzbestimmungen folgenden Untersuchungen an Ratten und Hunden wurden organische biologische Substanzen (bovines Kollagen, allogenes demineralisiertes Knochenpulver, allogene Knochengelatine, autogene/allogene Hundespongiosa) und anorganische synthetische Substanzen (β-Trikalziumphosphat-Keramik, Hydroxylapatitkeramik, Composites) auf ihre Verwendbarkeit als Knochenersatzmittel geprüft.

Mit den hier zusammengefaßt vorgelegten Ergebnissen konnte der Autor den Nachweis führen, daß

- das Gemisch aus dem Knochematrixextrakt „Knochengelatine" zusammen mit β-Trikalziumphosphat-Keramik oder einer Hydroxylapatitkeramik-Präparation bestimmter Partikelgröße bei definiertem Porendurchmesser und Porenvolumen die vergleichsweise stärksten osteoinduktiven Effekte zeigt,
- das Gemisch aus „Knochengelatine" und β-Trikalziumphosphat-Keramik in seiner osteostimulativen Wirkung den anderen untersuchten Composites deutlich überlegen ist,
- die zahlreichen Substanzen zugeschriebenen Effekte z.T. nicht bestätigt werden können,

– die Kombinationen des Matrixextraktes „Knochengelatine" mit den beiden Kalziumphosphatkeramiken als Knochenersatzmittel vorerst nur bedingt für den klinischen Einsatz empfohlen werden können.

Folgerichtig schließt daher die als Grundlagenuntersuchung aufzufassende Arbeit mit einem Ausblick auf den Weg, auf dem Forschung und Entwicklung der „Knochenersatzmittel" weitergeführt werden können, wie auch mit einem Hinweis auf biologische und mate-
rialspezifische Anforderungen, denen das gesuchte „Ersatzmittel" gerecht werden sollte.

Frankfurt am Main, im Dezemer 1991   A. Pannike

Inhaltsverzeichnis

1   Einleitung   1

1.1   Was sind Knochenersatzmittel?   2
1.2   Wozu werden Knochenersatzmittel benötigt?   2
1.3   Wieso wurden bisher keine klinisch einsatzfähigen Knochenersatzmittel
     entwickelt?   3
1.4   Ziele der Untersuchung   4

2   Das Knochengewebe   7

2.1   Mediatoren des Knochenstoffwechsels. Beschreibung der experimentellen
     Methoden zur Überprüfung ihrer Aktivität   7
2.2   Osteoblasten   11
2.2.1   Herkunft   12
2.2.2   Morphe   14
2.2.3   Funktion, spezifische Leistung, Steuerung   15
2.3   Osteozyten   24
2.3.1   Herkunft   24
2.3.2   Morphe   24
2.3.3   Funktion, spezifische Leistung, Steuerung   25
2.4   Osteoklasten   27
2.4.1   Herkunft   27
2.4.2   Morphe   28
2.4.3   Funktion, spezifische Leistung, Steuerung   30

3   Allgemeine und spezifische Anforderungen an Knochenersatzmittel .   35

**4   Knochenersatzmittel: Klassifikation, Aufbau und postulierter
Wirkmechanismus**   39

4.1   Anorganische, synthetische Knochenersatzmittel   41
4.1.1   Biogläser, Glaskeramiken   41
4.1.2   Kalziumphosphatkeramiken   43
4.1.3   Korallen   50
4.2   Organische, biologische Knochenersatzmittel   52

X

4.2.1	Kollagen	52
4.2.2	Knochenmatrix	54
4.2.2.1	Mineralisierte und demineralisierte Knochenmatrix	54
4.2.2.2	Demineralisierte Knochenmatrixextrakte	55
4.2.2.3	Knochengelatine	57
4.2.3	Hochgereinigte Knochenmatrixextrakte	59
4.3	Composites	62
4.3.1	Kollagen mit Kalziumphosphatkeramiken	62
4.3.2	Demineralisierte Knochenmatrix als Composite	63
4.3.3	Hochgereinigte Knochenmatrixextrakte mit Trägermaterialien	64
4.3.4	Andere	66
5	**Eigene tierexperimentelle Untersuchungen**	**67**
	Material und Methode	67
5.1	Tiermodelle	67
5.1.1	Rattenmodell	67
5.1.1.1	Heterotope Implantation in die Bauchmuskulatur	67
5.1.1.2	Orthotope Implantation in bilaterale Femurbohrlochdefekte	68
5.1.1.3	Explantation, Präparategewinnung, Präparatevorbereitung	68
5.1.2	Hundemodell	69
5.1.2.1	Orthotope Implantation in segmentale Ulnadefekte	69
5.1.2.2	Heterotope Implantation in die Quadrizepsmuskulatur	71
5.1.2.3	Explantation, Präparategewinnung, Präparatevorbereitung	71
5.2	Untersuchte Substanzen	72
5.2.1	Organische, biologische Substanzen	72
5.2.1.1	Bovines Kollagen	72
5.2.1.2	Allogenes demineralisiertes Knochenpulver	72
5.2.1.3	Allogene Knochengelatinen	73
5.2.1.4	Autogene Hundespongiosa als Chips	74
5.2.1.5	Allogene Hundespongiosa als Block	74
5.2.2	Anorganische, synthetische Substanzen	75
5.2.2.1	β-Trikalziumphosphat-Keramik	75
5.2.2.2	Hydroxylapatitkeramik	75
5.2.3	Composites	76
5.2.3.1	Bovines Kollagen mit β-Trikalziumphosphat-Keramik	76
5.2.3.2	Bovines Kollagen mit Ceros 00	76
5.2.3.3	Allogenes demineralisiertes Knochenpulver mit β-Trikalziumphosphat-Keramik	76
5.2.3.4	Allogene Spraque-Dawley-Ratten-Knochengelatine mit β-Trikalziumphosphat-Keramik	77
5.2.3.5	Allogene Spraque-Dawley-Ratten-Knochengelatine mit Ceros 00	77
5.2.3.6	Autogene Hundespongiosa als Chips mit β-Trikalziumphosphat-Keramik	77

5.2.3.7 Allogene Mischlingshunde-Knochengelatine mit β-Trikalzium-
phosphat-Keramik 77
5.3 Auswertung 77
5.3.1 Nativröntgen 77
5.3.1.1 Rattenpräparate 77
5.3.1.2 Hundepräparate 77
5.3.2 Intravitale Angiographie 78
5.3.2.1 Theoretischer Hintergrund 78
5.3.2.2 Angewandte Methode 78
5.3.3 Tetrazyklindoppelmarkierung 80
5.3.3.1 Theoretischer Hintergrund 80
5.3.3.2 Angewandte Methode 81
5.3.4 Herstellung unentkalkter Knochenschnitte, Polymethylmethacrylat eingebettet 81
5.3.4.1 Trichromfärbung Masson-Goldner 83
5.3.4.2 Kossa-Färbung 83
5.3.4.3 Methylgrün-Pyronin-Färbung 84
5.3.5 Herstellung von unentkalkten Knochenschnitten in kaltpoly-
merisierendem Methylmethacrylat eingebettet 85
5.3.5.1 Nachweis der Alkalischen-Phosphatase-Aktivität am Schnitt . . . 85
5.3.5.2 Nachweis der Sauren-Phosphatase-Aktivität am Schnitt 85
5.3.6 Herstellung unentkalkter Knochenschliffe in Polymethylmethacrylat eingebettet 86
5.3.6.1 Toluidinblaufärbung 87
5.3.7 Mikroradiographie 87
5.3.7.1 Theoretischer Hintergrund 87
5.3.7.2 Angewandte Methode 88
5.3.8 Histomorphometrische Analyse 88
5.3.8.1 Theoretischer Hintergrund 88
5.3.8.2 Angewandte Methode 89
5.3.9 Statistisches Verfahren 92

Darstellung der Versuchsserien 92

5.4 Überprüfung der osteoinduktiven und osteostimulativen Eigenschaften
von β-Trikalziumphosphat-Keramik und 4 verschiedenen
Hydroxylapatitkeramiken 93
5.4.1 Implantierte Substanzen 93
5.4.2 Versuchstiere 93
5.4.3 Entnahmezeitpunkte 93
5.5 Überprüfung der osteoinduktiven und osteostimulativen Eigenschaften
von bovinem Kollagen, allogenem demineralisiertem Knochenpulver
und allogener Knochengelatine 93
5.5.1 Implantierte Substanzen 93
5.5.2 Versuchstiere 93

XII

5.5.3 Entnahmezeitpunkte 93
5.6 Überprüfung der osteoinduktiven und osteostimulativen Eigenschaften
von 5 verschiedenen Composites 94
5.6.1 Implantierte Substanzen 94
5.6.2 Versuchstiere 94
5.6.3 Entnahmezeitpunkte 94
5.7 Überprüfung des zeitlichen Ablaufs der Osteoinduktion
und der Osteostimulation ausgelöst durch allogene Knochengelatine
und ihrer Kombinationen mit β-Trikalziumphosphat-Keramik
und Ceros 00 94
5.7.1 Implantierte Substanzen 95
5.7.2 Versuchstiere 95
5.7.3 Entnahmezeitpunkte 95
5.8 Überbrückung segmentaler Defekte der Hundeulna mit
Kalziumphosphatkeramiken, auto- und allogener Spongiosa,
allogener Knochengelatine und Composites. Überprüfung
der osteoinduktiven Eigenschaften von allogener Knochengelatine
und eines ihrer Composites 95
5.8.1 Implantierte Substanzen 96
5.8.2 Versuchstiere 96
5.8.3 Entnahmezeitpunkte 96

6 Ergebnisse 97

6.1 Überprüfung der osteoinduktiven und osteostimulativen Eigenschaften
von β-Trikalziumphosphat-Keramik und 4 verschiedenen
Hydroxylapatitkeramiken 97
6.1.1 Morphologische Ergebnisse 7. bis 180. Tag. Heterotope Implantation . 97
6.1.1.1 Kontrollen 97
6.1.1.2 β-Trikalziumphosphat-Keramik 97
6.1.1.3 Hydoxylapatitkeramik 101
6.1.2 Morphologische Ergebnisse 7. bis 180. Tag. Orthotope Implantationen 110
6.1.2.1 Leerdefekte 110
6.1.2.2 β-Trikalziumphosphat-Keramik 110
6.1.2.3 Hydroxylapatitkeramik 116
6.1.3 Histomorphometrische Ergebnisse 121
6.1.3.1 Orthotope Implantation 121
6.1.4 Zusammenfassung der Ergebnisse 126
6.2 Überprüfung der osteoinduktiven und osteostimulativen Eigenschaften
von bovinem Kollagen, allogenem demineralisiertem Knochenpulver
und allogener Knochengelatine 127
6.2.1 Morphologische Ergebnisse 7. bis 180. Tag. Heterotope Implantation . 127
6.2.1.1 Bovines Kollagen 127
6.2.1.2 Allogenes demineralisiertes Knochenpulver 128
6.2.1.3 Allogene Spraque-Dawley-Ratten-Knochengelatine 128

6.2.2	Morphologische Ergebnisse 7. bis 180. Tag. Orthotope Implantation	133
6.2.2.1	Bovines Kollagen	133
6.2.2.2	Allogenes demineralisiertes Knochenpulver	138
6.2.2.3	Allogene Spraque-Dawley-Ratten-Knochengelatine	141
6.2.3	Histomorphometrische Ergebnisse	144
6.2.3.1	Heterotope Implantation	144
6.2.3.2	Orthotope Implantation	144
6.2.4	Zusammenfassung der Ergebnisse	146
6.3	Überprüfung der osteoinduktiven und osteostimulativen Eigenschaften von 5 verschiedenen Composites	147
6.3.1	Morphologische Ergebnisse 7. bis 180. Tag. Heterotope Implantation	147
6.3.1.1	Bovines Kollagen mit β-Trikalziumphosphat-Keramik	147
6.3.1.2	Bovines Kollagen mit Ceros 00	150
6.3.1.3	Allogenes demineralisiertes Knochenpulver mit β-Trikalziumphosphat-Keramik	150
6.3.1.4	Allogene Spraque-Dawley-Ratten-Knochengelatine mit β-Trikalziumphosphat-Keramik	152
6.3.1.5	Allogene Spraque-Dawley-Ratten-Knochengelatine mit Ceros 00	155
6.3.2	Morphologische Ergebnisse 7. bis 180. Tag. Orthotope Implantation	161
6.3.2.1	Bovines Kolagen mit β-Trikalziumphosphat-Keramik	161
6.3.2.2	Bovines Kollagen mit Ceros 00	165
6.3.2.3	Allogenes demineralisiertes Knochenpulver mit β-Trikalziumphosphat-Keramik	168
6.3.2.4	Allogene Spraque-Dawley-Ratten-Knochengelatine mit β-Trikalziumphosphat-Keramik	170
6.3.2.5	Allogene Spraque-Dawley-Ratten-Knochengelatine mit Ceros 00	174
6.3.3	Histomorphometrische Ergebnisse	179
6.3.3.1	Heterotope Implantation	179
6.3.3.2	Orthotope Implantation	180
6.3.4	Zusammenfassung der Ergebnisse	183
6.4	Überprüfung des zeitlichen Ablaufs der Osteoinduktion und der Osteostimulation ausgelöst durch allogene Knochengelatine und ihrer Kombinationen mit β-Trikalziumphosphat-Keramik und Ceros 00	184
6.4.1	Morphologische Ergebnisse 1. bis 21. Tag. Heterotope Implantation	184
6.4.1.1	Allogene Spraque-Dawley-Ratten-Knochengelatine	184
6.4.1.2	Allogene Spraque-Dawley-Ratten-Knochengelatine mit β-Trikalziumphosphat-Keramik	187
6.4.1.3	Allogene Spraque-Dawley-Ratten-Knochengelatine mit Ceros 00	196
6.4.2	Morphologische Ergebnisse 1. bis 21. Tag. Orthotope Implantation	199
6.4.2.1	Allogene Spraque-Dawley-Ratten-Knochengelatine	199
6.4.2.2	Allogene Spraque-Dawley-Ratten-Knochengelatine mit β-Trikalziumphosphat-Keramik	199
6.4.2.3	Allogene Spraque-Dawley-Ratten-Knochengelatine mit Ceros 00	205
6.4.3	Histomorphometrische Ergebnisse	209
6.4.3.1	Heterotope Implantation	209

XIV

6.4.3.2 Orthotope Implantation 211
6.4.4 Zusammenfassung der Ergebnisse 211
6.5 Überbrückung segmentaler Defekte der Hundeulna mit Kalziumphosphat-keramiken, auto- und allogener Spongiosa, allogener Knochengelatine und Composites. Überprüfung der osteoinduktiven Eigenschaften von allogener Knochengelatine und eines ihrer Composites 215
6.5.1 Morphologische Ergebnisse am 42. Tag. Heterotope Implantation . . 215
6.5.1.1 Allogene Mischlingshunde-Knochengelatine 215
6.5.1.2 Allogene Mischlingshunde-Knochengelatine mit β-Trikalziumphosphat-Keramik 215
6.5.2 Morphologische Ergebnisse am 90. Tag. Orthotope Implantation . . 220
6.5.2.1 Hydroxylapatitkeramikzylinder Ceros 80 220
6.5.2.2 β-Trikalziumphosphat-Keramikzylinder 222
6.5.2.3 Autogene Hundespongiosa als Chips 222
6.5.2.4 Allogene Hundespongiosa als Block 222
6.5.2.5 Autogene Hundespongiosa als Chips mit β-Trikalziumphosphat-Keramik 222
6.5.2.6 Allogene Mischlingshunde-Knochengelatine 226
6.5.2.7 Allogene Mischlingshunde-Knochengelatine mit β-Trikalziumphosphat-Keramik 226
6.5.3 Histomorphometrische Ergebnisse am 90. Tag. Orthotope Implantation 230
6.5.4 Zusammenfassung der Ergebnisse 232

7 **Diskussion** 235

7.1 Kritik der Methode 236
7.2 Vergleich der eigenen Ergebnisse mit den in der Literatur beschriebenen Wirkungen der verschiedenen Knochenersatzmittel . 240
7.2.1 Wirkung in der Muskulatur, Osteoinduktion 240
7.2.2 Wirkung im Knochen, Osteostimulation 247
7.3 Ausblick auf die Entwicklung von Knochenersatzmitteln 257

8 **Zusammenfassung** 259

9 **Definition, Terminologie** 261

10 **Literatur** 267

Sachverzeichnis 299

1 Einleitung

Die Einführung standardisierter Operationsverfahren durch die Arbeitsgemeinschaft für Osteosynthesefragen (AO/ASIF) erlaubt bei klarer Indikationsstellung, sicher beherrschter Operationstechnik, rationaler Abwägung der Kontraindikationen und guter Mitarbeit des Patienten die operative Behandlung von Extremitätenfrakturen, stammnahen und -fernen Gelenkfrakturen, Becken- und Wirbelsäulenbrüchen.

In den Arbeiten von Perren u. Cordey (1977) u. Perren et al. (1969a, 1969b, 1988) wurde die große Bedeutung der stabilen versus der instabilen Osteosynthese bei der Einleitung und dem Ablauf des knöchernen Heilungsprozesses vom Primärtyp nach einer Fraktur hervorgehoben.

Der unter einer stabilen Osteosynthese stattfindende Heilungsprozeß des Knochens (Primärheilung: a. Kontaktheilung, b. Spaltheilung – ohne Kallusbildung und ohne das Auftreten von Resorptionsvorgängen – im Gegensatz zur Sekundärheilung unter 'instabilen' Verhältnissen – mit dem Auftreten von Kallusgewebe und Resorptionsvorgängen – z.B. bei der konservativen Behandlung von Frakturen) wurde durch experimentelle und klinische Arbeiten von Schenk u. Willeneger (1977) sowie Schenk (1969, 1978, 1986) und Willeneger et al. (1971) morphologisch dargestellt und aufgeklärt.

Stabile Osteosynthese im Sinne der AO erlauben weiterhin die Behandlung von Substanzdefekten des Knochens, die durch ein Trauma verursacht werden oder bei der Behandlung von Knochenzysten, primären Knochentumoren und pathologischen Frakturen entstehen. Durch den Einsatz der metallischen Implantate können die traumatisch, ontogenetisch oder resektionschirurgisch bedingten Defekte und Kontinuitätsunterbrechungen des Knochens überbrückt und sicher stabilisiert werden.

Durch die Osteosynthesen allein entstehen aber in diesen Situationen keine belastungsstabilen Verhältnisse. Bereits kleinere Defekte können nicht mehr vom autochthonen Knochengewebe ohne 'Unterstützung' überbrückt werden. Erst durch die Auffüllung der Defekte – durch körpereigenen (= autogenen) oder/und humanen (= allogenen) Spenderknochen – kann nach in der Regel langwierigen Verläufen die Kontinuität des Knochens und damit seine volle Belastbarkeit wieder hergestellt werden.

Welche spezifischen Leistungen nach einer autogenen und/oder allogenen Knochentrans- bzw. -implantation von:

– dem Wirtsgewebe, d.h. dem Implantatlager,
– den trans- und implantierten Zellen und
– der mittransferierten Knochengrundsubstanz, der mineralisierten Matrix,

erbracht werden, wurde von verschiedenen Autoren ausführlich untersucht und diskutiert (Axhausen 1908; Lexer 1911; Matti 1932; Friedebold et al. 1963; Schweiberer 1970, 1971,

2

1976, 1981; Forgon u. Bornemisza 1970; Dambe et al. 1978a, 1978b, 1981; Craig-Gray u. Elves 1979, 1982; Holz et al. 1982; historische Übersicht bei de Boer 1988, 1989).

Die Ergebnisse dieser Arbeiten führten zu einem grundlegenden, biomechanisch und morphologisch begründeten Verständnis:

- der Knochenheilung unter unterschiedlichen mechanischen Bedingungen,
- der ablaufenden Prozesse nach dem Einbau auto- und allogenen Knochens in Defekte und
- der Leistungen des Wirtsgewebes sowie des Transplantatlagers bei der Einheilung des transferierten Knochengewebes.

Bereits frühzeitig wurde versucht Substanzen zu finden, die anstelle des auto- und allogenen Gewebes eingesetzt werden könnten. Das erklärte Ziel war es:

- sicher die allogene Knochenimplantation zu vermeiden,
- möglichst die autogene Transplantation unnötig zu machen, und, sollte das nicht möglich sein, so doch
- durch die Verwendung einer Alternativsubstanz im klinischen Einsatz, die Menge des zur Verfügung stehenden autogenen Knochens mit einem 'nahezu gleichwertigen' Material zu 'strecken'.

Solche Materialien, die anstelle von körpereigenem Knochen oder anstatt Spenderknochen eingesetzt werden könnten, sind 'Knochenersatzmittel'.

1.1 Was sind Knochenersatzmittel?

Knochenersatzmittel sind synthetische, anorganische oder biologische, organische Verbindungen, d.h. 'Biomaterialien', die bei der Behandlung eines Knochendefekts – nach dessen Stabilisierung durch eine Osteosynthese – anstelle des autogenen bzw. des allogenen Knochens in den Defekt implantiert werden sollen. Dort soll die schnelle und sichere Durchbauung der Kontinuitätsunterbrechung aufgrund einer Förderung der Knochenheilung durch das Ersatzmittel herbeigeführt werden. Durch das Biomaterial soll ein vitaler, belastungsfähiger, 'neuer' Knochen entstehen, der die Fragmentenden fest miteinander verbindet.

1.2 Wozu werden Knochenersatzmittel benötigt?

In der Klinik ist man heute – wie oben angeführt – bei der operativen Behandlung von Defekten auf den Einsatz von autogenem Knochen angewiesen. Dies macht einen Zweiteingriff notwendig, dessen Problematik ausführlich von Gerngross et al. (1982) und Katthagen (1986) diskutiert worden ist. Reicht die Menge des zu gewinnenden autogenen Gewebes nicht aus, wird der Rückgriff auf allogenen Spenderknochen notwendig. Der Einsatz des allogenen Knochens erfordert jedoch nicht nur die Führung einer Knochenbank, sondern besitzt auch die potentielle Gefahr der Übertragung von bakteriellen und viralen Infektionskrankheiten.

Knochenersatzmittel sollen aber nicht nur zur Defektauffüllung in der Extremitätenchirurgie eingesetzt werden, sondern bei allen Indikationen, bei denen heute auto- und allogenes Knochengewebe transferiert wird.

Die Wünsche an ein Knochenersatzmittel beinhalten noch weitergehende Forderungen, die aber m.E. selbst die autogene Spongiosa nicht zu leisten vermag.

So ist es bisher mit den konventionellen Methoden der Knochentransplantation von auto- und allogenem Gewebe nicht gelungen:

- die Knochenheilung in bezug auf den zeitlichen Ablauf und die Menge des zu regenerierenden Knochens deutlich zu beschleunigen bzw. zu vergrößern, und
- selbst bei anatomiegerechter Reposition und stabiler Osteosynthese die knöchernen Fragmente, die durch das Trauma oder den Frakturtyp in ihrer Zirkulation beeinträchtigt oder von ihr ausgeschlossen sind, zu 'vitalisieren'.

Ein ideales Knochenersatzmittel soll auch hier eine Abhilfe schaffen.

1.3 Wieso wurden bisher keine klinisch einsatzfähigen Knochenersatzmittel entwickelt?

Trotz des oben erwähnten grundlegenden Verständnisses der Knochenheilung bzw. des Einbaus von transferiertem Knochengewebe und einer intensiven Forschung auf dem Biomaterialsektor 'Knochenersatzmittel' konnte bisher kein vollwertiger Ersatzstoff, insbesondere für den autogenen Knochen, gefunden werden.

Die Ursachen dafür sind vielfältig:

1. Die Suche nach geeigneten Knochenersatzmitteln hat in den letzten 15–20 Jahren zu der experimentellen, teilweise auch klinischen Erprobung der verschiedensten Substanzen und Substanzgemische (Composites) geführt.

Die Untersuchungen erfolgten häufig weder an standardisierten, kliniknahen noch an hinreichend aussagekräftigen Versuchsmodellen. Da kein allseits akzeptierter Anforderungskatalog an die allgemeinen und spezifischen Leistungen von Knochenersatzmitteln existiert, so daß sich die Forschung auf ein Material oder eine Materialklasse beschränkt hätte, wurde in den Tierversuchen mit völlig unterschiedlichen Substanzen gearbeitet. Die vorliegenden Ergebnisse sind daher kaum – oder nur bedingt – miteinander vergleichbar.

2. Trotz intensiver Forschung kann der Wirkmechanismus der 'gängigen' Knochenersatzmittel bis heute:

- in der Regel nicht ausreichend erklärt und
- insbesondere das Verhalten des Materials nach der Implantation nicht mit genügender Zuverlässigkeit vorausgesagt werden.

3. Das vorherrschende, mehr 'morphologische' Verständnis der Knochenheilung müßte, aufgrund der Ergebnisse der Forschung in der Immunologie und der vielfältig entdeckten und isolierten Mediatoren des Knochenanbaus und der Knochenresorption, durch eine eher kybernetische Vorstellung der Regulation der am Auf- und Abbau des Knochengewebes beteiligten Zellen und ihrer spezifischen Leistungen/Produkte erweitert werden.

Aufgrund der Komplexität dieser Regulation, die unter dem Einfluß zahlreicher systemischer und lokaler, auto- und parakriner Faktoren steht, die weiterhin noch nicht alle isoliert bzw. in ihrer physiologischen Bedeutung erkannt sind, ist eine Verknüpfung der morphologischen Vorstellungen mit den biochemischen und immunologischen Ergebnissen problematisch.

4. Die unter 3. angesprochenen Erkenntnisse haben bei der Suche nach einem geeigneten Knochenersatzmittel und der Beurteilung seiner potentiellen Leistungen keinen oder zu wenig Einfluß genommen.

5. Die Vorstellungen über und die Ansprüche an ein Knochenersatzmittel sind, wiederum angesichts der unter 3. angesprochenen Ergebnisse und der mangelnden Integration von Morphologie, Biochemie und Immunologie, zu mechanistisch. Sie beinhalten letztendlich nur die Übertragung der bei der Spongiosatrans- und -implantation gewonnenen Erkenntnisse und Erfahrungen. Dadurch wird die Erprobung und der Einsatz von Substanzen, die keine 'Spongiosaähnlichkeit' haben, behindert.

6. Auf dem Biomaterialsektor 'Knochenersatzmittel' existiert keine einheitliche Terminologie.

1.4 Ziele der Untersuchung

Da im klinischen Alltag unzweifelhaft immer wieder knöcherne Defekte behandelt werden müssen, und die allogene Implantation von Knochen in absehbarer Zeit wahrscheinlich nicht mehr durchgeführt werden kann (s. oben), ist es dringend erforderlich, ein einsatzfähiges Knochenersatzmittel für einen breiten Indikationsbereich zu finden.

Es besteht daher die Notwendigkeit:

- einen Anforderungskatalog der erwünschten Leistungen von Knochenersatzmitteln zu erstellen,
- die als Knochenersatzmittel angebotenen Substanzen zu klassifizieren,
- ihre postulierten Wirkungsmechanismen zusammenfassend zu beschreiben und
- die tatsächliche Aktivität der Materialien in einem standardisierten Modell vergleichend zu überprüfen.

In der vorliegenden Arbeit werden nach einer Schilderung der Methoden, mit denen die neueren Erkenntnisse der Regulation von Knochenzellen gewonnen wurden, die im Knochen vorliegenden Zellen, ihre Vorstufen, die Leistungen und Produkte der Zellen und die Einfluß nehmenden Mediatoren, d.h. die Steuerungsmechanismen der zellulären Elemente des Knochens, beschrieben.

Anschließend wird ein Katalog der allgemeinen und spezifischen Anforderungen an Knochenersatzmittel erstellt.

In einem weiteren Kapitel werden diejenigen der Knochenersatzmittel, die bereits in klinischen Einsatz sind bzw. noch erprobt werden, klassifiziert und ihr Aufbau und ihre Wirkmechanismen – entsprechend der Literatur – geschildert.

Die Ziele der Untersuchung waren:

1. Die unterschiedlichsten Einzelsubstanzen und Composites in der Muskulatur – dem ersatzschwachen Lager im Sinne von Lexer (1911) – auf ihre osteoinduktiven Effekte zu überprüfen, d.h. festzustellen, ob diese Materialien am 'heterotopen Ort' eine Knochenneubildung evozieren können.

2. Die biologische Wirkung dieser Materialien bzw. Materialgemische nach der Implantation in den Knochen – dem ersatzstarken Lager (Lexer 1911) – zu beobachten und ihre fördernden oder hemmenden Effekte auf die physiologische Heilungsrate des Knochens quantitativ zu messen.

3. Bei den Composites, die sich in den Experimenten in bezug auf das angestrebte Ziel – die Förderung der Knochenheilung – als am effektivsten gezeigt hatten, sollte der zeitliche Ablauf der durch sie ausgelösten Effekte untersucht werden.

4. In segmentalen Defekten an der Hundeulna wurde dann das aktivste Knochenersatzmittel bzw. der wirksamste Composite auf seine biologische Wirkung überprüft und dabei mit autogener und allogener Spongiosa verglichen bzw. mit solchen Knochenersatzmaterialien, die bereits im klinischen Einsatz sind.

In der Diskussion werden, nach der Kritik des angewandten Modells (Kap. 7.1), die eigenen Ergebnisse (Kap. 6) mit den in der Literatur vorliegenden verglichen.

Weiter soll – unter der Einbeziehung des Wissens über die physiologische Steuerung des Knochenstoffwechsels (Kap. 2), des in Kap. 3 erstellten Anforderungskatalogs und der Ergebnisse Kap. 6 – geklärt werden, ob die überprüften Knochenersatzmittel die angestrebten Wirkungen haben und somit den gewünschten Zweck erfüllen können.

Abschließend wird in Kap. 7.3 eine Perspektive für die weitere Entwicklung von Knochenersatzmitteln entworfen.

2 Das Knochengewebe

2.1 Mediatoren des Knochenstoffwechsels.
Beschreibung der experimentellen Methoden zur Überprüfung ihrer Aktivität

Das Wissen über die Wirkung zahlreicher Hormone und lokaler, auto- und parakriner Mediatoren auf Osteoblasten, Osteoklasten und auf deren Vorstufen ist zum großen Teil in In-vitro-Experimenten erarbeitet worden. Vor der Beschreibung der oben erwähnten Zelltypen, ihrer Funktion, ihrer Leistungen, ihrer spezifischen Produkte und der auf sie Einfluß nehmenden Mediatoren sollen die Versuchsmodelle, mit denen die Regulation dieser Zelltypen untersucht werden, kurz beschrieben und Vor- und Nachteile dieser Methoden aufgezeigt werden. Diese Darstellung ist notwendig, um die nachfolgenden Aussagen kritisch werten zu können.

In-vitro-Modelle

Ganzknochenkulturen, 'Organkulturen'

Es sind 3 Ansätze zu unterscheiden:
- 'Long-bone'-Kulturen,
- Calvaria-Kulturen und
- Kulturen aussprossender Extremitäten.

Für die Herstellung dieser Kulturen wird embryonaler, fötaler oder neonataler Knochen von Mäusen, Ratten und Hühnern verwendet.

Im ersten Modell werden Röhrenknochen, im zweiten Calvariae eingesetzt. Beiden ist im Standardansatz gemein, daß nicht Kulturen nur eines Zelltyps entstehen, sondern daß neben den spezifischen Knochen- und Knorpelzellen durch die Kokultur von Periost (Fibroblasten, Progenitorzellen der Osteoblasten), Endost ('bone lining cells', Progenitorzellen der Osteoblasten) und Knochenstroma (Progenitorzellen der Osteoklasten, DOPCs) auch andere Mesenchymal- und Knochenstromazellen vorzufinden sind.

Es sind daher Mischkulturen.

In dem für das Wachstum notwendigen Kulturmedium können radioaktiv markierte Elemente und Aminosäuren bzw. Vorstufen der DNA-/RNA-Synthese und/oder Enzyme mitkultiviert werden.

Nach Auslösen eines chemischen oder eines pharmakologischen Reizes durch die Beigabe der zu überprüfenden Substanz können licht- und elektronenmikroskopisch Zellformveränderungen, die resorptive Tätigkeit von Osteoklasten und die Matrixformation durch Osteoblasten (neben Veränderungen der Knorpelzellen) beobachtet werden.

Weiter ist der Nachweis der im Kulturmedium nach dem Reiz aufzufindenden, spezifischen Marker, die Umsatzmessung der beigesetzten Enzyme und die Beurteilung des Einbaus der markierten Vorstufen möglich.

In Abhängigkeit davon, ob periostfreier Knochen verwendet wird oder solcher, der weiterhin vom Periost umgeben ist, und von dem Einsatz bestimmter Substrate im Kulturmedium vor dem eigentlichen Versuch, kann die Aktivität definierter Zellgruppen suprimiert bzw. stimuliert werden. Man spricht dann von 'resorptiven' bzw. 'nichtresorptiven' Kulturen.

Der Vorteil bei der Verwendung der Ganzknochenkulturen liegt in der Möglichkeit, nach einem chemischen, pharmakologischen oder mechanischen Reiz in vitro die Reaktion 'des ganzen Knochens' beobachten zu können.

Gleichzeitig ist dies aber auch der Nachteil, denn selbst in den stimulierten bzw. suprimierten Kulturen kann nie die Reaktion nur eines Zelltyps beurteilt werden, da eine Interaktion aller im Medium vorhandenen Zellen nicht auszuschließen ist.

Zellkulturen
Durch die Herstellung von Zellkulturen sollen die oben erwähnten Probleme bei der Beurteilung der Reaktion einer Ganzknochenkultur auf einen Reiz durch Anreicherung nur eines Zelltyps, in der Kultur, vermieden werden.

Durch die sequentielle chemische und/oder enzymatische (Peck et al. 1964/1977; Wong u. Cohen 1975; Luben et al. 1976; Cohn u. Wong 1979; Kadis et al. 1980; Nijweide et al. 1981; Dimuzio u. Bauer 1988) bzw. (Puzas et al. 1979) Desaggregation von Ganzknochenkulturen mit nachfolgender Sedimentierung der Zellfraktionen, durch Mikrodissektion (Smith et al. 1973; Dziak u. Brond 1974) oder dem Auswandernlassen bestimmter, dazu befähigter Zellen auf Glasperlen (Jones u. Boyd 1977, Ecarot-Charrier et al. 1983), können einzelne Zelltypen des Knochens isoliert und angereichert werden.

Nach chemischer (1. Nachweis der Markerenzyme: a. Isoenzym der alkalischen Phosphatase für Osteoblasten, b. Tartrat-resistente saure Phosphatase für Osteoklasten [Glowacki et al. 1988]; 2. Bestimmung der Reaktionen der Zellen auf die Gabe von PTH, Vitamin D 3, Kalzitonin; 3. Feststellung der Konzentration der DNA, RNA, des cAMP, der Intensität der Proteinsynthese), immunhistochemischer (Nachweis der Expression spezifischer Rezeptoren auf der Zelloberfläche [Eliam et al. 1988], z.B. durch monoklonale Antikörper), morphologischer (Nachweis bestimmter Strukturen: ruffled border, clear zones >> Osteoklasten) oder funktioneller (Verhalten der Zellen in der Kultur, Proliferations-, Differenzierungsvorgänge) Definierung ihrer Zugehörigkeit (Osteoblasten, Osteoklasten, Fibroblasten, Knochenstromazellen, hämatopoetische Zellinien) können einzelne Kolonien erneut transferiert, geklont und weiter angezüchtet werden (Williams et al. 1980; Aubin et al. 1982).

Die Methode erlaubt im Versuch Einzelbeobachtungen an 'osteoblasten-' oder 'osteoklastenähnlichen' Zellen.

Osteoblastenähnliche Kulturen werden in der Regel aus neonatalen Ratten- (Dimuzio u. Bauer 1988) bzw. Hühner- (Drivdahl et al. 1981) Calvariae hergestellt, die einen großen

Teil von Osteoblasten bzw. deren Progenitorzellen enthalten, wogegen osteoklastenreiche Kulturen aus neonatalen Ratten-'long-bone'-Kulturen abgeleitet werden können.

Humane 'osteoblastenähnliche' Kulturen können aus trabekulärem Knochen hergestellt werden (Evans et al. 1988a).

Weiterhin können Zellkulturen aus Menschen-, Ratten- und Mäuseosteosarkomen etabliert und gezüchtet werden. Trotz Expression nur eines bestimmten Phänotyps ist hier der Nachteil, daß die nachfolgenden Untersuchungen an 'Tumorzellen' durchgeführt werden müssen. Der Vorteil des letztgenannten Modells ist dagegen die – in der Regel – größere Aktivität der anzüchtbaren Zellen.

Das allgemeine Problem von Zellkulturen ist, daß die kulturierten Zellen oft weder ihren Phänotyp noch ihre spezifische Funktion/Leitungsfähigkeit beibehalten, bzw. nur unter bestimmten Bedingungen und/oder nur beim Angebot bestimmter Substrate dazu in der Lage sind (Tenenbaum u. Heersche 1982; Whitson et al. 1984; Ashton et al. 1985; Nishimoto et al. 1987; Ecarot-Charrier et al. 1988; Ernst et al. 1988a).

So entwickeln isolierte Zellen in der Kultur erst dann den osteoblastären Phänotyp, wenn sie zu einschichtigen Zellagen ausgewandert sind (Thavarajah u. Kanis 1988). Unter dieser Bedingung sind sie dann zwar noch zur Matrixproduktion aber – ohne Unterstützung – nicht mehr zu deren Mineralisation befähigt. Eine Knochenbildung läßt sich in solchen Kulturen nur dort nachweisen, wo eine mehrschichtige Lagerung von 'Osteoblasten' entsteht, d.h. die Knochenbildung ist an das Vorhandensein einer dreidimensionalen Struktur gebunden (Nijweide et al. 1981).

Weiterhin werden durch die chemische oder enzymatische Aufarbeitung bei der Isolierung der Zellen deren Verbindungen mit der von ihnen produzierten Matrix – ihrem eigentlichen 'Milieu' – zerstört, so daß sich der mögliche Einfluß dieser Matrix, ihre Rückkopplung auf die Zellen (Reddi 1985), im späteren Experiment nicht beurteilen läßt.

Der Vorteil von reinen Zellkulturen liegt in der Möglichkeit, die Reaktionen nur eines Zelltyps auf den zu untersuchenden Reiz zu beobachten.

Durch die Anwendung der gleichen Methoden wie bei Ganzknochenkulturen können nach der Reizsetzung eintretende morphologische Veränderungen der Zellen mit ihren unterschiedlichen Syntheseleistungen korreliert werden.

So ist es möglich, Zelldifferenzierungen und Zelldedifferenzierungen, die Zellproliferation und die Expression bestimmter Gene – nach der Gabe von Mitogenen – zu untersuchen.

Weiter ermöglichen solche Systeme:

- die resorptive Tätigkeit (untersucht z.B. zur Zellidentifizierung) von Osteoklasten auf unterschiedlichen Substraten (Dentin, vitaler Knochen, devitalisierter Knochen, Knochenmatrix, Biomaterialien) nach definiertem Reiz zu überprüfen, ebenso wie
- die Bestimmung der formativen Kapazität von Osteoblasten.

Bei Zellkulturen müssen frühe und späte Kulturen, d.h. solche bis zu bzw. nach 24 h, unterschieden werden. In den letzteren findet sich eine Abnahme der Syntheseleistung der Zellen bzw. eine veränderte Reaktion auf den wiederholten, quantitativ und qualitativ identischen Reiz.

10

Konditionierung der Spendertiere
Durch Mangeldiäten (Vitamin D, Kalzium, Phosphor, bestimmte Aminosäuren) der Muttertiere, können schon vor der Anlage der Ganzknochen- oder Zellkulturen aus den Knochen der Tiere des Wurfs bestimmte Zelltypen, in den zu etablierenden Kulturen, angereichert werden. So führt z.B. ein Kalziummangel in der Diät der Muttertiere zu einem Anstieg der Zahl der osteoklastären Zellen im embryonalen, fötalen bzw. neonatalen Knochen, der für die Kulturherstellung verwendet wird.

In-vitro-/In-vivo-Modelle
Es sei hier auf die Arbeiten von Davies et al. (1987), Tarrant u. Davis (1987), Rout et al. (1987) und Shelton et al. (1987) verwiesen. Durch die Kombination von Zellkulturen, die nachfolgend, nach Übertragung in Diffusionskammern, in vivo implantiert werden, können definierte Zelltypen in einem physiologischen Milieu (Bioassay) nach Reizsetzung beobachtet werden.

In-vivo-Modelle

Diffusionskammern
Die Implantation von Diffusionskammern mit definierter Porengröße in gesunde Tiere erlaubt es, unterschiedliche Materialien (Biomaterialien, Knochenmark, vitaler Knochen, devitalisierter Knochen, Knochenmatrix) einem physiologischen Milieu auszusetzen. Nach der Explantation der Kammern werden Veränderungen innerhalb derselben – zelluläre Veränderungen nach der Implantation von Knochenmark, Abbau der implantierten Materialien, Zellsyntheseleistungen (Shteyer et al. 1986), Analyse des Kammermilieus – und das der Kammer außen direkt anliegende, bei der Explantation mitgewonnene Gewebe beurteilt.

Der Porendurchmesser der verwendeten Membran der Diffusionskammer bestimmt die Größe der in beiden Richtungen diffusiblen Substanzen und verhindert direkte Zell-Zell-Kontakte.

Der Vorteil dieser Methode liegt v.a. in der Schaffung weitgehend physiologischer Bedingungen für die in der Kammer vorhandenen Zellen bzw. für die zu untersuchenden Materialien, bei gleichzeitiger Begrenzung ihrer Wirkung auf das unmittelbar umgebende Gewebe.

Ebenso ist dies aber ein Nachteil der Methode, da es durch die Einschränkung der Kommunikation zwischen dem Kammerinneren und dem angrenzenden Gewebe nicht möglich ist, Zell-Zell-Interaktionen und die unmittelbare Wirkung von Zellen, z.B. auf Biomaterialien, zu beurteilen.

Inzuchtstämme
Ein Beispiel für den Einsatz von Inzuchtstämmen mit definierten genetischen Defekten ist – bei der Untersuchung der Herkunft der Osteoklasten – die Verwendung von osteopetrotischen OP/OP Mäusen mit Osteoklastenmangel bzw. abnormer Osteoklastenaktivität.

Nach Parabiose der kranken mit gesunden Tieren (Walker 1972, 1973), der Applikation von Pharmaka, Mediatoren oder konditioniertem Medium aus Knochenkulturen gesunder, syngeischer Tiere (Walker 1975a; Ash et al. 1980) kann die Wirkung dieser Behandlung an den Knochenexplantaten der vorher defizienten Tiere untersucht werden.

Der Vorteil von In-vivo-Modellen ist evident: es reagiert der Gesamtorganismus auf den gesetzten Reiz bei intakten, aktiven, physiologischen Regulationsmechanismen.

Der große Nachteil der Bioassays ist, daß heute weder alle unter physiologischen Bedingungen wirksamen, differenzierten Steuerungsmechanismen bekannt sind, noch daß deren Interaktionen beschrieben, geschweige denn für den Versuch kontrolliert werden können. Bei der Bestimmung der Wirkung lokaler Mediatoren des Knochenstoffwechsels, deren Konzentrationen oft im Nanogrammbereich liegen, und aufgrund der Komplexität der Steuerung, an der sie beteiligt sind, müssen diese Untersuchungen an kultivierten Knochen bzw. Zellen vorgenommen werden.

Nur mit immer feiner werdenden Analyse- und Nachweismethoden der von den Kulturen in das Medium abgegebenen Substanzen und der Anwendung der zahlreichen Möglichkeiten, Kulturmedien vor der Reizsetzung zu variieren, kann eine Vielzahl der in der systemischen Zirkulation nicht nachweisbaren, nur lokal produzierten oder lokal produzierten und physiologischerweise in der Matrix gebundenen, daher ausschließlich unter An- bzw. Abbaubedingungen des Knochens frei werdenden Mediatoren, Zytokinen und Wuchsstoffen, die am Knochenumbau beteiligt sind, untersucht werden. (Für eine detaillierte Beschreibung der Methoden sei auf die Supplemente zu den Bänden 38, 1985, und 42, 1988 von 'Calcified Tissue International' hingewiesen.)

Im weiteren sollen:

.1 die Herkunft,
.2 die Morphe, und – unter physiologischen Bedingungen –
.3 die Funktion, die spezifischen Leistungen und die Steuerung von:
2.2 Osteoblasten,
2.3 Osteozyten und
2.4 Osteoklasten

beschrieben werden.

2.2 Osteoblasten

Aktive Osteoblasten sind sphärische Zellen, die an der Oberfläche von kortikalem und trabekulärem Knochen liegen. Die spezifische Aufgabe von Osteoblasten ist die Produktion einer mineralisierten Matrix. Die gesamte mineralisierte und nichtmineralisierte Matrix stellt zusammen mit den Knochenzellen, der 'bone fluid', Periost und Endost das eigentliche Knochengewebe dar.

12

2.2.1 Herkunft

Eine gemeinsame Stammzelle für Osteoblasten und Osteoklasten existiert nicht. Aus einer Stromastammzelle, die nach Friedenstein (1976) und Friedenstein u. Kuralesova (1971) eine sessile Mesenchymalzelle ist, entwickeln sich determinierte Vorstufen, aus denen verschiedene stromale Zellinien entstehen. Eine dieser Zellinien ist osteogen und führt über die Progenitorzellen zu Präosteoblasten und Osteoblasten (Jee u. Kimmel 1976; Owen 1980, 1985), die im Endost, als Subpopulation der 'bone lining cells' (Baud 1968; Merz u. Schenk 1970a; Talmage 1969; Talmage et al. 1980; Menton et al. 1984; Miller u. Jee 1987), das sind amitotische Zellen (Tonna 1979), vorkommen und im Periost (Nijweide 1975) unterhalb dessen Faserschicht liegen. Topographisch sind die Progenitorzellen, Präosteoblasten 'im' Endost zwischen dem von Menton et al. (1982a, 1982b) beschriebenen 'marrow sack' und den 'bone lining cells' lokalisiert. Letztere bilden einen alle knöchernen Oberflächen umhüllenden Überzug.

Die Präosteoblasten sind fibroblastenähnliche Zellen, die stets einen engen Kontakt zu reifen Osteoblasten bzw. zu Knochenoberflächen aufweisen (Owen 1971).

Nach Untersuchungen von Merz u. Schenk (1970a) stellen nur 10% der 'bone lining cells' die Subpopulation der Präosteoblasten dar.

Präosteoblasten unterscheiden sich cytochemisch und morphologisch von vollausgebildeten Osteoblasten durch:

— fehlende Kollagenproduktion und -sekretion,
— keine Synthese und Extrusion anderer, spezifischer Osteoblastenproteine,
— das Ausbleiben der Entwicklung bestimmter Rezeptoren auf der Zellmembran,
— flache polygonale Zellen,
— gering ausgebildeter Golgi-Apparat,
— kein polarer Zellaufbau,
— keine oder gering ausgebildete Mikrovilli,
— keinen Kontakt mit tiefer gelegenen Osteozyten (Menton et al. 1984),
— keine Matrixproduktion in der Kultur, außer unter definierten Bedingungen (Nijweide et al. 1981).

Wichtigstes Unterscheidungsmerkmal zu reifen Osteoblasten ist jedoch die Fähigkeit der Progenitorzellen und der Präosteoblasten, sich mitotisch zu teilen, zu proliferieren.

Desweiteren werden Osteoblastenvorstufen als sog. 'determined osteoprogenitor cells' – DOPCs – (Friedenstein u. Kuralesova 1971; Friedenstein 1973; Owen 1978) im Knochenstroma postuliert. Diese Zellen sind topographisch nicht den 'bone lining cells' direkt zugeordnet wie die anderen Osteoblastenvorstufen, sondern sollen im dreidimensionalen Gerüst der Knochenstromazellen vorhanden sein, die im Knochenmark zur Aufnahme der hämatopoetischen Stammzellen und der von ihnen ausgehenden Hämatopoese ausgebreitet sind (Owen 1980).

Eine Isolierung, Anzüchtung und genaue Charakterisierung dieser Progenitorzellen ist bisher nicht gelungen.

Die regelmäßige Einleitung einer Osteoinduktion durch die auto- oder allogene Trans- bzw. Implantation von Knochenmark, z.B. in die Muskulatur (Nade 1977a, 1977b; Johnson KA et al. 1985, 1988), und Experimente bei denen aus dem Knochenmark vor der Transplantation die Zellen der Hämatopoese entfernt wurden und gleichfalls sorgfältig darauf geachtet wurde, kein Endost mit zu transplantieren (Friedenstein 1973), dennoch aber nachfolgend eine Osteoinduktion möglich war, macht die Existenz und die Lokalisation dieser Progenitorzellen im dreidimensionalen, mesenchymalen Knochenstroma wahrscheinlich.

In der Zell- und Organkultur kann die Proliferation und Differenzierung von Progenitorzellen und Präosteoblasten durch 1,25-Vitamin-D-3 und seine Metaboliten inhibiert werden (Ishida et al. 1988). 'Transforming Growth factor β' – TGFβ – führt dagegen in der Kultur zur Induktion dieser Zellen (Pfeilshifter et al. 1988) und der Ausbildung osteoblastenähnlicher Charakteristika. Die Substanz erlaubt es 'Osteoblastensubpopulationen', die in ihrer Reagibilität unterschiedlich sind, aus Calvariazellkulturen zu klonen, so daß osteoblastenähnliche Zellen auf unterschiedlichen Entwicklungs- bzw. Funktionsstufen untersucht werden können (Günther et al. 1988). Weiterhin wird durch diesen Faktor die Replikation der Osteoblastenvorstufen in der Kultur reguliert (Hock et al. 1988) und die Produktion von Osteocalcin ausgelöst (Lian u. Grundberg 1988). Dexamethason allein stimuliert in der Kultur osteoblastenähnlicher Zellen deren phänotypische Ausprägung zu Osteoblasten (Aubin u. Georgis 1988).

Da im erwachsenen Knochen bei einer mittleren Überlebensdauer der Osteoblasten von etwa 120 Tagen ein kontinuierlicher Bedarf an diesen Zellen besteht (Schoeters u. Vanderborght 1988), werden aus den Vorstufen andauernd neue Osteoblasten rekrutiert. Ein zytochemischer Indikator der stattfindenden Umwandlung der fibroblastenähnlichen Präosteoblasten in knochenbildungsfähige Zellen, ist die Anreicherung der Aktivität des Isoenzyms der alkalischen Phosphatase in deren Zytoplasmen.

In vivo wandern die Zellen, während sie sich differenzieren, durch die Schicht der 'bone lining cells' hindurch, ohne daß zwischen letzteren Lücken, die die Knochenoberfläche frei ließen, entstehen würden (Vander Wiel et al. 1978; Menton et al. 1984; s. dagegen Vaughan 1972; Parfitt 1973; Holtrop u. King 1977; Miller u. Bowman 1980).

Im Verlauf des Differenzierungsvorgangs kommt es zu elektronenoptisch nachweisbaren morphologischen Veränderungen der Zellen. Sie bilden während ihrer Annäherung an die Knochenoberfläche, ihrer simultanen Reifung, zahlreiche Mikrovilli und 2 verschiedene Typen zytoplasmatischer Vorstülpungen (Pawlicki 1974, 1975) aus. Diese dienen zur elektrochemischen Kontaktvermittlung zwischen den Zellen. Sie reichen bis zu tiefer gelegenen, reifen, produzierenden Osteoblasten und bis zu bereits in der Matrix liegenden Osteozyten und enden auf diesen (Menton et al. 1984).

Die reifen Osteoblasten kommen schließlich unterhalb der 'bone lining cells' zu liegen und produzieren dort kollagene Matrix mit einer Rate von 0,7 μm pro Tag (Ivey et al. 1981). Jeder Osteoblast vollführt einen Zyklus der Matrixsynthese. Anschließend werden die Zellen entweder in der von ihnen selbst produzierten Matrix eingemauert und wandeln sich zu Osteozyten um, oder werden inaktiv und bleiben als ruhende Osteoblasten, die von Rassmussen u. Bordier (1974) erstmals als 'Oberflächenosteozyten' bezeichnet wurden und ein Teil der 'bone lining cells' sind, zurück (s. 2.3).

Morphologisch nimmt mit der Annäherung der Mineralisationsfront an die aktiven Osteoblasten die Zahl der in die Matrix hineinreichenden Fortsätze ab.

2.2.2 Morphe

Die Zahl der auf einer Knochenoberfläche liegenden Osteoblasten variiert in Abhängigkeit von der Spezies, dem Alter des Individuums und der spezifischen Region, die untersucht wird (Menton et al. 1984). Die Größe und Form ist ebenfalls alters-, spezies- und vom Funktionszustand der Zellen abhängig und ist hormonellen Einflüssen unterworfen. Nur auf 20–25% der endostalen Spongiosaoberflächen des erwachsenen Menschen befinden sich aktive Osteoblasten (Delling u. Luchmann 1981).

Solche aktiven – d.h. kollagene Matrix produzierende – Osteoblasten zeigen einen polaren Aufbau. Im basophilen Zytoplasma liegt der große Zellkern mit Zentriol und Satellitenkörperchen der Knochenoberfläche gegenüber. Es findet sich ein ausgeprägter Golgi-Apparat, viel rauhes endoplasmatisches Retikulum und wenige primäre Lysosome. Sekretorische oder Speichergranula können in der Regel nicht beobachtet werden. Offensichtlich ist die Kollagen- und Matrixproduktion mit einer schnellen Extrusion des synthetisierten Materials gekoppelt. Das Zytoplasma ist von zahlreichen Mikrofilamenten durchzogen, die einerseits die Motilität dieser Zellen vermitteln sollen, andererseits für die Zellformveränderung der Osteoblasten nach PTH-Reiz verantwortlich gemacht werden (Aubin et al. 1983). Die Zahl der Mikrotubuli im Zytoplasma ist geringer; sie finden sich v.a. in den oben erwähnten Zellfortsätzen.

Wichtigstes Merkmal eines aktiven Osteoblasten sind zahlreiche, große Mitochondrien, deren innere Membranen zu Cristae aufgefaltet sind. Auf der äußeren Oberfläche dieser Cristae liegen in Abhängigkeit vom Funktionszustand des Osteoblasten und seiner Nähe zu mineralisierender (dann zahlreiche) bzw. nichtmineralisierender Matrix (dann wenige) Granula, die Kalzium und Phosphat in einem stöchiometrischen Verhältnis präzipitiert enthalten. ATP und Mg-Ionen stabilisieren die mitochondralen Kalziumphosphatgranula (Lehninger 1964; Posner 1978), wodurch die Umwandlung der instabilen Kalziumphosphatverbindung zu Hydroxylapatitkristallen verhindert wird. Das granuläre Kalziumphosphat ist strukturell dem synthetischen, amorphen Trikalziumphosphat sehr ähnlich (Posner u. Betts 1975; Posner 1978). Ein steigender Kalziumeinstrom in die Osteoblasten, reguliert durch PTH, führt zu einer Zunahme dieser mitochondralen Kalzium-/Phosphatkörnchen.

In aktiven Osteoblasten läßt sich mit enzymhistochemischen Methoden das Isoenzym der alkalischen Phosphatase in großer Konzentration nachweisen. Dieses Enzym bewirkt u.a. den Transport von Phosphatgruppen aus den Zellen in die Matrix heraus (Beteiligung an der Mineralisation) und ist dort für die Neutralisation, die Entfernung von Mineralisationshemmern verantwortlich.

Osteoblasten weisen eine typische dreischichtige Zellmembran mit längeren Zellfortsätzen (Pawlicki 1974, 1975), Mikrovilli und Zilien – mit den dazugehörigen Basalkörperchen – auf. Die beiden letztgenannten Strukturen sind in größerer Anzahl immer der Knochenoberfläche gegenüberliegend anzutreffen. Von den Mikrovilli wird angenommen, daß ihre Bewegung in der gerade produzierten Matrix deren bessere Durchmischung herbeiführt.

Die Zellmembranen palisadenförmig nebeneinander aufgebauter Osteoblasten interdigitieren miteinander. Zonulae zwischen den Zellen, die den interzellulären Raum abschließen würden, sind nicht zu beobachten, Makulae nur ganz vereinzelt. Dagegen sind die

Präosteoblasten mit den Osteoblasten – und diese untereinander – durch sog. 'gap junctions' verbunden (Doty 1981). Auch die von den Osteoblasten ausgehenden Zellfortsätze, die zu tieferliegenden, sich einmauernden Osteoblasten und reifen Osteozyten reichen, weisen diese Verbindungen auf. Diese Kontaktzonen sollen zum direkten Stoffaustausch zwischen den verschiedenen Zellgruppen dienen (Matthews 1980; Menton et al. 1984).

Auf der Oberfläche von Ostoblasten können weiterhin spezifische, zellmembrangebundene Rezeptoren für PTH (Silve u. Chambers 1981; McSheehy u. Chambers 1985) – auch auf der Oberfläche von Präosteoblasten (Wong 1986) –, PGE_2 und 1,25-Vitamin-D3 nachgewiesen werden (Sakamoto u. Sakamoto 1986), d.h. Rezeptoren für humorale Faktoren, die in vitro und in vivo die Knochenresorption auslösen.

2.2.3 Funktion, spezifische Leistung, Steuerung

Die Hauptaufgabe der Osteoblasten ist die Knochenneuformation, d.h. die Bildung einer organischen, kollagenen, zur Mineralisation befähigten Matrix.

Die organische Matrix hat einen Anteil von 35% am Gesamtknochen; die restlichen 65% entfallen auf die mineralische Phase.

Die organische Phase enthält zu 90–95% Kollagen, der verbleibende Rest setzt sich aus nichtkollagenen Proteinen, Lipiden und Kohlehydraten, die alle zur amorphen Grundsubstanz gehören, zusammen.

Die Bildung der kollagenen Matrix läuft in mehreren Stufen ab, wobei jede einzelne wahrscheinlich einer hormonalen und/oder lokalen Regulation, Kontrolle unterliegt.

Organische Matrixproduktion

Osteoblasten produzieren in vivo Kollagen vom Typ 1. Dieses Knochenkollagen ist weniger löslich und quillt im physiologischen Milieu weniger stark (Lees et al. 1981) als andere Kollagene. Es ist das einzige Kollagen von dem bekannt ist, daß es in seiner Formation dem Einfluß von Hormonen und Wachstumsfaktoren unterliegt (Canalis u. Raisz 1979a).

Das in der Matrix liegende Knochenkollagen besteht aus Tropokollagenuntereinheiten, die jeweils aus 2 α_1- und 1 α_2-Polypeptidkette – zur Tripelhelix verwunden – aufgebaut sind (Grant u. Prockop 1972). In den Osteoblasten werden Pro-α_1- und -α_2-Moleküle = Protokollagen, d.h. längere Vorstufen der Prokollagenketten, synthetisiert, die dann intrazellulär von spezifischen Enzymen hydroxyliert (Prolin-, Lysinreste) und glykosidiert (Hydroxylysinreste) werden (Veis u. Sabsay 1987). Noch intrazellulär erfolgt die Tripelhelixbildung und die Entwicklung von Disulfidbrücken zwischen den einzelnen Prokollagenketten (Pinnell 1978). Anschließend sezernieren die Osteoblasten das orientierte Prokollagen, von dem extrazellulär durch eine Prokollagenase die 'überstehenden' Peptidreste – die sog. 'Propeptide'. – von den Telopeptiden der N- und C-terminalen Enden der Ketten proteolytisch abgespalten werden. So entsteht das Tropokollagen.

Im extrazellulären Raum lagern sich dann die Tropokollagenuntereinheiten zu kollagenen Fibrillen zusammen. Es entstehen 3 verschiedene Formen (Fietzek u. Kuhn 1976) in Abhängigkeit vom Vernetzungstyp (Eyre et al. 1984; Light u. Bailey 1985). Die Vernetzung erfolgt durch eine kupferhaltige Lysinoxidase nur im Bereich der am N- und C-terminalen Ende liegenden Telopeptide. Diese Regionen entsprechen in der Elektronenmikroskopie den 'overlap zones'. Es entwickeln sich inter-, v.a. am C-terminalen Ende, und intramolekulare, nur am N-terminalen Ende, Vernetzungen. Wichtig für den späteren Mineralisationsprozeß ist das Auftreten von – elektronenmikroskopischen – 'hole zones' zwischen linear aufeinanderfolgenden Tropokollagenmolekülen in den entstandenen kollagenen Fibrillen, da hier die geregelte Ablagerung der Knochenmineralien zu einem späteren Zeitpunkt eingeleitet werden soll (Katz u. Li 1974; Glimcher 1976; Wuthier 1982). Die dreidimensionale Anordnung der Kollagenfibrillen im extrazellulären Raum ist unterschiedlich und kann, wie z.B. in lamellärem Knochen, sehr regelmäßig orientiert sein oder auch völlig ungerichtet wie in neugebildetem Geflechtknochen.

Osteoblasten geben neben dem Kollagen zahlreiche weitere Substanzen, die nur teilweise an der Regulation der nachfolgenden Mineralisation beteiligt sind, in die neugebildete organische Matrix ab. Es sind dies die Proteoglykane, Proteolipide, Phosphoproteine, Glykoproteine, das Vitamin K abhängige (Price u. Boukol 1980; Price u. Williamson 1981) γ-Carboxy-Glutaminsäure-Protein = GLA-Protein = Osteocalcin (Hauscka et al. 1975; Gallop et al. 1980; Lian u. Grundberg 1988) und das Osteonektin (Termine et al. 1981).

In den letzten Jahren wurden verschiedenste Faktoren, die die Knochenformation steuern, aus der demineralisierten Matrix isoliert. Es ist davon auszugehen, daß auch sie Osteoblastenprodukte sind. Dazu gehören das 'bone morphogenetic protein' – BMP – (Urist et al. 1979), der 'human sceletal growth factor' – hSGF – (Farley u. Baylink 1982; Farley et al. 1982), der 'matrix factor' (Sampath et al. 1982) und der 'bone derived growth factor 1/2' – BDGF 1/2 – (Canalis 1983a; Canalis u. Raisz 1979; Canalis et al. 1980; Raisz u. Chuyn 1982).

Weiter befinden sich in der Grundsubstanz durch die Kapillarmembran diffundierte Serumproteine, das α_2-Makroglobulin und Albumine, die an das Hydroxylapatit des Knochens adsorbiert werden (Triffitt et al. 1978).

Verschiedene Enzyme werden von den Osteoblasten synthetisiert und in die Matrix – z.T. als inaktive Vorstufen – abgegeben. Unter ihnen die neutrale Kollagenase (Sakamoto et al. 1979), die als Prokollagenase ausgeschieden wird und das Isoenzym der alkalischen Phosphatase. Weiter der Plasminogenaktivator (Wong 1986; Evans et al. 1988c) und der Kollagenaseinhibitor (Sakamoto u. Sakamoto 1986). Diese Substanzen werden von morphologisch aktiven Osteoblasten in Abhängigkeit von dem bestehenden Funktionszustand simultan synthetisiert und ausgeschieden.

Mineralisation

Hydroxylapatit – $Ca_{10}(PO_4)_6(OH)_2$ – ist der Prototyp des reifen Knochenminerals, der im Organismus in reiner Form aber nicht vorkommt. Knochenmineral – als biologisch präzipitiertes Hydroxylapatit, bestehend aus feinen Mikrokristallen die eine hexagonale räumliche Symmetrie aufweisen – ist nicht stöchiometrisch und in der Kristallstruktur nicht perfekt. Die einzelnen, plattenförmigen Kristalle haben eine größte Länge von 250–350 Å bei einer durchschnittlichen Dicke von 25–50 Å (Posner 1984).

Knochenmineral ist ein kalzium- und hydroxyldefizientes, Hydrogen- und Karbonationen enthaltendes Hydroxylapatitanalog (Miller u. Burnell 1977; Doi et al. 1979; Ellies et al. 1988b). Die isomorphe Substitution der Kalziumionen durch z.B. Fe-, Pb-, Mg-, Ba-Ionen, der Orthophosphatgruppen durch Karbonat- und Sulfatgruppen und der Hydroxylreste durch F- bzw. Cl-Ionen verhindert im biologischen Milieu die Entstehung reinen, defektfreien Hydroxylapatits (Posner 1987).

Andere im Knochen auftretende mineralische Phasen machen weniger als 10 (Posner u. Betts 1975; Brown u. Chow 1976), nach Angaben von Boskey (1981) sogar weniger als ein Gewichtsprozent (e) des Knochenminerals aus.

Die Ca-/P-Konzentration in den biologischen Flüssigkeiten führt zur Entstehung einer 'niedrig' übersättigten Kalziumphosphatlösung. Aus dieser wird ein instabiles, amorphes Kalziumphosphat, mit einem molaren Ca-/P-Verhältnis von 3/2 präzipitiert. In einem autokatalytischen Prozeß entsteht daraus ein nicht stöchiometrisches Hydroxylapatit, welches dem Knochenmineral entspricht. Dieser Vorgang allein ist völlig unabhängig (Posner 1987) von anderen, in den Körperflüssigkeiten enthaltenen, chemischen Verbindungen, die die Mineralisation, d.h. die Ablagerung einer anorganischen, chemischen Verbindung, fördern bzw. hemmen.

Welches Mineral im Knochengewebe zuerst vorkommt, ist umstritten. Nach Neumann u. Neumann (1958) und Roufosse et al. (1979) tritt Brushite – $CaHPO_4$ 2 H_2O – als Vorstufe des Knochenminerals auf, nach Brown u. Chow (1976), Tung u. Brown (1985) und Eidelmann et al. (1987) Oktakalziumphosphat – $Ca_8H_2(PO_4)$ 5 H_2O –, nach Posner (1987) das instabile, amorphe, präzipitierte Kalziumphosphat (s. oben), das strukturell mehr chemisch präzipitiertem als reinem kristallinem Hydroxylapatit entspricht.

Auf welche Weise Osteoblasten direkt bzw. über die von ihnen produzierten Matrixvesikel die in einem Abstand von den Zellen ablaufende Mineralisation im erwachsenen Knochen – während des 'remodeling' – steuern, oder sie nur beeinflussen (Anderson 1978), ist noch ungeklärt. Aufgabe der Osteoblasten ist die Kontrolle darüber, daß Kalziumphosphatablagerungen nur an den erwünschten Stellen auftreten. Weiterhin ist die Anreicherung der Kalzium- und Phosphationen im Gewebe – z.B. vermittelt durch die Hydrolyse organischer Phosphatverbindungen durch die alkalische Phosphatase –, die direkte Nukleation von Hydroxylapatit auf dem Knochenkollagen – d.h. die Bereitstellung von Nukleatoren für die Kristallentstehung bzw. das Kristallwachstum – und die Entfernung, die Inaktivierung von mineralisationshemmenden, in der Matrix enthaltenen Verbindungen (Francis et al. 1973; Blumenthal et al. 1977) Aufgabe der Osteoblasten.

Daß Osteoblasten bei der Kalzium-/Phosphatablagerung im Gewebe beteiligt sind, kann u.a. aus dem Auftreten der zahlreichen Kalziumphosphatgranula in den Mitochondrien – nur von Osteoblasten, die in der Nähe mineralisierenden Osteoids liegen – indirekt geschlossen werden. Das Kalziumphosphat dieser Mitochondrien wird mit dem Einsetzen der Mineralisation aus ihnen entleert (Wuthier et al. 1985). Der Transportmechanismus von dort bis in die organische Matrix ist noch ungeklärt (Lehninger 1964, 1970, 1977).

An der Mineralisation sind die folgenden, teilweise von den Osteoblasten synthetisierten bzw. in die Matrix abgegebenen, dort angereicherten Produkte beteiligt:

– Matrixvesikel,
– Kollagen,
– Phospholipide,
– Phosphoproteine,

- Glykoproteine,
- Osteonektin,
- Osteocalcin?,
- alkalische Phosphatase und
- Pyrophosphatase,

die alle die Mineralablagerung – die Nukleation, das Kristallwachstum, die Hydroxylapatit-Kollagen-Bindung – fördern, während:

- Proteoglykane,
- Pyrophosphate,
- Mg-Ionen,
- ATP und – als nicht Osteoblastenprodukte – die
- Diphosphonate (Russel u. Fleisch 1976; Fleisch 1977)

diese Prozesse hemmen.

Da neu produzierte, organische Matrix nicht sofort mineralisiert, muß offensichtlich vorher eine Umwandlung innerhalb derselben stattfinden, d.h. es muß zu einer extrazellulären Veränderung, insbesondere der Proteoglykane als den wichtigsten makromolekularen Inhibitoren der Mineralablagerung, kommen.

Es ist bisher nicht entschieden, ob der Mineralisationsprozeß von systemischen Hormonen wie dem PTH, dem Kalzitonin, den Schilddrüsenhormonen, den Wachstumshormonen – über die Somatomedine (Stiles et al. 1979; Canalis 1980; Canalis et al. 1980), den Glukokortikoiden – über den 'fibroblast growth factor' – FGF – (Gospodarowicz 1974, 1975, 1980; Canalis u. Raisz 1980) und das Somatomedin C (Bennet et al. 1982), den D- und A-Vitaminen und den gleichfalls zirkulierenden Faktoren: dem 'platelet derived growth factor' – PDGF – (Canalis 1981, Raines u. Ross 1982), dem 'epidermal growth factor' – EGF – (Canalis u. Raisz 1979b; Canalis 1983b), direkt oder nur indirekt, durch eine Veränderung des Kalzium- und Phosphatangebots, beeinflußt wird. Nach der Vorstellung von Raisz u. Kream (1981) ist die Bereitstellung von Kalzium- und Phosphationen der entscheidende Faktor für die Mineralisation des Knochengewebes. Neben ihren anderen Funktionen reichern Osteoblasten diese Ionen aktiv in der organischen Matrix an (s. oben).

Das Auftreten von Matrixvesikeln in der extrazellulären Matrix kalzifizierender Epiphysenfugen wurde von Bonucci (1970) beschrieben. Nach Anderson (1976, 1985), Schraer u. Gay (1977) und Gay et al. (1977) ist die erste Phase der Mineralisation des Gewebes die Ablagerung von in Matrixvesikeln gebundenem, amorphem (Gay et al. 1978) bzw. in Umwandlung zu Hydroxylapatit (Ali et al. 1978) begriffenem Kalziumphosphat. Bisher konnte eine sichere Beteiligung dieser Vesikel am Mineralisationsprozeß wie oben angegeben, in der Epiphysenfuge nachgewiesen werden (s. dagegen Landis et al. 1977), weiterhin bei ossifizierenden Tumoren (Sela u. Boyd 1977) und ektopen Verkalkungen (Kim 1976). Ketenjan u. Arsenis (1975) und Lowe et al. (1983) haben Matrixvesikel im Frakturkallus nachgewiesen. Ecarot-Charier et al. (1983) und Nefussi et al. (1985) konnten diese Vesikel in der mineralisierenden Matrix von Osteoblastenkulturen beobachten, Rose et al. (1981) in Fibroblastenkulturen unter bestimmten Bedingungen. Sela et al. (1981) und

Gross u. Struntz (1985) wiesen die Teilnahme dieser Vesikel an der Mineralisation der zwischen Biogläsern/Glaskeramiken und anbindendem Knochen entstehenden Grenzschichten nach. Laut Boskey (1981) treten diese Vorgänge in lamellärem Knochen nicht auf, da die Bereitstellung von Nukleationskeimen für die Mineralisation, wie es durch die Matrixvesikel geschieht, in einem bereits zahlreiche Kristalle enthaltenden Gewebe – wie dem lamellären Knochen – unnötig ist.

Matrixvesikel werden von Osteoblasten aktiv gebildet. Sie entstehen an ihrer Oberfläche aus langen, zilienförmigen Zellfortsätzen (Glauert u. Mayo 1973; Katchburian u. Severs 1983) und werden an die organische Matrix abgegeben. Während ihrer Wanderung durch die Matrix akkumulieren sie Kalziumphosphate, die sie an der Mineralisationsfront frei geben (s. unten). Die Matrixvesikel sind von einer eigenen Membran umgeben, die bei Vesikeln osteoblastären Ursprungs wesentliche Bestandteile deren Zellwand enthält. In ihrer Hülle finden sich Phospholipide (Wuthier 1975, 1976), die saure Kalzium-Phospholipid-Phosphat-Komplexe formen und die Einleitung der Hydroxylapatitnukleation begünstigen (Boskey 1978). Frühe, d.h. eben ausgesprossene Matrixvesikel erscheinen elektronenoptisch leer (Amir et al. 1988). Durch in den Vesikel vorhandene, kalziumbindende Proteine (Ali 1980) kommt es zu einer Kalziumanreicherung innerhalb derselben; durch die Wirkung von in den Vesikeln enthaltenen Pyrophosphatasen werden Monophosphatgruppen aus Pyro- und Polyphosphaten freigesetzt, so daß insgesamt die Ca- und Phosphatkonzentration in den Matrixvesikeln ansteigt. Es schließt sich die Entwicklung amorphen, instabilen Kalziumphosphats an. Die enzymatische Spaltung von ATP durch eine in hoher Konzentration in den Matrixvesikeln nachgewiesene ATPase (Ali et al. 1970; Anderson 1978) hebt dessen stabilisierende Wirkung auf das amorphe Kalziumphosphat auf. So wird die Präzipitation und Umwandlung des angereicherten Kalziumphosphats zu noch kalziumdefizienten Hydroxylapatitkristallen eingeleitet und unterhalten. Während der Annäherung an die Mineralisationsfront wachsen die Kristalle weiter – d.h. die Matrixvesikel werden elektronenoptisch dicht – bis sie schließlich die Vesikelhülle sprengen und im Gewebe freigesetzt werden (Amir et al. 1988). Nach Martino et al. (1979) ist das Auftreten solcher Nukleationsheime eine Grundvoraussetzung, um die Mineralisation einzuleiten.

Die Entwicklung eines Nukleationskeims gegen den Widerstand von Verbindungen, die die Kalzium- und Phosphatgruppen in Lösung halten, wird durch die Matrixvesikel ermöglicht. Die weitere Mineralablagerung, das Kristallwachstum, wird am ehesten von den oben angegebenen Substanzen beeinflußt bzw. gesteuert.

So bewirkt die Vernetzung der Kollagenuntereinheiten in den Fibrillen die Entstehung der bereits beschriebenen 'hole zones'. Nach Katz u. Li (1972, 1973) entwickeln sich weiterhin 'interfibrilläre Räume' und 'Poren', die alle von Knochenmineral unterschiedlicher Kristallgröße aufgefüllt werden können. Dieser Struktur der kollagenen Fibrillen scheint aber nicht die ihr lange zugeschriebene, große Bedeutung bei der Mineralisation zuzukommen (Pokric u. Pukar 1979; Boskey u. Posner 1983).

Die Auslösung der Mineralisation des Kollagens soll durch Phosphoproteine erfolgen (Spector u. Glimcher 1973; Lee u. Glimcher 1981), die auf dessen Oberfläche kovalent gebunden werden. Dort bewirken sie eine Kalziumanreicherung, die dann über epitaktische Phänomene zur Hydroxylapatitbildung führen soll.

Beteiligt an diesem Vorgang ist das ostoblastäre Osteonektin, ein anionisches Protein mit einem Molekulargewicht von 32.000 d, das 20–25% der nichtkollagenen Matrixproteine ausmacht und in der Matrix in höherer Konzentration als in den Osteoblasten vorkommt. Osteonektin bindet Kalziumionen an spezifischen Stellen der Oberfläche des Kollagenmoleküls und unterstützt die Kalziumphosphat-, Hydroxylapatitformation (Termine et al. 1981).

Das von den Osteoblasten synthetisierte (Lian et al. 1985; Bockmann et al. 1988; Evans et al. 1988a) Osteocalcin, das direkt von Kalziumionen gebunden wird (Hauschka u. Carr 1982) und sich dadurch in hoher Konzentration in der Matrix anreichert (Lian u. Grundberg 1988), soll ebenfalls an der Einleitung der Mineralisation beteiligt sein. Da es jedoch nachweislich erst zu einem späteren Zeitpunkt, nach stattgehabter erster Mineralablagerung, in der Matrix auftritt, bezweifelt Posner (1987) diese Funktion. Von anderen Autoren wird Osteocalcin eine Rolle bei der Einleitung der Knochenresorption zugeschrieben, da es sowohl einen die Hydroxylapatitablagerung inhibierenden Effekt aufweist (Price et al. 1982), als auch chemoattraktiv – Stronski et al. (1985) bezweifelt auch diese Funktion – auf osteoklastäre Vorstufen wirkt (Rodan u. Martin 1981a; Krukowski u. Kahn 1982; Malone et al. 1982; Mundy u. Posner 1983; Lian et al. 1984; Lian u. Glowacki 1985; Glowacki u. Lian 1987; Glowacki et al. 1988).

Aufgrund der zahlreichen isolierten Substanzen, deren physiologische Aufgaben und deren Funktionsmechanismen bisher nur teilweise aufgeklärt wurden, konnte eine alle Einzelbeobachtungen zusammenfassende Theorie:

- der Einleitung der Mineralisation,
- des Kristallwachstums und
- der spezifischen Aufgaben der verschiedenen mineralisationsfördernden bzw. -hemmenden Verbindungen

bis heute nicht entwickelt werden. (Für eine Übersicht s. Boskey (1981) und Posner (1987)).

Osteoblastär vermittelte Resorption
Überlegungen, das Phänomen des 'coupling' (s. unten) zu erklären, führten aufgrund zahlreicher Einzelbeobachtungen dazu, Osteoblasten auch eine Aufgabe bei der Einleitung der Knochenresorption, innerhalb der 'Aktivierungsphase' (s. unten), zuzuschreiben.

Der erste Schritt der Knochenresorption muß der Abbau der oberflächlichen, nichtmineralisierten, kollagenen Matrix, des 'Oberflächenosteoids', des Knochens sein (Sakamoto u. Sakamoto 1986), da Osteoklasten sich auf solchen Oberflächen zwar anheften, diese aber nicht resorbieren können (Chambers et al. 1984b). Die Hauptwirkung beim Abbau dieses 'Oberflächenosteoids' soll bei dem Enzym 'neutrale Kollagenase' liegen (Sakamoto u. Sakamoto 1986). Bisher konnte die Produktion dieses Enzyms in Osteoklasten nicht beobachtet werden. Das Proenzym der neutralen Kollagenase wird im Knochengewebe ausschließlich von Osteoblasten produziert und an die Matrix abgegeben (Sakamoto et al. 1979). Das pH-Optimum des Enzyms liegt im neutralen Bereich. Bei pH-Werten, die im Milieu zwischen der 'ruffled border' der Osteoklasten und der Knochenoberfläche vorliegen, ist das Enzym inaktiv.

Diese Tatsachen zusammen mit den morphologischen Beobachtungen, daß:

- niemals kollagene Abbauprodukte in den Resorptionsspalten der Osteoklasten bzw. in den Lysosomen ihrer Zytoplasmen nachgewiesen werden konnten (Sakamoto u. Sakamoto 1986; s. dagegen Ham et al. 1979 und Matthews 1980), und
- Osteoklasten sich bevorzugt auf einer mineralisierten, von den oberflächlichen, organischen Bestandteilen gereinigten Matrix ansiedeln und sie dann erst resorbieren (Chambers et al. 1984a),

haben Sakamoto u. Sakamoto (1986) zur Erstellung der 'Kollagenasehypothese' veranlaßt. Wichtigste Annahme ist, daß als erster Schritt der Knochenresorption nicht der Abbau des Minerals, sondern der des sog. 'verfügbaren' Kollagens, in einem durch osteoblastäre Kollagenase ausgelösten enzymatischen Prozeß, erfolgt. Erst in einem zweiten Schritt soll dann das Knochenmineral von Osteoklasten abgebaut werden.

Die für diesen Prozeß notwendige, osteoblastäre Prokollagenase könnte – teilweise neu sezerniert bzw. in inaktiver Form in der Matrix gebunden – auf folgende Weise aktiviert werden:

- osteoblastärer Plasminogenaktivator – PTH, PGE_2, 1,25-Vitamin-D3 und EGF stimulieren die Ausschüttung von Plasminogenaktivator durch osteoblastäre Zellen in der Kultur (Wong 1986) – aktiviert Plasminogen zu Plasmin, einer neutralen Protease;
- diese zerstört den Kollagenaseinhibitor bzw. wandelt die Prokollagenase direkt zu aktiver Kollagenase um.

Dieses Enzym würde eine Abtragung des Oberflächenosteoids bewirken, so daß in der Tiefe nur noch mineralisierte, kollagene Matrix zurückbleibt. Nach weiteren Effekten des PTH auf die Osteoblasten (s. unten) könnten sich die Osteoklasten auf der Knochenoberfläche anheften und mit anderen, der Kollagenase ungleichen, kollagenolytischen Enzymen den Abbau des Knochens herbeiführen. Die Osteoblasten würden so die Knochenresorption einleiten.

'coupling'
Der Erhalt der Knochenmasse und des Musters des kortikalen und trabekulären Knochens wird durch die Verknüpfung der osteoklastären Resorption mit der osteoblastären Formation, im Rahmen des ständig ablaufenden 'remodeling' (Raisz u. Kream 1983) erwachsenen Knochengewebes, gewährleistet. Dabei ist die Knochenbildung auf das engste an den Knochenabbau gebunden: 'coupling' (Jaworski 1984). Daß im Erwachsenenalter trotz dieser ständig ablaufenden Resorptions- und Formationsprozesse die Knochenmasse langfristig konstant bleibt, wird durch den quantitativen Ersatz des resorbierten Knochens durch neugebildetes Knochengewebe erklärt. Dies entspricht dem 'Quantumkonzept' von Frost (1964, 1977) und Parfitt (1982, 1984).

Das 'coupling' ist eine in mehreren Schritten ablaufende dynamische Sequenz, die nach der klassischen Vorstellung von Frost (1969) in die Stufen: 1. Aktivierung, 2. Resorption, 3. Formation – (ARF-Regel) – einzuteilen ist. Es wird postuliert, daß die Steuerung dieses Vorgangs ganz auf die lokale Ebene beschränkt ist (Drivdahl et al. 1981; Raisz u. Kream 1983) und nur dort von einzelnen Faktoren kontrolliert wird.

Zu diesen gehören bei der Aktivierung der Resorption:

- der 'coupling factor' (Howard et al. 1989),
- das PGE_2, und fraglich
- der 'tumor necrosis factor alpha' – TNF α – (Gowen et al. 1988),
- die Faktoren TGF α und -β und
- die Zytokine IL-1 und IL-1 β = 'osteoclast activating factor' – OAF – (Raisz et al. 1975).

Die Umschaltung zur Formation soll durch die Faktoren:

- BDGF (Kato et al. 1982),
- BMP und fraglich durch
- den 'matrix factor' bzw.
- den hSGF erfolgen.

Die bekannten Wirkungen von PTH auf die Syntheseleistungen von Osteoblasten (Howard et al. 1981; Tam et al. 1982; Dimuzio u. Bauer 1988) und deren Zellmorphologie – s. unten – scheinen aber seine Beteiligung am 'coupling' notwendig zu machen.

Auf lokaler Ebene führt nach Sakamoto u. Sakamoto (1986) ein morphogenetischer oder biomechanischer Stimulus zur Störung der 'osteoblastären Homöostase' (Chambers 1985), wobei die Zellen aus der neutralen in eine, den Knochenabbau einleitende, 'resorptionsinduktive Situation' gebracht werden. Der lokale, biomechanische Reiz könnte über PGE_2 als Transmitter (Klein 1971; Sandberg et al. 1982), von den Osteozyten (El Hay et al. 1988) oder von den Osteoblasten selbst (Sandy et al. 1988) freigesetzt, zur Einleitung der osteoblastär vermittelten Resorption der nichtmineralisierten Oberflächenmatrix führen, mit nachfolgendem osteoklastären Abbau des mineralisierten Knochengewebes.

PTH bewirkt in gemischten Kulturen die Produktion zahlreicher osteoklastenstimulierender Faktoren durch die Osteoblasten (McSheehy u. Chambers 1985, 1987; Sandy et al. 1988). Die PTH-bedingte Aktivierung der cAMPase in den Osteoblasten (Nijweide et al. 1981; Lomri u. Marie 1988; Selz et al. 1988) verursacht u.a. eine deutliche Steigerung der PGE_2-Synthese. Von diesem ist aus Knochenkulturuntersuchungen bekannt, daß es die Knochenresorptionsrate in ihnen massiv steigert. Nach Yoneda u. Mundy (1979) und Sakamoto u. Sakamoto (1986) könnte diese Substanz als interzelluläres Signal benachbarte T-Lymphozyten zu einer vermehrten Ausschüttung des OAF = IL-1 β stimulieren. Dies würde nachfolgend eine verstärkte Rekrutierung und Aktivierung von Osteoklasten bewirken. Nach Postlethwaite u. Kang (1976) sowie Postlethwaite et al. (1978) haben Bruchstücke des Typ-1-Kollagens und ein aus der organischen Matrix isolierbarer Faktor (Minkin et al. 1981) eine chemotaktische Wirkung auf Monozyten des peripheren Blutes. Kollagene Bruchstücke entstehen bereits bei dem durch die osteoblastäre Kollagenase vermittelten Abbau der oberflächlichen, organischen Schicht des Knochens. Dies wäre eine weitere Möglichkeit der Rekrutierung osteoklastärer Vorstufen – Monozyten – für die nachfolgende Resorption der mineralisierten Matrix. Weiter wurden von Miller et al. (1976) und Jones et al. (1981) Zellformveränderungen von Osteoblasten nach einem PTH-Reiz – Oberflächenverkleinerung durch eine Desaggregation der zytoplasmatischen Mikrofilamente (Aubin et al. 1983, s. oben) – beobachtet, die auf der Knochenoberfläche zur Entstehung zellfreier Areale führen (Rodan u. Martin 1981a). Diese Regionen könnten von den durch die kollagene Chemoattraktion herbeigeführten Vorstufen und dann durch PGE$_2$ und OAF differenzierten und stimulierten Osteoklasten besetzt werden. Es folgt die Knochenresorption.

Die Aktivierungsphase des 'coupling' nach Frost (1969) würde somit der Destabilisierung der Osteoblastenhomöostase und der Einleitung der osteoblastär vermittelten Resorption der oberflächlichen, organischen Matrix, bei simultaner Bereitstellung und Aktivierung von Osteoklasten, entsprechen. Diese treffen aufgrund der Wirkung von PTH auf eine von Zellen freigegebene und von ihren organischen Bestandteilen bereits gereinigte Matrixoberfläche und leiten dort die Stufe 2 nach Frost (1969), die Resorption des mineralisierten Gewebes, ein. Da keine von Osteoklasten produzierte, direkt auf Osteoblasten wirkende Faktoren bekannt sind, müßte die Auslösung der Stufe 3, die Beendigung der osteoklastären Aktivität und der Beginn der Knochenneuformation, durch in der Matrix gebundene und erst durch die Resorption freigesetzte bzw. aktivierte Faktoren erfolgen. Die Osteoklastensteuerung könnte über den TGF (Chenu et al. 1988) erfolgen, die anderen Substanzen könnten, wie oben aufgeführt, das BMP, der BDGF bzw. der 'matrix factor' und der hSGF ein. Die Matrix wäre somit das Bindeglied für die aufeinanderfolgende, abgestimmte Funktion zwischen den knochenresorbierenden und den knochenbildenden Zellen.

Osteoblasten: Spezifische Leistungen in der Kultur
In Osteoblastenkulturen synthetisieren diese Zellen neben dem Knochenkollagen Typ 1 auch A, B-Kollagen = Typ 5 (Wiestner et al. 1981) und Kollagen des Typs 3 (Owen 1985). Die Gabe von PTH, Glukokortikoiden und 1,25-Vitamin-D3 führt in der Kultur zu einem Anstieg der Kollagen-Typ-1-Produktion bei gleichzeitigem Anstieg der Aktivität des Isoenzyms der alkalischen Phosphatase (Evans et al. 1988b) und gesteigerter Osteocalcin- (Price u. Boukol 1981; Rodan u. Rodan 1984; Ashton et al. 1985; Evans et al. 1988a, 1988b), Proteoglykan- (Dimuzio u. Bauer 1988) und Prokollagenasesynthese (Sakamoto u. Sakamoto 1986).

In den Osteoblastenkulturen, ausgehend von Knochen gesunder Tiere, werden zahlreiche Substanzen produziert, deren Bedeutung für die resorptive Aktivität – zumindest in vitro – nachgewiesen werden konnte. Dazu gehören:

- PGE$_2$ (Rodan et al. 1981; Sandberg et al. 1982; Harrod et al. 1985; Tatakis et al. 1985; Evans et al. 1988c);
- IL-1 (Gowen et al. 1983; Honazawa et al. 1987) bzw. IL-1 β (Joncourt et al. 1988);
- TNF α (NG et al. 1988; Gowen et al. 1988) und
- mitogene, proliferative Wachstumsfaktoren der Monozyten-/Makrophagenvorstufen: 'colony stimulating factors' – CSF – (Evans et al. 1988c), unter diesen der 'macrophage colony stimulating factor' – M-CSF – (Felix et al. 1988).

Die Knochenformation fördernde (Proliferations-, Differenzierungsfaktoren) bzw. Osteoklasten hemmende Mediatoren, die in der Kultur von Osteoblasten synthetisiert werden, sind:

- TGF1 α (Hock et al. 1988) und TGF β (Ibbotson et al. 1987; Chenu et al. 1988; Ernst et al. 1988b),
- BDGF (Peck et al. 1979; Raisz u. Chuyn 1982) und
- 'insulin like growth factor 1' = Somatomedin C – IGF1 – und IGF2 (Pfeilshifter et al. 1988; Slootweg et al. 1988; Stracke et al. 1988).

Außerdem Verbindungen, die an der Mineralisation beteiligt sind wie:

- das Fibronektin (Gregoire et al. 1988),
- Vorstufen der Proteokglykane (Dimuzio u. Bauer 1988) und
- Matrixvesikel (Ecarot-Charier et al. 1983; Nefussi et al. 1985).

2.3 Osteozyten

2.3.1 Herkunft

Osteozyten entstehen aus den Osteoblasten, die nicht nur polar sondern auf ihrer gesamten Zelloberfläche organische Matrix produzieren und sich daher in der mineralisierenden Matrix einmauern.

'Oberflächenosteozyten' entsprechen ruhenden, ehemals nur polar produktiven Osteoblasten, die auf der Oberfläche des Knochens liegen bleiben. Diese Zellen gehören zur Gruppe der 'bone lining cells' (s. Kap. 2.2.1). Ihnen wird eine aktive Aufgabe beim Erhalt der Zusammensetzung der 'bone fluid' zugeschrieben (Talmage 1969).

2.3.2 Morphe

Die früheste morphologisch beobachtbare Veränderung in der Umgebung eines Osteoblasten bei seiner Umwandlung in einen Osteozyten ist die Entwicklung einer dünnen Lage feiner, kollagener Fasern, die den sich einmauernden Osteoblasten umgibt. Dies ist der Anfang der Lakunenbildung (Menton et al. 1984). Die kollagenen Fasern und die Knochenmatrix mineralisieren in der Folge sehr rasch. Zu diesem Zeitpunkt weisen die 'jugendlichen' Osteozyten noch zahlreiche Charakteristika produktiver Osteoblasten auf, d.h. die polygonalen Zellen haben einen großen, runden Zellkern, ein ausgedehntes endoplasmatisches Retikulum und Golgi-Apparat, Mikrofilamente und -tubuli im Zytoplasma; sie besitzen weiterhin die oben beschriebenen (Kap. 2.2.2) Zellfortsätze. Die umgebende Lakune ist rundlich, der Abstand zwischen der Zellmembran und der Lakunenwand bzw. zwischen den Zellfortsätzen und den Kanalikuliwänden ist noch relativ groß.

Mit zunehmendem Alter werden die Zellen kleiner, flacher, die umgebende Lakune ovalär. Die Ausdehnung des Golgi-Apparats bzw. des rauhen endoplasmatischen Retikulums in den Zellen nimmt mit dem Sistieren der Matrixsynthese ab. Einschlußkörper innerhalb der Osteozyten treten auf.

Die Zahl der von reifen Osteozyten ausgehenden Zellmembranfortsätzen, die Mikrofilamente aber keine Mikrotubuli enthalten, ist kleiner als bei aktiven Osteoblasten. Über diese mit 'gap junctions' versehenen Fortsätze stehen die in der Tiefe des Knochens eingebetteten Osteozyten untereinander und mit den auf der Oberfläche des Knochens liegenden 'bone lining cells' und den Osteoblasten in direkter Verbindung (Holtrop u. Weinger 1970). Nach Doty u. Schofield (1981) ermöglicht dieser synzytiale Verband eine einheitliche Reaktion der Zellen.

Bei den reifen Osteozyten ist der Abstand zwischen der Zellmembranoberfläche und der Lakunen- bzw. Kanalikuliwand deutlich kleiner als bei den frühen Vorstufen. Der Raum zwischen den Zellen, ihren Fortsätzen und der umgebenden mineralisierten Matrix stellt ein eigenes Kompartiment des Knochens dar und ist von der 'bone fluid', einer in ihrer Zusammensetzung der extrazellulären Flüssigkeit ungleichen Lösung, ausgefüllt. Dieses Kompartiment nimmt etwa 14 Volumenprozente des Knochens in Anspruch (Sakamoto u. Sakamoto 1986) und hat eine innere Oberfläche von 200 mm^2/mm^3 in der Knochenkompakta (Frost 1963). Mikrokanalikuli, in denen keine Zellfortsätze liegen, strahlen von dem 'lakunokanalikulären System' zwischen Kollagenbündel des umgebenden Knochens ein (Parfitt 1976). Die Flüssigkeitsbewegung innerhalb dieses Systems ist rasch (Doty u. Schofield 1971). Durch mechanische Belastungen soll ein direktionaler Fluß innerhalb des Systems entstehen (Piekarski u. Munro 1977). Dies dient einerseits der besseren Versorgung der Osteozyten, andererseits erfolgt der Transport der in der 'bone fluid' gelösten Substanzen, d.h. der Abtransport von Stoffwechselprodukten der Osteozyten, zur Knochenoberfläche schneller (s. Kap. 2.3.3).

Lakunen- und Kanalikuliwände sind von einer schmalen, nichtmineralisierten, organischen Schicht überzogen – 'perizelluläres Osteoid' (Matthews 1980), 'endosteal membrane' (Parfitt 1984) –, in die die Enden der mineralisierten Kollagenfibrillen des Knochens hineinreichen (Sakamoto u. Sakamoto 1986). Der perilakunäre und perikanalikuläre Knochen hat nach Parfitt (1976) einen anderen Kollagen- und Mineralaufbau als das Knochengewebe, das in größerem Abstand zu den Osteozyten und ihren Fortsätzen liegt.

Aufgrund der Begrenzung der maximalen Diffusionsstrecke von Nähr- und Abbaustoffen innerhalb des Knochens können Osteozyten des lamellären Knochengewebes maximal 0,3 mm (Matthews 1980) bzw. nur 0,1–0,2 mm (Ham u. Cormack 1979; Sakamoto u. Sakamoto 1986) von dem nächsten versorgenden Gefäß entfernt liegen. Dies erklärt den osteonalen, Havers-Aufbau der Knochenkompakta (Scharf 1960).

2.3.3 Funktion, spezifische Leistung, Steuerung

Nach Canas et al. (1969), Talmage (1969, 1970) Talmage et al. (1980), Neumann u. Ramp (1971), Rodan u. Martin (1981b), Menton et al. (1984) und Miller (1980) stellen die 'bone lining cells' eine funktionelle Membran dar, die die extravasale, extrazelluläre Flüssigkeit des Knochens von der 'bone fluid', die das gesamte lakunokanalikuläre System bis unmittelbar unterhalb der 'bone lining cells' (Sakamoto u. Sakamoto 1986) auffüllt, trennt. Da die Osteozyten nach Frost (1963) eine 'lebende Membran' zwischen dem Knochen und dem Blut sind, diese Zellen über die 'gap junctions' synzytial mit den 'bone lining cells' verbunden sind (s. Kap. 2.3.2), sind die Osteozyten als deren funktionelle Fortsetzung in der Tiefe des Knochens zu verstehen.

Nur der Knochen lebt, in dem vitale Osteozyten vorhanden sind (Vaughan 1981). Die Hauptaufgabe der Osteozyten ist die aktive Aufrechterhaltung der Zusammensetzung der 'bone fluid'. In dieser finden sich – neben Kalzium-, Magnesiumionen und Phosphatgruppen – organische Substanzen (α_2-Makroglobulin, Albumine, Transferrin und Immunglobuline – IGG) mit einem Molekulargewicht von maximal 50 000 d (Sakamoto u. Sakamoto 1986), die z.T. auch in der mineralisierten Matrix gebunden nachzuweisen sind. Diese Substanzen sind am ehesten durch Diffusion aus dem Gefäßsystem ausgetreten und in das Kompartiment der 'bone fluid' hineingewandert. Eine Passage von Molekülen dieser Größenordnung ist nach Doty u. Schofield (1972) durch die Membran der 'bone lining cells' möglich.

Nach Talmage (1967), Seiffert et al. (1975) und Smith (1980) sind die Osteozyten an der Kontrolle der in engsten Grenzen geregelten Kalziumhomöostase des Organismus beteiligt. Über die Zellen sollen nach einem PTH-Reiz kurzfristig Kalziumionen bereitgestellt werden können, schneller als es durch eine osteoklastär vermittelte Resorption möglich wäre. Die Osteozyten müßten über eine 'osteozytäre Osteolyse' (Belanger 1969; Belanger et al. 1967) Kalzium und Phosphat aus dem den Lakunen angrenzenden Knochen lösen und den Transport der Ionen durch eine Beeinflussung der Strömung innerhalb der 'bone fluid' – zur Knochenoberfläche hin – herbeiführen. Von den 'bone lining cells' und den auf der Knochenoberfläche sitzenden Osteoblasten sollen die Ionen anschließend direkt an das Gefäßsystem abgegeben werden. Alternativ wird nach der Resorption durch die Osteozyten auch ein direkter, zytoplasmatischer Transport von diesen Zellen über ihre intrakanalikulären Fortsätze und die 'gap junctions' zu den 'bone lining cells' diskutiert (Smith 1980).

Die Vorstellung einer durch die Osteozyten vermittelten Knochenresorption wird von anderen Autoren als nicht möglich abgelehnt. Nach Wong (1986) sind PTH-Rezeptoren auf der Oberfläche von Osteozyten nicht nachweisbar, so daß eine schnelle Reaktion auf einen PTH-Reiz, mit nachfolgender Bereitstellung von Kalziumionen, durch diese Zellen nicht vermittelt werden kann. Auch die von Baud (1962) beschriebenen, morphologischen Unterschiede der Oberflächen der Osteozytenlakunen, die von ihm als ein Ausdruck der funktionellen Aktivität der Zellen gesehen wurden, werden nicht einheitlich gedeutet (Parfitt 1976).

Osteozyten produzieren Kollagenase als Reaktion auf einen PTH-Reiz (Wirl 1984; Sakamoto et al. 1985). Die physiologische Bedeutung dieser Zelleistung ist noch nicht geklärt. Sakamoto u. Sakamoto (1986) bindet diese Beobachtung in die 'Kollagenasehypothese' ein und erklären dadurch den fermentativen Abbau des 'verfügbaren' Kollagens innerhalb des lakunokanalikulären Systems.

Nach El-Haj et al. (1988) konnte in Ganzknochenkulturen die Prostaglandinsynthese durch eine mechanische Belastung der Explantate vergrößert werden. Die Aufnahme radioaktiver Marker durch Osteozyten, ihr Einbau in die zelluläre RNA, wurde unter Fortführung der mechanischen Belastung innerhalb von 24 h um das sechsfache gesteigert. El-Haj et al. (1988) vermutet, daß Osteozyten Prostaglandine synthetisieren und unter physiologischen Bedingungen die Freisetzung der Prostaglandine ein Signal bei der Auslösung des 'remodeling' ist, z.B. im Rahmen des mechanisch induzierten Knochenumbaus (s. auch 2.1.1 'coupling').

2.4 Osteoklasten

2.4.1 Herkunft

Die Vorstellung, daß im Knochengewebe eine gemeinsame Stammzelle für die Entwicklung von Osteoblasten und Osteoklasten vorliegt, ist falsch. Die experimentellen Untersuchungen an osteopetrotischen Mäusen (Walker 1972, 1973, 1975b; Milhaud et al. 1978) und Ratten (Marks 1976, 1978) und die Behandlungsergebnisse bei unter einer Osteopetrose leidenden Patienten, nach einer Knochenmarktransplantation (Sorell et al. 1981), weisen alle darauf hin, daß Osteoklasten sich von einer eigenen, myeloiden Stammzelle herleiten. Ob sich aus dieser Stammzelle nur eine Zellinie entwickelt, so daß Osteoklasten in der Reihenfolge 'Stammzelle > Promonozyt > zirkulierender Monozyt > Gewebemakrophage, Fusion > Osteoklast' neben Monozyten und Makrophagen entstehen (Gothlin u. Ericsson 1976; Owen 1980; Malone et al. 1982; Banco et al. 1985; Vignery u. Treloar 1985; Schneider et al. 1986), was durch die von Mundy (1977), Chambers (1981) und Owen (1980) gemachte Beobachtung unterstützt wird, daß auch Monozyten und Makrophagen eine knochenresorbierende Wirkung haben, oder ob 2 aus der Stammzelle hervorgehende, differente Zellinien einerseits Ursprung für die Monozyten/Makrophagen, andererseits für die Osteoklasten sind (Hogg et al. 1980; Loutit et al. 1981; Loutit u. Nisbet 1982; Marks 1983; Chambers 1984a; Horton et al. 1984; Mundy u. Roodman 1987; Athanason et al. 1988; Haagenars et al. 1988; Kurihara et al. 1988), ist noch ungeklärt (Chambers 1985).

Nach Mundy u. Roodman (1987) entstehen reife Osteoklasten aus der Stammzelle über noch pluripotente Promonozyten, die der Ursprung für die 2 verschiedenen Zellinien sind. Es folgen frühe und späte Osteoklastenvorstufen, die unter dem Einfluß zahlreicher Mediatoren (TNF α: Bertolini et al. 1986; Schulz 1988. IL-1: Gowen et al. 1986; Thomson u. Chambers 1985; Joncourt et al. 1988. TGF α: Ibbotson et al. 1987) stehen. Diese osteoklastären Vorstufen unterscheiden sich vom reifen Osteoklasten morphologisch (Ries u. Gong 1982) durch die vorhandenen Zellorganellen bzw. Membranrezeptoren und zytochemisch (Baron et al. 1986) durch ihren Enzymbesatz, d.h. in ihnen ist der Nachweis der unspezifischen Esterase – ein Markerenzym von Monozyten – noch möglich.

Durch die Entwicklung monoklonaler Antikörper, die keine Kreuzreaktion mit Monozyten- und Makrophagenoberflächenantigenen aufweisen, konnte gezeigt werden, daß Osteoklasten für sie spezifische Antigene besitzen (Scherft 1984; Marks et al. 1985; Oursler et al. 1985a) und die meisten der granulozytär/makrophagozytären Oberflächenantigene nicht ausprägen (Horton et al. 1985). So besitzen Osteoklasten keinen Fc- und C3b-Rezeptor (Chambers 1979), sind aber Mab-Rezeptor-positiv.

Nach Oursler et al. (1985b) ist die Expression der spezifischen Antigene, die Osteoklasten von den anderen, ebenfalls aus der hämatopoetischen Stammzelle hervorgehenden, mononukleären Zellen unterscheidet, abhängig von der Interaktion zwischen der Knochenmatrix und/oder Osteoblasten einerseits und den osteoklastären Vorstufen andererseits.

Dies unterstützt die Vorstellung, daß die Entstehung reifer Osteoklasten und deren resorptive Aktivität nur durch die Vermittlung von Osteoblasten bzw. ihren Produkten möglich ist.

Aufgrund der chemoattraktiven Wirkung zahlreicher in der mineralisierten Matrix gebundener Faktoren – Osteocalcin (Krukowski u. Khan 1982; Mundy u. Poser 1983; De Franco et al. 1988), Kollagenbruchstücke (Postlethwaite u. Kang 1976; Rodan u. Martin 1981a), α_2-Makroglobulin (Ashton et al. 1976; Krukowski u. Kahn 1982) – verlassen nach deren Freisetzung, ausgelöst z.B. durch die osteoblastär vermittelte 'Oberflächenosteoid'-Resorption (s. Kap. 2.2.3), osteoklastäre Vorstufen die Blutbahn (Mundy et al. 1978) und wandern in das Knochengewebe ein. Erst dort bilden sich unter dem Einfluß lokaler Mediatoren reife Osteoklasten (Malone et al. 1982; Owen 1985; Fuller u. Chambers 1988). Auch diese Entwicklung ist von der Signalvermittlung durch Osteoblasten abhängig (Thomson u. Chambers 1985; McSheehy u. Chambers 1987; Insogna et al. 1988; Sandy et al. 1988).

Wie zahlreiche Untersuchungen zeigen konnten, entstehen vielkernige Osteoklasten durch die Fusion ihrer Vorstufen bzw. durch die Vereinigung von bereits aktiven Osteoklasten (Young 1962; Kahn u. Simmons 1975; Kahn et al. 1981; Chambers 1978; Baron u. Vignery 1981; Lorenzo et al. 1983; Vignery u. Treloar 1985). Dies wird durch die Beobachtung, daß in Osteoklasten keine Mitosen auftreten (Feldman et al. 1980), indirekt bestätigt.

Die Fusion der Vorstufen wird durch 1,25-Vitamin-D3 stark gefördert (Abe et al. 1981; Roodman et al. 1985; Schulz 1988). Dieser Effekt soll auf Zytokine, als Mediatoren des Signals, angewiesen sein (Hughes et al. 1988). Zallone et al. (1984) führte in vitro die Fusion von Monozyten des peripheren Blutes mit kultivierten Osteoklasten durch. Die Feststellung, daß nur ein Teil dieser Monozyten, die morphologisch identisch mit den nicht fusionierenden, mononukleären Zellen waren, zur Osteoklastenformation beitrug, wird von Mundy u. Roodman (1987) als Bestätigung seiner Abstammmungstheorie gesehen, d.h. daß Osteoklasten bzw. Monozyten/Makrophagen sich von differenten Zellinien herleiten.

Die in das Knochengewebe eingedrungenen, stimulierten, einkernigen Osteoklasten bzw. vielkernige, die durch die Vereinigung der Osteoklastenvorstufen entstanden sind, wandeln sich morphologisch um, nähern sich der Knochenoberfläche und beginnen dort, nach ihrer Anheftung, mit der Knochenresorption. Reife, resorbierende Osteoklasten können dann mit anderen aktiven Osteoklasten oder weiteren Vorstufen fusionieren, so daß größere Zellen entstehen.

2.4.2 Morphe

Osteoklasten sind mobile (Goldhaber 1960), polymorphe, bis zu 100 μm große Zellen, die als herausragende Charakteristika im aktiven Zustand eine große Anzahl von Kernen und die sog. 'ruffled border' besitzen. Resorbierende Osteoklasten weisen in der Regel 10–20 Kerne auf, aber auch eine deutlich größere Zahl ist beschrieben worden (Mundy u. Roodman 1987). Die Kerne haben jeweils 1–2 Nukleoli und Zentriolen und liegen in einem – abhängig vom Funktionszustand sich unterschiedlich anfärbenden – Zytoplasma, das Mikrotubuli und -filamente enthält. In der Nähe der Kerne finden sich zahlreiche, vielgestaltige Mitochondrien und ein ausgedehnter Golgi-Apparat. Das rauhe endoplasmatische Retikulum ist eher schwach entwickelt. Viele Ribosomen verteilen sich entweder einzeln oder zu Polysomen angeordnet im Zytoplasma. Weiter treten Vakuolen und membranumhüllte Vesikel als primäre bzw. sekundäre Lysosomen auf. Die letztgenannten Strukturen liegen gehäuft in der Nähe der aktiven Oberfläche der Osteoklasten, der 'ruffled border' (Lucht 1980; Mundy u. Roodman 1987). In den sekundären Lysosomen und in Vakuolen sind Hydroxylapatitkristalle bzw. ganze Kristallanhäufungen nachweisbar (Matthews 1980). Nach Ham u. Cormack (1979) und Matthews (1980) finden sich in diesen Strukturen auch kollagene Abbauprodukte – Mundy u. Roodman (1987) sprechen von 'collagen-like fibers' –, nach Sakamoto u. Sakamoto (1986) jedoch nicht (s. Kap. 2.2.3).

In den Osteoklasten läßt sich in den primären Lysosomen, im Golgi-Apparat und in den extrazellulären Vertiefungen der 'ruffled border' – als Markerenzym des reifen Osteoklasten – die tartrathemmbare saure Phosphatase nachweisen (Lucht 1971; Glowacki et al. 1986, Ek-Rylander et al. 1988). Dieses Enzym zusammen mit einer Reiher anderer, teils in den Lysosomen, teils im Zytoplasma, teils im Resorptionsspalt vorliegender Fermente ist am Knochenabbau beteiligt (s. Kap. 2.4.3).

Aktive, resorbierende Osteoklasten besitzen als typisches Kennzeichen die 'ruffled border', ihre zu zahlreichen, ungeordnet über- und nebeneinander liegenden Ausstülpungen und Buchten aufgeworfene Zellmembran. Diese 'ruffled border' tritt bereits bei mononukleären 'späten' – in Aktivierung begriffenen – osteoklastären Vorstufen auf (Ries 1982).

Bei aktiven Osteoklasten reichen von der 'ruffled border' hunderte, hochbewegliche Mikrovilli in den zwischen dem Knochen und der Zelloberfläche vorhandenen Resorptionsspalt hinein (Hancox 1956; Jones et al. 1985). Die 'ruffled border' liegt der Knochenoberfläche unmittelbar an und korrespondiert mit der sog. – lichtmikroskopischen – 'brush border' (Ham 1952). Nur der Anteil der Zelloberfläche des Osteoklasten, der dem Knochen zugewandt ist, weist eine 'ruffled border' auf.

Die 'clear zones', d.h. organellenfreie, Mikrofilamente enthaltende, zytoplasmatische Vorstülpungen der Osteoklasten, die unmittelbar an die 'ruffled border' angrenzen und ebenfalls bis zum Knochen reichen, umgeben die resorptiven Oberflächen gürtelförmig. Die Mikrofilamente der 'clear zones' sollen die Anheftung der Osteoklasten auf der Knochenoberfläche bewirken.

Es wurde bisher davon ausgegangen, daß die 'clear zones' den Resorptionsspalt gegen die Umgebung hermetisch abschließen, so daß dort das für die Knochenresorption geforderte, saure Mikromilieu erzeugt und aufrecht erhalten werden kann. Die Arbeit von Lucht (1972) zeigte jedoch, daß bestimmte Marker den Spalt zwischen den 'clear zones' und der Knochenoberfläche passieren können. Welche physiologische Bedeutung dies hat, konnte bisher nicht geklärt werden.

Eine durch PTH ausgelöste, osteoblastär vermittelte Stimulation der Knochenresorption führt in kurzer Zeit – weniger als 2 h – zur Zunahme der Zahl der Osteoklasten (Hughes et al. 1988) und ihrer Größe (Bonucci 1981). Auch die 'ruffled border' vergrößert sich (Wong 1986), und die Osteoklasten können mehrere, pseudopodienartige Ausstülpungen entwickeln, auf denen resorbierende Oberflächen sitzen (Mundy u. Roodman 1987).

In der gemischten Knochenkultur werden die Zellen auf einen PTH-Reiz hin mobiler und dehnen sich weiter aus (Chambers u. Horton 1984). Kalzitonin blockiert unter Kulturbedingungen diese Ausdehnung: die Zellen werden immobil (Chambers u. Magnus 1982), die 'ruffled border' wird kleiner oder verschwindet ganz (Holtrop 1973), ebenso nimmt die Zahl der Vakuolen ab (Klaushofer et al. 1985).

Osteoklasten besitzen auf ihrer Oberfläche zahlreiche Rezeptoren (s. Kap. 2.4.1). Als funktioneller Rezeptor für zirkulierende Hormone konnte nur der Kalzitoninrezeptor isoliert werden (Rao et al. 1981; Raisz u. Kream 1983; Eliam et al. 1988; Glowacki et al. 1988). Weder für PTH noch für 1,25-Vitamin-D3 (Merke et al. 1986) wurden spezifische, die Zellfunktion steuernde Rezeptoren nachgewiesen.

Ein allein von den Osteoklasten und nicht von den anderen zur monozytären/ makrophagozytären Zellinie gehörenden Zellen produzierter Rezeptor ist das 'osteoclast function antigen' – OAF – (Davies u. Horton 1988). Dieser Rezeptor soll die Interaktion zwischen den Zellen untereinander bzw. zwischen den Osteoklasten und der Matrix beeinflussen.

2.4.3 Funktion, spezifische Leistung, Steuerung

Vielkernige Osteoklasten spielen unter physiologischen Bedingungen die entscheidende Rolle bei der Knochenresorption (Mundy u. Roodman 1987). Die Induktion, Aktivierung und resorptive Tätigkeit der Osteoklasten ist dabei von der Vermittlung durch eine 'intermediäre Zelle' (Burger et al. 1984; Wong 1986; Mundy u. Roodman 1987), vermutlich Osteoblasten (s. 2.2.3/2.4.2), abhängig. Nach Malone et al. (1982) wird eine erste Phase der osteoklastär vermittelten Knochenresorption von wenigen, bereits am Ort vorhandenen Osteoklasten durchgeführt. Es kommt zu einer 'lag-period', in der weitere Osteoklasten, rekrutiert aus dem strömenden Blut, sich ansammeln und in einer zweiten Phase intensiv das Knochengewebe abbauen. In der 'lag-period' werden Matrixkomponenten – α_2-Makroglobulin, Osteocalcin und kollagene Bruchstücke – freigesetzt, die die Chemoattraktion, Induktion und Stimulation von Osteoklasten in für den Zweck ausreichender Menge bewirken (Burger et al. 1985).

Es besteht weitgehend Einstimmigkeit darüber, daß zuerst das Mineral des Knochens und anschließend das Kollagen abgebaut wird (s. dagegen Sakamoto u. Sakamoto 1986). Die Auflösung der anorganischen Phase erfolgt im sauren Milieu des Resorptionsspalts (Fallon 1984a, 1984b). Osteoklasten geben Kohlendioxid in diesen Spalt ab. Durch eine Karboanhydrase (Anderson et al. 1982) entstehen dort Protonen, die den pH-Wert senken. Diesem Effekt wird die Hauptwirkung beim Mineralabbau zugeschrieben (Vaes 1968; Lerner 1980; Reynolds 1982), da das alkalische Knochenmineral diese Protonen abpuffert und nachfolgend in Lösung geht. Osteoklasten produzieren zur Ansäuerung im Resorptionsspalt weiterhin eine Vielzahl organischer Säuren (Smith 1979): darunter die Hyaluronsäure (Luben et al. 1974) und als Chelatbildner Laktat (Nisbet et al. 1970) und Zitrat (Neumann et al. 1960), letzteres in Abhängigkeit von der PTH-Konzentration (Martin et al. 1965).

Zahlreiche von den Zellen synthetisierte Enzyme sind ebenfalls beteiligt. Neben der sauren Phosphatase (Wong 1984) finden sich in den Lysosomen und im Resorptionsspalt saure Hydrolasen, die β-Glukoronidase, β-Glaktosidase und das kollagenolytische Enzym Kathepsin B (Burleigh et al. 1974; Eilon u. Raisz 1978), möglicherweise auch Kathepsin N

(Ducastaing u. Etherington 1978). Der Enzymbesatz der Osteoklasten läßt eine Aufschlüsselung der organischen Bestandteile der Grundsubstanz, fraglich auch des 'Oberflächenosteoids', zu (Mundy u. Roodman 1987). Der neutralen Kollagenase, die von Osteoklasten nicht produziert wird und im sauren Milieu des Resorptionsspalts inaktiv ist, wird von verschiedenen Autoren keine Bedeutung beim Knochenabbau beigemessen (Eilon u. Raisz 1978; Lenaers-Clays u. Vaes 1979), wogegen Sakamoto et al. (1975) sowie Sakamoto u. Sakamoto (1979, 1986) ihr eine zentrale Aufgabe, zumindest bei der Einleitung der Knochenresorption, zuschreibt (s. Kap. 2.2.3).

Nach der gängigen Vorstellung werden unter dem Einfluß der lysosomalen Enzyme zwischen den villösen Fortsätzen (Doty u. Schofield 1972) der 'ruffled border' zuerst die Proteoglykane, Proteolipide und Glykoproteine der Grundsubstanz – zusammen mit dem in ihr gebundenen Knochenmineral – gelöst. Dieser Mineralanteil entspricht wahrscheinlich den amorphen Kalziumphosphaten des Knochengewebes (Tannenbaum et al. 1974). Im nächsten Schritt folgt die Resorption der auf und zwischen den kollagenen Fibrillen liegenden Kalziumsalze durch die Osteoklasten (Bonucci 1974). Es bleibt unklar, ob der sich anschließende Teilabbau demaskierter kollagener Fasern durch kollagenolytische Enzyme der Osteoklasten erfolgt, oder ob die Zellen die Resorptionslakune wieder verlassen und erst nach dem Einfluß der von den Osteoblasten produzierten neutralen Kollagenase auf die organische Matrix ihre resorptive Tätigkeit wieder aufnehmen und das innerhalb der dreidimensional angeordneten kollagenen Faserstruktur liegende Knochenmineral abbauen. Diese Vorgänge stellen wahrscheinlich ein Kontinuum dar, d.h. es wird nicht isoliert das Knochenmineral, dann die kollagene Matrix, dann wieder das Knochenmineral und zum Ende die Reste der kollagenen Fibrillen abgebaut, sonder der enzymatische Abbau der organischen Bestandteile und die chemischen Lösungsprozesse der mineralischen Phase des Knochengewebes sind von der aktiven Phagozytose (Hancox u. Boothroyd 1961) ganzer Kristalle bzw. 'Kristallcluster' – zusammen mit organischem Material – durch die Osteoklasten begleitet. So konnte Bonucci (1974) zeigen, daß in den, im Zytoplasma der Osteoklasten vorhandenen, sekundären Lysosomen 'mineralorganische' Komplexe aus Kristallen und Bestandteilen der organischen Matrix zu finden waren, wobei der organische Anteil allerdings am ehesten aus Proteoglykanen und nicht aus kollagenen Bruchstücken bestand. Diese Beobachtung widerspricht den Vorstellungen, daß Kristalle, die in den Lysosomen im Zytoplasma bzw. in den Vakuolen vorliegen, frei von organischen Komponenten sind (Scott u. Pease 1956; Gonzales u. Karnovsky 1961; Dudley u. Spiro 1961).

Es besteht Unklarheit (Lucht 1980) darüber, ob die Hydroxylapatitkristalle extrazellulär nur abgelöst werden und dann, nach der Phagozytose, vornehmlich in einem intrazellulären Prozeß vollständig gelöst werden (Hancox u. Boothroyd 1961; Cameron 1963; 1972), oder ob die Auflösung und der Abtransport des Knochenminerals weitgehend außerhalb der Zellen erfolgt und nur wenige Kristalle aufgenommen werden. Nach Sakamoto u. Sakamoto (1986) sind die Osteoklasten biochemisch gar nicht in der Lage, die Menge an sauren Valenzen zu produzieren, die für eine hauptsächlich extrazellulär ablaufende Lösung des Minerals notwendig wäre.

Das weitere Schicksal der Osteoklasten am Ende der Resorption ist wenig geklärt. Neben dem Zelltod und der nicht mitotischen Teilung der Zellen ist die Kernextrusion und die dadurch vermittelte Zellverkleinerung beschrieben worden (Ham u. Cormack 1979).

Die Knochenresorption steht unter dem Einfluß zirkulierender Hormone und Vitamine und, wie oben beschrieben, den lokal freigesetzten Mediatoren.

Den Knochenabbau stimulierende Substanzen sind das PTH, PGE_2 (Klein u. Raisz 1970, 1971; Raisz u. Koolemans-Beynen 1974; Sakamoto u. Sakamoto 1986; Wong 1986; Schulz 1988), IL-1 α (Gowen et al. 1983, 1986; Thomson u. Chambers 1985; Lorenzo et al. 1988) und IL-1 β (Raisz et al. 1975; Joncourt et al. 1988), EGF (Raisz u. Kream 1981), TNF α (Bertolini et al. 1986; Bockmann et al. 1988), 1,25-Vitamin-D3 und seine Derivate (Stern 1980; Hock et al. 1982; Scheven u. Hamilton 1988) und Vitamin A und andere Retinoide (Oreffo et al. 1988), wobei letztere eine deutlich geringere Wirkung als die D-Vitamine haben (Evans et al. 1988d).

Glukokortikoide in physiologischer Dosierung potenzieren den PTH- (Chen u. Feldman 1978) bzw. den 1,25-Vitamin-D3-Effekt (Wong et al. 1980) und führen zu einer vermehrten Prostaglandinsynthese in gemischten Kulturen mit nachfolgender Steigerung der Knochenresorption (Simmons u. Raisz 1984; s. dagegen Chuyn u. Raisz 1984).

Die Stimulation der Knochenresorption durch PTH ist, wie bereits mehrfach erwähnt, von der Anwesenheit einer intermediären Zelle – dem Osteoblasten – abhängig. Indirekte Beweise dafür finden sich bei der Untersuchung 'reiner' Osteoklastenkulturen und bei deren Vergleich mit gemischten Kulturen, die auch Osteoblasten/osteoblastäre Zellen enthalten.

So konnte Thomson u. Chambers (1985) zeigen, daß in einer Kultur osteoklastärer Zellen eine PTH-Gabe ohne Wirkung blieb, während in der gemischten Kultur die Knochenresorption – nach PTH – um den Faktor 3 anstieg.

Eine Zunahme der Syntheserate der sauren Phosphatase nach einem PTH-Reiz war nach Braidman et al. (1985) nur in den Kulturen festzustellen, die auch osteoblastäre Zellen enthielten.

Chambers u. Horton (1984) beobachteten nach der Gabe von PTH bei isolierten Osteoklasten keine morphologischen Veränderungen; erst in einer gemischten Kultur bewirkte der gleiche Reiz eine Zunahme der Zellmotilität, und die Zellen breiteten sich auf der angebotenen Oberfläche aus.

Die Knochenresorption wird durch Kalzitonin unterbrochen. Unter dem Einfluß dieses Hormons beenden die Osteoklasten ihre resorptive Tätigkeit und lösen sich von der Knochenoberfläche ab. Es scheint hier keine Interaktion mit anderen Zellen notwendig zu sein. Wie oben angegeben ist der CT-Rezeptor sicher auf der Oberfläche von Osteoklasten lokalisiert worden.

Inwieweit Osteoklasten die osteoblastäre Aktivität steuern, d.h. die Einleitung der Phase 3 nach Frost (1969) – die Knochenformation – im Rahmen des 'coupling' beeinflussen, ist weitgehend unbekannt. Bisher konnten keine von Osteoklasten synthetisierten Substanzen, die direkt auf Osteoblasten einwirken, isoliert werden. Nach Mundy u. Roodman (1987) kämen vor allem Monokine als Vermittler in Frage, die von den Osteoklasten als Endstufe einer sich von einer myeloiden Stammzelle herleitenden Zellinie – mit enger Nachbarschaft zum monozytär/makrophagozytären System – produziert werden könnten.

Wahrscheinlich ist solch eine Zell-Zell-Interaktion über eine spezifische, osteoklastäre Substanz aber nicht notwendig, da die bei der Knochenresorption aus der Matrix gelösten Mediatoren (s. 2.2.3) als Signal dienen können (Howard et al. 1980; Farley u. Baylink 1982; Canalis 1983a, 1984; Yoshikawa et al. 1988; Wolf et al. 1989).

3 Allgemeine und spezifische Anforderungen an Knochenersatzmittel

(Definition und Terminologie s. Kap. 9)

Prinzipiell sollte ein ideales Knochenersatzmittel für alle die Indikationen eingesetzt werden können, für die heute auto- und/oder allogener Knochen verwendet wird. Darüber hinaus sind weitere Eigenschaften und Fähigkeiten wünschenswert, die das auto- bzw. allogene Gewebe nicht besitzt.

Ein Biomaterial, das für den Knochenersatz im engeren Sinne eingesetzt wird, d.h. nicht zur Aktivierung von Oberflächen metallischer/keramischer Implantate oder von Polymeren benutzt wird, sondern zum Aufbau von knöchernen Defekten bzw. der positiven Beeinflussung der Osteoreparation dient, trifft nach der Implantation auf ein unterschiedliches, in der Regel nicht einheitliches, inhomogenes Lager. In diesem, von diesem aus und mit diesem zusammen muß es den erwünschten Effekt der Knochenheilung erzielen. Handelt es sich um ein ungeeignetes Lager, muß das Knochenersatzmittel Eigenschaften besitzen, die das Implantatbett so konditionieren, daß die angestrebte optimale Reaktion erreichbar wird. Die Osteoreparation unter dem Einfluß eines Knochenersatzmittels ist daher ein Wechselspiel zwischen dem Lager und der eingebrachten Substanz.

Lexer (1911) unterschied 3 verschiedene Lagertypen: ein 'ersatzunfähiges', ein 'ersatzschwaches' und ein 'ersatzstarkes' Lager.

Die Bedeutung des Lagertyps für das Einwachsverhalten eines Knochentrans- bzw. -implantats wurde von Friedebold et al. (1963), Schmit-Neuerburg u. Wilde (1973) und insbesondere von Schweiberer (1970, 1971) sowie Schweiberer et al. (1981) untersucht. In diesen Arbeiten wurde für den Erfolg einer Trans-/Implantation als eine der Hauptbedingungen die Fähigkeit des Lagers, das eingebrachte Material vaskulär zu erschließen, hervorgehoben.

Dies wird erweitert durch folgende Eigenschaften, die nach teilweise neueren Gesichtspunkten das Ergebnis einer Knochentransplantation ebenfalls bestimmen (Urist 1989a):

- die Vitalität und die proliferative Kapazität des Lagers,
- das Volumen und die Größe des Defekts, der durch die Transplantation aufgefüllt werden soll,
- die Konzentration des 'bone morphogenetic protein' an/in der Oberfläche des Lagerknochens und
- der 'metabolische Aktivitätsindex' des betroffenen Organismus.

Für ein optimales Ergebnis wird in bezug auf das Transplantat dessen Struktur, seine Kompatibilität, biomechanische Konstellation und im besonderen seine Vitalität (Schweiberer et al. 1981; Drenhaus et al. 1988) bzw. ebenfalls sein Gehalt an BMP (Urist 1989a) betont. Die mechanische Stabilität und Infektfreiheit des Lagers bei einer ansonsten ungestörten Homöostase des Organismus sind weitere Grundvoraussetzungen.

Unter solchen vorgegebenen und teilweise nicht beeinflußbaren Bedingungen muß ein Knochenersatzmittel die Osteoreparation einleiten/unterhalten/beenden (?!) und in einer vierten Phase, nach der knöchernen Heilung bzw. der Auffüllung des Defekts, den knöchernen Umbau zu osteonalem, belastungsfähigem, trajektoriell strukturiertem Knochen erlauben.

Ein Biomaterial, das als Knochenersatzmittel eingesetzt werden soll, muß allgemein folgende Anforderungen erfüllen:

- keine lokalen Effekte wie zelluläre Toxizität (Ducheyne 1985a), die nachfolgend eine Gewebenekrose hervorrufen,
- keine Kanzerogenität (Uchida et al. 1985),
- Korrosions-, chemische Stabilität (Flatley u. Lynch 1983),
- Histokompatibilität,
  - d.h. keine oder nur passagere Antigenität (Gross u. Struntz 1985), und somit
  - keine oder nur vorübergehende Auslösung einer entzündlichen Reaktion und/oder Fremdkörperaktion,
- Biokompatibilität, d.h. entweder Biotoleranz oder zumindest bioninertes Verhalten,
- keine Unterschiede der Wirkung, die beim Vergleich der Langzeit- zur Kurzzeitimplantation auftreten, und
- kein Auslösen systemischer Effekte.

Ein Knochenersatzmittel sollte:

- frei verfügbar,
- lagerbar,
- sterilisierbar und
- billig in der Herstellung sein.

Es sollte weiterhin:

- bioaktiv, speziell oberflächenaktiv sein (Hench u. Ethridge 1982; Hench u. Wilson),
- eine eigene mechanische Stabilität vermitteln und
- eine ähnliche mechanische Beschaffenheit haben wie das Gewebe, in das es implantiert wird (Holmes et al. 1984),
- leicht von einsprossendem Gewebe aufzuschlüsseln sein, bzw. leicht von diesem zu durchdringen sein,
- intensiv das Einwachsen von Knochengewebe fördern, d.h. einen 'osteokonduktiven Effekt' haben,
- als Platzhalter dienen können, d.h. es muß die Interposition anderer Gewebe am Implantationsort verhindern (Hayashi et al. 1982),
- als Platzhalter (Heimke u. Griss 1980; s. unten) mit der Geschwindigkeit resorbierbar, biologisch abbaubar sein, mit der das Knochengewebe einwächst und, wenn es dies nicht ist, dann
- zumindest eine physikochemische – mechanisch sichere – Verbindung (Osteointegration) mit dem Knochengewebe eingehen können. Die mechanischen Eigenschaften des entstandenen 'osteoimplantären Verbundes' (Osborn 1985) müssen dabei denen vitalen Knochens dieser Körperregion entsprechen oder diese sogar übertreffen. Dies setzt vor-

aus, daß auch der fertig ausgebildete Verbund einem knöchernen Umbau, dem 're-modeling', unterworfen werden kann (Mittelmeier u. Nizard 1982).

Weitere Forderungen sind, daß:

- sich das Material mit anderen Knochenersatzmitteln, Medikamenten und/oder auto-, allogenem Gewebe mischen läßt,
- es sich als 'drug delivery system' einsetzen läßt,
- das Knochenersatzmittel in unterschiedlichen Formen (Flatley u. Lynch 1983) herge-stellt werden kann und idealerweise intraoperativ bearbeitbar (Gummel et al. 1983; Höland et al. 1985), formbar ist,
- ein Knochenersatzmittel bei gleichbleibender positiver Beeinflussung der Osteorepara-tion mit differenten mechanischen Eigenschaften produziert werden kann, um – in Ab-hängigkeit vom geplanten Implantationsort und den dort vorherrschenden Belastun-gen – jeweils ein mechanisch adäquates Material einsetzen zu können (Wangerin et al. 1988),
- es in verschiedenen Teilgebieten (Kieferchirurgie, Orthopädie, plastisch-ästetische Chirurgie, Traumatologie) unter deren spezifischen Indikationen eingesetzt werden kann.

Ein Knochenersatzmittel sollte am hetero- und am orthotopen Ort nach der Implantation ein ähnliches Muster der Reaktion auslösen (Bagnall 1980). In bezug auf die erwünschte Wirkung der Förderung der Knochenbildung, der Osteoreparation bedeutet dies, daß das Material:

1. osteostimulativ, osteokonduktiv und
2. osteoinduktiv ist.

1. Ein ideales, osteostimulatives Knochenersatzmittel sollte die Knochenheilung nicht nur in bezug auf die Menge und die Qualität des zu bildenden Knochens – im Vergleich zur physiologischen Reparation – stimulieren, sondern sollte diesen Prozeß außerdem – wie-derum verglichen mit physiologischen Formationsraten bzw. nach einer autogenen Kno-chentransplantation – beschleunigen.

Dies kann nicht nur über eine osteokunduktive Wirkung, d.h. das rein passive Angebot einer Leitstruktur an den einwachsenden, reparierenden Knochen geschehen, sondern ne-ben der Auslösung einer Chemotaxie auf pluripotente, nicht determinierte Zellen ist eine spezifische – letztgenannte Zellen induzierende – Wirkung, ausgehend von dem Knochen-ersatzmittel, notwendig. In der Folge muß die Morphogenese und Zytodifferenzierung die-ser und anderer – ortsständiger – Zellen herbeigeführt werden. Gleichzeitig sollten 'deter-minierte' Vorstufen – stromale osteogenetische Zellen, 'DOPCs', Osteoprogenitorzellen – durch das Material zur Proliferation und – nach dem Abschluß derselben und der anschlie-ßenden Zellreifung – zur Formation mineralisierter, kollagener Matrix stimuliert werden können. Die Stimulation von Osteoblasten sollte ebenfalls durch das Material erfolgen.

2. Ein ideales Knochenersatzmittel sollte einen starken osteoinduktiven Effekt haben, d.h. es sollte eine Osteogenese an einem heterotopen Ort, außerhalb des Knochenlagers, her-beiführen können. Dies muß über eine Chemotaxie zirkulierender Zellen erfolgen, die nachfolgend zusammen mit ortsständigen, 'kompetenten' (Lindholm u. Urist 1980; Urist et

al. 1983a; Urist 1989b) Zellen durch den Einfluß des osteoinduktiven Knochenersatzmittels zu knochenbildungsfähigen Zellen umgewandelt werden.

Der osteoinduktive Effekt eines Knochenersatzmittels erscheint um so wünschenswerter, als daß gerade bei der Behandlung größerer knöcherner Defekte das Knochenersatzmittel nicht auf ein homogenes Lager trifft (a. proximale, distale Kontaktpunkte mit dem Knochen; b. dazwischen liegende freie Strecke, hier nur Kontakt mit Muskel- bzw. Narbengewebe), so daß die Einteilung von Lexer (1911) nicht durchgängig angewendet werden kann. Bei der Implantation des Knochenersatzmittels in segmentale Defekte muß der größte Teil der Osteoreparation in einem bestenfalls 'ersatzschwachen Lager' – Muskulatur – erfolgen. Die Knochenheilung ist daher unter diesen Bedingungen – zumindest primär – eher als eine Osteoinduktion zu verstehen.

Nach einer durchgemachten Infektion im Implantatlager muß das Knochenersatzmittel seine Wirkung im Narbengewebe entfalten können. Auch hier erscheint primär ein osteoinduktiver Effekt, neben einer osteokonduktiven Wirkung, notwendig.

Die Anforderungen an ein Knochenersatzmittel variieren sehr stark mit dem operativen Fachgebiet innerhalb dessen es eingesetzt werden soll, den dort zu übernehmenden Aufgaben und dem geplanten Implantationsort.

Ist unter bestimmten Indikationen in der plastisch-ästhetischen und in der Kieferchirurgie eine vollständige Resorption des Materials sogar unerwünscht, so erscheint diese in der Traumatologie – bei der Auffüllung von Defekten in hochbelasteten Röhrenknochen der unteren Extremitäten – unbedingt erforderlich, um in der Folge vitales Knochengewebe entstehen zu lassen, das allen Stoffwechsel- und mechanisch bedingten Umbauprozessen unterworfen werden kann.

Die Platzhalterfunktion im Sinne der Definition von Heimke u. Griss (1980; s. oben und Kap. 9) ist daher bei der Therapie ossärer Defekte eine der wichtigsten Voraussetzungen, die aber um folgende Forderung zu erweitern ist: das Ersatzmaterial sollte nicht nur die Einsprossung von osteogenetischem Gewebe erleichtern, d.h. osteokonduktiv sein, einen direkten osteoinduktiven und osteostimulativen Effekt (s. oben) haben, sondern seine – bei der Bioresorption, Biodegradation entstehenden – Abbauprodukte sollten von den eingewachsenen osteogenetischen Zellen am Ort für den Wiederaufbau des Knochengewebes benutzt werden können. Dies bedeutet, daß die Resorptions-/Degradationsprodukte direkt in die Biosynthese der organischen Matrix eingeschleust werden, bzw. nach Abschluß der Matrixsynthese deren Mineralisation fördern. Nur so wäre eine echte osteostimulative Wirkung im Sinne der Definition möglich.

4 Knochenersatzmittel: Klassifikation, Aufbau und postulierter Wirkmechanismus

In diesem Kapitel sollen die wichtigsten Knochenersatzmittel bzw. Ersatzmittelkombinationen beschrieben werden, die sich teilweise noch in der Erprobung, teilweise bereits im klinischen Einsatz befinden.

Die vorgestellten Substanzen/Substanzkombinationen leiten sich von sehr differenten Ausgangsmaterialien ab und haben die unterschiedlichsten Wirkmechanismen nach der Implantation. Dies ist u.a. der Grund, warum eine umfassende Klassifikation aller – möglicherweise für den Einsatz als Knochenersatzmittel geeigneter – Biomaterialien bis heute nicht entwickelt werden konnte.

Hench u. Ethridge (1982) sowie Hench u. Wilson (1984) beschreiben für Biomaterialien allgemein 4 verschiedene Reaktionen, die solche Substanzen nach der Implantation in lebendes Gewebe auslösen:

- 'ist das Material toxisch, stirbt das umgebende Gewebe ab';
- 'ist das Material nicht toxisch und löst sich auf, wird es von dem umgebenden Gewebe ersetzt';
- 'ist das Material nicht toxisch und biologisch inaktiv, wird es von einer fibrösen Kapsel unterschiedlicher Dicke umgeben', und
- 'ist das Material nicht toxisch und biologisch aktiv, entwickelt sich an der Grenzschicht zwischen Implantat und umgebendem Gewebe eine Bindung'.

Nach Hench u. Ethridge (1982) können Biomaterialien entsprechend ihrer Oberflächenreagibilität klassifiziert werden. Substanzen, die eine Bindung mit der Umgebung herbeiführen, bezeichnen Hench u. Wilson (1984) als 'oberflächenaktive Biomaterialien'. Zu diesen gehören die Hydroxylapatitkeramiken, Biogläser, Glaskeramiken und die bioaktiven Composites.

Ein Kennzeichen für die 3 erstgenannten Substanzgruppen ist, daß sie synthetisch hergestellt werden und die Anbindung an das Knochengewebe über einen auf ihrer Oberfläche stattfindenden, spezifischen Prozeß erfolgt. Zur letztgenannten Substanzgruppe werden so unterschiedliche Verbindungen wie eine Kombination von granulierter Hydroxylapatitkeramik mit autogenem Knochen einerseits und mit Biogläsern beschichtete metallische Implantate andererseits gezählt.

Obgleich sich diese Einteilung ganz auf oberflächenaktive Biomaterialien beschränkt, werden von ihr biologische Verbindungen, denen auch eine Oberflächenaktivität zugeschrieben wird – wie z.B. dem Kollagen (s. 4.2.1) –, nicht erfaßt.

Von Heimke u. Griss (1980) werden eine Klassifizierung von Keramiken vorgestellt, die sich ebenfalls an der im Gewebe ausgelösten Reaktion und der Veränderung des Biomaterials nach der Implantation orientiert.

Sie sprechen von:

- 'inerten Keramiken mit großer Porosität;
- biologisch abbaubaren Keramiken (Hydroxylapatit-, Trikalziumphosphatkeramik) mit unterschiedlicher Porosität, z.B. für den Knochenersatz;
- bioaktiven Keramiken, z.B. Biogläsern und Bioglaskeramiken, und
- dichten, inerten Keramiken, wie z.B. den hochreinen Aluminiumoxidkeramiken, die v.a. für den Gelenkersatz vorgesehen sind' (s. auch Osborn 1979; Osborn u. Newesely 1979; Uchida et al. 1985).

Diese Einteilung, die sich erneut nur auf synthetische Verbindungen bezieht, setzt voraus, daß nur auf oberflächenaktive Biomaterialien der Begriff 'bioaktiv' anzuwenden ist. Biologisch hochaktiven Substanzen wie z.B. den Trikalziumphosphatkeramiken wird diese Eigenschaft nicht zugeschrieben. Osborn (1987) bezieht dagegen die Kalziumphosphatkeramiken in die Gruppe der bioaktiven Werkstoffe ein und beschreibt für differente Biomaterialien 3 verschiedene Formen der Osteogenese:

- biotolerante Werkstoffe (Knochenzement, Stahl) lösen eine 'Distanzosteogenese' aus,
- bioinerte Werkstoffe (Kohlenwasserstoffe, Oxidkeramiken) bewirken eine 'Kontaktosteogenese', während
- bioaktive Werkstoffe (Kalziumphosphatkeramiken) zu einer 'Verbundosteogenese' führen, d.h. die Knochenbildung findet direkt auf der Oberfläche des implantierten Materials statt.

Obwohl die vorgestellten Einteilungen sich letztendlich nur auf eine Klasse von Knochenersatzmitteln beschränken, nämlich auf synthetische Substanzen, bleibt die für diese Biomaterialien wichtige Reaktion unberücksichtigt, die unterschiedliche Belastungsmuster auf ihr Bindungsvermögen gegen den Knochen – nach der Implantation – auslösen. Ducheyne et al. (1977) sowie Ducheyne (1985) haben für diese Substanzklasse daher zusätzlich die Bedeutung der statischen, afunktionalen Belastung im Gegensatz zur dynamischen, funktionalen – bei der Entstehung der Knochen-Implantat-Verbindung – beschrieben (s. auch Heimke et al. 1978; Heimke 1983).

Thielemann et al. (1983) teilt Knochenersatzmittel nach ihrer biologischen Wirkung ein und unterscheidet:

- 'Leitstrukturen' darstellende Implantate wie z.B. Kollagenpräparationen, mazerierten Knochen, poröse Keramiken, Spongiosa von
- 'osteoinduktiven Implantaten' wie z.B. demineralisierte Knochenmatrix und deren höher gereinigte Fraktionen, die nach der Implantation in den Organismus eine Morphogenese, Zytodifferenzierung und Organogenese auslösen (können).

Im Folgenden werden zur Beschreibung der Vielzahl der untersuchten Materialien 3 Klassen gebildet. Die Zuteilung zu jeweils einer dieser Klassen beruht auf der Herkunft der Verbindungen, ihrer chemischen Zusammensetzung, auf ihrem postulierten Wirkmechanismus und erfolgt in Abhängigkeit davon, ob es sich um Einzelsubstanzen oder Substanzkombinationen handelt. Es tritt dabei nur bei einer Substanzgruppe eine Überschneidung mit einer anderen Substanzklasse auf.

In der *ersten Klasse*, den 'anorganischen, synthetischen Knochenersatzmitteln', werden die Ersatzmaterialien zusammengefaßt, die aus anorganischen Verbindungen bestehen.

Wichtigstes Kriterium für die Zuteilung zu dieser Klasse ist, daß die angebotenen Substanzen synthetisch hergestellt werden. Die Eingliederung hier erfolgt unabhängig davon, daß einige dieser Verbindungen sehr wohl unter physiologischen Bedingungen im Knochengewebe vorkommen, d.h. aus diesem gewonnen werden könnten und so in die Klasse 2 fielen. In der Regel werden diese Materialien aber für den Einsatz als Knochenersatzmittel aus chemisch reinen Ausgangssubstanzen synthetisiert.

Die aus Korallen gewonnenen Materialien, die aufgrund ihrer Herkunft Bestandteile der Klasse 2 sind, werden wegen ihrer Zusammensetzung und dem postulierten Wirkmechanismus der ersten Klasse zugeordnet und in ihr beschrieben.

In die *zweite Klasse*, die 'organischen, biologischen Knochenersatzmittel', werden die Substanzen eingeordnet, die aus einem biologischen Material hergestellt bzw. aus diesem extrahiert werden müssen.

In die *dritte Klasse* 'Composites' sind die Knochenersatzmittel eingereiht, die durch die Addition zweier verschiedener Knochenersatzmaterialien oder eines Knochenersatzmittels mit einer nicht vorbehandelten, biologischen Substanz – wie z.B. Knochenmark – entstehen. Bei den vorgestellten Composites wird bereits jeder Einzelsubstanz ein die knöcherne Heilung begünstigender Effekt zugeschrieben (s. Kap. 9).

Auch diese Klassifizierung läßt die Wirkung der die Implantat-Knochen-Bindung beeinflussenden Kräfte unberücksichtigt (s. auch Kap. 3).

4.1 Anorganische, synthetische Knochenersatzmittel

4.1.1 Biogläser, Glaskeramiken

Die von Hench et al. (1972) erstmals beschriebenen Biogläser sind aus einem 'Netzwerkbildner', der bei den meisten heute eingesetzten Gläsern aus Siliziumdioxid besteht, und sog. 'Netzwerkmodifikatoren' aufgebaut. Letztgenannte Verbindungen – Alkali-, Erdalkali- und Metalloxide – beeinflussen das Einwachsverhalten der Biogläser, ihre Gewebeverträglichkeit und die Gesamtlöslichkeit des Implantats.

Schon frühzeitig (Strunz et al. 1978; Ducheyne et al. 1979) wurde festgestellt, daß das Anbinden der Biogläser an den Knochen vom Ausgangsgehalt des Glases an Kalzium- und Phosphatoxiden abhängig ist. Es sollten, wenn möglich, daher Apatitkristalle bereits im Ausgangsmaterial vorhanden sein (Hench et al. 1972). Ein zu großer CaO-Gehalt der Ausgangssubstanz verhindert jedoch beim Schmelzen die Entstehung eines Glases (Hench 1975; Ducheyne 1985a).

Nach der Implantation in den Knochen kommt es zu einem Austritt von Alkaliionen aus den Gläsern. Auf der Oberfläche des Implantats entwickelt sich eine kalzium- und phosphatreiche Schicht (Clark et al. 1976: Blencke et al. 1980), die auf einer siliziumreichen Schicht liegt, die ihrerseits das Bindeglied zu der darunterliegenden Hauptmasse des Glases ist. Diese siliziumreiche Schicht wird mit zunehmender Implantationszeit dicker, da aus der in der Tiefe liegenden Hauptmasse des Glases die Netzwerkmodifikatoren ausdiffundieren und durch rückdiffundierende Protonen ersetzt werden (Hench u. Wilson 1984).

Ein Abbau der Hauptmasse des Glases ist nicht erwünscht und findet – nach der knöchernen Implantation – nur unter ungünstigen, biomechanischen Konstellationen, durch eine ständige Zerstörung der Verbindung der siliziumreichen Schicht mit dem darunterliegenden Glas, aufgrund von Mikrobewegungen zwischen Knochen und Implantat, statt (Ducheyne 1985b). Wilson et al. (1981) beobachtete eine vollständige Resorption des von ihm untersuchten Bioglases nach dessen Implantation in Weichteilgewebe.

Eine gewisse Löslichkeit der Glasoberfläche ist aber notwendig, um die erwünschte Knochenbildung bzw. -bindung auf dem und an das Material herbeizuführen und die Mineralisation der oberflächlich entstandenen Reaktionsschicht zu erleichtern (Gross 1980).

Die zwischen 5 µm (Höland et al. 1985) bis 40 µm (Hench u. Wilson 1984) dicke kalzium-/phosphatreiche Schicht ist der eigentliche Reaktionsort des Implantats mit dem Knochengewebe. Diese Schicht entwickelt sich sehr schnell, innerhalb 1 h, nach der Implantation (Hench 1984). Anfangs liegen das Kalzium und das Phosphat in dieser Schicht in einer amorphen Form vor. Nach 7–10 Tagen (Hench u. Wilson 1984) entwickeln sich gemischte, Karbonat enthaltende Hydroxylaptitkristalle (Ogino et al. 1980).

Die erste biologische Reaktion ist das Auftreten phagozytierender Zellen (Gross et al. 1981), die das Material aktiv aufnehmen. In der Folge treten Osteoblasten auf, die aktiv kollagene Matrix synthetisieren. Zwischen den Osteoblasten und der reaktiven Glasoberfläche liegt eine 80–100 nm breite granuläre Schicht, die Mukopolysaccharide, Nektine – Fibronektin (Gross u. Struntz 1989) – und Glykoproteine (Hench u. Wilson 1984) enthält. Diese Schicht, die mineralisieren kann, soll die Anheftung der von den Osteoblasten produzierten kollagenen Fibrillen an die Glasoberfläche fördern (Blumenthal et al. 1988). Die Fibrillen werden in die Hydroxylapatitkristalle der reaktiven Glasschicht integriert. Die Mineralisation der von den Osteoblasten produzierten kollagenen Matrix erfolgt durch Matrixvesikel entsprechend den Mechanismen der primären Mineralisation (Sela et al. 1981; Gross u. Struntz 1985).

Durch die Einführung unterschiedlicher Netzwerkmodifikatoren können die Biogläser stärker und weniger stark resorbierbar gemacht werden. Die Beimischung bestimmter Metalloxide, insbesondere Al_2O_3 führt jedoch, wenn dieses Oxid aus dem Siliziumoxidnetzwerk in das umgebende Gewebe ausdiffundieren kann bzw. bei der Beschichtung von Al_2O_3-Keramiken mit Biogläsern – um eine bessere Anheftung der Oxidkeramiken an den Knochen zu erreichen –, bei einem Eindiffundieren der Aluminiumionen in die aufgebrachte Glasschicht zu einer Behinderung der angestrebten physikochemischen Knochen-Glas-Bindung. Dies wird durch eine Herabsetzung der Formationsrate von Hydroxylapatit in der Grenzschicht des Glases, ausgelöst durch die Aluminiumionen, erklärt (Blumenthal 1984).

Die physikalischen Eigenschaften der Biogläser sind aufgrund des Glascharakters schlecht. Verschiedene Möglichkeiten, die mechanische Belastbarkeit zu erhöhen, wurden untersucht (Ducheyne 1985a). Dazu gehört der Einsatz der Biogläser nur als Beschichtung von keramischen oder metallischen Implantaten (Greenlee et al. 1972; Repo et al. 1985) bzw. die Entwicklung von Glaskeramiken (Gross et al. 1981).

Biogläser bestehen nur aus der Glasphase. Durch eine Modifikation des Herstellungsprozesses (zweimaliges Schmelzen des Glases: die erste Schmelzung erfolgt bei einer höheren Temperatur, bei der zweiten Schmelzung entsteht eine Kristallphase, bzw. ein Bioglas wird in kleinste Partikel zermahlen und in partikulärer Form erneut in ein Glas eingeschmolzen) entstehen zweiphasige Glaskeramiken, d.h. eine kristalline Phase liegt in einer Glasmatrix vor. Die kristalline Phase muß nicht aus Kristallen nur einer Klasse bestehen. So haben Gummel et al. (1983), Höland et al. (1985) und Nakamura et al. (1985) Glaskeramiken beschrieben, die neben Apatit auch andere Kristalle enthielten. Diese Kristalle

(Mica) sollen nach Gummel et al. (1983) und Höland et al. (1985) einerseits die mechanische Stabilität der Glaskeramiken verbessern, andererseits deren Bearbeitung erleichtern.

Der Apatitkristallphase zusammen mit der auf der Oberfläche der Glasphase entstehenden kalzium- und phosphatreichen Schicht kommt die gleiche Bedeutung bei der Entstehung der Knochenbindung zu, wie bei dem alleinigen Einsatz von Biogläsern.

Durch die oberflächliche Ablösung der Glasphase der Glaskeramiken ragen nach der Implantation Apatitkristalle aus ihr hervor, so daß diese Kristalle eine direkte epitaktische Wirkung bei der Mineralisation des neugebildeten Knochengewebes in der Grenzschicht haben können. Nach Gross u. Struntz (1985) wird das kristalline Hydroxylapatit in der Glaskeramik dagegen schneller an der Oberfläche aus der Glasmatrix herausgelöst als die Glasphase abgelöst wird, so daß Poren in letzterer entstehen, in die das Gewebe dann einwachsen kann. Auch auf diese Weise soll die Bindung des Knochens an die Glaskeramik gefördert werden.

Versuche anstatt Siliziumdioxid Phosphatverbindungen als Netzwerkbildner zu verwenden, führten in der Arbeit von Pernot et al. (1979) zu einem ausgedehnten Abbau dieser Glaskeramik und intensiven entzündlichen Veränderungen nach der Implantation. Burnie et al. (1981) konnte dagegen mit kalziumphosphathaltigen 'controlled release glasses', die ebenfalls kein Siliziumdioxid als Netzwerkbildner enthielten, in vitro keine Zytotoxizität nachweisen. Blumenthal et al. (1988) betonten allerdings nach eigenen experimentellen Untersuchungen mit siliziumhaltigen Glaskeramiken, daß eine Korrelation des In-vitro- mit dem In-vivo-Verhalten dieser Keramiken, in bezug auf die Freisetzung möglicher, die Knochenbindung störender Ionen, nicht möglich ist.

Die physikalischen, chemischen und biologischen Aspekte der Entwicklung der Knochen-Bioglas- bzw. Knochen-Glas-Keramik-Bindung und die im Gewebe bzw. im Implantat stattfindenden Reaktionen wurden von Hench u. Clark (1982), Gross u. Struntz (1985) und Ducheyne (1985b) untersucht. Die Zukunft der Biogläser bzw. Glaskeramiken scheint nach diesen Arbeiten weniger in ihrem Einsatz als Knochenersatzmittel, im Sinne des unter 3. angegebenen Anforderungskatalogs, zu liegen, als vielmehr in ihrer Rolle als einer Materialgruppe, die die Oberflächenaktivierung von Implantaten erlaubt, die aus unterschiedlichen, biologisch nicht reaktionsfähigen Ausgangsmaterialien hergestellt sind.

4.1.2 Kalziumphosphatkeramiken

Keramiken sind Sinterwerkstoffe. Vereinfachend wird aus einem pulverförmigen Ausgangsmaterial nach dessen mechanischer Kompaktierung durch Brennen (Sintern) ein fester Werkstoff hergestellt. Für diese thermische Umwandlung wird die große Oberflächenenergie eine Pulvers, die bei dessen Übergang in einen festen, kristallinen Werkstoff frei wird, ausgenutzt. In Abhängigkeit von der Zusammensetzung des Ausgangsmaterials entstehen – bei der Verwendung von reinen Monosubstanzen – einphasige, kristalline Keramiken wie z.B. Metalloxidkeramiken Al_2O_3 und MgO-Keramik. Mischkeramiken, die chemisch differente Oxide als Ausgangssubstanzen enthalten, können mehrere kristalline Phasen und eine Glas- bzw. eine amorphe Phase aufweisen.

In Kalziumphosphatkeramiken, die ebenfalls durch mechanische Verdichtung und Sinterung entstehen (Monroe et al. 1971), liegen Kalziumoxid (CaO) und Diphosphorpentoxid

(P_2O_5) in unterschiedlichen stöchiometrischen Verhältnissen vor. In Abhängigkeit von diesem Verhältnis treten:

- Kalziummetaphosphat: Ca (PO_3)$_2$,
- Dikalziumphosphat: $Ca_2P_2O_7$,
- Trikalziumphosphat: Ca_3 (PO_4)$_2$, und
- Kalziumphosphate mit einem zahlenmäßig noch größeren Ca-/P-Verhältnis auf.

In der Regel ist die Herstellung der Kalziumphosphatkeramiken aus den beiden oben genannten Oxiden bzw. den angegebenen chemischen Verbindungen nicht möglich, da bis auf das Hydroxylapatit – bei neutralem pH – die aufgeführten Kalziumphosphate in einer wäßrigen Lösung instabil sind (Bauer et al. 1986). Durch Umlagerungen kommt es jeweils zur partiellen Ausfällung von Hydroxylapatit, so daß Mischungen der Kalziumphosphate entstehen. Daher müssen nach Newesely (1984) die Kalziumphosphatverbindungen, aus denen Keramiken gebrannt werden sollen, in Festkörperreaktionen aus Kalzium- und Phosphatsalzen synthetisiert werden, um im Endprodukt eine ausreichende stöchiometrische und strukturelle Reinheit zu erzielen.

Die Herstellung einer von Verunreinigungen freien, monokristallinen Trikalziumphosphat- bzw. Hydroxylapatitkeramik setzt eine chemisch reine Ausgangsverbindung voraus. Deren Wassergehalt, zusammen mit der angewandten Sintertemperatur, beeinflußt maßgeblich das entstehende Kristallgitter. Ist eine spätere Makroporosität der Keramik erwünscht, werden die Kalziumphosphate unterschiedlicher Partikelgrößen (große Einzelpartikel: größere entstehende Mikroporosität: kleinere Einzelpartikel: kleinere entstehende Mikroporosität) mit Quellstoffen, Lösungsmitteln, Bindungsvermittlern, Weichmachern und Substanzen, die ein Ausflocken verhindern, versetzt (Krajewski et al. 1982). Die Gemische können trocken, isostatisch und stranggepreßt oder über das Spritzgießen bzw. den Schlickerguß geformt werden. Durch das Lufttrocknen der entstehenden Körper oder durch ihr Vorglühen bei Temperaturen zwischen 200 und 800 °C werden die sog. 'Grünkörper' hergestellt, die noch weiter bearbeitet (Formung) werden können.

Im eigentlichen Sinterungsprozeß entstehen in Abhängigkeit vom verwandten Ausgangsmaterial, dessen Reinheit und Wassergehalt, dem Erhitzungs- und Abkühlungsprogramm, der Sintersphäre, den angewendeten Drücken, der erreichten maximalen Temperatur und der Dauer des Brennens Keramiken mit definierten stöchiometrischen Ca-/P-Verhältnissen und bestimmten Kristallstrukturen.

Es werden prinzipiell Hoch- und Tieftemperaturphasen bei den Kalziumphosphatkeramiken unterschieden (Heide et al. 1975). Die Tieftemperaturphase des Trikalziumphosphats, die β-Trikalziumphosphat-Keramik, hat eine tetragonale Kristallstruktur (Driessen et al. 1982) und entsteht bei Sintertemperaturen um 1200 °C. Eine weitere Erhöhung der Temperatur über 1370 °C (DeGroot 1980; Newesely 1984) läßt – in Abhängigkeit von den Abkühlungsbedingungen – die Hochtemperaturphase, die α-Trikalziumphosphat-Keramik, entstehen, die eine orthorhombische Kristallstruktur hat. Für die Hydroxylapatitkeramik werden solche unterschiedlichen Phasen nicht beschrieben. Reines Ausgangsmaterial führt bis zu einer Temperatur von 1400 °C zur Entwicklung einphasigen, kristallinen Apatits. Erst bei der Erhitzung über 1400 °C entsteht aus dem Apatit, unter Wasserabgabe, Oxyapatit, das die gleiche Kristallstruktur wie Hydroxylapatit aufweist (s. Bauer et al. 1986).

Durch die Beimischung verschiedener organischer Verbindungen zum Ausgangsmaterial (s. oben), die beim Sintern verbrennen, kann eine Makroporosität der Keramik unterschiedlichen Ausmaßes vorgegeben werden (Patka et al. 1985). Die entstehende Mikroporosität ist von der Pulverkorngröße, der angewandten Temperatur, dem aufgebrachten Druck und der Dauer des Brennens abhängig und läßt sich, mit Einschränkung, vollständig verhindern (Jarcho et al. 1976; Griffiths 1985). Die Mikroporosität entsteht beim Sintern der Keramik durch das Wachstum einzelner, größerer, vorgegebener Kristalle, wodurch die Räume zwischen diesen aufgehoben werden und eine Volumenverminderung – Schwindung – des Grünkörpers eintritt. Zwischen den Kristallen können aber Poren – Mikroporen – verbleiben, die in der Größenordnung von wenigen µm liegen und in etwa der Ausdehnung der kleinsten Pulverpartikel entsprechen.

In der Keramik haften einzelne Kristalle an mehreren Kontaktpunkten – sog. 'necks' – aneinander an. Diese Haftpunkte sind die Schwachstellen einer Keramik; an ihnen soll der physikochemische Abbau dieser Biomaterialien, nach der Implantation in ein biologisches Milieu, eingeleitet werden (Klein et al. 1983b, s. unten).

Das im Organismus hauptsächlich vorkommende Knochenmineral, das Hydroxylapatit, ist, wie in 2.2.2, 'Mineralisation', beschrieben, ein nicht stöchiometrisches Kalziumphosphat mit einem durchschnittlichen Ca-/P-Verhältnis von 1,6, im Gegensatz zu dem zu erwartenden Verhältnis von 1,67 für reines, kristallines Hydroxylapatit. In den grundlegenden Arbeiten von Heide et al. (1975) und Köster et al. (1976, 1977a, 1977b) sowie Köster-Lösche (1979) konnten die Autoren nachweisen, daß Kalziumphosphatkeramiken mit einem Ca-/P-Verhältnis zwischen 1,0 und 2,0 biologisch die beste Verträglichkeit und das schnellste Einbauverhalten zeigten. In diesen Bereich fallen die Trikalziumphosphat- und die Hydroxylapatitkeramiken, die daher in der Folge als Biomaterialien für den Knochenersatz am häufigsten untersucht wurden.

Da, wie oben erwähnt, in einem wäßrigen Milieu bei einem neutralen pH nur Hydroxylapatit stabil ist und die anderen Kalziumphosphate mit der Kalzium- und Phosphationenkonzentration der Lösung in einem Gleichgewicht stehen, geht DeGroot (1980) allerdings davon aus, daß bei einem stöchiometrischen Ca-/P-Verhältnis der chemischen Verbindungen zwischen 1,5 bis 1,7 – bei ihrer Verwendung im biologischen Milieu – diese von einer mikroskopisch feinen Hydroxylapatitschicht überzogen werden. Dies gilt nach seiner Ansicht auch für Kalziumphosphatkeramikimplantate, so daß unabhängig davon, welche Keramik eingesetzt wird, der Organismus auf ein Hydroxylapatit treffen soll.

Die überwiegende Zahl der Autoren, die β-Trikalziumphosphat- und Hydroxylapatitkeramiken untersuchten, bescheinigten trotz teilweise langanhaltender zellulärer Reaktionen – über Jahre, insbesondere nach der Implantation von Trikalziumphosphatkeramiken (Lemmons 1986) – diesen Materialien eine hervorragende Gewebeverträglichkeit sowohl in Zellkulturen als auch nach Implantationen in den Knochen und das Weichgewebe (für eine Übersicht s. DeGroot 1983). So besteht Einigkeit darüber, daß Keramiken:

– keinen osteoinduktiven Effekt haben,
– keiner Korrosion unterliegen,
– keine toxische Wirkung haben,
– nicht kanzerogen sind,
– keine lokalen Infekte auslösen, diese aber wohl unterhalten können (Wagner et al. 1981; Decker 1985) und
– ohne systemische Wirkung bleiben (Nery et al. 1975, 1978; Cameron et al. 1977; Ferraro 1979).

Kallenberger (1978) konnte in vitro an Kaninchenfibroblasten keinerlei zelltoxische Wirkungen untersuchter Kalziumphosphatkeramiken feststellen. Die Zellen resorbierten in größerem Ausmaß das eingebrachte Material (Gregoire et al. 1988) und starben schließlich ab, was aber von dem Autor auf kulturspezifische Bedingungen zurückgeführt wurde. Auch Köhler et al. (1980) konnten weder in schnell noch in langsam wachsenden Fibroblastenkulturen eine akute Zellschädigung durch Trikalziumphosphatkeramiken nachweisen. Weiterhin zeigten Ceros-80-Hydroxylapatitkeramiken in der Zellkultur eine ausgezeichnete Zellkompatibilität für Fibroblasten verschiedener Herkunft (Kallenberger et al. 1983). Bei der Verwendung porösen Materials wuchsen die Zellen in die Tiefe der Hydroxylapatikeramikporen ein. Nach subkutaner Implantation in das Weichgewebe von Mäusen untersuchten Geret et al. (1983) die zelluläre Reaktion auf dichte und poröse Ceros-80-Keramiken (Hydroxylapatitkeramiken) – bis zu 9 Wochen – bzw. dichtes Ceros 80 und Ceros 82 (Trikalziumphosphatkeramik) – bis zu 36 Wochen – nach der Operation (Geret et al. 1987). Obgleich bei der Verwendung der porösen und der dichten Hydroxylapatit- bzw. Trikalziumphosphatkeramik Rundzellinfiltrate und Fremdkörperriesenzellen auftraten, die nach Papadimitriou et al. (1973) ein Zeichen für eine unphysiologische Wundheilung sind, ging die Autorin dennoch von einer guten Gewebeverträglichkeit dieser Biomaterialien aus.

Kalziumphosphatkeramiken sollen anstelle der auto- und allogenen Spongiosatrans- bzw. -implantation eingesetzt werden und diese biologischen Materialien vollständig ersetzten. Sie sollen als Composites zusammen mit autogener Spongiosa, autogenem Knochenmark (McDavid et al. 1978; Nade et al. 1983; Uchida et al. 1985; Heisel et al. 1988) oder zusammen mit einer organischen Substanz wie Kollagen (s. 4.3.1) bzw. hochgereinigten Matrixfraktionen (Urist et al. 1984c; Kawamura et al. 1987; Takaoka et al. 1988; s. 4.3.3) für den Knochenersatz verwendet werden können.

Weiter finden diese Biomaterialien allein oder wiederum als Composite ihren Einsatz in der Zahnheilkunde (Han et al. 1984) und Kieferchirurgie, u.a. bei der Defektauffüllung und bei Alveolarkammaugmentationsplastiken (Hinoide 1985; Fischer-Brandies et al. 1986; Kent et al. 1986). Sie dienen ebenso zur Verankerung von Prothesen (Boyne et al. 1984) und können in der plastisch-ästhetischen Chirurgie zur Korrektur in der 'Onlay-Technik' verwendet werden (Kent u. Zide 1984; Osborn 1985). Schließlich sollen diese Keramiken nach dem Aufbringen auf die Oberfläche von metallischen Implantaten deren Langzeitergebnisse im Organismus verbessern (Ungethüm et al. 1986; Osborn et al. 1987; Cook et al. 1988; Rivero et al. 1988).

Die mechanischen Eigenschaften der Kalziumphosphatkeramiken sind bis auf eine hohe Druckbelastbarkeit, die weitgehend von der Makroporosität der untersuchten Keramiken abhängt (Köster et al. 1976), eher schlecht. Aufgrund ihrer Sprödigkeit, die keine plastische Deformation zuläßt, führen Scher- und Biegekräfte frühzeitig zu einem Bruch der keramischen Materialien.

Das Einwachsverhalten einer Keramik in den Knochen und ihre Resorption wird teilweise durch das Herstellungsverfahren, teilweise durch die biologische Reaktion nach der Implantation, die wiederum vom Herstellungsverfahren abhängig ist, bedingt.

Das Herstellungsverfahren bestimmt:

– das Ca-/P-Verhältnis in der Keramik (Köster et al. 1976),

- ihre Reinheit – zunehmender Karbonatgehalt: erhöhte Resorption (Ellies et al. 1988a); isomorphe Substitution von Hydroxylgruppen durch Fluoridionen: verminderte 'Löslichkeit' (Ducheyne 1985) –,
- ihren Wassergehalt,
- ihre Kristallstruktur (Jarcho et al. 1977; Jarcho 1981; Köster et al. 1977a, 1977b),
- den Gehalt an Spurenelementen,
- Ein- bzw. Mehrphasigkeit (Bauer et al. 1986),
- die Entwicklung von Glas- (Osborn u. Newesely 1980) bzw. amorphen Phasen,
- die Anzahl der Kontaktpunkte – 'necks' – zwischen einzelnen Kristallen (Klein et al. 1983b),
- die Mikroporosität (Peelen et al. 1977: DeGroot 1980),
- die Makroporosität (Klawitter u. Hulbert 1971; Klawitter et al. 1976; Hubbard 1974),
- die Interkonnektion der Poren,
- die Form der Keramik (kantig, rund),
- die Größe der dem biologischen Milieu ausgesetzten freien Oberfläche (Jacobs 1983; Eggli et al. 1988),
- den pH-Wert in der Umgebung der Substanz nach der Implantation (Fellows et al. 1986) und
- das Ausmaß der 'Oberflächenverschmutzung' des Biomaterials vor der Implantation (Baier et al. 1984; Ratner 1988).

Abhängig von dem Milieu, in das die Keramik eingebracht wird – Serum-Protein-Konzentration (Curtis u. Forrester 1985), Serum-pH, Kalzium-/Phosphatkonzentration des Serums-, und der biologischen, d.h. zellulären Reaktion auf die Substanz – ist:

- das Ausmaß der Keramikresorption (Biodegradation),
- die Menge des neugebildeten Knochen auf/in der Keramik,
- das Entstehen einer bindegewebigen Grenzschicht zwischen Keramik und Knochen und damit
- das Ausmaß der mechanischen Anheftung der Keramik an den Knochen (Bhaskar et al. 1971; Selting u. Bhaskar 1973; Nery et al. 1978; Denissen u. DeGroot 1979; Eitenmüller et al. 1985), d.h. die Entwicklung eines 'osteoimplantären Verbundes' (Osborn 1985), und schließlich
- das Auftreten bzw. das Ausbleiben einer akuten bzw. chronischen Entzündung (Wagner et al. 1981).

Die zelluläre Reaktion auf eine Hydroxylapatitkeramik muß von der auf eine Trikalziumphosphatkeramik unterschieden werden. Die Ursache dafür liegt in der nicht vorhandenen (Hydroxylapatit) bzw. ausgeprägten (Trikalziumphosphat) 'Löslichkeit' der Keramiken. (Die Tieftemperaturphase, d.h. die β-Trikalziumphosphatkeramik, soll in der 'Löslichkeit' ihrer Hochtemperaturphase, d.h. der α-Trikalziumphosphatkeramik, überlegen sein; deswegen wurden fast ausschließlich β-Trikalziumphosphat- und keine α-Trikalziumphosphatkeramiken experimentell bzw. klinisch erprobt.).

Ein biologischer Abbau – über eine physikochemische Lösung und/oder einen direkten zellulären Angriff – konnte für Hydroxylapatit (Christofferson 1981) bzw. für Hydroxylapatitkeramiken von Peelen (1977), Rejda (1977), Holmes (1979, 1984), Kato (1979), Winter (1981), Shimazaki (1985), Lemmons (1986), Rahn (1986b) und Jänicke (1988) beobachtet werden. Keine Zeichen für eine Bioresorption sahen dagegen Nery (1975, 1978,

1980), Jarcho (1977, 1981), Denissen (1979a, 1979b, 1980), Signs (1979), Frame (1981), Grote (1981), Kent (1982, 1984), Klein (1982, 1983a, 1983b), Flatley (1983), Verburg (1983), Atkinson (1984), Hoogendom (1984), Renooij (1985), Eggli (1988) und Ellis (1988a).

Daß Trikalziumphosphatkeramiken einer Biodegradation unterworfen sind, wurde von den folgenden Autoren festgestellt: Bhaskar (19871), Cutright (1972), Getter (1972), Driskell (1973a, 1973b), Levin (1974, 1975), Mors (1975), Cameron (1977), Köster (1977b), Ferraro (1979), Jarcho (1981), Wagner (1981), Winter (1981), Klein (1982, 1983a), Ochsner (1983) und Renooij (1985). Keinen vollständigen Abbau von Trikalziumphosphatkeramiken innerhalb von 18 Monaten bzw. 5 Jahren sahen Ferraro (1979) und Lemmons (1986).

Nach Fellows (1986) bewirken Keramiken mit einem Ca-/P-Verhältnis zwischen 1,5 und 1,67 nach ihrer Implantation in das Gewebe eine pH-Verschiebung in den alkalischen Bereich. Je ausgeprägter diese Verschiebung ist, um so geringer ist die Resorption der Keramik. Die Werte für Hydroxylaptitkeramiken können dabei deutlich höher liegen als die der Trikalziumphosphatkeramiken; dies wäre eine Erklärung für die schlechtere Bioresorption der erstgenannten Substanzen.

Der Abbau einer Keramik kann sowohl über eine physikochemische Lösung (nur Trikalziumphosphatkeramik?) oder über einen direkten zellulären Angriff, in der Regel aber wohl über eine Kombination dieser beiden Vorgänge, erfolgen. Nach Signs (1979) sind beide Keramiken (Hydroxylapatit- und β-Trikalziumphosphat-Keramik) im physiologischen Milieu stabil und können nur von Zellen abgebaut werden (s. auch Eggli 1988). Nach Levin (1974) und DeGroot (1980) werden einzelne Kristalle von den Keramikoberflächen im biologischen Milieu passiv abgelöst und dann erst von am Ort vorhandenen Zellen resorbiert. Je kleiner die Zahl der Mikroporen und je größer die Anzahl der 'necks' zwischen den einzelnen Kristallen ist, um so länger dauert dieser Ablösungsprozeß und um so langsamer erfolgt die Resorption (Klein 1985).

Die Makroporosität vermittelt eine Oberflächenvergrößerung. Das einwachsende Gewebe kann leichter in die Implantate eindringen und trifft dort auf eine größere, anlösbare Fläche. Der Abbau der Keramiken erfolgt in erster Linie durch eine Ausdünnung der Porenzwischenwände (Renooij 1985, Rahn 1986a, 1986b).

Bei der Biodegradation der Keramiken treten Makrophagen (Bhaskar 1971, Signs 1979, Winter 1981, Uchida 1984, 1985), Rundzellen (Geret 1983, 1987, Renooij 1985), Fremdkörperriesenzellen (Bhaskar 1971, Ferraro 1979, Geret 1983, 1987, Uchida 1984, 1985), osteoklastenähnliche vielkernige Zellen (Renooij 1985) und osteoklastenähnliche vielkernige Zellen, die die tartrathemmbare saure Phosphatase enthalten (Eggli 1988), auf. In den verschiedenen Zelltypen wurden von allen Autoren Keramikabbauprodukte festgestellt. Die von Eggli (1988) beobachteten osteoklastären Zellen lagen in unmittelbarer Nachbarschaft zu den Keramiken; obgleich diese Zellen auch Oberflächen der implantierten Hydroxylapatitkeramik bedeckten, konnte ein quantitativer Abbau des Materials durch diese Zellen nicht nachgewiesen werden.

Die Ursache für die unterschiedliche Bioresorption von reinen Hydroxylapatitkeramiken im Vergleich zu den Trikalziumphosphatpräparaten ist nicht endgültig geklärt.

DeGroots Annahme (1980), daß die verschiedenen Kalziumphosphatkeramiken im physiologischen Milieu mit der Kalzium-/Phosphatkonzentration des Serums in einem Gleichgewicht stehen, so daß deren Oberflächen von einer Hydroxylapatitschicht überzogen werden, müßte zu einem ähnlichen biologischen Verhalten führen; aufgrund der sehr unterschiedlichen Resorption kann diese Annahme nicht richtig sein (Renooij 1985). Möglicherweise führt der Austausch von Kalziumionen aus dem umgebenden Milieu mit anderen, im Kristallgitter der Hydroxylaptitkeramik enthaltenen Erdalkaliionen (Boskey 1981, 1983) aber zu einer zunehmenden Perfektion der Kristallstruktur, die nachfolgend deren Abbau weiter erschwert (Osborn 1980a). Nach Young (1975) sind die Unterschiede zwischen den biologischen und künstlichen Apatiten größer als deren Gemeinsamkeiten. Auch dies kann eine Erklärung für die schlechtere Biodegradation der Hydroxylapatitkeramiken sein.

Das Einwachsverhalten des Knochengewebes in ein keramisches Implantat ist weitgehend von dessen Makroporosität abhängig. In den grundlegenden Arbeiten von Friedenberg (1963), Klawitter (1971, 1976) und Hubbard (1974) wurde eine minimale Porengröße von 50 µm (Friedenberg 1963), 75–100 µm (Hubbard 1974) bzw. von 100 µm für mineralisierten Knochen und 200 µm für osteonales Knochenwachstum (Klawitter 1971) festgestellt. Nach Klawitter (1976) ist die knöcherne Einwachsrate dabei vom Material unabhängig und wird nur durch die Porengröße festgelegt (s. dagegen Uchida 1985). In späteren Arbeiten wurden dann Porengrößen zwischen 150 und 300 µm (Uchida 1984, 1985), 500 µm (Flatley 1983) bzw. bis zu 600 µm (Holmes 1984) als am besten für das Einwachsen von Knochengewebe geeignet bestimmt (Predecki 1972; 1000 µm!). Rahn (1986a, 1986b) beobachtete das schnellste Eindringen von vitalem Knochen in Hydroxylapatitkeramiken bei einem Porendurchmesser von 80–160 µm und großer, 60- bis 80%iger Porosität. Er führt dies auf einen früheren Anschluß dieser Implantate an die Zirkulation im Implantatlager zurück. Auch Eggli (1988) konnte eine stärkere Knochenentwicklung in kleinporigen Implantaten (50–100 µm Durchmesser, 60% Porosität) im Vergleich zu großporigen Keramiken beobachten.

Ein Einwachsen des Knochengewebes in die Poren von Trikalziumphosphat- und Hydroxylapatitkeramiken wurde von Bhaskar (1971), Klawitter (1971), Levin (1974), Cameron (1977), Nelson (1977), Frame (1981), Jarcho (1981), Winter (1981), Uchida (1984, 1985), Renooij (1985), Eggli (1988) und Jänicke (1988) beschrieben.

Allgemein ist neben der Makroporosität eine Interkonnektion der Poren, ihre Fenestration, mit einem minimalen Durchmesser dieser Öffnungen von 20 µm für das Eindringen des Knochengewebes in die Keramiken notwendig. Wächst der Knochen in diese Implantate ein, durchbaut er sie weitgehend und überzieht die Oberflächen mit vitalem Knochengewebe bevor eine stärkere Resorption der Implantatmaterialien stattgefunden hat, dann sind insbesondere Hydroxylapatitkeramiken von einem weiteren Abbau ausgeschlossen (Shimazaki 1985, s. 4.1.3; Eggli 1988, Geesink 1988, Jänicke 1988). Dieses Phänomen wird ebenfalls als Erklärung für den schlechteren Abbau von Hydroxylapatitkeramiken angeführt. Der in den Poren liegende Knochen ist vom Gesamtknochenstoffwechsel und -umbau isoliert (Newesely 1984; s. dagegen Mittelmeier 1982). Auch dies könnte die eingeschränkte Resorption der Hydroxylapatitkeramiken bedingen. Problematisch erscheint jedoch weiterhin, daß eine vollständige Durchbauung keramischer Implantate auch bei vorgegebener Mikro-/Makroporosität und Interkonnektion der Poren nur von wenigen Autoren beobachtet werden konnte (Köster 1976, 1977b, Uchida 1984, Ochsner 1983).

Im Rahmen der Verbundosteogenese (Newesely 1984, Osborn 1987) wachsen die Knochenzellen zentrifugal in die Poren der implantierten Keramik ein. Es entsteht dabei ein direkter Knochen-Keramik-Kontakt (Bhaskar 1971, Driskell 1973, Cameron 1977, Jarcho

50

1977, Köster 1977a, 1977b, Kato 1979, DeGroot 1980, Niwa 1980, Frame 1981, Grote 1981, Klein 1983a, 1983b, Renooij 1985). Der Bindungsmechanismus des Gewebes an eine Hydroxylapatitkeramik erfolgt über die Produktion einer organischen Matrix durch differenzierende Osteoblasten, die auf der Oberfläche des Biomaterials abgelagert wird. Es entsteht eine 3–5 μm breite, elektronenoptisch dichte Bande auf der Keramik. Zwischen dieser Schicht und den benachbarten Zellen werden kollagene Fasern abgelagert, die bis zur Oberfläche des Implantats reichen. Im weiteren Verlauf mineralisiert diese Zwischenschicht und schrumpft dann auf eine maximale Breite von 0,05–0,2 μm (Jarcho 1977, Newesely 1984). Wenn Knochenbälkchen auf der Materialoberfläche entstehen, dann können sich durch epitaktische Phänomene Hydroxylaptitkristalle auf der Keramik anlagern und ausrichten (Osborn 1985). Diese Vorgänge sollen durch von der Keramik abgelöste Kalzium- und Phosphationen, die in die physiologischen Stoffwechselvorgänge des Implantatlagers eingreifen, unterstützt werden (Osborn 1980b). Hassler (zitiert nach Lieb u. Klug 1989) beobachtete die physiologische Utilisation radioaktiv markierten Kalziums aus Trikalziumphosphatkeramiken, das in den Kalziumpool des Organismus übernommen worden war. Nach Renooij et al. (1985), der Strontium-markierte Trikalziumphosphatkeramiken implantierte, wird das gesamte abgelöste keramische Material in das Serum eingeschleust und nicht lokal für den Wiederaufbau des Knochengewebes verwendet.

Ein osteoinduktiver Effekt von Hydroxylaptitkristallen bzw. von Kalziumphosphatkeramiken wurde bereits von Ray et al. (1952), Boyne et al. (1978) und Jarcho (1981) ausgeschlossen. Eine positive Beeinflussung der knöchernen Reparation nach der Implantation dieser Biomaterialien ist daher, zumindest für die nicht oder nur minimal resorbierbare Hydroxylapatitkeramik, lediglich auf die Bereitstellung einer Leitschiene, eines Gerüsts für das Einwachsen von Gewebe, Kapillaren und nachfolgender trabekulärer Knochenbildung auf der Keramikoberfläche zurückzuführen (Wilke et al. 1988). Nicht resorbierte Keramik bzw. Keramikanteile können dabei in den Knochen integriert werden.

Welche Konsequenzen dies für hochbelastete Röhrenknochen hat, ist ungewiß, da die langfristigen mechanischen Qualitäten der entstehenden 'osteoimplantären Verbände' weitestgehend ungeklärt sind.

4.1.3 Korallen

Aus den Kalziumkarbonatexoskeletten verschiedener Korallenspezies der Korallenfamilie Madreporaria können durch einen hydrothermalen Umwandlungsprozeß, 'replamineforme Technik' (White et al. 1972; Roy u. Linnehan 1974), Knochenersatzmittel hergestellt werden, die nach der chemischen Umsetzung aus reinem Hydroxylapatit bzw. aus einer Mischung von Hydroxylapatit und Whitlockit bestehen.

Jede Korallenspezies bildet ein für sie typisches, symmetrisch ausgerichtetes Exoskelett, das durch appositionelles Wachstum entsteht. In Abhängigkeit von der Spezies zeigen die Korallenskelette eine Makroporosität zwischen 46 und 66 Volumenprozenten (Guillemin et al. 1983; Holmes et al. 1984). Das Material ist vollständig von parallelen Gängen durchzogen, die – speziesabhängig – einen unterschiedlichen Durchmesser aufweisen. Die Größe der Skelettporen bei Gonioporakorallen liegt bei 600 μm, bei Poriteskorallen beträgt sie 230 μm. Beide Spezies zeigen eine vollständige Interkonnektion der Poren. Diese

Fenestrationen, die eine konstante Größe haben, sind bei der Poritesspezies kleiner als bei Goniopora.

Die strukturelle Ähnlichkeit des Skelettaufbaus von Korallen und spongiösem Knochen hat Weber u. White (1973) dazu veranlaßt, Korallen nach der hydrothermalen Umwandlung als Knochenersatzmittel zu verwenden. Erste Implantate mit 'coralline hydroxyapatite Porites' – CHAP – wurden von Chiroff et al. (1975) durchgeführt. Holmes (1979) beobachtete nach der Implantation von CHAP in 2 cm große mandibuläre Defekte beim Hund nach 6 Monaten eine 88%ige Durchbauung der Poren des Implantationsmaterials mit vitalem Knochen, nach 12 Monaten einen Abbau der Substanz um 29%.

Aufgrund der unterschiedlichen Strukturen eignet sich nach der Ansicht von Holmes et al. (1984) CHAP zum Einsatz in kortikalen Defekten, während 'coralline hydroxyapatite Gonipora' – CHAG –, wegen des größeren Porendurchmessers und den größeren Fenestrationen zwischen diesen, besser als Ersatzmittel für spongiösen Knochen zu verwenden ist, z.B. zur subchondralen Implantation nach Gelenkimpressionsfrakturen (Chiroff et al. 1977).

Nach Holmes et al. (1984) tritt in Poritesimplantaten eine mehr kortikale, osteonale Knochenheilung auf, während bei der Verwendung von CHAG der neugebildete Knochen auf dem Implantat abgelagert wird und die Knochenheilung trabekulär erfolgt.

Die Implantate sollen schnell, vollständig von vitalem Knochen durchbaut werden (Holmes 1979; Holmes et al. 1984). Shimazaki u. Mooney (1985) konnte nach 6 Monaten Implantationsdauer aber nur eine 56%ige Auffüllung der Poren von CHAG mit vitalem Knochen im kortikalen Lager beobachten, 52% der Poren von CHAP waren unter der gleichen Bedingung von Knochen durchwachsen. Piecuch et al. (1983) mußte 4 Wochen nach der subperiostalen Implantation von CHAP eine rein bindegewebige Auffüllung der Poren feststellen. Auch im Verlauf wurde das Implantat nicht vollständig knöchern durchbaut, zeigte jedoch bei weiteren Versuchen eine hervorragende biologische Verträglichkeit und eine sehr gute knöcherne Anheftung an das Implantatlager (Piecuch u. Fedorka 1983).

Ein Vorteil dieses Knochenersatzmittels ist seine unbegrenzte Verfügbarkeit. Die orientierte, interkonnektierende Struktur des Korallenskeletts mit ausreichend großen Poren (Klawitter u. Hulbert 1971; Klawitter et al. 1976; Hubbard 1974) für einwachsendes Knochengewebe soll die Knochenheilung durch eine Förderung des Einsprossens von Gefäßen und durch die erleichterte Proliferation von knochenbildungsfähigen Zellen (Holmes et al. 1984) mehr unterstützen als die ungerichteten, rein zufällig angeordneten Poren synthetischer Keramiken (Weber u. White 1973).

Der die Knochenheilung beeinflussende Effekt beruht nach Holmes et al. (1984) lediglich auf der Architektur des Knochenersatzmittels. Eine Wirkung, die über das Angebot einer Leitschiene – Osteokonduktion – für den regenerierenden Knochen hinausgeht, wird abgelehnt. Der Nachteil der eher schlechten mechanischen Eigenschaften der Ausgangssubstanz wird durch das schnelle Einwachsen des Knochengewebes innerhalb kurzer Zeit ausgeglichen (Holmes et al. 1984).

Das Material kann biologisch abgebaut werden. Sowohl Holmes et al. (1984) als auch Guillemin et al. (1983), letztere bei der Implantation unbehandelter Korallen in den Knochen, beobachteten eine Resorption der Substanzen durch Osteoklasten. Der Abbau von CHAG wird nach Shimazaki u. Mooney (1985) aber durch das schnelle Eindringen des Knochengewebes in diese großsporige Substanz behindert, da dessen Oberflächen nach der

Ablagerung des trabekulären Knochens für einen weiteren Abbau nicht mehr zur Verfügung stehen.

Hydrothermal umgewandelte Korallen als Knochenersatzmittel sollen weder toxisch, noch allergen sein; ein Entzündungsreiz nach der Implantation soll durch sie nicht ausgelöst werden können.

4.2 Organische, biologische Knochenersatzmittel

4.2.1 Kollagen

Das als Knochenersatzmittel eingesetzte Kollagen ist in der Regel ein xenogenes Kollagen, das aus Rinder- bzw. Schweinehäuten gewonnen wird. Nach der Reinigung und mechanischen Zerkleinerung der Häute wird das in ihnen enthaltene Typ-3- bzw. Typ-1-Kollagen denaturiert. Durch Neutralsalze bzw. Säuren werden lösliche Kollagenanteile extrahiert. Es bleibt das unlösliche Faserkollagen zurück, das nur durch eine enzymatische Behandlung, z.B. durch Pepsin, weiter aufgeschlüsselt werden kann.

Aus der Lösung bzw. der Suspension des vorbehandelten Ausgangsmaterials wird durch Aussalzen, d.h. durch die Beigabe einer Elektrolytlösung oder durch Gerbstoffe, das Kollagen rekonstituiert. Es entsteht ein Kollagenvlies, in dem sich die Fibrillen bzw. Fasern in nativer Form ablagern. Das Material wird getrocknet und kann lyophilisiert und sterilisiert werden. Die Extraktionsbehandlung, die enzymatische Aufarbeitung, die Reinigung und insbesondere die Vergerbung (Cervinka u. Kraijcek 1964) bewirken eine Reduktion der Antigenität des xenogenen Kollagens durch die Abscheidung und den Ausschluß nicht kollagener Fremdproteine.

Die Löslichkeit und das Ausmaß des biologischen Abbaus des Kollagenvlieses nach der Implantation ist von der Zahl der bei der Rekonstitution des denaturierten Kollagens zwischen den Einzelfibrillen entstandenen Vernetzungen abhängig. Diese Vernetzung kann durch eine Behandlung mit Aldehyden so gesteigert werden, daß der Abbau im biologischen Milieu verlangsamt wird (Katthagen 1986), bzw. das Implantat als dreidimensionale Struktur erhalten bleibt und nur die Maschenräume von körpereigenem Gewebe aufgefüllt werden (Oliver et al. 1982: kollagene Hautimplantate). Das Material ist, auch in Abhängigkeit vom Vernetzungsgrad, unterschiedlich steif und verformbar.

Kollagene Fasern wurden als Nahtmaterial eingesetzt (Hallermann 1959). In der plastischen Chirurgie werden Kollagensuspensionen zur Unterspritzung von Hautfalten verwendet. In der plastisch-rekonstruktiven Chirurgie können Kollagenvliese zur Hautdefektdeckung benutzt werden (Oliver et al. 1975). Eine neuere Möglichkeit stellt der Einsatz von mit Antibiotika getränkten Kollagenvliesen bei der Behandlung von infizierten Weichteilwunden, fraglich auch von infizierten Knochenhöhlen (Zilch et al. 1986; Ascherl et al. 1987), dar.

Die Implantation des Kollagens in die Weichgewebe führt niemals zu einer Knochenneubildung.

Die Materialien werden innerhalb von 6 Wochen (Cutright et al. 1973; Stöss u. Pesch 1977) bis längstens 3 Monate (Berqvist et al. 1977) nach der Implantation vollständig resorbiert.

Kollagen als Knochenersatzmittel soll eine an das Vorhandensein von intakten Fasern, insbesondere der Tripelhelixstruktur (Wuppermann u. Hörmann 1974), gebundene Plättchenaggregation (Jaffe u. Deykin 1974; Balleisen et al. 1975) auslösen (s. dagegen Katthagen u. Hellstern 1984), und es soll eine starke hämostyptische Wirkung haben (Lindenmeier et al. 1976). Kollagen als Füllmaterial führt zu einer Blutstillung und seine Implantation in Knochenhöhlen bewirkt eine Verkleinerung des entstehenden Hämatoms (Katthagen 1986).

Xenogenes, denaturiertes Kollagen löst nach Bedacht (1969) – nach dem Einbringen in den Knochen – keine immunologischen Reaktionen aus und erlaubt eine formschlüssige Auffüllung der Defekte. Aufgrund der Porosität des Materials sprießt frühzeitig ein Granulationsgewebe am Implantationsort ein, worauf die Resorption des Kollagens durch eine aktive, gewebliche Reaktion erfolgt (Ascherl et al. 1987). Bereits nach 3–4 Tagen treten Granulozyten auf, nach längstens 3 Tagen beginnen histiozytäre Makrophagen das Implantat abzuräumen. Das eingewachsene Gewebe soll schließlich durch neuen, trabekulären Knochen ersetzt werden.

Der enzymatische Abbau des implantierten Kollagens durch die Kollagenasen der eingesprossenen Granulozyten (Horwitz u. Crane 1977) und Fibroblasten (Harris u. Crane 1974) soll zu einer Freisetzung von Spaltprodukten an die Umgebung führen. Osteoblasten sollen für die Knochenmatrixsynthese Proteinbausteine aus diesem örtlichen Milieu entnehmen können (Bedacht 1969), d.h. daß das Implantationsmaterial abgebaut, resorbiert und am Ort für den Wiederaufbau des Knochenkollagens verwendbar sein soll (Nizard 1981). Weiterhin soll Kollagen als Leitgerüst die Proliferation der Osteoblasten beschleunigen (Bedacht 1969).

Nach Joos et al. (1980) und Joos (1983) 'erweckt' implantiertes Kollagenvlies in Osteoblasten eine erhöhte regenerative Kapazität und führt zu einer Steigerung von deren Syntheseleistung. Die Kollagenproduktion und die -sekretion durch die Osteoblasten soll früher beginnen, ebenso die Mineralisation der neugebildeten Knochenmatrix. Die intensive Infiltration und Vaskularisation des Implantats, die Entstehung eines Gefäßbindegewebes (Cutright et al. 1973), bewirkt nach der Vorstellung von Joos et al. (1980) eine beschleunigte Defektheilung. Außerdem soll das implantierte Kollagen eine geeignete Matrix für Kalziumphosphatablagerungen aus dem interzellulären Raum sein.

Aufgrund der von Glimcher u. Krane (1964) beschriebenen Relation zwischen der Struktur nativen Kollagens einerseits und Form und Richtung der Ablagerung der Hydroxylapatitkristalle – während der biologischen Mineralisation – andererseits, halten Springorum et al. (1977) sowie Springorum (1980), wegen der speziellen fibrillären Struktur des eingesetzten xenogenen Kollagens, eine Förderung dieser Apatitablagerung in Knochendefekten für möglich. Das Material soll zugleich Kristallisationskeim und Nukleationszentrum sein. Die Knochenregeneration 'würde v.a. in einer Frühphase beschleunigt', die Ergebnisse wären 'besser als nach der Implantation allogener Spongiosa' (Springorum u. Puhl 1982).

Einen positiven Effekt auf die Knochenheilung haben – neben dem letztgenannten Autor – Bedacht (1969), Joos et al. (1980), Solomons u. Gregory (1966), Cucin et al. (1972), Chapvil et al. (1973), DeVore (1977), Fabinger et al. (1980), Speer et al. (1981), Küster (1982) und Scharf et al. (1988) in unterschiedlichen experimentellen Ansätzen gesehen.

4.2.2 Knochenmatrix

Die Beobachtungen, daß an einem Ort außerhalb des Knochengewebes eine Knochenbildung durch die induktive Wirkung transplantierter Knochenzellen und der mittransferierten Knochenmatrix ausgelöst werden kann (Levander 1908, 1941; Annersten 1940; Obertalhoff 1947; Axhausen 1952), haben bei der Suche nach einer klinischen Alternative für die Knochengewebetrans- und -implantation einerseits zur Erprobung reiner Markinokulationen geführt – zur Stimulation der Knochenheilung (Paley et al. 1986) –, andererseits zur Erstellung des Postulats, daß eine osteoinduktive Substanz(en) in der Knochenmatrix enthalten sein muß (müssen) (Lacroix 1945, 1951; Burwell 1966).

4.2.2.1 Mineralisierte und demineralisierte Knochenmatrix

In sehr unterschiedlichen experimentellen Ansätzen wurde mineralisierte und demineralisierte Knochenmatrix auf ihre biologischen Effekte überprüft. Dazu wurden die Matrices in partikulärer und pulverisierter Form bzw. als ganze Segmente am hetero- und orthotopen Ort implantiert.

Für die Herstellung mineralisierter Matrix wird – in der Regel allogener – Spenderknochen von den Weichteilen befreit, das Knochenmark entfernt, die Gelenke tragenden epimetaphysären Anteile mit den Epiphysenfugen reseziert (Nagetiere, jugendliche Spender!) und diese Knochenfragmente – zerkleinert oder in ganzen Stücken – in einem Gemisch aus Äthanol und Äthyläther entfettet und dehydriert (Volpon 1982; Wittbjer et al. 1982a, b). Anschließend kann die so behandelte Matrix noch luftgetrocknet, in flüssigem Stickstoff tiefgefroren – und anschließend erst zerkleinert – und/oder lyophilisiert werden.

Die Beeinflussung der knöchernen Heilung durch die Implantation mineralisierter Matrix ist nach den experimentellen Untersuchungen von Volpon et al. (1982), Wittbjer et al. (1982b) und Aspenberg et al. (1987) – selbst bei der Implantation autogener mineralisierter Matrix (Wittbjer 1982b; Aspenberg et al. 1987) – schlechter als bei dem Einsatz der demineralisierten Matrixform (s. auch Glowacki et al. 1981). Dies wird auf eine Behinderung der Entfaltung der Aktivität – in der organischen Phase der Matrix enthaltener – osteoinduktiver Protein bzw. Proteinkomplexe zurückgeführt. Diese Proteine sind teilweise in mineralorganischen Komplexen (etwa 15% der aktiven Fraktion: Sampath u. Reddi 1984a) gebunden und werden daher erst nach der Entfernung der Mineralphase – mittels einer chemischen Extraktion vor der Implantation – aufschlüsselbar; 60% der aktiven Fraktion sind mit kollagenen Proteinen assoziiert, der Rest findet sich frei in der amorphen Grundsubstanz (Sampath u. Reddi 1984a).

Nach der Implantation und der zellulären Resorption der eingebrachten Matrix werden die aktiven Bestandteile in ausreichender Konzentration frei gesetzt und entfalten in der Folge im Gewebe ihre spezifischen, osteoinduktiven Effekte.

Aus der mineralisierten Knochenmatrix wird chemisch durch eine schonende Extraktion mit 0,6 n HCl über mehrere Stunden – meistens bei Zimmertemperatur, besser aber bei einer Temperatur, die + 2 °C nicht überschreitet – die demineralisierte Matrix hergestellt (Reddi u. Huggins 1972). Durch diese Methode kann die Zerstörung/der Verlust an osteoinduktiven Proteinen klein gehalten werden. Die Demineralisierung mit höhernormalen Säuren und bei höheren Temperaturen bewirkt die Denaturierung morphogenetischer Proteine und ihr Herauslösen aus der organischen Matrix (Urist u. Strates 1971).

Eine Pulverisierung der Matrix vor der Demineralisierung sollte vermieden werden, da bei der mechanischen Zerkleinerung von Knochen, der noch Mineralsalze enthält, Temperaturen auftreten, die ebenfalls die induktiven Proteine zerstören (Urist u. Strates 1971; Syfestad u. Urist 1979).

Ein maximaler osteoinduktiver Effekt der demineralisierten Matrices ist von der Partikelgröße und der Geometrie (Reddi 1973, 1976; Sampath u. Reddi 1984b; s. dagegen Urist u. Dowell 1968) der Implantate abhängig. Reddi u. Huggins (1972) geben Partikelgrößen zwischen 74 und 850 µm an; von Urist et al. (1973) werden für eine optimale Wirkung Größen zwischen 200 und 400 µm empfohlen, von Glowacki u. Mulliken (1985) Partikel mit einer Größe zwischen 75 und 250 µm. Diese Angaben gelten jeweils für die Überprüfung der osteoinduktiven Aktivität einer Matrix und beziehen sich nicht auf orthotope Implantate (außer Glowacki et al. 1981).

Zur Überbrückung experimentell hergestellter Kontinuitätsdefekte an Röhrenknochen wurden von Tuli u. Singh (1978), Tuli u. Guptu (1981), Brockbank (1984), Einhorn et al. (1984), Aspenberg et al. (1986) und Gebhardt et al. (1986) ganze demineralisierte, allogene Matrixsegmente mit gutem Erfolg benutzt. Nach Gebhardt et al. (1986) war die Einheilungsrate und die entstehende mechanische Stabilität – nach dem Einsatz solch eines Segments – besser als bei der Verwendung des gleichen, jedoch pulverisierten Materials.

Pulverisierte oder kleinpartikuläre, allogene demineralisierte Matrix wurde nach orthotoper Implantation in Mäusen, Ratten, Kaninchen und Hunden von Ray u. Holloway (1957), Oikarinen u. Korhonen (1979), Oikarinen (1981a), Urist (1980), Volpon et al. (1982), Weis u. Reddi (1981a, 1981b), Wittbjer et al. (1982a, b), McLaughlin et al. (1984), Dahners u. Jakobs (1985) und Gepstein (1986) untersucht. Lindholm et al. (1982), Wittbjer (1982c, 1985) und Aspenberg et al. (1986, 1987) benutzten demineralisierte Matrix zusammen mit autogenem Knochenmark als Composite, während Kreicsberg u. Köhler (1986) sie gemeinsam mit autoklaviertem Knochen in der Humanmedizin einsetzte.

Übereinstimmend berichten die Autoren, daß durch dieses Material, nach unterschiedlich langer Implantationszeit, eine positive Beeinflussung der Osteoreparation ausgelöst werden kann. Bei der Verwendung des Composites mit autogenem Knochenmark entsprach die knöcherne Heilung in 12 mm langen Radiusdefekten des Kaninchens' der nach der Implantation autogener Spongiosa (Aspenberg et al. 1987). Gepstein (1986) konnte bei der Überprüfung allogener, demineralisierter Matrix sogar eine bessere Abheilung der Defekte als unter einem autogenen Transplantat beobachten. Keiner der Autoren berichtete über negative Effekte.

Green et al. (1986) konnte bei Diffusionskammeruntersuchungen, bei denen allogene, demineralisierte Knochenmatrix zusammen mit allogenem Knochenmark verwendet wurde, nach der Implantation in den Bauchraum von Kaninchen, einen direkten, die knochenbildende Aktivität der Knochenmarkzellen fördernden Effekt feststellen.

Ein klinischer Einsatz der demineralisierten Knochenmatrix erfolgte trotz dieser positiven experimentellen Ergebnisse bisher nur in einigen wenigen Fällen (Kreicsberg u. Köhler 1986; Thielemann 1988).

4.2.2.2 Demineralisierte Knochenmatrixextrakte

Experimentelle, heterotope Implantationen demineralisierter Matrices in das Weichgewebe, v.a. in die Muskulatur von Mäusen und Ratten, wurden von Urist (1965), van de

Putte u. Urist (1966), Weiss u. Reddi (1981a, 1981b), Lindholm et al. (1982), Wientroub (1982), Vanderstenhofen u. Spector (1983a, 1983b), Bauer et al. (1984b) und anderen Experimentatoren durchgeführt. Das Ziel dieser Untersuchungen war es:

- die zellulären Reaktionen am Ort und den zeitlichen Ablauf dieser Reaktionen aufzuklären,
- die spezifischen Leistungen der Zellen untersuchen (Anastassiades et al. 1984: Matrixextrakte),
- die einflußnehmenden, steuernden Faktoren zu erforschen (Wientroub et al. 1983: Matrixextrakte),
- den Einfluß von Stoffwechselstörungen (Weiss u. Reddi 1980; Cummine et al. 1983) und Medikamenten (Bauer et al. 1984a; Nilsson et al. 1986b: Matrixextrakte) auf die induzierte Osteoneogenese zu bestimmen und
- Veränderungen des osteoinduktiven Prozesses in Abhängigkeit von Eigenschaften vorbehandelter Matrices zu beobachten (Oikarinen 1981b; Landesman u. Reddi 1985; Törnquist et al. 1985).

Gleichzeitig wurden die demineralisierten Matrices durch eine sequentielle, chemische Extraktion bzw. Dissoziation weiter aufgeschlüsselt und die in ihnen enthaltenen aktiven Proteinkomplexe isoliert (Urist et al. 1973; Thielemann et al. 1982c). Diese höher gereinigten Matrixextrakte – darunter das Osteogenin (= 'osteogenin containing gelatine' = OCG = 'insoluble bone gelatine' = Knochengelatine) s. 4.2.2.3 – wurden wiederum auf ihre osteoinduktive Potenz überprüft.

Schließlich wurden aus den Matrixextrakten höchst gereinigte Faktoren hergestellt, die chemotaktische (Somerman et al. 1983), morphogenetische (Syfestad et al. 1984), mitogene (Rath u. Reddi 1979) und proliferative Eigenschaften (Sampath et al. 1982) besitzten (s. 4.2.3). Die Aminosäurensequenzen dieser Faktoren konnten teilweise analysiert werden. Somit standen experimentelle Instrumente zur Aufklärung der Prozesse der Morphogenese und der Zytodifferenzierung bei der ektopen, postfetalen Knochenbildung, der Osteoinduktion (s. unten) zur Verfügung.

Erst die Untersuchungen mit den höhergereinigten Matrixextrakten bzw. den isolierten Faktoren haben ein klares Bild (s. dagegen Caplan et al. 1988; Glowacki u. Wilson 1988) davon entstehen lassen, welche Zellen und welche Zellprodukte (Anastassiades et al. 1984) – in welcher Reihenfolge (Reddi 1981) und auf welche Weise (Urist 1970; Weiss u. Reddi 1981a, 1981b) – bei dem kaskadenartigen Mechanismus der Osteoinduktion beteiligt sind, der nach der Ansicht von Reddi (1981) und Reddi et al. (1987) zwanghaft nach der Implantation einer osteoinduktiven Substanz in der Muskulatur abläuft.

Weiterhin konnte das Verständnis der Regulation des physiologischen 'remodelings' (s. 2.2.3) und der Mechanismen der Frakturheilung (Thielemann 1984) erweitert werden.

'Demineralisiertes Knochenpulver', ein partikulärer Knochenmatrixextrakt, kann aus demineralisierter Knochenmatrix durch eine weitere Alkoholextraktion und Spülung in destilliertem Wasser hergestellt werden (für eine genaue Beschreibung s. 5.2.1.2 bzw. Glowacki et al. 1981). Mit dieser Substanz wurden von Glowacki et al. (1981) Untersuchungen zur Osteoinduktion durchgeführt.

Nach einer heterotopen Implantation, subkutan oder intramuskulär, führt das Material innerhalb von 9 Tagen zu einer Chondrogenese, an die sich nach maximal 5 Tagen (Glowacki u. Mulliken 1985) – über eine Mineralisation des Knorpelgewebes und eine Gefäßeinsprossung – eine chondrale Osteogenese anschließt (Glowacki et al. 1981; Mulliken et al. 1984). Das entstehende Knochengewebe soll sich fest an die implantierten Partikel anlegen und mit ihnen einen Verbund bilden. Ein maximaler Effekt soll mit einer Partikelgröße zwischen 75 und 250 µm zu erreichen sein, da Matrixpartikel dieser Größe, aufgrund der vorgegebenen, großen Oberfläche, die intensivste Interaktion mit den 'Targetzellen' im Gewebe erlauben (Mulliken u. Glowacki 1980; Glowacki u. Mulliken 1985). Größere Partikel führen zu einer Verlängerung der chondrogenen Phase, wogegen zu kleine Partikel den Effekt abschwächen.

Dieser ist von einer ungestörten Kalziumhomöostase und einer physiologischen Vitamin-D-Konzentration abhängig. Eine Applikation von Methoxyprogesteron verlängert wiederum die chondrogenetische Phase (Glowacki 1982).

Experimentelle, orthotope Implantationen dieses bzw. eines ähnlichen Materials wurden von Kaban u. Glowacki (1981, 1984) und Oikarinen (1982) durchgeführt. Beide Autoren konnten jeweils in kurzer Zeit eine knöcherne Durchbauung der Defekte beobachten.

Mulliken et al. (1981) und Mulliken (1982) verwendeten in der Kiefer-Gesichts-Chirurgie allogenes, demineralisiertes Knochenpulver (Pearson et al. 1981 und Quintero et al. 1982: stärker gereinigte Matrixextrakte). Die Autoren berichteten über eine Einheilung der Implantate, der Entstehung eines Implantatverbundes, innerhalb weniger Wochen. Histologisch konnte Mulliken et al. (1981) keinerlei Unterschiede beim Vergleich des Musters der Integration der Humanimplantate mit den experimentellen feststellen. Die Tatsache, daß das Material nur langsam resorbiert wurde, betrachtete er als einen großen Vorteil unter den vorgegebenen Indikationen.

Nach Glowacki u. Mulliken (1985) führt das demineralisierte Knochenpulver auch bei orthotoper Implantation zu einem osteoinduktiven Prozeß, d.h. es löst eine enchondrale Ossifikation – als den normalen Prozeß des Skelettwachstums und der Frakturheilung – auch im Knochengewebe aus. Neben dieser beschreibt sie, als weitere Möglichkeiten der Beeinflussung der Osteoreparation, eine 'osteogene' und eine 'osteokonduktive' Form der Knochenheilung.

4.2.2.3 Knochengelatine

Knochengelatine entsteht aus Knochenmatrix nach deren Demineralisation durch die Extraktion (s. 5.2.1.3; Urist et al. 1973; Thielemann et al. 1982c) nichtkollagener, hydrophiler Proteine, die keine osteoinduktive Aktivität aufweisen. Nach Urist (1989b) führt unter definierten Bedingungen die Behandlung mit:

- Chloroformmethanol zu einer Freisetzung von Lipiden, Lipoproteinen, Proteolipiden, 'BMPasen' und von in der Matrix enthaltenen antigenen Strukturen (Dickson 1974) aus der Matrix;
- HCl zu einer weiteren Demineralisierung der Matrix und Entfernung säurelöslicher Proteine;
- Kalziumchlorid zu einer Extraktion niedrigmolekularer Proteoglykane (Iwata u. Urist 1972; Leaver et al. 1975);
- EDTA zu einer Lösung der Sialoproteine (Leaver et al. 1975), des Osteonektins und der Glutaminsäure enthaltenen Proteine, u.a. Osteocalcin;

- Lithiumchlorid zu einer Denaturierung der kollagenen Fibrillen; es wandelt 'Knochengelatine' gleichzeitig in Gelatine um und bringt Proteoglykane höheren Molekulargewichts in Lösung;
- destilliertem Wasser zu einer Ausschwemmung denaturierter Proteinfraktionen.

Es entsteht so Knochengelatine.

Knochengelatine ist ein azellulärer, hydrophober, antigenetisch aktiver (Thielemann et al. 1983) Proteinkomplex der nichtkollagenen Bestandteile der Knochenmatrix, der bei der Implantation in das Knochengewebe die knöcherne Reparation stimulieren soll und als heterotopes Implantat – in Mäusen und Ratten – mit größter Regelmäßigkeit eine Osteoinduktion auslöst. Die Konzentration der aktiven Bestandteile der Knochengelatine ist in langen Röhrenknochen höher als in platten und in der Kortikalis größer als in der Spongiosa (Urist et al. 1968).

Diese Substanz wurde, nach einer Modifikation des Herstellungsprozesse, ausführlich ihre biologische Aktivitäten von Thielemann (1984) untersucht.

Zur Erforschung der osteoinduktiven Kaskade (Thielemann et al. 1982b, Thielemann 1984; Etter et al. 1988) – und experimentell als Knochenersatzmittel (Thielemann et al. 1980, 1982d; Schwarz et al. 1987; Katthagen 1986, 1987, 1988) – wurde allogenes und xenogenes (Thielemann et al. 1978, 1982b, 1982c, Thielemann 1984; Wlodarski 1982) Material eingesetzt.

Eine positive Beeinflussung der Knochenheilung wurde in Mäusen, Ratten, Hunden und Schafen von Thielemann et al. (1982b, 1982d) festgestellt; keinen Effekt sahen Katthagen et al. (1986, 1987, 1988) in Kaninchen.

Klinisch verwendete Kakiuchi et al. (1985) humane Knochengelatine bei verschiedenen orthopädischen und traumatologischen Indikationen. Die Ergebnisse bei der Implantation in das Knochengewebe wurden von ihm selber eher zurückhaltend interpretiert; auch ein osteoinduktiver Effekt in der Muskulatur trat nicht auf. Er schloß daraus, daß menschliches Knochengewebe entweder einen geringeren Anteil an aktiven Proteinen enthält als der Knochen von Mäusen und Ratten, oder daß humanes Gewebe schlechter auf das osteoinduktive Signal reagiert.

Einen schwachen osteoinduktiven Effekt in der Muskulatur von Hunden beobachteten Albert et al. (1989) 75 Tage nach der Implantation von allogener Hundeknochengelatine. Dieser Effekt konnte in Schafen von Thielemann (1982e) und Etter et al. (1988) nicht festgestellt werden; erst nach der Gabe von Cyclosporin A wurde eine ektope Knochenbildung bei diesen Tieren durch allogene Knochengelatine ausgelöst (Thielemann 1982).

Osteoinduktion
Allogene Knochengelatine, auf ähnliche Weise isolierte allogene Proteinkomplexe (Iwata u. Urist 1972) und Extrakte aus murinen Osteosarkomen (Amintani et al. 1973, 1974; Amintani u. Nakata 1975) wurden insbesondere von Urist (Urist u. McLean 1952; Urist 1965; Urist et al. 1967, 1963) und Reddi (1981) zur Aufklärung der induzierten Osteogenese = Osteoinduktion verwendet. Diese tritt mit fast 100%iger Inzidenz nach der heterotopen Implantation allogener Matrixfraktionen in die Muskulatur, in Sehen, Thymus und dem mesenchymalen Gewebe des Intestinums von Mäusen und Ratten auf.

Osteoinduktion ist eine postfetale Osteogenese, die über die Differenzierung pluripotenter Mesenchymzellen erfolgt. Parakrine (Urist 1983b; Thielemann 1984) – extrazellulär in der Matrix gelagerte – Substanzen werden nach der Matriximplantation in die Muskulatur bei deren Abbau frei gesetzt und können dort eine biologische Aktivität entfalten.

Osteoinduktion ist eine regulierte Sequenz von Ereignissen, an deren Ende die Osteogenese steht. Letztere soll nur über eine enchondrale Knochenbildung möglich sein. Bei der Osteoinduktion handelt es sich um einen kaskadenartigen Ablauf zellulärer Reaktionen, die von dem ·Auftreten biochemischer Marker begleitet sind (Urist 1970; Urist et al. 1970; Reddi u. Huggins 1972; Reddi et al. 1977, 1987; Reddi 1981, 1982). Die Osteoinduktion ist von Positionseffekten der Matrix (Wolpert 1969; Sampath u. Reddi 1984b) und direkten Zell-Matrix-Kontakten (Mecham 1987) abhängig.

Nach den klassischen Arbeiten von Reddi (Reddi u. Anderson 1976; Reddi 1981) werden 3 Hauptphasen der Osteoinduktion nach der Implantation eines aktiven Matrixextrakts, z.B. der Knochengelatine, unterschieden. Diese Phasen teilen sich auf in:

1. Eine Chemotaxie reagibler, mesenchymaler Zellen, die sich über Fibronektin an die Matrixpartikel am Implantationsort anbinden.
2. Nach 3 Tagen werden diese Zellen durch mitogene, in der Matrix enthaltene Faktoren zur Mitose/Zellproliferation stimuliert.
3. Nach 7 Tagen differenzieren sich die Zellen zu Knorpelzellen. Sie produzieren eine knorpelige Matrix, die nach 9 Tagen kalzifiziert und sofort von eindringenden Gefäßen aufgeschlüsselt wird. Mit diesen treten nach 10 Tagen Osteoblasten (Bombi et al. 1980) am heterotopen Ort auf und bilden, im Sinne der enchondralen Osteogenese, Knochen. Dieser Knochen ist im Verlauf einem 'remodeling' unterworfen, nach längstens 21 Tagen entsteht in ihm Knochenmark.

Lokal sind an der Steuerung dieses Prozesses Fibronektin (Weiss u. Reddi 1980b, 1981; Kleinmann et al. 1981), die Prostaglandine (Wientroub et al. 1983), 'transforming growth factor β' (Poser et al. 1985) und IL-1β (Mahy u. Urist 1988) beteiligt. Die Osteoinduktion unterliegt weiterhin der systemischen Wirkung von PTH (Reddi u. Sullivan 1980; Masuhara et al. 1988), Wachstumshormon (Syfestad u. Urist 1980; Reddi u. Sullivan·1980), Vitamin D bzw. seinen Metaboliten (Sampath et al. 1984) und wird durch Diphosphonate blockiert (Bauer et al. 1984b).

4.2.3 Hochgereinigte Knochenmatrixextrakte

Der am besten untersuchte, aus hochgereinigten Matrixextrakten hergestellte Faktor ist das 'bone morphogenetic protein' – BMP –, dessen hypothetische Existenz, sein Vorliegen in der Knochenmatrix, bereits 1965 von Urist postuliert wurde. Weitere Experimente, mit jeweils höher extrahierten Matrixfraktionen, bestärkten Urist u. Strates (1971) in der Annahme, daß der aktive – d.h. der osteoinduktive – Bestandteil der Matrix ein Protein sein müsse. Diese Substanz wurde von Urist et al. (1979) – noch an andere, nichtkollagene Proteine in komplexer Form gebunden – erstmals aus dem Knochen von Ratten und Kaninchen isoliert. Im weiteren Verlauf wurde das BMP in Dentin und murinem bzw. humanem Osteosarkomgewebe nachgewiesen (Hanamura et al. 1980; Bauer u. Urist 1981; Takaoka et al. 1980, 1982; Urist et al. 1982a). Die erfolgreiche Extraktion von humanem BMP aus nichttumorös verändertem menschlichen Knochen wurde von Urist et al. (1983b) publiziert; das Protein war jedoch noch nicht vollständig isoliert. Die Reindarstellung von bovinem BMP erfolgte 1984 (Urist et al. 1984b).

BMP wurde inzwischen aus den Knochen von Mäusen, Ratten, Kaninchen, Meerschweinchen, Hühnern, Hunden, Schweinen, Affen und aus menschlichen Knochen, Knochensarkomgewebe und Dentin isoliert. Ein BMP-produzierender humaner Knochentumor konnte auf Nacktmäuse übertragen werden (Takaoka et al. 1985).

Aufgrund von Rekombinationsversuchen und xenogenen Implantationen wird davon ausgegangen, daß eine Homologie dieses Proteins bei den untersuchten Spezies besteht (Sampath u. Reddi 1981, 1983; Muthukumaran u. Reddi 1985; Muthukumaran et al. 1985).

Humanes BMP ist ein saures, hydrophobes (Yoshikawa et al. 1984), schlecht lösliches, an Hydroxylapatit bindendes, kohlenhydratfreies Protein mit einem MW von 17000 $\pm$ 500 D, das durch Hitze, Ultraschall und durch im Knochen enthaltene BMPasen, nach deren Freisetzung, inaktiviert werden kann. Dagegen ist es gegen einen Abbau durch Kollagenase, Hyaluronidase, alkalische und saure Phosphate bzw. die Chondroitinasen A, B und C resistent (für eine Auflistung der BMP-Charakteristika s. Urist et al. 1984 bzw. Urist 1989b, S. 189).

In kortikalem Knochen hat es eine Konzentration von 0,001% pro Gewichtseinheit Knochengewebe (Johnson et al. 1988a). Diese Konzentration nimmt mit zunehmendem Lebensalter ab (Nishimoto et al. 1985).

Im Serum von Kindern läßt sich BMP radioimmunologisch nachweisen; mit zunehmendem Alter nimmt auch hier die Intensität der Reaktion ab (Urist et al. 1984a).

Nach Urist et al. (1983b) und Canalis et al. (1985a) besitzt bereits BMP allein die gleichen osteoinduktiven Eigenschaften wie nur teilextrahierte Matrix und löst in Mäusen, Nacktmäusen und Ratten, auch nach einer xenogenen Implantation, die Osteoinduktion aus (Urist et al. 1982b).

Sato u. Urist (1985) konnten 8 Wochen nach der Implantation von BMP in die Hundemuskulatur jedoch keinen spezifischen Effekt feststellen.

Die osteoinduktive BMP-Wirkung in Nagetieren ist dosisabhängig. Tritt sie ein, so läuft dieser Prozeß irreversibel (Ferguson et al. 1987) in allen Stufen ab (Urist 1989b).

Aufgrund von Implantations- und In-vitro-Versuchen wurden folgende Zellen als durch BMP induzierbar beschrieben:

- Myoblasten, Fibroblasten (Nathanson et al. 1978; Nathanson 1986; Syfestad et al. 1984),
- 'Knochenmarkzellen' (Hirano u. Urist 1981) bzw. endostale (Paley et al. 1986), retikuläre mesenchymale (Sakata u. Tagaki 1987) und perisinusoidale (Lindholm et al. 1988) Zellen des Knochenmarks,
- pluripotente Mesenchymalzellen – Perizyten (Reddi 1981; Urist 1981; Sato u. Urist 1984) – auf einer 'protodifferenzierten' Stufe (Takahashi u. Urist 1986).
- Zellen des Periosts (Canalis u. Burnstein 1985; Kawamura u. Urist 1988b; Nakahara et al. 1989) bzw.
- Synovialzellen (Sato et al. 1988).

Wahrscheinlich wird aber immer der gleiche mesenchymale Zelltyp, der im Gefäßbindegewebe um kleinste Kapillaren lokalisiert sein soll, durch das BMP und seine weniger hoch gereinigten Komplexe induziert. Ob eine Induktion der determinierten Osteoprogenitorzellen (Friedenstein 1973; Owen 1978) nach der orthotopen Implantation erfolgt, konnte bisher nicht geklärt werden (Takahashi u. Urist 1986). Lindholm et al. (1988) verneinten diese Möglichkeit.

Der die Osteoinduktion auslösende, molekulare Mechanismus, der sich auf der Genebene abspielen muß (Glowacki u. Mulliken 1985), wurde bisher nicht aufgedeckt.

Hochgereinigtes BMP aggregiert schnell mit Osteonektin, Calmodulin, Histonen, Osteocalcin und weiteren, Glutaminsäure enthaltenden und anderen nichtkollagenen Proteinen zu einem hydrophoben Komplex (Sato u. Urist 1985). Aufgrund der vorhandenen Komplexbildung wird die osteoinduktive Aktivität des BMP, im Vergleich zu einer Implantation der reinen Substanz, deutlich gesteigert (Sato et al. 1988). Dies wird auch durch Versuche bestätigt, in denen dissoziativ hochaufgeschlüsselte Matrixfraktionen erst nach der Rekombination mit nichtkollagenen, höhermolekularen – 70 kD – Glykophosphoproteinen wieder einen osteoinduktiven Effekt hatten (Kuberasampath u. Reddi 1981). Da eine Isolierung des BMP aus dem Komplex schwierig ist, wird 'bioaktives' (Johnson et al. 1988a, 1988b), d.h. zu 95% gereinigtes, BMP für die experimentellen Untersuchungen und die klinische Implantationen eingesetzt.

In Tierexperimenten wurde versucht, die Knochenheilung durch die Implantation von xenogenem – meistens bovinem – BMP zu fördern (Tagaki u. Urist 1982a, 1982b; Urist et al. 1983a, 1984b; Dawser et al. 1985; Nilsson et al. 1985, 1986a; Sato u. Urist 1985; Ferguson et al. 1987; Lindholm et al. 1988).

Gleichzeitig wurde die aus menschlichem Knochen gewonnene Substanz auch klinisch, in der Regel jedoch mit einer Knochenplastik und einer Umstellung des Verfahrens kombiniert, eingesetzt. Mit dieser Kombinationsbehandlung konnten gute Erfolge erzielt werden (Johnson E et al. 1985, 1988a, 1988b). Die Tatsache, daß für BMP kein geeignetes Trägermaterial zur Verfügung steht, wurde von diesem und anderen Autoren, die experimentell mit der Substanz arbeiten, bemängelt. Es wurden verschiedene Lösungsmöglichkeiten vorgeschlagen (s. 4.4.3).

Neben BMP und einem seine Wirkung blockierenden Protein (Finerman et al. 1986) wurden aus Knochematrixextrakten weitere Faktoren isoliert. Dazu gehören:

- das Osteonektin (Termine et al. 1981),
- der 'chemotaktische Faktor' (Somerman et al. 1982, 1983),
- der 'sceletal growth factor' (Farley u. Baylink 1982; Mohan 1984; Jennings u. Baylink 1985), der auch aus der Knochenmatrix von Schweinen gewonnen werden konnte (Weiss et al. 1988),
- der 'intramembraneous osteogenic factor' (Thielemann et al. 1982a),
- der 'coupling factor' (Howard et al. 1980; Drivdahl et al. 1982; Mohan 1982),
- der 'bone derived growth factor' (Canalis u. Raisz 1979a; Canalis et al. 1980; Canalis 1983a),
- der 'matrix factor' (Sampath et al. 1982) und
- knorpelinduzierende Faktoren aus der kollagenen Matrix (Seyedin et al. 1985).

Da alle zuletzt aufgeführten Faktoren entweder an der Regulation des physiologischen 'remodeling' bzw. an der Frakturheilung – über eine parakrine Wirkung – oder/und am osteoinduktiven Prozeß beteiligt sein sollen, empfehlen Reddi et al. (1987) sie als 'Osteogenine', in Anlehnung an Lacroix (1945), zu bezeichnen.

4.3 Composites

Die Verwendung eines Composites zielt immer darauf ab, durch die Beimischung eines zweiten, dritten usw. Biomaterials die Aktivität der entstehenden Komplexe, im Vergleich zu den jeweiligen Einzelsubstanzen, über einen additiven Effekt hinaus zu steigern. Ebenso sollen Applikationsschwierigkeiten überwunden werden, die sonst bei dem Einsatz der Einzelsubstanz auftreten. Bei den hochgereinigten Matrixextrakten, insbesondere dem BMP (s. 4.3.3), ist die Entstehung des Composites oft durch die Herstellung bedingt.

4.3.1 Kollagen mit Kalziumphosphatkeramiken

Eine osteoinduktive Wirkung, d.h. die Entstehung neuen Knochengewebes im Weichgewebe, z.B. der Muskulatur, wird in der Literatur für die Kombinationen von xenogenem Kollagen mit einer Kalziumphosphatverbindung nicht beschrieben (Schwarz et al. 1987).

Die gemeinsame Implantation von xenogenem Kollagen zusammen mit keramisiertem Hydroxylapatit wird im klinischen Einsatz bei der Behandlung von Knochendefekten v.a. von Mittelmeier und Katthagen empfohlen (Mittelmeier u. Nizard 1982, 1983; Mittelmeier u. Katthagen 1983, 1984; Katthagen u. Mittelmeier 1984; Katthagen 1986).

Auf Arbeiten von Nizard (1981) basierend haben die oben genannten Autoren ein fertiges Mischpräparat entwickelt (Mittelmeier u. Katthagen 1984), das keramisierte Hydroxylapatitgranula in einem formaldehydvernetzten, lyophilisierten Kollagenvlies enthält (Katthagen 1986).

Es wird davon ausgegangen, daß durch die Kombination dieser 2 Knochenersatzmittel ein additiver (Mittelmeier u. Nizard 1983), wenn nicht potenzierender Effekt auf die Knochenbildung eintritt, der zu einer eigenen Art der Knochenformation, nach der Defektauffüllung mit dem Composite, führt (Mittelmeier u. Katthagen 1984).

Nach den Vorstellungen dieser Arbeitsgruppe wird durch den Einsatz des Kollagens als leicht resorbierbarem Bindemittel bzw. Verteilungsträger für das Hydroxylapatit (Mittelmeier u. Nizard 1983) der rasche, ungehinderte Eintritt des Granulationsgewebes in das Implantat ermöglicht (Katthagen 1986). Das Kollagen wird resorbiert und stellt so keine Barriere für einsprossende Gefäße dar. Als Trägermaterial des keramisierten Hydroxylapatits verhindert es dessen Ausschwemmung aus dem Implantationsort bzw. erleichtert dessen Positionierung, z.B. bei der Verwendung in der 'Onlay-Technik' (Lemmons 1986).

Aufgrund der guten Verformbarkeit des Materials und der daher erreichbaren formschlüssigen Auffüllung der Defekte wird, auch durch die hämostyptische Wirkung des Kollagens (s. 4.2.1), das Hämatom am Implantationsort begrenzt, so daß dem reparativen Gewebe die Abräumarbeit des Gerinnsels erspart bleibt (Mittelmeier u. Katthagen 1983). Das einsprießende, gefäßreiche Bindegewebe soll, wie bei alleiniger Implantation von Kollagen, durch dessen enzymatische Aufschlüsselung auf ein besseres Nährstoffangebot für Fibroblasten und Osteoblasten treffen (Katthagen u. Mittelmeier 1984).

Das beigefügte, keramisierte Hydroxylapatit soll eine lokal angebotene Bausubstanz des reparierenden Knochens sein.

Die Keramikpartikel wirken als 'Brückenpfeiler' der Knochenbildung (Mittelmeier u. Katthagen 1983). Im Bereich dieser Partikel soll es auch in den Zentren der Bohrlochdefekte zu einer selektiven Umscheidung der Keramik mit neugebildetem Knochen kommen, wobei ein retikuläres, kallöses Knochengewebe entsteht, das weitgehend natürlichem Geflechtknochen entsprechen soll. Die Apatitpartikel sollen als Kondensationskeime der Knochenbildung wirken (Nizard 1981). Mittelmeier u. Katthagen (1984) haben für diese Art der Knochenformation den Begriff der 'multizentrischen Knochenbildung' geprägt.

Nach Katthagen u. Mittelmeier (1984) beginnt die Knochenregeneration 2 Wochen nach der Implantation des Kollagen-Hydroxylapatitkeramik-Composites, erreicht nach 3 Wochen ihr Maximum und ist nach 4 Wochen abgeschlossen. Während des nachfolgenden Umbaus des Knochen stellen die zu diesem Zeitpunkt noch nicht resorbierten Hydroxylapatitkeramikpartikel ein 'osteotropes Strukturstimulans' dar (Mittelmeier u. Nizard 1982), das das 'remodeling' positiv beeinflußt.

Der Einsatz des Composites führt über eine Stimulation der Osteogenese zu einer 'defektfüllenden, quantitativ faßbaren, mengenmäßigen Vermehrung des neugebildeten Knochens' (Katthagen 1986). Ähnlich günstige Ergebnisse hat Hayashi et al. (1982) nach dem Einsatz eines selbst hergestellten Composites aus Rinderhautkollagen und einem Hydroxylapatitpulver berichtet. Lemmons (1986) konnte dagegen keine überlegene Aktivität dieses Composites im Vergleich zu autogenem Knochen oder demineralisierter Matrix beobachten.

Wangerin et al. (1988) hat einerseits eine Kombination von lyophilisiertem Hautkollagen zusammen mit synthetischem Hydroxylapatit, andererseits das gleiche Kollagen zusammen mit pyrolisiertem, spongiösem, xenogenem Knochenmineral an 2 verschiedenen Implantationsorten – im unbelasteten und belasteten Zustand – überprüft. Hier zeigte sich bei unbelasteter, enossaler Implantation der synthetisches Hydroxylapatit enthaltende Composite dem anderen Composite unterlegen. Dies wird auf die optimale Porosität des im zuletzt genannten Gemisch eingesetzten Knochenminerals zurückgeführt. Wangerin et al. (1988) betont, daß 'das Ausmaß der Osteogenese nach der Implantation nicht alleiniger Parameter für die Güte und Qualität von Knochenersatzmaterialien sein kann'.

4.3.2 Demineralisierte Knochenmatrix als Composite

Die Kombination von Knochenmark, in der Regel autogenem, und demineralisierter Matrix, in der Regel allogener, soll die knöcherne Heilung unterstützen. Die Vorstellung ist, daß durch die Transplantation des Knochenmarks autogene, osteogenetisch aktive Zellen in das Lager transferiert werden und dort ihre Aktivität entfalten können. Die gleichzeitige Applikation der aufschlüsselbaren, demineralisierten Matrix, aus der nach ihrer Resorption chemotaktische, mitogene, proliferative (s. 4.2.2.2 und 4.2.2.3) Faktoren frei gesetzt werden, soll eine Verstärkung der bereits allein durch die Knochemarktransplantation zu erzielenden Knochenheilung bewirken. Der Composite soll weitgehend einer autologen Knochentransplantation entsprechen. Er hat den Vorteil, daß auf eine Zweitoperation, bis auf die Punktion des Knochenmarks, verzichtet werden kann.

Solche Composites wurden heterotop auf ihre osteoinduktive Wirkung von Nade (1977a), Lindholm u. Urist (1980), Lindholm et al. (1982), Cummine et al. (1982), Green et al. (1986), Aspenberg et al. (1986, 1987: autogene demineralisierte Matrix) überprüft. Die Autoren fanden eine ausgeprägte Knochenneubildung (s. auch 4.2.2).

Wurden die Knochenmarkzellen vor der Implantation seggregiert, so war der osteoinduktive Effekt stärker. Dies wird auf eine intensivere Wirkung der in der allogenen Matrix enthaltenen Faktoren auf die isolierten Zellen zurückgeführt (Lindholm u. Urist 1980).

Den Composite aus autogenem Knochenmark und allogener demineralisierter Matrix implantierte Lindholm et al. (1982) in diaphysäre Knochendefekte; beim Vergleich war das Gemisch in seiner Förderung der Knochenbildung den Einzelsubstanzen überlegen.

Autogenes Knochenmark zusammen mit autogener demineralisierter Knochenmatrix verglich Wittbjer (1982c, 1985) gegen eine isolierte autogene Matriximplantation in segmentalen Radiusdefekten beim Kaninchen. Unter der Behandlung mit menschlichem Wachstumshormon konnte er keine Unterschiede in den Knochenheilungsraten beobachten. Er führt dies auf eine Beschleunigung des – bereits von der Matrix allein auszulösenden – Heilungsprozesses durch die Hormongabe zurück. Eine fördernde Wirkung auf die osteogenetischen Zellen des Knochenmarks konnte er nicht feststellen.

Von Köhler u. Kreicsberg (1987) wurde autoklavierter, autogener Knochen mit allogener demineralisierter Matrix orthotop in Kaninchen implantiert. Die Knochenheilungsrate, die Menge neugebildeten Knochens und der Knochenmineralgehalt war bei der Verwendung des Composites größer als bei dem Einsatz der Einzelsubstanzen. Gute klinische Erfolge mit dem gleichen Composite berichteten Kreicsberg u. Köhler (1986).

McLaughlin et al. (1984) implantierte Kobaltstahl. Vandersteenhoven u. Spector (1983a) poröses Polysulfon zusammen mit allogener demineralisierter Knochenmatrix subkutan in Ratten. Die Knochenformationsrate in beiden Composites unterschied sich nicht von der – nach alleiniger Implantation – der demineralisierten Matrix. Daraus ergibt sich nach der Ansicht der Autoren eine Möglichkeit zur Befestigung poröser Implantate.

4.3.3 Hochgereinigte Knochenmatrixextrakte mit Trägermaterialien

Erste Implantationen von Kopräzipitaten, bestehend aus Kalziumphosphaten und BMP-Fraktionen, wurden in Diffusionskammern durchgeführt. Dabei zeigte sich ein osteoinduktiver Effekt auf den Oberflächen der Kammern, der durch das Austreten von aktivem BMP aus den Kopräzipitaten und dessen Diffusion in das Gewebe erklärt wurde (Urist et al. 1989; Conover u. Urist 1982).

Ein künstlich hergestellter Composite von bovinem BMP, an poröse β-Trikalziumphosphat-Keramik adsorbiert, wurde auf seine osteoinduktiven Effekte von Urist et al. (1984c) untersucht. Er beobachtete eine Steigerung der heterotopen Osteogenese, in bezug auf die Menge neugebildeten Knochens, um den Faktor 12 im Vergleich zu der isolierten Implantation von BMP. Die Differenzierung von Knorpelzellen wurde geringfügig beschleunigt (8. Tag), Geflechtknochen trat nach 12 Tagen auf und nach 21 Tagen fand sich bereits Knochenmark, das von lamellärem Knochen umgeben war.

Dies wird auf eine Potenzierung der BMP-Wirkung durch die Keramik zurückgeführt:

- die Freisetzung des BMP aus dem Composite soll geregelter erfolgen als bei einer anderen Implantationsform des Proteins;
- durch die dreidimensionale Anordnung von BMP am Implantationsort, vermittelt durch die poröse Keramik, werden geometrische Effekte imitiert, die die Osteoinduktion nach der Implantation partikulärer Matrix, Matrixextrakte nachweislich positiv beeinflussen

(s. 4.2.2); solche Effekte sind durch nichtpartikuläres BMP nicht auszulösen (Urist et al. 1984c);

— gleichzeitig führt die Keramik – durch die Vermittlung eines entzündlichen Reizes – zur Bereitstellung eines größeren Pools mesenchymaler Zellen, die durch das BMP aktiviert werden sollen.

Unter Verwendung des gleichen Composites konnte gezeigt werden, daß die Abheilung knöcherner Kalottendefekte von Hunden deutlich beschleunigt wird (Urist et al. 1987).

Von Kawamura et al. (1987) wurde Hydroxylapatitkeramik, die gegen nicht höchstgereinigte, wasserunlösliche BMP-Fraktionen dialysiert worden war, heterotop in Mäuse implantiert. Bei der Verwendung der Kombination konnte er eine Knochenbildung feststellen, die nach der isolierten Implantation der Keramik nicht zu beobachten war. Ein maximaler Effekt trat bei dem Einsatz einer Hydroxylapatitkeramik mit einer Porengröße von 90–200 µm auf.

Dagegen bewirkte die Implantation von hochreinem, wasserlöslichem BMP zusammen mit einer Hydroxylapatitkeramik in der Untersuchung von Takaoka et al. (1988) keine Osteoinduktion. Erst der Einsatz der gleichen Keramik in der Kombination mit einem wasserunlöslichen Kollagen-BMP-Komplex führte zur heterotopen Knochenbildung. Nach der Vorstellung von Takaoka ist die Biodegradation dieses Komplexes und die Freisetzung dabei entstehender kollagener Bruchstücke notwendig, um den osteoinduktiven Effekt auszulösen. Diese Ansicht wird indirekt durch die experimentelle Arbeit von Nakahara et al. (1989) unterstützt.

Auf der Suche nach einem geeigneten Trägermaterial für wasserlösliches BMP wurde von Urist et al. (1984c) und Johnson et al. (1988a; klinischer Einsatz) die Substanz in Gelatinekapseln eingebracht und implantiert. Dies soll das Abdiffundieren von BMP vom Implantationsort unterbinden, da eine zu schnelle Elimination des Proteins aus dem Gewebe die Entstehung eines Konzentrationsgradienten verhindert, der für die Entfaltung der biologischen Aktivität notwendig ist (Nakahara et al. 1989).

Über gute Erfolge mit Polylaktin und Polylaktin-/Polyglykolsäure-Ploymeren als Träger für wasserlösliches BMP bzw. wasserunlösliche BMP-Fraktionen – die außerdem andere nichtkollagene Proteine enthielten – berichteten Kawamura u. Urist (1988b) in einer experimentellen und Dawser et al. (1985) bzw. Johnson et al. (1985, 1988a, 1988b) in klinischen Arbeiten. Bei dem Einsatz des Composites mit den Polyalkoholen war die osteoinduktive Potenz des untersuchten BMP fünfmal stärker als bei dessen alleiniger Implantation (Kawamura u. Urist 1988b). Dies wird auf die Aufrechterhaltung des Konzentrationsgradienten (s. oben) des aktiven Proteins am Implantationsort zurückgeführt.

BMP-Fraktionen zusammen mit Kollagen (Nakahara et al. 1989) bzw. Fibrin (Kawamura u. Urist 1988a) als Trägermaterialien wurden in Tierexperimenten erprobt. Beide Composites waren jeweils den reinen BMP-Implantaten in der Intensität der Auslösung der untersuchten biologischen Reaktion überlegen.

Die gemeinsame Implantation von Kollagen und dem aus einem murinen Osteosarkom gewonnenen BMP führte, ähnlich wie bei der Verwendung von β-Trikalziumphosphat-Keramik zusammen mit BMP (Urist et al. 1984c), zu einer geregelten, verlangsamten Freisetzung des Proteins im Gewebe und resultierte in der Auslösung eines maximalen, osteogenetischen Effekts (Nakahara et al. 1989). Diese Untersuchung zeigt, daß das BMP, um reagible Zellen zu induzieren, lange genug und in ausreichend hoher Konzentration auf diese Zellen einwirken muß, um eine Reaktion auslösen zu können.

Eine deutliche Steigerung der Knochenheilung durch die Kombination von bovinem BMP mit autogenem Knochenmark konnte Tagaki u. Urist (1982b) bei der Behandlung diaphysärer Femurdefekte in Kaninchen, im Vergleich zur alleinigen Behandlung mit dem xenogenen BMP, beobachten. Nach seiner Vorstellung werden durch die Transplantation des autogenen Knochenmarks Zellen, die zur Knochenformation fähig sind, in den Defekt eingebracht und durch das Protein stimuliert. Die Rekrutierungsphase, d.h. die chemotaktische Phase pluripotenter, induzierbarer, knochenbildungsfähiger Zellen, die durch das BMP ausgelöst wird, soll dadurch abgekürzt werden.

4.3.4 Andere

Um die biologische Aktivität der Kalziumphosphatkeramiken besonders nach der heterotopen Implantation zu steigern, wurden von McDavid et al. (1979), Nade et al. (1983; auch Al-haltige Keramiken), Uchida et al. (1985), Heisel et al. (1988) und anderen Autoren diese Keramiken mit autogenem Knochenmark beimpft und experimentell untersucht. Bei den Versuchen trat regelmäßig eine Knochenbildung in der Muskulatur auf. Die Ursache dafür ist ohne Einschränkung auf die transferierten, autogenen Knochenmarkzellen und nicht auf einen osteoinduktiven Effekt der Keramiken zurückzuführen (s. 4.1.2).

Als ein weiterer Composite wurde xenogener Knochen zusammen mit autogenem Knochenmark von Salama (1983) als Humanimplantat benutzt. Auch hier war die Vorstellung, die biologische Aktivität des Implantats durch die Transplantation von vitalem Knochenmark, mit den darin enthaltenen osteogenetischen Zellen, zu steigern und dadurch den Einbau des xenogenen Materials zu fördern.

Aufgrund der technischen Möglichkeiten sind heute die unterschiedlichsten Composites herstellbar. Ein Composite ist meistens ein Kompromiß, da unzureichende Eigenschaften des einen Materials durch die Addition eines zweiten ausgeglichen werden müssen.

5 Eigene tierexperimentelle Untersuchungen

Material und Methode

5.1 Tiermodelle

5.1.1 Rattenmodell

Für die Untersuchungen 5.4–5.8 wurden erwachsene, männliche Spraque-Dawley-Ratten mit einem Körpergewicht von 250–400 g verwendet.

Die Tiere wurden in Gruppen in offenen Plastikkäfigen mit höchstens 10 Tieren/Käfig gehalten. Es standen ihnen Wasser und eine Altromin Standard Pellet Diät (Altromin 1324, Lage, BRD) frei zur Verfügung. Die Tiere waren an einen geregelten Tag-/Nachtrhythmus adaptiert.

5.1.1.1 Heterotope Implantation in die Bauchmuskulatur

Für die Überprüfung der biologischen Aktivität der untersuchten Knochenersatzmittel an einem Implantationsort außerhalb des Knochens wurden die Versuchstiere vor der Operation mit Phenobarbital (6 g/100 ml, Verdünnung 1/10 mit physiologischer Kochsalzlösung 60 mg/1000 g Körpergewicht, intraperitoneal im rechten Unterbauch appliziert) anästhesiert. Nach Rasieren wurde die Haut mit einem Desinfektionsmittel (Polyvidon) desinfiziert. In Rückenlage wurde die Haut mit einer medianen Inzision von kurz unterhalb des Xyphoids bis oberhalb der Symphyse eröffnet. Anschließend wurde die Haut von der darunter liegenden Rektus- und Externusfaszie bis zum lateralen Rand des M. rectus abdominis beidseits abgelöst. Nach Darstellung dieser Ränder wurden in jedem Muskelbauch von lateral je 3 Muskeltaschen im Abstand von 1,0 cm voneinander (in der Längsachse des Tieres) transfaszial, sicher im M. rectus abdominis liegend, stumpf präpariert. Die Spitzen der horizontal angelegten Muskeltaschen lagen auf beiden Seiten versetzt zueinander zur Linea alba hin.

Nach der Implantation der zu untersuchenden Substanzen in die Muskeltaschen wurde jeder Implantationsort mit einem nichtresorbierbaren Nylonfaden (Größe 3/0) einzeln verschlossen.

Bei den Kontrollen (s. 'Darstellung der Versuchsserien' und 5.4 ff) wurden die Muskeltaschen nicht aufgefüllt und direkt mit dem Nylonfaden verschlossen.

Der Hautverschluß erfolgte nach erneuter Desinfektion des Operatonsgebietes mit Polyvidon wiederum durch Nyloneinzelknopfnähte (Größe 3/0).

5.1.1.2 Orthotope Implantation in bilaterale Femurbohrlochdefekte

Für die Überprüfung der biologischen Aktivität der untersuchten Knochenersatzmittel, nach der Implantation in das Knochengewebe, wurde die Nembutalnarkose der Tiere fortgesetzt. Nach der Rasur der Oberschenkelaußenseiten beidseits und der Desinfektion mit Polyvidon wurde die Haut über dem Tractus iliotibialis vom Trochanter major bis zum Knie eröffnet. Zwischen Streck- und Beugemuskulatur, durch den Tractus iliotibialis hindurch, wurde direkt auf den lateralen Femur eingegangen. Das Kniegelenk wurde nicht eröffnet. Die Quadrizepsmuskulatur wurde nach medial abgeschoben. Nach Einsetzen eines Hohmann-Hebels wurde die distale Epiphysenfuge des Femurs dargestellt. Weit proximal von dieser, auf einer Strecke von 1 cm, wurde das Periost mit einem Skalpell von der ventralen Fläche des Femurs abgeschabt. Mit einem elektrisch angetriebenen Kronenbohrer mit einem Kopfdurchmesser von 2 mm wurde im deperiostierten Gebiet mit niedrigen Drehzahlen, unter Kühlung mit Ringer-Lösung, von ventral nach dorsal die ventrale Femurkortikalis durchbohrt, ohne die dorsale Kortikalis zu verletzen. Unmittelbar neben und parallel zu dieser ersten Bohrung wurde die Femurkortikalis ein zweites Mal mit demselben Bohrer durchbohrt. Es entstanden so Defekte von 2x4 mm Ausdehnung. Das Bohrmehl wurde ausgespült. Blutungen aus der Markhöhle wurden durch Kompressionen mit einem Schlinggazetupfer gestillt. Die zu untersuchenden Knochenersatzmittel wurden in das Bohrloch implantiert und mit einem kleinen Spatel unter mäßigem Druck komprimiert. Bei den Kontrolltieren (s. 'Darstellung der Versuchsserien' und 5.4 ff.) blieb der Defekt unaufgefüllt. Wenn gesichert war, daß es nicht mehr aus der Markhöhle blutete, wurden mit einer tiefgreifenden Naht, die locker geknüpft wurde, ebenfalls unter Verwendung eines nichtresorbierbaren Nylonfadens Größe 3/0, die tiefen Anteile des Vastus lateralis des M. quadriceps über das Bohrloch und das Implantat gelegt und mit der ischiokruralen Muskulatur adaptiert. Nach erneuter Desinfektion erfolgte der Hauptverschluß wieder mit einem Nylonfaden der Größe 3/0 unter Verwendung von Einzelknopfnähten.

Die Tiere wurden markiert und nach Implantationsmaterialien getrennt und geplanter Laufzeit geordnet in Gruppen gehalten.

5.1.1.3 Explantation, Präparategewinnung, Präparatevorbereitung

Zur Explantation, nach Ablauf des entsprechenden Beobachtungszeitraums, wurden die Versuchstiere mit einer Überdosis unverdünntem Phenobarbital, intraperitoneal appliziert, getötet.

Unmittelbar anschließend wurde die Bauchhaut über der alten Narbe eröffnet und beidseits weit nach lateral von der Rektus- und platten Bauchmuskulatur abpräpariert. Die gesamte Bauchmuskulatur wurde exzidiert und nach Markierung zum Erhalt der alkalischen und sauren Phosphataseaktivität sofort in Eis gekühlt.

Zur Entnahme der Femora wurde die Haut auf der Außenseite von Ober- und Unterschenkel von proximal des Trochanter major bis weit unter das Knie inzidiert und zirkulär von der Oberschenkelmuskulatur abpräpariert. Mit einem Skalpell wurde die Streckmuskulatur des Oberschenkels an ihrem Ursprung und die Gelenkkapsel des Hüftgelenks durchtrennt. Nach der Exartikulation in der Hüfte wurde der Femur, unter Belassung der Quadrizepsmuskulatur in situ, von der Beugemuskulatur abgelöst. Nach Darstellung des Kniegelenks wurde dieses im Gelenkspalt durchtrennt. Die isolierten Femora wurden nach

Markierung in einem Gemisch aus 96% Äthanol und 35% Formalin im Verhältnis 2:1 (80 ml) fixiert (s. 5.3.4)

Die Präparate wurden nativ geröngt (s. 5.3.1.1)

Anschließend wurden aus der Bauchmuskulatur unter Belassung eines möglichst kleinen Muskelrandes die 6 Implantationszonen herausgeschnitten. Vier dieser Präparate wurden in das gleiche Fixationsgemisch wie bereits vorher die Femora gegeben. Aus ihnen (und den Femora) wurden unentkalkte, PMMA-eingebettete Knochenschliffe und -schnitte hergestellt und diese mit den gängigen Methoden gefärbt, bzw. für die Mikroradiographien verwendet (s. 5.3.4 und 5.3.7)

Die 2 restlichen Präparate wurden in 80 ml eines Gemischs aus einer 8%igen Paraformaldehydlösung, in 0,2 molarem Cacodylatpuffer, zusammen mit 2-Propanolol (Verhältnis Formaldehyd/Cacodylatpuffer/2-Propanolol 1:1:2) fixiert. Aus ihnen wurden im weiteren Verlauf ebenfalls unentkalkte Schnitte, jedoch in einem kaltpolimerisierenden Harz eingebettet, hergestellt. Diese spezielle Einbettung war nötig, um eine Zerstörung der Aktivität der alkalischen und sauren Phosphatase – indirekter Osteoblasten- bzw. Osteoklastennachweis – zu verhindern (s. 5.3.5).

Von der Femora wurde das Hüftgelenk und das proximale Drittel des Femurs mit einer Handsäge abgetrennt. Die Quadrizepsmuskulatur wurde bis auf einen schmalen Muskelmantel, der das auf der Ventralseite des Femurschafts liegende Bohrloch bedeckte, reseziert. Soweit die ischiokrurale Muskulatur noch nicht bei der Explantation entfernt worden war, wurde sie jetzt vollständig vom Präparat abgelöst.

5.1.2 Hundemodell

Für die Untersuchung 5.8 wurden Mischlingshunde verwendet. Diese Tiere wurden nach der Anlieferung durch den Züchter in der Tierversuchsanlage entwurmt und geimpft, so daß nach einer vierwöchigen Quarantäne gesunde Tiere für den Versuch eingesetzt werden konnten. Während des gesamten Versuchsablaufs unterlagen die Tiere der ständigen tierärztlichen Kontrolle durch den Leiter der Tierversuchsanlage der Universitätsklinik Frankfurt und seinen ärztlichen und nichtärztlichen Mitarbeitern.

Die Hunde wurden in Einzelkäfigen mit Auslauf gehalten. Wasser und standardisiertes Trockenfutter (vollbilanzierte Hundehaltungsdiät, Altromin 4024, Lage, BRD) standen ihnen frei zur Verfügung.

5.1.2.1 Orthotope Implantation in segmentale Ulnadefekte

Zur Implantation der Knochenersatzmittel in segmentale, diaphysäre Ulnadefekte wurden die Tiere für die Operation, nach der Prämedikation mit Combelene 0,05 mg/kg Körpergewicht i.m., über eine von der Tierversuchsanlage hergestellte Maske mit einem Halothan-Lachgas-Sauerstoff-Gemisch (2,5 Volumenprozente Halothan; Lachgas/Sauerstoff im Verhältnis 5:2), eingeleitet und – nach Erreichen einer ausreichenden Narkosetiefe – oral mit einem Rüsch-Tubus intubiert. Unter Fortführung der Halothaninhalationsnarkose wurden die Tiere auf dem Bauch gelagert. Der Halothananteil am Gasgemisch konnte auf 1,2–1,6 Volumenprozente reduziert werden.

Für den ersten Teil des Versuchs, wurde der rechte Vorderlauf von der Pfote bis zum Ellenbogengelenk rasiert und desinfiziert.

Um allogene Spongiosablöcke zu gewinnen, wurde bei den ersten 4 operierten Hunden die Haut über dem linken Beckenkamm ebenfalls rasiert und desinfiziert.

Anschließend wurde der Vorderlauf und der Beckenkamm unter Operationssaalbedingungen abgewaschen und beide Regionen mit Tüchern abgedeckt.

Vor der Freilegung der Ulna wurde die Spongiosaentnahme durchgeführt.

Die Haut wurde über dem Beckenkamm kranial der Spina iliaca posterior superior inzidiert. Anschließend wurde die Crista iliaca dargestellt. Die Muskulatur wurde abgeschoben und das Periost türflügelförmig inzidiert. Mit einem kleinen Meißel und einem Lambotte-Meißel wurde ein etwa 2 x 1 x 1 cm großer kortikospongiöser Knochenspan entnommen. Ein Verschluß der Knochenentnahmestelle wurde nicht durchgeführt. Die Faszie des M. erector trunci wurde mit Prolene (3/0 atraumatisch, Einzelknopfnähten) verschlossen, die Haut unter Verwendung des gleichen Nahtmaterials mit Donati-Rückstichnähten. Die Wunde wurde mit einem Sprühkleber abgedeckt.

Anschließend wurde die Haut über der tastbaren Ulnakante in Schaftmitte inzidiert. Nach Messerwechsel direktes Eingehen auf die Ulna und Abschieben der Streck- und Beugemuskulatur. Nach der Darstellung der lateroventralen Zirkumferenz der Ulna wurde mit einer pneumatisch angetriebenen AO-Säge, unter Kühlung mit Ringer-Lösung, ein vorher definiertes 0,7 (nur für die Implantation der Trikalziumphosphat-Keramikzylinder), bzw. 0,8 cm langes diaphysäres Ulnasegment mit dem anhängenden Periost vollständig entfernt. Die Wunde wurde ausgespült. Eine 5- bis 7- Loch 3,5-mm-AO-DC-Platte wurde angepaßt und mit 3,5-mm-Kleinfragmentkortikalisschrauben auf der Streckseite der Ulna fixiert.

Wenn Knochenersatzmittel implantiert wurden, die als vorgegebene 0,7 oder 0,8 cm lange Zylinder vorlagen, wurden die defektnahen Plattenlöcher exzentrisch gebohrt, so daß die Implantate an ihren Kontaktflächen mit der Ulna, beim Anziehen der Schrauben, unter axiale Kompression kamen. Die allogenen Spongiosaimplantate vom Beckenkamm wurden mit einem kleinen Meißel, nach der Entfernung der Kortikalis mit einem Luer, auf 0,8 cm Länge gekürzt und ebenfalls unter dynamischer, axialer Kompression implantiert.

Bei der Verwendung von partikulären Materialien wurden – nach dem zweimaligen Durchtrennen der Ulna und vor dem Entfernen des Segments – die AO-Platten anmodelliert und die segmentfern gelegenen Plattenlöcher zuerst neutral gebohrt und mit Schrauben besetzt; dann wurde das vorher ausgesägte zentrale Ulnasegment mit dem Periost verworfen. Die beiden defektnah gelegenen Plattenlöcher wurden ebenfalls, wie bei der Implantation der Keramikzylinder, exzentrisch gebohrt, um die gleiche axiale Verschiebung der proximalen und distalen Radiusanteile zu erreichen. Mit den partikulären Materialien wurde der Defekt unter der Platte vollständig, unter leichter Kompression der Ersatzstoffe beim Einbringen, aufgefüllt, jedoch ohne Überkorrektur.

Autogene Spongiosachips, deren Einwachsverhalten im Defekt ebenfalls überprüft wurde, wurden aus dem distalen Radius mit einem kleinen, scharfen Löffel gewonnen.

Nach Ausspülen der Wunde mit 100 ml Ringer-Lösung wurde die Streck- und Beugemuskulatur lose über dem Defekt mit Prolene (4/0 atraumatisch, Einzelknopfnähten) adaptiert. Ein Faszienverschluß erfolgte nicht, auf das Einlegen einer Redon-Drainage wurde verzichtet. Der Hautverschluß wurde mit Prolene (3/0 atraumatisch, Donati-Rückstichnähten) durchgeführt. Die Hautwunde wurde mit einem Sprühkleber verschlossen. Sterile

Kompressen wurden aufgelegt. Der Vorderlauf wurde von der Pfote bis proximal des Ellenbogengelenks elastisch gewickelt. Eine äußere Ruhigstellung der operierten Extremität erfolgte nicht, so daß die Tiere sofort belasten konnten.

Nach der Extubation und der Sicherstellung der vitalen Funktionen der Tiere wurden sie postoperativ für eine Nacht in eine Operationsbox und am nächsten Tag in ihre Einzelkäfige gebracht.

Die Tiere wurden regelmäßig betreut. Die Hautfäden an der Ulna und am Beckenkamm wurden am 14. postoperativen Tag entfernt.

Neunzig Tage nach der ersten Operation wurde in einem Zweiteingriff eine identische Operation, unter Verwendung des gleichen Implantationsmaterials wie beim Ersteingriff, jetzt jedoch an der linken Ulna, durchgeführt. Bei den Zweitoperationen wurde auf die Spongiosaentnahme vom Beckenkamm verzichtet.

5.1.2.2 Heterotope Implantation in die Quadrizepsmuskulatur

Zur Überprüfung der osteoinduktiven Aktivität von allogener Mischlingshunde-Knochengelatine und des Composites: allogene Mischlingshunde-Knochengelatine/β-Trikalziumphosphat-Keramik wurde bei 4 Hunden, die mit diesen Materialien orthotop implantiert worden waren, 42 Tage vor Versuchsende die Streckseite des rechten Hinterlaufs rasiert, desinfiziert, unter Operationssaalbedingungen abgewaschen und mit einem Lochtuch abgedeckt. Die Haut wurde parallel, 2 cm ventral zum tastbaren Femur, auf der anterolateralen Seite längs inzidiert. Nach Durchtrennen der Haut wurde die Fascia lata dargestellt und eröffnet.

An 4 Stellen, die möglichst weit auseinander lagen – mindestens 1,5 cm –, wurde der M. vastus lateralis in Faserrichtung gespalten. In diese Muskeltaschen wurden jeweils 100 mg der allogenen Knochengelatine bzw. des Composites eingebracht. Jede Muskeltasche wurde mit einer Prolene 3/0-Z–Naht gesichert und so in dem Muskel markiert. Mit dem gleichen Faden wurde die Faszie und die Haut, jedoch mit Einzelknopfnähten bzw. Donati-Rückstichnähten, verschlossen. Die Hautschnittwunde wurde mit Sprühkleber eingesprüht. Die Hautfäden am Oberschenkel wurden am 14. postoperativen Tag entfernt.

5.1.2.3 Explantation, Präparategewinnung, Präparatevorbereitung

Bei jeweils einem Tier aus einer Gruppe (n = 7 Gruppen s. 5.1.2) wurde zum Entnahmezeitpunkt eine intravitale Angiographie der operierten Extremitäten in Halothanintubationsnarkose durchgeführt (s. 5.3.2 ff.). Nach der Angiographie wurden diese Tiere durch Beendigung der Sauerstoffzufuhr getötet.

Dem zweiten Tier aus jeder Gruppe wurde zum Entnahmezeitpunkt eine Phenobarbitalüberdosis intravenös verabreicht.

Zur Entnahme der Präparate wurde die Haut auf der Außenseite des rechten und linken Vorderlaufs in Höhe des Schultergelenks inzidiert, zirkulär abgeschoben und der gesamte Vorderlauf im Schultergelenk exartikuliert.

Die markierten Explantate wurden sofort in 5 l eines Gemischs aus 96% Äthanol und 35% Formalin (Verhältnis 2:1) fixiert (s. 5.3.4).

Bei den 4 Hunden, an denen eine heterotope Implantation in die Oberschenkelmuskulatur durchgeführt worden war, wurde anschließend, nach Durchtrennen und Abschieben der Haut, der gesamte M. vastus lateralis mit den 4 Implantationsorten entnommen. Die Präparate konnten aufgrund ihrer Markierung mit nicht resorbierbaren Fäden isoliert werden und wurden in der gleichen Lösung wie die Vorderläufe fixiert.

Die Vorderläufe wurden in 2 Ebenen geröngt (s. 5.3.1.2). (Auf die Herstellung von Nativröntgenaufnahmen der Muskelimplantate wurde verzichtet.)

Von den 16 Muskelexplantaten wurde die anhängende Muskulatur entfernt, ohne die Implantatregion zu verletzen. Dann wurden die Präparate weiter in dem oben beschriebenen Äthanol-Formalin-Gemisch fixiert und nachfolgend histologisch aufgearbeitet (s. 5.3.4 und 5.3.6 ff).

Von den Vorderläufen wurde die Pfote und der Humerus mit den anhängenden Weichteilen durch Exartikulation im Ellenbogen- bzw. im Handgelenk abgetrennt. Die Plattenschrauben und die AO-Platten wurden vollständig entfernt. Das Einwachsverhalten der Knochenersatzmittel unter den Platten wurde photographisch dokumentiert. Mit einer Bandsäge wurden die Explantate auf etwa 5 cm Länge zurechtgesägt, so daß die Implantationsorte der Knochenersatzmittel zentral in diesen Präparaten zu liegen kamen. (Teilweise wurden der exartikulierte Unterarm bzw. die auf 5 cm gekürzten Präparate nochmals in 2 Ebenen geröngt.) Die weitere Aufbewahrung und Aufarbeitung erfolgte entsprechend den Muskelimplantaten.

5.2 Untersuchte Substanzen

(Die im Rattenmodell eingesetzten Substanzen wurden nicht sterilisiert. Für den Versuch in Kap. 5.8 – Hundemodell – wurden die Keramiken hitzesterilisiert, wogegen die Knochengelatine mit Äthylenoxid sterilisiert wurde.)

5.2.1 Organische, biologische Substanzen

5.2.1.1 Bovines Kollagen

Das Kollagen wurde von der Firma Braun (Melsungen, BRD) zur Verfügung gestellt. Es handelte sich um strahlensterilisiertes, granuliertes, wasserunlösliches, bovines Knochenkollagen (Typ 1) hohen Reinheitsgrades.

Die Größenbestimmung zeigte:

– Partikelgröße 2000–3000 µm,
– Porendurchmesser 60–400 µm,
– Balkendicke (zwischen den Poren) 50–500 µm.

5.2.1.2 Allogenes demineralisiertes Knochenpulver

Das demineralisierte Knochenpulver wurde entsprechend dem Vorschlag von Glowacki (1981) hergestellt.

Tibiae und Femora von erwachsenen Spraque-Dawley-Ratten wurden von den Weichteilen gesäubert. Nach Abtrennen der Epiphysen zusammen mit den Epiphysenfugen wurde das Periost vom Knochen abgeschabt. Die Diaphysen wurden mit einer Zange grob zerkleinert. Für 12 h wurden die Knochenstücke in 96%igem Alkohol bei Zimmertemperatur extrahiert und anschließend für 30 min mit Diäthyläther entfettet. Daraufhin wurde das Material in einer IKA Universalmühle M 20, Kaltmühle (Fa. Jahnke & Kunkel, Staufen, BRD), pulverisiert.

Es folgte die Extraktion auf einem Magnetrührer in 0,5 normaler HCl für 3 h bei Zimmertemperatur (1 l 0,5 n HCl/20 g Knochenpulver).

Dann wurde die Lösung in einem kleinporigen Filter 2 h mit destilliertem Wasser ausgewaschen; das Filtrat wurde verworfen. Der Rückstand wurde mit 96%igem Alkohol aus dem Filter ausgewaschen und 45 min in 96%igem Alkohol im Überschuß bei Zimmertemperatur auf einem Magnetrührer umgerührt. Die Lösung wurde erneut mit einem kleinporigen Filter filtriert und das Filtrat verworfen. Der Rückstand im Filter wurde mit Diäthyläther ausgewaschen und das Pulver an der Luft getrocknet.

Entnommene Abstriche, die mit Routinemethoden untersucht wurden, waren steril. Die durchgeführte Größenbestimmung zeigte Partikelgrößen zwischen 30 und 800 µm. Bei der chemischen Analyse des vorliegenden Pulvers fand sich:

- flammenphotometrisch waren Chlor und Lithium im Pulver nicht bestimmbar;
- Routinelabormethoden zeigten Kalium, Natrium und Kalzium in einem nicht meßbaren Bereich;
- die Konzentration im Pulver war für: Kohlenstoff 35,8%, Stickstoff 44,0%, Wasserstoff 18,0% (der Sauerstoffgehalt war nicht bestimmt worden).

Eine Sequenzanalyse der als Protein eingestuften Substanz konnte nicht durchgeführt werden.

5.2.1.3 Allogene Knochengelatinen

Die Knochengelatinen der beiden untersuchten Spezies wurden entsprechend der Vorschrift von Urist (1973) in einer Modifikation von Thielemann (1982c) hergestellt.

5.2.1.3.1 Allogene Spraque-Dawley-Ratten-Knochengelatine

Tibiae und Femora von erwachsenen Spraque-Dawley-Ratten wurden von den anhängenden Weichteilen und dem Periost gesäubert, die Epiphysen und Epiphysenfugen abgetrennt und die verbliebenen Diaphysen mit einer Zange grob zerkleinert.

Bei Zimmertemperatur wurde das Material in einem Chloroform-Methanol-Gemisch (30 g Knochen in 200 ml Gemisch) unter ständigem Umrühren 20 min lang entfettet, anschließend der Überstand dekantiert und der Rückstand 2 h lang luftgetrocknet.

Bei + 4 °C wurden die Knochenpartikel 6 h lang unter ständigem Umrühren in einer 0,6 n HCl-Lösung entkalkt. Verbliebenes Knochenmark konnte nach den 6 h ausgepreßt werden. Nach Spülen mit destilliertem Wasser wurden die Partikel erneut in dem Chloroform-Methanol-Gemisch entfettet (s. oben), ein zweites Mal in 0,6 n HCl-Lösung entkalkt, gespült, wieder entfettet (s. oben) und ein drittes Mal entkalkt. (Die Salzsäure wurde alle 6 h gewechselt.)

Im nächsten Schritt wurde die HCl-Lösung mit einem 0,2 n Natriumphosphatpuffer, pH 5, über 2 h – mit 2maligem Wechseln der Pufferlösung – abgepuffert. Anschließend wurde das Material reichlich mit destilliertem Wasser gespült.

Es folgte für 24 h die Extraktion mit einer 2 molaren $CaCl_2$-Lösung (500 ml Lösung/30 g Knochen) bei + 4 °C unter ständigem Rühren.

Nach Auswaschen mit destilliertem Wasser wurde das Knochenmaterial für 24 h mit einer 0,5 molaren EDTA-Lösung (pH 6,1; 500 ml Lösung/30 g Knochen) bei + 4 °C unter ständigem Rühren weiter extrahiert.

Erneutes Waschen in destilliertem Wasser.

Für weitere 24 h schloß sich die Behandlung mit einer 8 molaren LiCl-Lösung (pH 6,2; 500 ml Lösung/30 g Knochen) bei + 4 °C unter ständigem Rühren an.

Im nächsten Schritt wurde das Material in Aqua destillata ausgewaschen und für 24 h in destilliertem Wasser im Überschuß bei + 4 °C umgerührt.

Anschließend wurde die Knochengelatine 48 h lang in einem 'Tissue Dryer ETD 4' (Fa. Edwards, London, GB) lyophilisiert und schließlich in der Kaltmühle gemahlen. Die Knochengelatine wurde durch Siebe mit definierten Poren in Fraktionen unterschiedlicher Partikelgröße aufgetrennt.

Die Partikelgröße der eingesetzten Spraque-Dawley-Ratten-Knochengelatine lag zwischen 400 und 800 µm.

Entnommene Abstriche von der Knochengelatine, die mit Routinemethoden untersucht wurden, waren steril.

Bei der chemischen Analyse der Knochengelatine fand sich:

- flammenphotometrisch waren Chlor und Lithium in der Knochengelatine nicht nachweisbar;
- Routinelabormethoden zeigten Natrium, Kalium und Kalzium in einem nicht meßbaren Bereich;
- die Konzentration in der Knochengelatine war für: Kohlenstoff 46,57%, Wasserstoff 6,50%, Stickstoff 16,63% und Sauerstoff 30,0%.

Rechnerisch ergab sich daraus ein C:H:N:O-Verhältnis von 7:1:2:3.

Daraus ließe sich die Summenformel einer möglichen Peptidkette zu $(C_7HN_2O_3)_n$ erstellen.

Auch hier konnte jedoch eine weitere Analyse der als Proteinkomplexgemisch eingestuften Knochengelatine nicht durchgeführt werden.

5.2.1.3.2 Allogene Mischlingshunde-Knochengelatine

Für die Herstellung der Hundeknochengelatine wurde diaphysärer kortikaler Knochen-Femur, Tibia – von erwachsenen Mischlingshunden verwendet.

Die Extraktion der Knochengelatine erfolgte entsprechend der unter 5.2.1.3.1 beschriebenen Methode.

Die eingesetzten Partikel hatten eine Größe von 400–800 µm.

5.2.1.4 Autogene Hundespongiosa als Chips

Für die Entnahme der autogenen Spongiosa s. 5.1.3 ff.

5.2.1.5 Allogene Hundespongiosa als Block

Für die Entnahme der allogenen Spongiosa s. 5.1.3 ff.

5.2.2 Anorganische, synthetische Substanzen

5.2.2.1 β-Trikalziumphosphat-Keramik

5.2.2.1.1 Granulierte β-Trikalziumphosphat-Keramik

Für alle Untersuchungen, außer bei der Auffüllung segmentaler Ulnadefekte in 5.8, wurde eine granulierte β-Trikalziumphosphat-Keramik (3CaO P$_2$O$_5$) des Batelle Institutes (Frankfurt, BRD) eingesetzt.

Es war davon auszugehen, daß Beimischungen in Form von Tetrakalziumphosphat bzw. Hydroxylapatit nur als Verunreinigungen in der Substanz enthalten waren. Eine Überprüfung der Reinheit des eingesetzten Materials wurde nicht durchgeführt.

Die Partikelgröße betrug 200–350 µm. Die Porengröße war maximal 80 µm; mindestens 1/3 der Poren waren interkonnektierend. Das Porenvolumen betrug 45 Volumenprozent.

5.2.2.1.2 β-Trikalziumphosphat-Keramikzylinder

Für die Untersuchung 5.8 wurden hochdichte β-Trikalziumphosphat-Keramikzylinder verwendet (Fa. Heyl, Berlin, BRD).

Es war davon auszugehen, daß Beimischungen in Form von Kalziumphosphatkeramiken eines anderen stöchiometrischen Ca/P-Verhältnisses als das des Trikalziumphosphats nur als Verunreinigungen in der Substanz vorhanden waren. Eine Überprüfung der Reinheit des eingesetzten Materials wurde nicht durchgeführt.

Die Keramikzylinder hatten eine Länge von 0,7 cm bei einem Durchmesser von 0,6 cm (keine meßbare Makroporosität).

5.2.2.2 Hydroxylapatitkeramik

Die für alle Versuche eingesetzten Hydroxylapatitkeramiken (Ceros 80) wurden von der Firma R. Mathys (Bettlach, Schweiz) zur Verfügung gestellt.

Es handelte sich dabei um Hydroxylapatitkeramikgranulate mit unterschiedlicher Partikelgröße, unterschiedlichen Porenvolumina und differentem Porendurchmesser und um Hydroxylapatitkeramikzylinder mit definiertem Porendurchmesser und Porenvolumen. Es war davon auszugehen, daß Beimischungen in Form von Kalziumphosphatkeramiken eines anderen stöchiometrischen Ca/P-Verhältnisses als das des Hydroxylapatits nur als Verunreinigungen in den Substanzen vorlagen. Eine Überprüfung der Reinheit der Materialien wurde nicht durchgeführt.

Im folgenden werden die letzten beiden Katalognummern der Firma Mathys zur Beschreibung für das partikuläre Ceros-80-Granulat verwendet (s. Bulletin Synthes 1982).

5.2.2.2.1 Ceros 00

Porenvolumen 60%,
Porendurchmesser 200–400 µm,
Partikelgröße 0,8–1,4 mm.

5.2.2.2.2 Ceros 01
Porenvolumen 60%,
Porendurchmesser 200–400 μm,
Partikelgröße 1,4–2,8 mm.

5.2.2.2.3 Ceros 03
Porenvolumen 60%,
Porendurchmesser 400–800 μm.
Partikelgröße 0,8–1,4 mm.

5.2.2.2.4 Ceros 06
Porenvolumen 80%,
Porendurchmesser 200–400 μm,
Partikelgröße 0,8–1,4 mm.

5.2.2.2.5 Ceros-Zylinder
Für die Untersuchung 5.10 wurden Hydroxylapatitkeramikzylinder mit einer Länge von
0,8 cm und einem Durchmesser von 0,5 cm verwendet.
Porenvolumen 60%,
Porendurchmesser 200–400 μm.

5.2.3 Composites

5.2.3.1 Bovines Kollagen mit β-Trikalziumphosphat-Keramik

Für die Untersuchung 5.6 wurde das unter 5.2.1.1 beschriebene bovine Kollagen mit der
unter 5.2.2.1.1 beschriebenen granulären β-Trikalziumphosphat-Keramik im Verhältnis
2:1 vermischt, mit Ringer-Lösung angefeuchtet und implantiert.

5.2.3.2 Bovines Kollagen mit Ceros 00

Für die Untersuchung 5.6 wurde ebenfalls das bovine Kollagen (s. 5.2.1.1) mit der unter
5.2.2.2.1 beschriebenen Hydroxylapatitkeramik im Verhältnis 2:1 vermischt, mit Ringer-
Lösung angefeuchtet und implantiert. Eine völlig gleichmäßige Durchmischung der beiden
Substanzen war aufgrund der als Partikel vorliegenden Hydroxylapatitkeramik nicht möglich (s. 7.2.2).

5.2.3.3 Allogenes demineralisiertes Knochenpulver mit β-Trikalziumphosphat-Keramik

Für die Untersuchung 5.6 wurde weiterhin das unter 5.2.1.2 beschriebene demineralisierte
Knochenpulver im Verhältnis 1:1 mit der granulären – β-Trikalziumphosphat-Keramik (s.
5.2.2.1.1) vermischt, mit Ringer-Lösung angefeuchtet und implantiert.

5.2.3.4 Allogene Spraque-Dawley-Ratten-Knochengelatine mit β-Trikalziumphosphat-Keramik

Die unter 5.2.1.3.1 beschriebene Rattenknochengelatine wurde mit der granulären β-Trikalziumphosphat-Keramik im Verhältnis 1:1 vermischt, angefeuchtet und für die Versuche 5.6 und 5.7 verwendet.

5.2.3.5 Allogene Spraque-Dawley-Ratten-Knochengelatine mit Ceros 00

Für die Versuche 5.6 und 5.7 wurde die Rattenknochengelatine (s. 5.2.1.3.1) mit Ceros 00 (s. 5.2.2.2.1) im Verhältnis 1:1 gemischt, mit Ringer-Lösung angefeuchtet und implantiert.

5.2.3.6 Autogene Hundespongiosa als Chips mit β-Trikalziumphosphat-Keramik

Im Versuch 5.8 wurde autogene, aus der Radiusbasis gewonnene Spongiosa intraoperativ mit der unter 5.2.2.1.1 beschriebenen TCP-Keramik im Verhältnis 2:1 vermischt und anschließend implantiert.

5.2.3.7 Allogene Mischlingshunde-Knochengelatine mit β-Trikalziumphosphat-Keramik

Allogene Mischlingshunde-Knochengelatine, die entsprechend der unter 5.2.1.3 ff. vorgestellten Methode hergestellt worden war, wurde mit der oben erwähnten, granulären TCP-Keramik im Verhältnis 1:1 gemischt, mit Ringer-Lösung angefeuchtet und im Versuch 5.8 eingesetzt.

5.3 Auswertung

5.3.1 Nativröntgen

5.3.1.1 Rattenpräparate

Am Tag der Explantation, vor der Präparatevorbereitung (s. 5.1.1.3), wurden die explantierten Rattenfemora bzw. die Bauchmuskulatur mit einer konventionellen Röntgenanlage der Firma Philips (Holland) geröngt. Die Röntgenuntersuchung erfolgte mit einer Min-R-Kassette und einem Min-R-Film der Firma Kodak der Größe 18x24 cm (Kat.-Nr. 5003943). Bei kleinem Fokus wurde ein Film-Fokus-Abstand von 1 m mit 45 kV, 5mAs gewählt. Die Röntgenaufnahmen der Femora wurden, soweit möglich, in zwei 90° zueinander versetzten Ebenen angefertigt. Der Film wurde in einer T5A-Entwicklungsmaschine (Fa. Du Pont, Neu Isenburg, BRD) entwickelt. Anschließend wurden die Präparate zur histologischen Aufarbeitung weiter vorbereitet (s. 5.1.1.3).

5.3.1.2 Hundepräparate

Nach der intravitalen Angiographie (s. 5.3.2) und der Entnahme der gesamten Vorderläufe (s. 5.1.2.3) wurden letztere mit demselben Röntgengerät und dem gleichen Kassetten- und Filmtyp mit größerem Format (24x30 cm, Kat.-Nr. 5003959, s. 5.3.1.1) bei einem Film-

Fokus-Abstand von 1 m mit 55kV, 8–10 mAs ebenfalls in zwei 90° zueinander versetzten Ebenen geröngt. Die Filmentwicklung erfolgte wie unter 5.3.1.1.

5.3.2 Intravitale Angiographie

5.3.2.1 Theoretischer Hintergrund

Um die Gefäßversorgung eines Röhrenknochens artefaktfrei zu beurteilen, ist von Trueta et al. (1947), Trueta u. Harrison (1953) und Barclay (1951) die Technik der mit einer Mikroangiographie gekoppelten Histologie entwickelt worden. Von Rhinelander und Bargary (1962) sowie Rhinelander (1980) wurde diese Methode fortentwickelt, um die Revaskularisation einer geschlossenen Fraktur, bis zu 8 Wochen nach dem Trauma, beobachten zu können. Nach Rhinelander u. Bargary (1962) sowie Rhinelander (1980) erlaubt dieses Verfahren keine quantitativen Bestimmungen, so daß nur qualitative Aussagen zur Gefäßentwicklung möglich sind.

Nach seinen Vorstellungen ist es nicht sinnvoll, Mikroangiographien an kleineren Tieren als z.B. an dem Hund vorzunehmen, da:

- nur bei größeren Tieren wie dem Hund die Extremitätengefäße groß genug sind, um angiographisch sicher dargestellt und beurteilt werden zu können;
- beim Hund unter physiologischen und reparativen Bedingungen eine Gefäßverteilung am Knochen vorherrscht, die der des Menschen weitestgehend entspricht (Rhinelander u. Bargary 1962; Rhinelander 1980);
- nur beim Hund sich geschlossene Frakturen experimentell herstellen lassen, die den geschlossenen Frakturen des Menschen entsprechen.

Das Prinzip der Methode beruht auf der intravitalen Injektion von Micropaque in heparinisierte Tiere und der sofortigen, noch intravital durchgeführten Fixierung der Präparate durch die Injektion eines Micropaque-Formalin-Gemischs. Während der Injektionen (Micropaque bzw. das Fixationsgemisch) werden physiologische Druckwerte im Gefäßsystem aufgrund des apparativen Aufbaus nicht überschritten.

Dies führt:

- zur Darstellung nur des afferenten (Arterien, Arteriolen, Kapillaren) Gefäßsystems, während
- das efferente (venöse, medulläre) Gefäßsystem wegen seiner Größe (Querschnitt) und seiner schnellen Entleerung nicht ohne spezielle Techniken angefärbt werden kann;
- es werden nur die Gefäße dargestellt, die zum Zeitpunkt der Angiographie unter physiologischen (Narkose!) Bedingungen geöffnet sind, so daß
- die Auffüllung von vorhandenen, unter physiologischen Bedingungen jedoch nicht geöffneten Gefäßkurzschlüssen, d.h. ein 'Überspritzen' des Gefäßsystems, vermieden wird.

5.3.2.2 Angewandte Methode

Für die Mikroangiographie wurde Micropaque, eine 30%ige (Gewichtsprozente) Bariumsulphatsuspension in physiologischer Kochsalzlösung, verwendet. Nach ausreichender Perfusion (s. unten), unmittelbar im Anschluß an das Micropaque, wurden die Präparate mit einem Gemisch aus Micropaque und Formalin im Verhältnis 9:1 perfundiert; diese Methode erlaubt die intravitale Fixierung des Kontrastmittels. Die wäßrige Micropaque-Suspension muß zuerst zur Perfusion verwendet werden, da bei sofortiger Applikation der Fixationslösung, aufgrund der Zytotoxizität des Formalins, ein Vasospasmus auftreten kann, der zu Artefakten in der Gefäßdarstellung führen würde.

Um mit einem konstanten Druck von 120 mm Quecksilbersäule angiographieren zu können, wurde eine Preßluftflasche mit Reduzierventil über ein y-Stück mit den Vorratsbehältern (Erlenmeierkolben mit Auslaßstutzen) für die Perfusionslösungen (1. wäßriges Micropaque; 2. wäßriges Micropaque/Fixationslösung) verbunden. Im Nebenschluß dazu, in Herzhöhe des auf dem Rücken gelagerten Tiers, war die Preßluft mit einem Quecksilberbehälter, an den ein geeichtes, graduiertes U-Rohr angeschlossen war, angekoppelt. Die Vorratsgefäße der Angiographielösungen standen auf Magnetrührern, so daß die Suspensionen während der Injektion ständig durchmischt wurden. Beide Erlenmeierkolben waren durch ein y-Stück an den zu dem Tier gehenden Katheter angeschlossen.

Nach Öffnen der Preßluftflasche konnte über das Reduzierventil der Druck im System auf 120 mm Quecksilbersäule – am U-Rohr abzulesen – eingestellt werden. Nach Äquilibrierung im Schlauchsystem und Anschluß an den arteriellen Katheter wurden zuerst die y-Schenkel des Vorratsgefäßes mit der wäßrigen Micropaque-Suspension geöffnet. Nach ausreichender Anfärbung (s. unten) wurde dieser Schenkel des Schlauchsystems geschlossen und die Extremität mit dem Fixationsgemisch perfundiert.

Für die intravitale Angiographie wurde jeweils ein Hund aus einer Gruppe (s. 5.8) 180 Tage nach der Erstoperation erneut narkotisiert (s. 5.1.2). Die Tiere wurden auf dem Rücken gelagert die Haut der linken und rechten Axilla inzidiert, Aa. und Vv. axillares dargestellt und nach Mobilisation auf etwa 3 cm Länge nach proximal und distal mit je einem Seidenfaden der Stärke 0 angeschlungen.

Über eine Hautvene wurden die Tiere mit Heparin, 200 I/E/kg Körpergewicht, heparinisiert. Die linke V. axillaris wurde zuerst venotomiert. Ein Jugulariskatheter wurde 2 cm nach distal retrograd in die Vene vorgeschoben und die Vene nach proximal ligiert. Der körperfern liegende Haltefaden wurde geknüpft und so der Katheter in der Vene gesichert. Das Ende des venösen Katheters wurde in ein Auffanggefäß ausgeleitet. In die A. axillaris wurde mit derselben Technik ein 2 cm nach distal anterograd vorgeschobener, gleich großer Katheter plaziert. Die Arterie wurde ebenfalls nach proximal ligiert. Unmittelbar anschließend wurde der arterielle Katheter an die unter 120 mm Quecksilbersäule Druck stehende, wäßrige Micropaque-Suspension angeschlossen.

Das Kontrastmittel wurde so lange appliziert, bis das aus dem venösen Katheter austretende Perfusat die gleiche Farbe wie beim Eintreten in den arteriellen Schenkel hatte. Anschließend wurde die Extremität für 20 min mit dem Fixationsgemisch durchspült. Daraufhin wurde auf der rechten Seite auf die gleiche Weise vorgegangen.

Die Sauerstoffzufuhr wurde unterbrochen. Nach dem Tod der Tiere wurden beide Katheter ligiert und in situ belassen. Die Präparate wurden entnommen und in einem Formalin-Äthanol-Gemisch fixiert (s. 5.1.2.3).

Nach den Röntgenaufnahmen und der Präparatevorbereitung (s. 5.3.1.2 und 5.1.2.3) wurden unentkalkte, angefärbte Knochenschnitte (s. 5.3.4 ff.) und unentkalkte, ungefärbte Knochenschliffe (s. 5.3.6 ff.) angefertigt. Die Knochenschnitte wurden histomorphologisch und histomorphometrisch (s. 5.3.8) ausgewertet. Von den Knochenschliffen wurden

Mikroangioradiographien (s. 5.3.2 und 5.3.7) hergestellt, die mit einem Photomikroskop III RS (Fa. Zeiss, Oberkochen, BRD) histologisch untersucht und für die Abbildungen mit einem Schwarzweißfilm, Agfapan 15 Din (Fa. Agfa-Gaevert, Leverkusen, BRD), photographiert wurden.

5.3.3 Tetrazyklindoppelmarkierung

5.3.3.1 Theoretischer Hintergrund

Fluoreszenz ist eine Sonderform der Luminiszenz d. h. dem Auftreten von Leuchterscheinungen, die manche Stoffe zeigen, wenn sie durch Zuführen (Bestrahlen) von Energie angeregt werden.

Fluoreszenz bedeutet, daß durch die anregende Energie Elektronen eines Moleküls der angeregten Substanz auf eine höhere Schale angehoben werden, von der sie, unter Abstrahlung langwelligeren Lichts als dem der Anregung, auf die alte Bahn zurückkehren. Die Wellenlänge des abgestrahlten Lichts kann im sichtbaren Bereich liegen (Guibault 1973).

Fluorochrome sind Verbindungen, die entweder an sich schon fluoreszierend sind oder es nach ihrer selektiven Anlagerung an bestimmte Gewebe bzw. Atome werden. Durch die Anheftung von Fluorochromen an nicht oder nur schwach fluoreszierende Strukturen können letztere, nach der Anregung, unter dem Mikroskop sichtbar gemacht werden.

Knochengewebe hat eine geringe Eigenfluoreszenz (Rahn 1976).

Tetrazykline, Systeme aus linear kondensierten sechsgliedrigen Ringen (Octahydronaphthacen), fluoreszieren im UV-Licht. Diese Fluoreszenz wird durch eine Komplexbildung des Tetrazyklinmoleküls mit Metallionen, wie z.B. Kalziumionen, verstärkt. Die Fluoreszenz von verkalkendem Gewebe, nach einer Tetrazyklinmarkierung, beruht auf der Entstehung eines Tetrazyklin-Kalziumphosphat-Komplexes.

Experimentell kann durch eine Tetrazyklinmarkierung die Kalziumanreicherung im Gewebe beobachtet werden. Das Tetrazyklinmolekül wird im mineralisierenden Knochen über die Komplexbildung an die auf der Oberfläche von Kristallisationszentren liegenden Kalziumionen gebunden. Es reichert sich im Knochen und in allen, sich in Mineralisation befindlichen Zonen an, besonders in den Mineralisationsfronten. Das sind die Zonen, in denen von Osteoblasten produziertes, unmineralisiertes Osteoid durch den Vorgang der primären Mineralisation in trabekuläres Knochengewebe umgewandelt wird (Milch et al. 1957, 1958; Frost et al. 1960; Rahn 1976).

Im ultravioletten Licht erscheint so markiertes Osteoid als hellgelbe, leuchtende Bande, (Ibson u. Urist 1964) parallel zu den Knochenlamellen. Bei zweimaliger Gabe des Tetrazyklins in einem definierten Zeitabstand entspricht die unter dem Mikroskop zu messende Strecke zwischen den entstandenen Banden dem Fortschreiten der Mineralisationsfront, d.h. sie spiegelt die osteoblastäre Aktivität direkt wieder.

Mineralisationsdefekte bedingt durch

- eine eingeschränkte Produktivität der Osteoblasten (verminderte Osteoidproduktion) oder
- eine beeinträchtigte Mineralisation

führen zu einer Verringerung des Abstandes der Tetrazyklinbanden, zu einer Herabsetzung der absoluten Zahl fluoreszierender Banden bzw. zu einer diffusen Anfärbung des untermineralisierten Gewebes. Dies ist unter dem Mikroskop direkt nachweisbar.

5.3.3.2 Angewandte Methode

Alle Versuchstiere wurden jeweils am 14. und 13. Tag und am 2. und 1. Tag vor der Tötung mit Vibramycin (Firma Pfitzer, Karlsruhe, BRD), 50 mg/kg Körpergewicht, markiert. Die Applikation erfolgte bei den Ratten in die ischiokrurale, bei den Hunden in die Glutäalmuskulatur.

Die Doppelmarkierung an jeweils 2 aufeinanderfolgenden Tagen sollte die Entstehung von konfluierenden, breiteren und damit sichtbareren und besser zu beurteilenden Banden fördern.

Nach der Entnahme der Präparate und ihrer Vorbereitung (s. 5.1.1.3 und 5.1.2.3) wurden unentkalkte, ungefärbte Knochenschnitte und Knochenschliffe (s. 5.3.4 und 5.3.6) hergestellt, die mit dem Zeiss Photomikroskop im ultravioletten Licht bei verschiedenen Vergrößerungen befundet wurden. Als anregende Lampe diente eine Quecksilberhöchstdrucklampe HbO (200 Watt, Fa. Zeiss). Diese Lampe führt zu Emissionen zwischen 300 und 800 nm. Als Erregerfilter diente ein Filter UG1, spektrale Transmission zwischen 300 und 400 nm, als Sperrfilter wurde ein Filter mit der Ausschlußgrenze bei 410 nm benutzt. Die Präparate wurden mit einem Buntfilm, Ektachrom 160 (Fa. Kodak, Stuttgart, BRD), photographiert.

5.3.4 Herstellung unentkalkter Knochenschnitte, Polymethylmethacrylat eingebettet

Um Knochengewebe in Kunststoff einbetten zu können, muß das Einbettungsmedium ganz bestimmten Anforderungen genügen. Eine Grundvoraussetzung ist, daß das Einbettungsmaterial in seiner Härte dem einzubettenden Gewebe entspricht, oder in seiner Härte letzterem anzupassen ist (Boellard u. Hirsch 1959).

Als Ausgangsmaterial wurde Plexiglas (Polymethacrylsäureester) verwendet (Puckett 1941; Kropp 1954), das jedoch im auspolymerisierten Zustand äußerst hart und spröde ist. Um für die unterschiedlich harten Präparate und die unterschiedlichen histologischen Untersuchungstechniken geeignete Einbettungsmedien zu finden, wurden verschiedene Polymethacrylateinbettungstechniken mit jeweils veränderten Polymerisationsgemischen erprobt (Hirsch 1958).

Die im weiteren beschriebene Technik der Einbettung und die Zusammensetzung des Polymerisationsgemischs entspricht der von Burckhardt (1966) veröffentlichten Modifikation der Technik von Hirsch (1958) und Boellard (1959). (Für eine kurze Beschreibung der Technik s. Burck 1982.)

Zur Herstellung von unentkalkten Knochenschnitten wurden die Präparate zur Fixierung, um eine Zellschrumpfung zu vermeiden, für 2 Tage in dem Gemisch aus 96%igem Äthanol und 35%igem Formalin (V/V = 2/1) belassen, in das sie unmittelbar nach der Entnahme, der Probenvorbereitung und dem Nativröntgen eingebracht worden waren. Anschließend wurden sie 5 Tage lang, mit täglichem Wechsel des Gefäßes, in 96%igem Äthanol auf einem Magnetrührer entwässert. Daran schloß sich die Acrylierung in einem

Gemisch aus 96%igem Äthanol und Methacrylsäuremethylester im Verhältnis 1:1 für weitere 24 h auf einem Magnetrührer an. Da eine sichere Durchtränkung mit dem Polymerisationsgemisch notwendig war, wurden die Knochenpräparate im folgenden in ein mit Acrylat (Methacrylsäuremethylester) gefülltes Vakuumgefäß gelegt, das über eine Wasserstrahlpumpe für 24 h auf einen Unterdruck von 200 Torr evakuiert wurde. So sollte eine luftfreie Einbettung erzielt werden.

Im nächsten Schritt wurden die Präparate in das eigentliche Polymerisationsgemisch, bestehend aus:

- 700 ml Methylmetacrylat,
- 140 ml Nonylphenol,
- 16 ml Dibùtylphthalat als 'Weichmacher',
- 15 g Benzoylperoxid als 'Starter' und
- 500 ppm Hydrochinon als polymerisationshemmenden 'Stabilisator'

eingebracht. Für 4 Tage wurden sie im Kühlschrank bei + 10 °C aufbewahrt, dann in frisches Polymerisationsgemisch umgesetzt und weitere 4 Tage unter gleichen Bedingungen im Kühlschrank gehalten.

Für die Auspolymerisierung wurden die Rattenfemora in verschließbare Plastiktöpfchen (Kunststoffversandgefäße 40-44, A. Harre & Co. Hannover, BRD, Durchmesser 40 mm, Höhe 44 mm) gelegt, mit der Ventralseite des Femurs zum Boden des Töpfchens hin gewandt oder 90° versetzt dazu. Sie wurden dort mit kleinen Kunstharzblöcken verklemmt. Das Gefäß wurde vollständig mit frischem Polymerisationsgemisch aufgefüllt und verschlossen. Die Bauchmuskelexplantate wurden senkrecht stehend – die Schmalseiten der Präparate zum Gefäßboden hingewandt, zwischen Kunstharzblöcke geklemmt – in die Töpfchen eingebracht, die dann aufgefüllt und verschlossen wurden. Große Präparate (Hundemodell) wurden ohne Orientierung in Glasgefäßen auspolymerisiert. Dies erfolgte im Brutschrank bei + 30 °C in 3–4 Tagen.

Für die Herstellung der Schnitte wurden die Blöcke, nach der Entfernung der Plastikbzw. Glasgefäße, mit einer Bandsäge zurechtgesägt.

Zum Schneiden wurde das von Hirsch u. Boellard (1958) und Boellard u. Hirsch (1959) beschriebene K-Schlitten-Mikrotom der Firma Jung mit schräg angestellter Hartmetallklinge (HK 4, Fa. Jung, Heidelberg, BRD) benutzt. Es handelt sich dabei um ein motorgetriebenes Mikrotom, bei dem Schnittgeschwindigkeit und Präparat-Schlitten-Führung variiert werden können. Aufgrund ihrer Festigkeit konnten die Blöcke direkt in das Mikrotom eingespannt werden. Durch die Positionierung der Rattenfemora und der Bauchmuskelpräparate bei der Auspolymerisation konnte das Legen der Schnittebenen deutlich erleichtert werden. Die Rattenfemora wurden mit der Längsachse in der Schnittrichtung orientiert; die Bauchmuskelexplantate wurden über ihre Schmalseiten angeschnitten.

Mit einer Schneideflüssigkeit (Fa. Wissenschaftliche Industrielle Vertragsforschung, Schwetzingen, BRD) wurden die Blöcke und das Messer benetzt. Nach dem Schneiden wurden die aufgerollten Schnitte mit einer Streckflüssigkeit befeuchtet (Fa. Wissenschaftliche Industrielle Vertragsforschung, Schwetzingen, BRD), mit einem Pinsel und einem Messer ausgebreitet und mit einer Pinzette auf vorbereitete Objektträger übertragen. Letztere waren mit Chromgelatine (4,5 g Gelatine; Chromalaun 4% 38,5 ml/1000 ml Aqua destillata) beschichtet. Nach der Übertragung auf die Objektträger wurden die Schnitte erneut mit Streckflüssigkeit angefeuchtet und vollständig ausgebreitet. Darüber wurde eine Kunststoffolie gespannt und überschüssige Streckflüssigkeit ausgestrichen. Jeweils 5 solcher Objektträger wurden in einer Schraubzwinge gespannt, leicht angepresst und 24 h im Wärmeschrank bei + 50 °C getrocknet.

So entstanden Schnittserien von:

- 5 µm Dicke, die anschließend angefärbt wurden (s. 5.3.4.1–5.3.4.3), und
- 7–10 µm Dicke, die nicht angefärbt und fluoreszenzoptisch ausgewertet wurden (s. 5.3.3 ff.).

5.3.4.1 Trichromfärbung Masson-Goldner

Nach der Trocknung und der Entfernung der Abdeckfolien wurden die Knochenschnitte mit Essigsäure-2-methoxyäthylester 3mal 10 min lang entacryliert. Es folgte eine absteigende Alkoholreihe (2mal 3 min absoluter Alkohol, 2mal 3 min 95%iger Alkohol, 1mal 5 min 70%iger Alkohol, 1mal 8–10 min Aqua destillata). Hier konnte es zum 'Abschwimmen' der Präparate von den Objektträgern kommen, wenn das Präparat bei der Herstellung nicht ausreichend acryliert, bzw. die Objektträger nicht gleichmäßig mit Chromgelatine beschichtet worden waren. Anschließend wurden die Zellkerne über 10 min mit Hämatoxylinalaun angefärbt. Nach der Differenzierung mit 1%iger Essigsäure und dem Abspülen der Präparate mit Aqua destillata schloß sich die Färbung mit der Lösung Goldner A – 'Ponceau de Xylidine' (Ponceau 2 g, Säurefuchsin 1 g, Eisessig 0,4 ml, Aqua destillata 200 ml) – für 45 min an. Nach erneuter Differenzierung folgte für 7 min die Färbung mit Goldner B – 'Phosphorwolframsäure-Orange G' (Phosphorwolframsäure 2 g, Orange G 1 g, Aqua destillata 200 ml). Nach Differenzierung mit 1%iger Essigsäure wurde die Gegenfärbung mit Lichtgrün (Lichtgrün 0,4 g, Eisessig 0,4 ml, Aqua destillata 200 ml) für 15 min durchgeführt. Nach der letzten Differenzierung, wiederum mit 1%iger Essigsäure, wurden die Präparate mit destilliertem Wasser abgespült und dann in eine aufsteigende Alkoholreihe (wie oben, umgekehrte Reihenfolge) und für 3mal 5 min in Xylol eingebracht. Die gefärbten Schnitte wurden mit Eukitt (Einschlußmittel: Fa. Kindler, Freiburg, BRD) beschichtet und eingedeckelt (Goldner 1938; Burck 1982).

5.3.4.2 Kossa-Färbung

Die Schnitte wurden entacryliert und in die absteigende Alkoholreihe gebracht (s. 5.3.4.1). Anschließend wurden sie 5 min in einer 5%igen Silbernitratlösung gefärbt. Nach dem Auswaschen mit destilliertem Wasser wurden die Schnitte für 3 min in ein Soda-Formol-Gemisch (Natriumkarbonat 10 g, Natriumthiosulfat 5%, 10 g, Formaldehyd 37%, 50 ml, Aqua destillata 150 ml) gelegt und anschließend 10 min lang gewässert. Es folgte für 45 min die Färbung mit 'Ponceau de Xylidine', Abspülen und für weitere 7 min die Färbung mit Phosphorwolframsäure-Orange G (Zusammensetzungen s. 5.3.4.1). Die Modifikation der Kossa-Färbung entspricht einem Vorschlag des Pathologischen Instituts der Universität Hamburg, Professor Dr. G. Delling.

Die Präparate wurden dann erneut mit 1%iger Essigsäure und destilliertem Wasser abgespült, in die aufsteigende Alkoholreihe, Xylol gebracht, mit Eukitt eingedeckt und abgedeckelt (Kossa 1901; Burck 1982).

5.3.4.3 Methylgrün-Pyronin-Färbung

Die Behandlung der Schnitte vor – Entacrylierung, absteigende Alkoholreihe – und nach –
aufsteigende Alkoholreihe, Eukitt-Eindeckung – der eigentlichen Färbung entsprach dem
Vorgehen wie bei der Trichromfärbung Masson-Goldner (s. 5.3.4.1). Für die 60 min dau-
ernde Färbung wurde ein Gemisch von 12,5 ml Pyroninlösung (Fa. Chroma, Köngen,
BRD), 7,5 ml Methylgrünlösung (Fa. Merck, Darmstadt, BRD) und 30,0 ml Aqua destillata verwendet.

Die Färbelösung mußte jeweils für den Färbevorgang hergestellt werden: 20 ml einer
2%igen wäßrigen Pyroninlösung wurden mit Chloroform 3–4 mal ausgeschüttelt. Da in
der Methylgrünlösung geringe Mengen Methylviolett enthalten sein können, wurden auch
hier 20 ml der 2%igen wäßrigen Lösung mehrfach mit Chloroform gereinigt. Die Abtren-
nung erfolgte in einem Scheidetrichter, wobei nur geringe Mengen des Chloroforms notwendig waren. Anschließend wurde die oben angegebene Färbelösung hergestellt und
verwendet (Romeis 1968).

5.3.5 Herstellung von unentkalkten Knochenschnitten
in kaltpolymerisierendem Methylmethacrylat eingebettet

Um an unentkalkten Knochenschnitten den enzymatischen Nachweis der Aktivität der alkalischen und der sauren Phosphatase durchführen zu können, mußten die explantierten
Gewebe in einem Kunstharz eingebettet werden, bei dessen Polymerisation keine Temperaturen auftraten, die zu einer thermisch bedingten Denaturierung der Enzyme geführt hätten. Die gesamte Probenaufbereitung bis zum Schnitt und der Enzymfärbung mußte möglichst lückenlos bei Temperaturen um + 4 °C durchgeführt werden. Bereits die Fixierung
der Präparate unmittelbar nach der Entnahme wurde mit einem anderen Fixierungsmittel
als dem, welches für die in Polymethylmethacrylat eingebetteten Proben benutzt worden
war, durchgeführt (s. 5.1.1.3).

Das auf 4 °C gekühlte Fixierungsmittel bestand aus:

– 8% Paraformaldehyd,
– 0,2 molarem Cacodylatpuffer, pH 7,4, und
– 2-Propanolol

im Verhältnis 1:1:2.

Die Präparate wurden nach der Vorbereitung in diesem Gemisch für 2 h im Kühlschrank fixiert. Es schloß sich die Entwässerung für 6mal 20 min in auf 4 °C gekühltem
Propanolol an.

Anschließend wurden die Präparate in einem Gemisch aus:

– 20 ml Methylmethacrylat,
– 3 g Benzoylperoxid,
– 60 ml 2-Hydroxyäthylmethacrylat,
– 10 ml 2-Hydroxyäthylacrylat und
– 10 ml 2-Propanolol

für 24–36 h bei + 4 °C im Kühlschrank durchtränkt.

Für die eigentliche Polymerisation wurde ein Gemisch aus:

- 30 ml Methylmethacrylat,
- 0,4 g Benzoylperoxid,
- 60 ml 2-Hydroxyäthylmethacrylat,
- 10 ml 2-Hydroxyäthylacrylat und
- 10 ml 2-Propanolol

benutzt, das vor dem Einbetten der Proben im Tiefkühlschrank auf –20 °C abgekühlt worden war. Unmittelbar vor der Verwendung des Polymerisationsgemischs mußten als Starter für diese Polymerisation 2 ml einer 10%igen N,N-Dimethylanilin-Lösung beigesetzt werden.

Die Bauchmuskelpräparate wurden senkrecht stehend in den Plastiktransportgefäßen mit kleinen Kunstharzresten verklemmt (s. 5.3.4) und dann mit dem Polymerisationsgemisch übergossen. Letzteres wurde nach dem Auffüllen der Töpfchen mit Paraffinöl abgedeckt, um einen Lufteintritt bei der nachfolgenden Reaktion zu vermeiden. Die Auspolymerisation erfolgte in 3 Tagen bei + 4 °C im Kühlschrank. So konnte die Polymerisationstemperatur niedrig gehalten werden. Bis zur Enzymfärbung wurden die Blöcke im weiteren Verlauf ständig im Kühlschrank aufbewahrt.

Zur Herstellung der Schnitte wurden die Blöcke, nach der Entfernung der Plastikgefäße, mit einer Bandsäge zurechtgesägt. Das weitere Vorgehen entsprach der Schnittherstellung für die konventionellen Färbungen (s. 5.3.4). Es wurde darauf geachtet, die Kühlung immer nur kurzfristig zu unterbrechen.

5.3.5.1 Nachweis der Alkalischen-Phosphatase-Aktivität am Schnitt

Die unentkalkten kaltpolymerisierend eingebetteten Schnitte (s. 5.3.5) wurden für 60 min bei + 38 °C in einer filtrierten Lösung aus:

- 10 mg 'fast blue BBN' (Fa. Sigma, Deisenhofen, BRD),

gelöst in einem Gemisch aus:

- 30 mg Naphthol-AS-Phosphat (Fa. Fluka, Neu-Ulm, BRD),
- 0,5 ml N,N-Dimethylformamid-HCON-CH$_3$ (Fa. Merck, Darmstadt, BRD),
- 100 ml 0,2 molarer Tris-Puffer, pH 9,1,

inkubiert.

Anschließend wurden sie für 3mal 2 min mit Aqua destillata abgespült. Es folgte für 20 min eine Gegenfärbung mit Kernechtrot (0,1 g Kernechtrot in 100 ml 5%igem wäßrigem Aluminiumsulfat heiß gelöst und nach dem Erkalten filtriert).

Nach der Gegenfärbung wurden die Präparate erneut 3mal 2 min mit destilliertem Wasser gespült, luftgetrocknet, mit Eukitt beschichtet und eingedeckelt.

5.3.5.2 Nachweis der Sauren-Phosphatase-Aktivität am Schnitt

Zum Nachweis der Aktivität der sauren Phosphatase am Schnitt wurden die Präparate (s. 5.3.5) bei + 38 °C für 60 min in einem Gemisch aus 4 verschiedenen Lösungen inkubiert:

- 5 ml Lösung C,

- 12 ml Aqua destillata,
- 1 ml Lösung D,
- 0,8 ml Lösung A und
- 0,8 ml Lösung B, mit 1 n NaOH auf pH 5,0 eingestellt.

Die Lösungen A–D setzten sich folgendermaßen zusammen:

Lösung A: Hexazotiertes Pararosanilin (Fa. Sigma, Deisenhofen, BRD)

- 1 g Pararosanilin,
- 20 ml Aqua destillata,
- 5 ml konzentrierte HCl;

die Lösung mußte vor Gebrauch erwärmt und filtriert werden, Aufbewahrung bei + 4 °C.

Lösung B: 4% Natriumnitritlösung in destilliertem Wasser
Aufbewahrung bei + 4 °C.

Lösung C: Michaelis Veronalacetat Stammlösung

- 9,715 g Natriumacetat 3 H_2O,
- 14,715 g Natriumbarbiturat (Fa. Merck, Darmstadt, BRD),
- CO_2-freies Aqua-destillata ad 500 ml.

Lösung D: 100 mg Naphtol-AS-Biphosphat gelöst in 10 ml N-N-Dimethylformamid. (Bei – 20 °C aufbewahrt.)

Nach der Inkubation wurden die Präparate für 10 min in 1%igem Methylgrün gelöst in einem Phosphatpuffer bei pH 4,0-gegengefärbt und anschließend gründlich mit destilliertem Wasser 3 mal 2 min abgespült. Nach der Lufttrocknung wurden die Schnitte mit Eukitt beschichtet und eingedeckelt.

5.3.6 Herstellung unentkalkter Knochenschliffe in Polymethylmethacrylat eingebettet

Unentkalkte Knochenschliffe werden bevorzugt für autoradiographische, mikroradiographische Verfahren und für den Nachweis des Einbaus von fluoreszierenden Substanzen (Tetrazykline: Milch 1958; Frost 1960) in das Knochengewebe verwendet.

In den Schliffpräparaten ist der Nachweis von kompaktem und trabekulärem Knochen, von angrenzendem Weichgewebe und von Implantaten, die härter als der Knochen sind, möglich. Besonders die Beurteilung des Einwachsverhalten von Implantaten im Knochengewebe, die bei der Herstellung von Knochenschnitten leicht aus dem umgebenden Gewebe herausbrechen können, war in Schliffpräparationen besser möglich, als in den durch die Mikrotomtechnik gewonnenen Schnitten. Durch die Einbettung der Knochenpräparate in Kunststoff – Plexiglas – (Sognnaes et al. 1949) wurde die Anwendungsmöglichkeit von Schleifmethoden deutlich erweitert.

Ein Nachteil der Schlifftechnik liegt im aufwendigerem Verfahren und im großen Materialschwund bei der Herstellung der Schliffe.

Für die mikroangiographischen Untersuchungen und die Toluidinblaufärbung wurden 80–120 µm dicke Dünnschliffe benötigt.

In Anlehnung an die Technik von Eger et al. (1964) wurden nach Abschluß der Schnittserien etwa 1 mm dicke Scheiben von den in Polymethylmethacrylat eingebetteten Präparaten mit einer Universaltrennmaschine, 'WOCO 50P' (Fa. Conrad, Clausthal-Zellerfeld, BRD), abgetrennt. Unter Wasserkühlung wurden die Sägeschnitte mit einer Korundtrennscheibe von 1,8 mm Dicke, bei 3800 rpm, unter automatischen Vorschub hergestellt. Sie wurden anschließend auf vorher plan geschliffenen, einheitlich dimensionierten (3 x 4 x 0,1 cm) Plexiglasträgerplatten mit einem Einkomponentenkleber (Fa. Delo, München, BRD) aufgeklebt.

Mit einem Mikrometer wurde die Gesamtdicke des Präparats – Trägerplatte + Klebeschicht + Sägeschnitt – bestimmt. Durch Subtraktion der Trägerplattendicke und eines Mittelwerts für die Klebeschicht konnte die Stärke des Sägeschnitts ermittelt werden. Mit einer Präzisionsschleifmaschine (MPS 2–120, Fa. Müller KG, Nürnberg, BRD) wurden dann unter Verwendung eines rotierenden Diamantschleiftopfs, unter ständiger Befeuchtung des Präparats, die Dünnschliffe manuell hergestellt.

5.3.6.1 Toluidinblaufärbung

Für die Toluidinblaufärbung wurden die unentkalkten Knochenschliffe (s. 5.3.6) in einer Petrischale mit einer 1%igen Toluidinblaulösung betropft. Nach einer Einwirkzeit von 20 min bei Raumtemperatur wurden die Schnitte entnommen und mit destilliertem Wasser abgespült. Nach der Lufttrocknung folgte die Beschichtung mit Eukitt und die Eindeckelung (Trump et al. 1961).

5.3.7 Mikroradiographie

5.3.7.1 Theoretischer Hintergrund

Mikroradiographische Aufnahmen entsprechen Röntgenbildern des Knochens im Mikrobereich. Das Verfahren wurde von Bohatyrtschuk (1944) erarbeitet und von Vincent (1955), Jowsey (1955, 1963) Jowsey et al. (1965) und Heuck (1963, 1973) weiter entwickelt.

Bei der Kontaktmikroradiographie werden knöcherne Dünnschliffe in unmittelbarer Nachbarschaft mit dem 'Film', in der Regel in einer evakuierten Kammer, Röntgenstrahlen ausgesetzt. Durch den kleinen, nahezu bei Null liegenden Objekt-Film-Abstand entstehen Abbildungen des Originals im Verhältnis 1:1 von großer Schärfe. (Mit der Kontaktmikroradiographie können Auflösungen bis zu einem Mikron erreicht werden.) Voraussetzungen für diese Technik sind:

— die Schliffe müssen planparallel auf ihrer Oberfläche sein,
— das Material darf nicht entkalkt und
— sollte möglichst kunststoffeingebettet sein (Bohatyrtschuk 1963).

Bei der Herstellung von Historadiographien (Bohatyrtschuk 1963) werden unter Verwendung von Röntgenstrahlen mit Wellenlängen, die im Bereich des Absorptionsmaximums des Kalziums (3,08 Å) liegen, beim gleichzeitigen Einsatz von sehr hoch auflösenden

Filmen, die Kalksalzverteilung und der Kalksalzgehalt des Knochengewebes im mikroskopischen Bereich dargestellt.

Mit steigendem Kalksalzgehalt, somit steigender Strahlenabsorption, nimmt die Schwärzung der Photoemulsion ab. Kalziumreiche Strukturen erscheinen auf den Aufnahmen weiß, geringerer Kalziumgehalt spiegelt sich in unterschiedlichen Grautönungen wieder. Mit dieser Methode kann lamellärer kompakter, trabekulärer und spongiöser Knochen auch unterschiedlichen Alters, d. h. mit unterschiedlichen Mengen von gebundenem Kalziumphosphat, voneinander unterschieden werden. Die Darstellung von Knochenlakunen und mineralisierenden bzw. demineralisierenden Prozessen ist möglich (Jowsey 1963; Heuck 1974). Weiter kann das Verhalten von Kalziumphosphatimplantaten (Keramiken) im und zum (Grenzflächen) Knochengewebe beurteilt werden.

Wird bei der Herstellung der Mikroradiographie eine Aluminiumtreppe als Bezugssystem für die Röntgendichtebestimmung des verkalkten Gewebes mitabgebildet, dann kann rechnergestützt ein Osteogramm (Eschberger 1985), d. h. eine quantitative Aufgliederung der mengenmäßigen Verteilung des minimalen bis maximalen Kalziumphosphatgehalts im Meßfeld, erstellt werden.

5.3.7.2 Angewandte Methode

Zur Anfertigung der mikroradiographischen Aufnahmen wurde ein wassergekühlter Siemens-Röntgenapparat 'Kristalloflex' (Fa. Siemens, Karlsruhe, BRD, Feinstruktur Ölröhre, Typ AG Ti 61, Anodenmaterial Titan, Heizstrom: 3,9 A, Heizspannung: 5,8 V) verwendet. Als Filmmaterial dienten Kodak 'high resolution plates' (Glasplatten) vom Typ 1A im Format 5,1 x 5,1 x 0,15 cm.

Die Abbildung der Knochenschliffe auf den Glasplatten erfolgte in einer Vakuumröntgenkammer (die Schliffe wurden auf den Spezialfilm gelegt, unter einer Zellophanfolie mit Unterdruck auf eine Trägervorrichtung gespannt und auf die Distanzschiene des Mikroröntgengeräts gesteckt) mit einer Belichtungszeit von 2–5 min bei einer Röhrenspannung von 20 kV und einem Röhrenstrom von 10 mA.

Die belichteten Filmplatten wurden 5 min in einem Entwicklungsbad ('Kodak HPR Developer', Verdünnung 1:4) entwickelt, mit destilliertem Wasser abgespült, in 'Tetenol Superfix' (Verdünnung 1:10) fixiert und abschließend 20 min unter fließendem Wasser erneut gespült.

Die Mikroradiographien wurden mit dem Zeiss Photomikroskop ausgewertet. Photographische Aufnahmen wurden mit einem Schwarzweißfilm Agfa Pan 15 Din (Fa. Agfa-Gaevert, Leverkusen, BRD) angefertigt.

5.3.8 Histomorphometrische Analyse

5.3.8.1 Theoretischer Hintergrund

Die Morphometrie, d. h. die quantitative Erfassung von Strukturen innerhalb eines Gewebes, beruht auf dem von Delesse (1866) formulierten Prinzip, daß aus der Flächenausdehnung eines Profils – in einer zweidimensionalen Projektion eines Objekts – auf das Volumen des Profils – innerhalb des Objekts – geschlossen werden kann, und daß aus der Längenausdehnung dieses Profils seine zugehörige Oberfläche zu bestimmen ist. Eine Grundbedingung für die Histomorphometrie ist, daß die zu erkennenden Profile im statistischen Sinn zufällig orientiert und zufällig gelegen sind.

Stereologie ist die Lehre darüber, welche Beziehung die zweidimensional projizierten und bestimmten Profile zur dreidimensionalen Organstruktur haben. Knochenhistomorphometrie ist eine Anwendung stereologischer Prinzipien (Recker 1983). Es werden Aussagen über die Oberfläche und das Volumen dreidimensionaler Strukturen, d. h. den Trabekeln – hier die 'Profile' –, gemacht, nach der Auswertung des zweidimensional projizierten Objekts, d.h. des Knochenschnitts, unter dem Mikroskop.

Bei der Auswertung werden Flächen, Grenzen – 'zweidimensionale Perimeter' – und die Entfernungen zwischen einzelnen Punkten bestimmt. Diese Auswertung kann nach verschiedenen Techniken erfolgen.

Eine dieser Techniken ist das von Glagolew (1933) eingeführte Punktzählverfahren. Dabei sind 'Punkte' in einem Raster enthalten, das über das auszuzählende Objekt gelegt wird. Die Anzahl von 'Treffern', d.h. das Übereinanderfallen von Punkten des Rasters auf einzelne Profile im Schnitt, wird gezählt. Die 'Trefferquote' läßt über eine Umrechnung die Bestimmung der relativen Flächenanteile der ausgezählten Profile innerhalb des Objekts zu. Wird ein regelmäßiges Punktnetz über die zu messende Fläche gebracht, können auch absolute Flächenmessungen durchgeführt werden, wenn der Gitterabstand – 'd' – zwischen einzelnen Punkten bekannt ist.

Durch eine mathematische Umrechnung kann aus dem zweidimensionalen Perimeter des Profils die Oberfläche der geschnittenen, dreidimensionalen Struktur bestimmt werden. Anstelle der direkten Messung des zweidimensionalen Perimeters kann die Zahl der Zufallsschnittpunkte eines regelmäßigen Punktnetzes mit dem zu messenden Profil verwendet werden (Weibel u. Elias 1967; Weibel 1979). Hierbei werden die Schnittpunkte zwischen einer Meßstrecke und dem Profilumfang ausgezählt.

Durch die Verwendung eines Rasters mit sinusförmigen Kurvenscharen, auf denen die Meßpunkte liegen, kann an ungeordneten Strukturen die Messung unabhängig von der Lage und Richtung der Profilgrenzen erfolgen – 'stellungsunabhängiges Netzokular' – (Merz 1967).

Die zu erzielende Meßgenauigkeit ist abhängig von der Anzahl der ausgezählten Meßfelder, die über das Objekt gelegt werden und von der Häufigkeit des bestimmten Profiles innerhalb des Objekts. Ab 20 bzw. 30 ausgezählten Feldern ist mit zunehmender Felderzahl keine wesentlich größere Meßgenauigkeit mehr zu erreichen (Delling 1975).

5.3.8.2 Angewandte Methode

Für die Histomorphometrie wurden bei 160facher Vergrößerung mit dem Photomikroskop, unter Verwendung des stellungsunabhängigen Netzokulars, die Flächen- und Umfangmessungen durch Zählung der Punkttreffer und der Linienschnittpunkte durchgeführt. Die Messungen erfolgten mit Hilfe des Netzes aus 36 Punkten und 6 sinusförmigen Wellenlinien, die, in einem Okularmikrometer eingelegt, auf die Oberfläche projiziert wurden. Der Abstand zwischen 2 Punkten wurde dabei so gewählt, daß er dem mittleren Spongiosabalkendurchmesser entsprach. Bei den durchgeführten Histomorphometrien wurde die Netzkonstante mit d = 1,5/100 mm festgelegt.

Für die Auswertung wurden 5 μm dicke unentkalkte, nach Masson-Goldner angefärbte Knochenschnitte verwendet (s. 5.3.4 und 5.3.4.1).

In den Versuchen 5.4–5.7, bei den heterotopen Implantationen der Knochenersatzmittel in die Muskulatur wurden, wenn es zu einer Osteoinduktion gekommen war, immer die Schnitte der Schnittserien zur Histomorphometrie benutzt, die die größte Ausdehnung des neugebildeten Knochens zeigten. Dies mußte als Bezugsgröße dienen, da die Festlegung einer für alle Präparate identischen Schnittebene notwendigerweise nicht möglich war. Die Ausmessung erfolgte meanderförmig.

Für die Histomorphometrie der Präparate nach der orthotopen Implantation der zu untersuchenden Substanzen in die Bohrloch- bzw. segmentalen Defekte, wurden in den Versuchen 5.4–5.7 die Schnitte ausgezählt, die unter dem Mikroskop den größten meßbaren Kortikalisabstand hatten.

Bereits durch die gezielte Plazierung der Präparate in den zur Auspolymerisierung verwendeten Plastiktöpfen (s. 5.3.4) war es weitgehend ermöglicht worden, die Schnitte parallel zur ventralen bzw. dorsalen Fläche der Femora – oder im rechten Winkel dazu – zu legen, wodurch ähnliche Schnittebenen entstanden. Durch das dann folgende Ausmessen des größten Kortikalisabstands in den Präparaten konnten vergleichbare Schnitte ausgewählt werden.

Meanderförmig erfolgte die Auszählung vom Zentrum des Defekts in die Peripherie. Das Gewebe im kortikalen Defekt, erkennbar und begrenzt durch die Kortikalisränder, wurde ebenfalls morphometriert, nicht jedoch die Kortikalisränder selber und die unverletzten, dem Bohrloch gegenüberliegenden Kortikales.

Im Versuch 5.8 wurde die Schnittebene für die Morphometrie der Ulnapräparate durch die senkrecht zur Ulnalängsachse gelegenen Plattenschrauben festgelegt. Auch hier wurde jeweils das Präparat mit dem größten Kortikalisabstand gewählt.

Die meanderförmige Auszählung im ehemaligen Defekt erfolgte in einem bestimmten, festgelegten Abstand vom defektnächsten, im Schnitt sichtbaren Schraubengewinde.

In den Versuchen 5.4, 5.5, 5.6 und 5.7 wurden an jedem Präparat (heterotop oder orthotop) 20 Meßfelder ausgezählt (5 Versuchstiere/untersuchter Substanz/Entnahmezeitpunkt), während in dem Versuch 5.8 jeweils 30 Meßfelder (bei nur 2 Versuchstieren/untersuchter Substanz/Entnahmezeitpunkt) bestimmt wurden.

Folgende Zahlen wurden erfaßt:

- Zahl der gemessenen Gesichtsfelder (F),
- Zahl der Treffer auf mineralisierten Knochenbälkchen und Osteoidsäumen (P),
- Zahl der Treffer auf nichtmineralisierten Osteoidsäumen (P_O),
- Gesamtzahl der Linienschnittpunkte (I),
- Linienschnittpunkte in Osteoidsäumen mit aktiven Osteoblasten (I_{OB}),
- Linienschnittpunkte in Osteoidsäumen ohne Osteoblasten (I_{IO}),
- Linienschnittpunkte in Howship-Lakunen mit Osteoklasten (I_{HO}),
- Linienschnittpunkte in leeren Howship-Lakunen (I_{HE}) und
- Gesamtzahl der den Knochenbälkchen aufliegenden Osteoklasten in dem gemessenen Gesichtsfeld (I_{OCL}).

Die Netzkonstante war mit d = 1,5/100 mm bestimmt worden (s. oben).

Aus diesen Zahlen wurden nach der Methode von Schenk (1969b), Merz u. Schenk (1970a, 1970b) und Delling (1975, 1980) folgende Parameter berechnet:

1. Volumendichte Knochen (V_v): Volumenwert

$$V_v = \frac{P \cdot 100}{F \cdot 36} \ \%$$

Anteil des Knochenvolumens (mineralisiert) und Osteoids pro Volumeneinheit Gesamtknochengewebe.

2. Oberflächendichte Knochen (S_v): Strukturwert

$$S_v = \frac{I}{F} \times K_{SV} \ (K_{SV} = \frac{4}{\pi \cdot 36 \cdot d}) \ (mm^2/mm^3)$$

Grenzfläche der Spongiosa mit dem Markraum pro Volumeneinheit Gesamtknochengewebe.

3. Spezifische Trabekeloberfläche (S/V): Strukturwert

$$S/V = \frac{I}{P} \times K_{S/V} \ (K_{S/V} = \frac{4}{\pi \cdot d}) \ (mm^2/mm^3)$$

Oberfläche der Spongiosa in Relation zu einer Volumeneinheit Spongiosa.

4. Volumendichte des Osteoid (V_{VOS}): Volumenwert der Knochenneubildung

$$V_{VOS} = \frac{P_O \cdot 100}{F \cdot 36} \ (\%)$$

Anteil des Osteoidvolumens pro Volumeneinheit Gesamtknochengewebe.

5. Grenzfläche Osteoid mit Osteoblasten (OB): Strukturwert der Knochenneubildung

$$OB = \frac{I_{OB} \cdot 100}{I} \ (\%)$$

Ausdehnung der Grenzfläche zwischen Osteoblasten und Osteoidoberfläche.

6. Gesamtresorptionsoberfläche (HT): Strukturwert der Knochenresorption

$$HT = \frac{I_{HO} + I_{HE} \cdot 100}{I} \ (\%)$$

Anteil der Gesamtresorptionsoberfläche mit und ohne mehrkernige Osteoklasten in Prozenten der Gesamtspongiosaoberfläche.

(Der Begriff 'spezifische Oberfläche' bezeichnet das Verhältnis einer bestimmten Grenzfläche zu dem Gesamtvolumen, das die Grenzfläche bedeckt. Das Verhältnis der Grenzoberfläche zu dem Gesamtvolumen wird als 'Oberflächendichte' bezeichnet.)

Bei den Ergebnissen werden nur die Berechnungen aus 1., 4. und 6. vorgestellt.

5.3.9 Statistisches Verfahren

Für die statistische Analyse der histomorphometrischen Ergebnisse (V_v, V_{vos}, HT) der Versuche 5.4, 5.5, 5.6 und 5.7 wurden die Daten mittels einer kommerziellen Datenbank erfaßt. Die Auswertung erfolgte mit einem IBM AT-03 Rechner (Fa. IBM, Böblingen, BRD) mit einem Softwareprogramm: Test der Firma IDV (München, BRD).

Die Meßwerte der morphometrischen Bestimmungen wurden mit dem nicht parametrischen Mehrstichprobentest für unverbundene Stichproben: H-Test (Kruskal u. Wallis 1952; s. auch Sachs 1978) ausgewertet.

Nach der Rangzuordnung wurden durch den Rechner jeweils der Median, die interquartile Distanz, der mittlere Rang und X^2 berechnet.

Das Signifikanzniveau war mit $p = 0{,}05$ festgelegt worden.

In den Graphen wird der Median für jede Tiergruppe angegeben, bzw. die Einzelwerte der Tiere für Versuch 5.8 (s. 6.5.3.1).

Darstellung der Versuchsserien

In den Versuchen 5.4, 5.5 und 5.6 wurden, entsprechend dem Rattenmodell (s. 5.1.1 ff.), bei den Tieren in einer Narkose die zu überprüfenden Substanzen bzw. Composites heterotop in den Muskel und orthotop in den Knochen implantiert. Vor Beginn der Versuche 5.5 und 5.6 waren das allogene demineralisierte Knochenpulver und die allogene Spraque-Dawley-Ratten-Knochengelatine, in jeweils einem Ansatz, hergestellt worden.

Die Versuche 5.4–5.6 waren Teile eines Großversuchs, der zum besseren Verständnis, in der vorliegenden Arbeit, in 3 Einzelversuche aufgeschlüsselt wird.

Um nach der Histomorphometrie (s. 5.3.8) statistische Aussagen machen zu können (s. 5.3.9) wurden jeweils 5 Tiere pro Entnahmezeitpunkt pro Substanz bzw. Composite oder als Kontrollen operiert.

Im folgenden werden die operierten Kontrolltiere nur im Versuch 5.4 erwähnt, um eine Verwirrung bei der absoluten Zahl der in der Versuchen 5.4 bis 5.6 operierten Tiere zu vermeiden. Die Ergebnisse der Versuche 5.5 und 5.6 beziehen sich jedoch sehr wohl auch auf die, in Versuch 5.4 erwähnten, Kontrollen (s. 6.2 und 6.3).

Ziel dieser Untersuchungen war es, eine große Zahl verschiedener Knochenersatzmittel als Einzelsubstanz und als Composites auf ihre postulierten spezifischen Wirkungen hin (s. 3 und 4) zu überprüfen.

5.4 Überprüfung der osteoinduktiven und osteostimulativen Eigenschaften von β-Trikalziumphosphat-Keramik und 4 verschiedenen Hydroxylapatitkeramiken

5.4.1 Implantierte Substanzen

Außer bei den Kontrolltieren wurden jeweils 50 mg der unter 5.2.2 ff. beschriebenen synthetischen Substanzen pro Muskeltasche bzw. Femurbohrloch implantiert:

- granulierte β-Trikalziumphosphat-Keramik,
- die Ceros-80-Präparationen 00, 01, 03 und 06.

5.4.2 Versuchstiere

Für diesen Versuch wurden, zusammen mit den Kontrolltieren, 120 Spraque-Dawley-Ratten operiert.

5.4.3 Entnahmezeitpunkte

Die Präparate wurden nach 7, 21, 42 und 180 Tagen gewonnen.

5.5 Überprüfung der osteoinduktiven und osteostimulativen Eigenschaften von bovinem Kollagen, allogenem demineralisiertem Knochenpulver und allogener Knochengelatine

5.5.1 Implantierte Substanzen

In diesem Versuch wurden jeweils 50 mg der unter 5.2.1 ff. beschriebenen biologischen Substanzen in die Muskeltaschen bzw. Femurbohrlöcher eingebracht:

- bovines Kollagen,
- allogenes demineralisiertes Knochenpulver und
- allogene Spraque-Dawley-Ratten-Knochengelatine.

5.5.2 Versuchstiere

Für diesen Versuch wurden 60 Spraque-Dawley-Ratten operiert.

5.5.3 Entnahmezeitpunkte

Die Präparate wurden nach 7, 21, 42 und 180 Tagen entnommen.

5.6 Überprüfung der osteoinduktiven und osteostimulativen Eigenschaften von 5 verschiedenen Composites

5.6.1 Implantierte Substanzen

Auch in diesem Versuch wurden die Muskeltaschen bzw. die Femurdefekte mit jeweils 50 mg der folgenden Substanzen aufgefüllt. (s. 5.2.3 ff.):

- bovines Kollagen mit β-Trikalziumphosphat-Keramik,
- bovines Kollagen mit Ceros 00,
- allogenes demineralisiertes Knochenpulver mit β-Trikalziumphosphat-Keramik,
- allogene Spraque-Dawley-Ratten-Knochengelatine mit β-Trikalziumphosphat-Keramik,
- allogene Spraque-Dawley-Ratten-Knochengelatine mit Ceros 00.

5.6.2 Versuchstiere

In diesem Versuch wurden 100 Spraque-Dawley-Ratten operiert.

5.6.3 Entnahmezeitpunkte

Die Präparate wurden ebenfalls nach 7, 21, 42 und 180 Tagen entnommen.

5.7 Überprüfung des zeitlichen Ablaufs der Osteoinduktion und der Osteostimulation ausgelöst durch allogene Knochengelatine und ihrer Kombinationen mit β-Trikalziumphosphat-Keramik und Ceros 00

In diesem Experiment sollten die durch die Implantation der beiden Composites von Knochengelatine auszulösenden Prozesse der Knochenneubildung, in der Muskulatur, und der Beeinflussung der Reparation von knöchernen Defekten in ihrem zeitlichen Ablauf beobachtet werden.

Das besondere Ziel war es, bestimmte Vorstufen der Knochenbildung und -neubildung histologisch nachzuweisen sowie sie zeitlich dem ablaufenden Prozeß zuzuordnen, um dann im folgenden die Menge des entstandenen Knochens zu bestimmen.

Schließlich sollte die Aktivität der Composites:

- Knochengelatine mit β-Trikalziumphosphat-Keramik und
- Knochengelatine mit Ceros 00

mit der von Knochengelatine, als Einzelsubstanz implantiert, verglichen werden.

Um nach der Histomorphometrie (s. 5.3.8) statistische Aussagen machen zu können (s. 5.3.9), wurden jeweils 5 Tiere pro Entnahmezeitpunkt pro Substanz bzw. Composite operiert.

Eine Kontrollgruppe wurde nicht angelegt. In diesem Versuch sollte nicht die biologische Aktivität der allogenen Spraque-Dawley-Ratten-Knochengelatine bzw. ihrer Composites gegen eine Nichtbehandlung – Leerdefekte! – überprüft werden, sondern Aktivitätsunterschiede der beiden Composites im Vergleich zu isolierten Implantationen des Knochenmatrixextrakts beobachtet werden.

Die gesamte für diesen Versuch verwendete Knochengelatine wurde in einem Ansatz hergestellt.

5.7.1 Implantierte Substanzen

Es wurden jeweils 50 mg der:

- allogenen Spraque-Dawley-Ratten-Knochengelatine (s. 5.2.1.3.1),
- allogenen Spraque-Dawley-Ratten-Knochengelatine mit β-Trikalziumphosphat-Keramik (s. 5.2.2.1.1) und
- allogenen Spraque-Dawley-Ratten-Knochengelatine mit Ceros 00 (s. 5.2.2.2.1) in die Versuchstiere implantiert.

5.7.2 Versuchstiere

Für diese Untersuchungen wurden 150 Spraque-Dawley-Ratten operiert.

5.7.3 Entnahmezeitpunkte

Die Präparate wurden nach 1, 2, 3, 4, 5, 7, 9, 13, 17 und 21 Tagen entnommen.

5.8 Überbrückung segmentaler Defekte der Hundeulna mit Kalziumphosphatkeramik, auto- und allogener Spongiosa, allogener Knochengelatine und Composites. Überprüfung der osteoinduktiven Eigenschaften von allogener Knochengelatine und eines ihrer Composites

In diesem Versuch sollte die Aktivität der Knochenersatzmittel im Knochengewebe überprüft werden, die sich in den Voruntersuchungen als die Substanzen bzw. Composites, die die meisten der erwünschten Eigenschaften (s. Kap. 3) besaßen, herausgestellt hatten. Dazu wurde ein möglichst kliniknahes Modell verwandt. Gleichzeitig sollten die überprüften Materialien mit den Substanzen verglichen werden, die z.Z. zur Überbrückung segmentaler knöcherner Defekte eingesetzt werden.

Zur Überprüfung der osteoinduktiven Eigenschaft wurde nur Knochengelatine und einer ihrer Composites implantiert, da die anderen, in der Untersuchung befindlichen Substanzen (Kalziumphosphatkeramiken, Kollagen, demineralisiertes Knochenpulver) in den Vorversuchen keinerlei osteoinduktive Potenz gezeigt hatten.

5.8.1 Implantierte Substanzen

Entsprechend dem im Hundemodell (s. 5.1.2 ff.) beschriebenen Vorgehen, wurden in die 0,8 cm (0,7 cm für die Trikalziumphosphatkeramikzylinder) langen Defekte an den Vorderläufen der Hunde:

- jeweils 1 Hydroxylapatitkeramikzylinder Ceros 80 (s. 5.2.2.2.7),
- jeweils 1 β-Trikalziumphosphat-Keramikzylinder (s. 5.2.2.1.2),
- autogene Hundespongiosa als Chips,
- allogene Hundespongiosa als Block,
- autogene Hundespongiosa als Chips mit β-Trikalziumphosphatkeramik (s. 5.2.3.6),
- allogene Mischlingshunde-Knochengelatine (s. 5.2.1.3.2) und
- allogene Mischlingshunde-Knochengelatine mit β-Trikalziumphosphat-Keramik implantiert (s. 5.2.3.7).

Im Gegensatz zu den Vorversuchen (5.4 bis 5.7) wurden keine definierten Mengen implantiert, sondern die Defekte an der Ulna – unter den Platten – mit den zu untersuchenden Substanzen vollständig aufgefüllt.

Bei den 4 Hunden, die orthotop mit Knochengelatine bzw. ihrem Composite implantiert worden waren (s. 5.1.2.2), wurden heterotop pro Muskeltasche jeweils 100 mg:

- allogene Mischlingshunde-Knochengelatine bzw.
- allogene Mischlingshunde-Knochengelatine mit β-Trikalziumphosphat-Keramik eingebracht.

5.8.2 Versuchstiere

Es wurden 14 erwachsene Mischlingshunde von unterschiedlichem Körpergewicht und von verschiedener Körpergröße operiert. Jeweils 2 Tiere wurden pro Substanz bzw. Composite verwendet. Auf die Erstellung einer Kontrollgruppe wurde verzichtet (s. 5.8).

5.8.3 Entnahmezeitpunkte (s. 5.1.2 ff.)

Mit der Entnahme der Vorderläufe standen 90 und 180 Tage alte Präparate zur Verfügung. Die Muskeltaschenimplantate waren zu Zeitpunkt der Explantation 42 Tage alt.

6 Ergebnisse

6.1 Überprüfung der osteoinduktiven und osteostimulativen Eigenschaften von β-Trikalziumphosphat-Keramik und 4 verschiedenen Hydroxylapatitkeramiken

6.1.1 Morphologische Ergebnisse 7. bis 180. Tag Heterotope Implantation

6.1.1.1 Kontrollen

In den Präparaten der Kontrolltiere, bei denen die Muskeltaschen nach der Operation unaufgefüllt wieder verschlossen wurden, finden sich 7 Tage nach der Operation Reste eines Hämatoms mit Fibrinfäden, resorbierenden Zellen, proliferierenden Fibroblasten und eine geringe Faserbildung.

Nach 21 Tagen hat die Faserformation zugenommen. Reste einer granulozytären Reaktion sind nachweisbar.

Nach 42 Tagen ist die Faserbildung ausgeprägter. Die absolute Zellzahl hat deutlich abgenommen. Der ehemalige Defekt in der Muskulatur ist merklich kleiner. Die einzelne Muskeltasche ist am deutlichsten durch die Unruhe – Narbenbildung – zwischen den Muskelfaserbündeln zu erkennen. Teilweise sind Fettzellen zwischen den ortsständigen Kollagenfasern eingelagert. Entzündungszeichen fehlen.

Nach 180 Tagen finden sich nur noch strähnige, septenartig zwischen den Muskelfasern verlaufende, kollagene Faserbündel mit einer kleinen Zahl ruhender Fibrozyten. Die ehemaligen Muskeltaschen sind nicht mehr in jedem der Präparate sicher zu lokalisieren.

Eine Knochenneubildung, die Bildung von knorpeligen Vorstufen oder eine Fremdkörperreaktion ist zu keinem Zeitpunkt in irgendeinem der Präparate der Kontrolltiere aufgetreten.

6.1.1.2 β-Trikalziumphosphat-Keramik

Nach 7 Tagen ist die Trikalziumphosphatkeramik von einem lockeren Bindegewebe umgeben. Dieses zellreiche und noch faserarme Gewebe beginnt zwischen einzelne Verdichtungen des Implantats einzuwachsen und es so zu separieren (Abb. 1). Fibrinreste sind noch vereinzelt nachweisbar. Sowohl in den Schliffen (Abb. 2) als auch in den Schnitten (Abb. 3) sind Trikalziumphosphatpartikel in Fremdkörperriesenzellen – einerseits in unmittelbarer Nähe der Implantate (Abb. 2, 3), andererseits auch in der Peripherie der Implantatzone – aufzufinden.

Bei kleinerer Vergrößerung (Abb. 4) erscheint das histologische Bild nach 21 Tagen weitgehend unverändert. Die Schnitte zeigen jedoch eine Zunahme der Faserbildung in den Septen zwischen den einzelnen keramischen 'Implantatseen'. Die Intensität der Fremd-

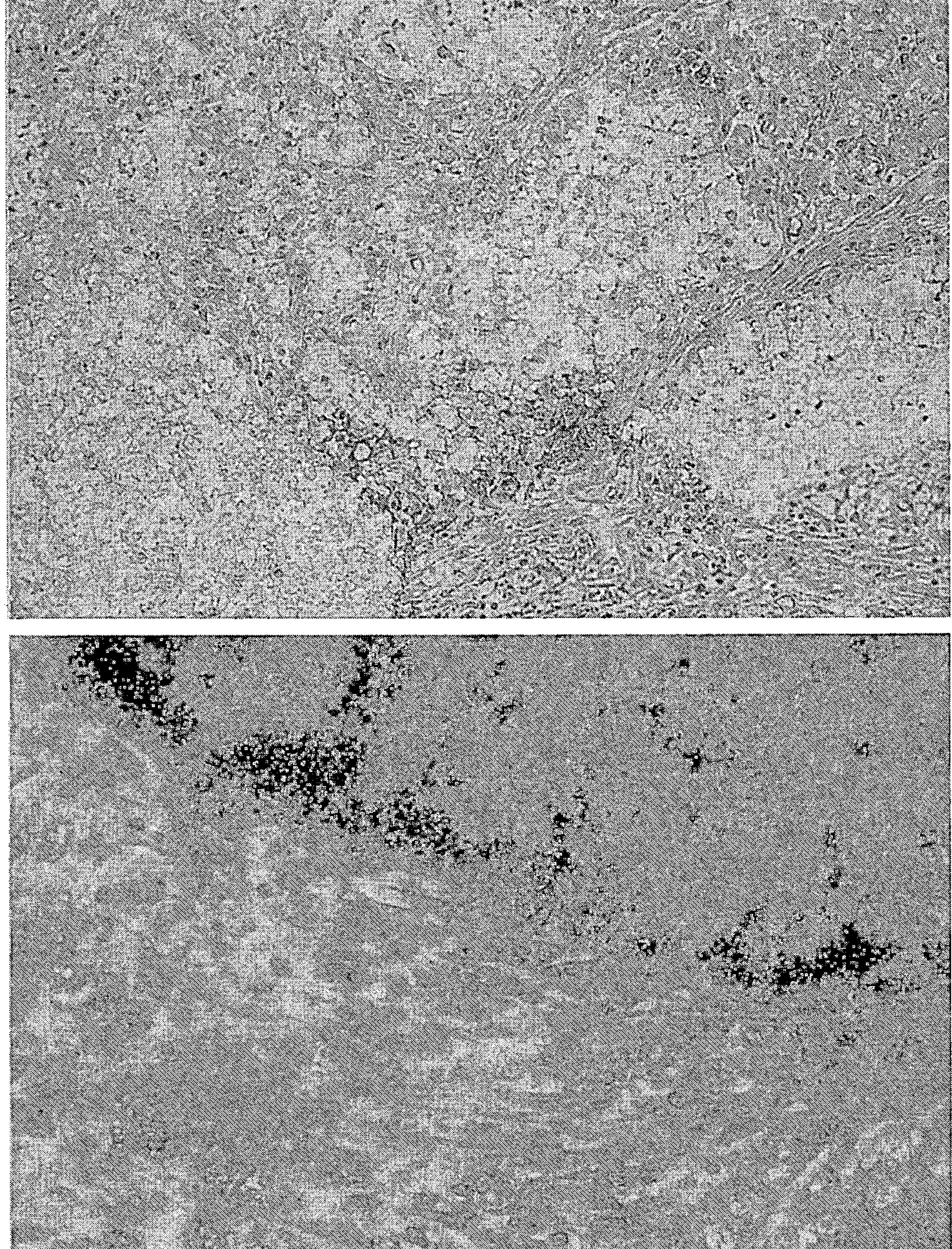

Abb. 1. (*oben*) Heterotope Implantation. 7 Tage. TCP. Einwachsendes Bindegewebe zwischen die implantierten Keramikpartikel. Schnittpräparat, Vergr. 63,0:1
Abb. 2. (*unten*) Heterotope Implantation. 7 Tage. TCP. Einzelne Keramikpartikel im Gewebe in unmittelbarer Nachbarschaft zur Hauptmasse der Keramik. Schliffpräparat, Vergr. 100,0:1

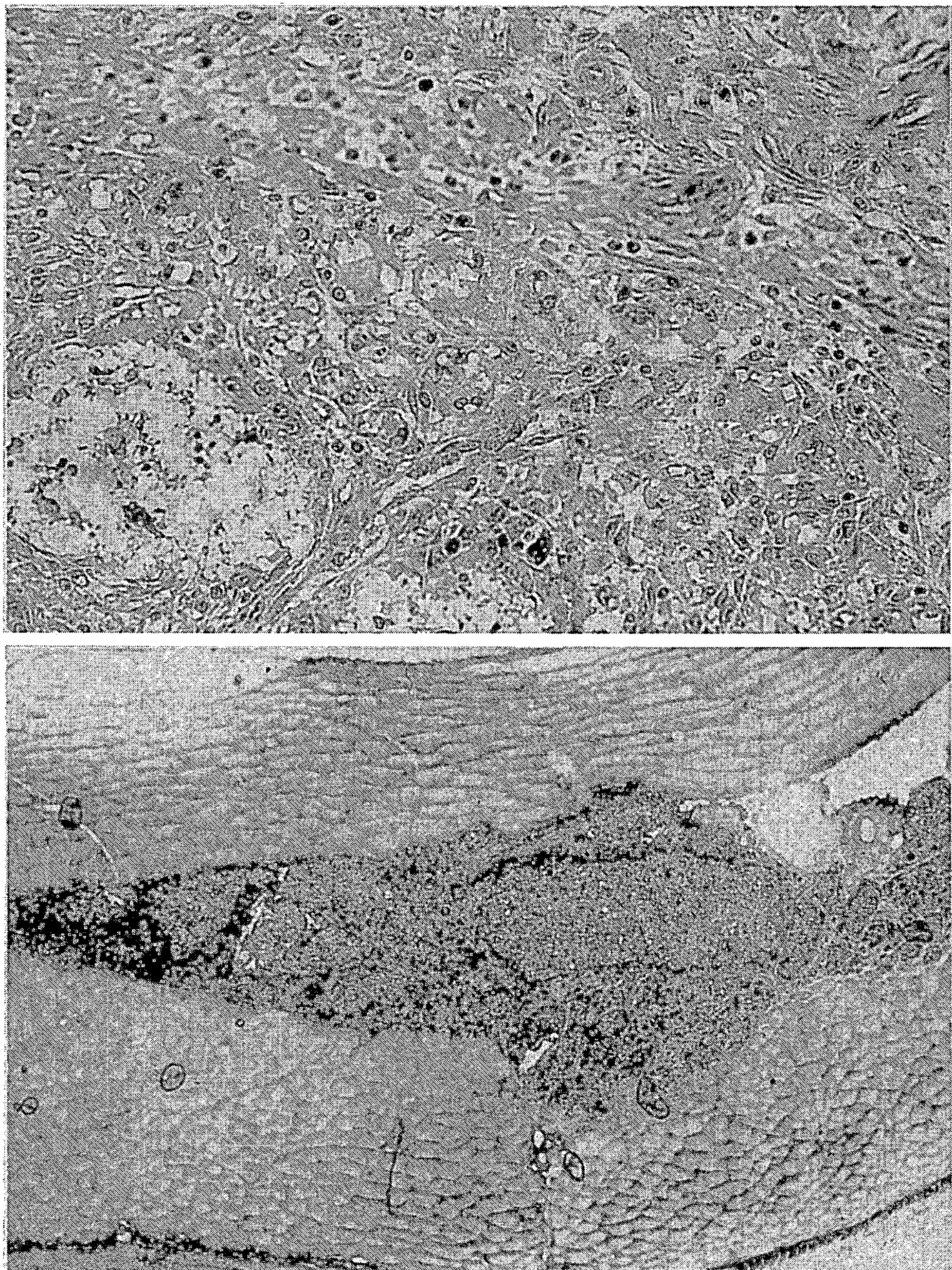

Abb. 3. (*oben*) Heterotope Implantation. 7 Tage. TCP. Keramikpartikel frei im Gewebe und in Fremdkörperriesenzellen. Schnittpräparat, Vergr. 63,0:1
Abb. 4. (*unten*) Heterotope Implantation. 21 Tage. TCP. Übersicht. Schliffpräparat, Vergr. 5,5:1

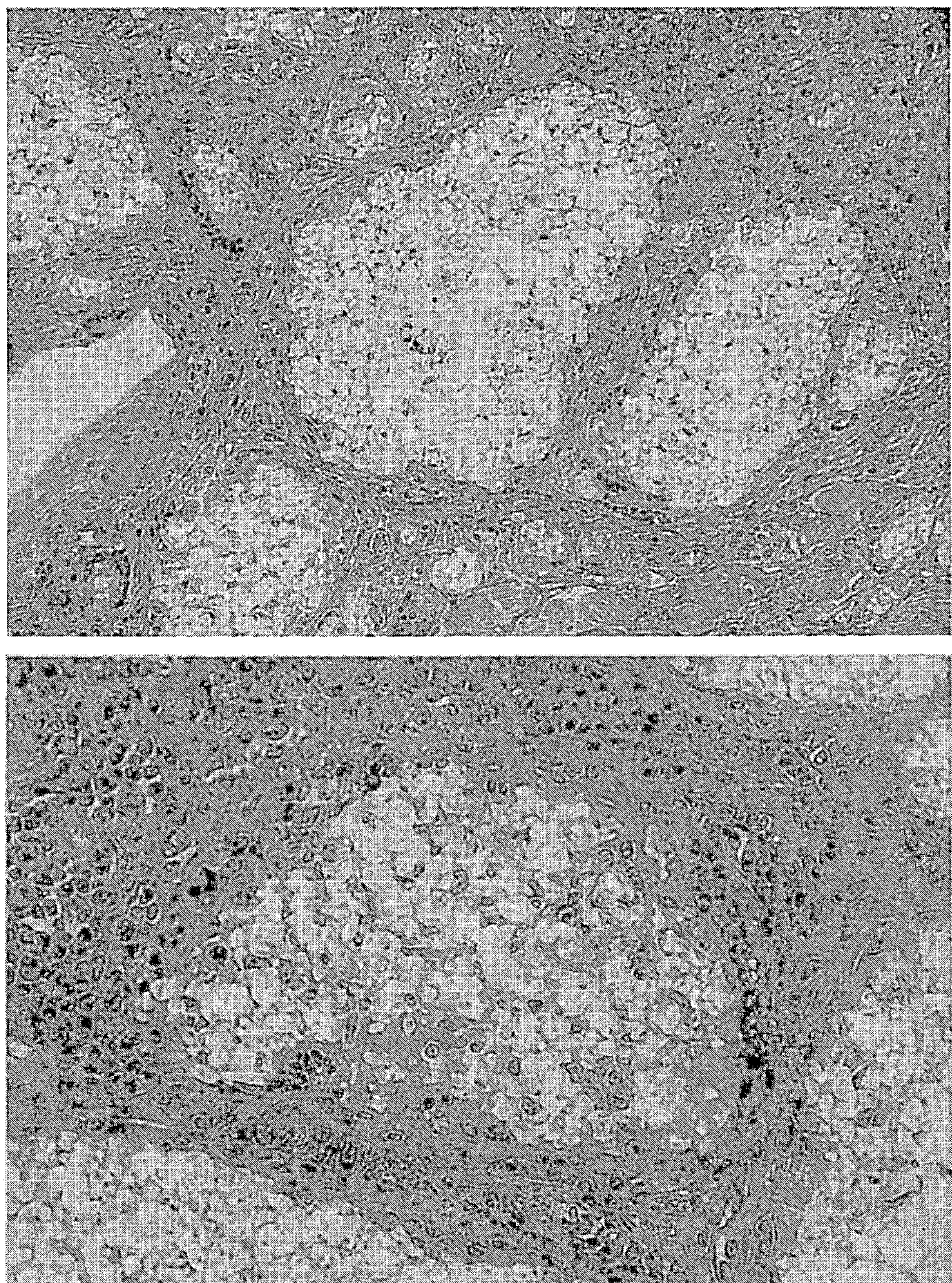

Abb. 5. (*oben*) Heterotope Implantation. 21 Tage. TCP. Zunahme der bindegewebigen Einscheidung der TCP-Keramik. Auf das Implantat ausgewanderte Zellen werden pyknotisch. Schnittpräparat, Vergr. 25,0:1
Abb. 6. (*unten*) Heterotope Implantation. 21 Tage. TCP. Intensive Fremdkörperriesenzellreaktion auf die implantierte TCP-Keramik. Schnittpräparat, Vergr. 63,0:1

körperriesenzellreaktion hat deutlich zugenommen (Abb. 5, 6). Fibroblasten, die auf die Trikalziumphosphatkeramik auswandern, sind im Zentrum der Keramikseen abgestorben (pyknotische Kerne, Abb. 5).

Am 42. Tag nach der Operation ist keine wesentliche Veränderung eingetreten. In den Schnittpräparaten zeigt sich keine Kalzifizierung oder eine Mineralisation des Gewebes. Die Intensität der Fremdkörperreaktion ist unverändert. Die Menge der implantierten Trikalziumphosphatkeramik erscheint nur unwesentlich verringert.

Den Eindruck, daß die implantierte Keramik nur zu einem geringen Teil resorbiert wird, bestätigten die Schliffpräparate 180 Tage nach der Implantation (Abb. 7).

In den enzymgefärbten (alkalische, saure Phosphatase) Schnitten kann für keines der Fermente eine Aktivität nachgewiesen werden (Abb. 8, 9), auch nicht für die saure Phosphatase als einem Markerenzym für Zellen der monozytären Stammreihe. Die intensive Fremdkörperreaktion gegen das implantierte Material besteht weiter fort.

In den Schliffen finden sich große, das Trikalziumphosphat resorbierende Fremdkörperriesenzellen (Abb. 10).

Die Implantation der Trikalziumphosphatkeramik in die Muskulatur löst zu keinem Zeitpunkt in irgendeinem der Präparate eine Knochenneubildung aus.

Die Reaktion der Versuchstiere ist uniform. Das Hauptbestreben scheint eine Abkapselung des eingebrachten Implantats durch eine Septenbildung zu sein, die bereits 7 Tage nach der Implantation beginnt. Im weiteren Verlauf wird versucht, das Material über eine Resorption abzuräumen, wobei diese Reaktion bis zum Ende des Beobachtungszeitraums unvermindert anhält. Trikalziumphosphatkeramikpartikel finden sich in Makrophagen und in vielkernigen, teilweise gigantische Ausmaße annehmenden Fremdkörperserienzellen. Die Resorptionsmechanismen der Versuchstiere werden durch die Menge des implantierten Materials überladen. Zellen, die Keramikpartikel resorbiert haben, sterben ab.

6.1.1.3 Hydroxylapatitkeramik

6.1.1.3.1 Ceros 00 (Partikelgröße 0,8–1,4 mm, Porenvolumen 60%, Porendurchmesser 200–400 µm). Die Implantation dieser Hydroxylapatitkeramik in die Muskulatur (Abb. 11) führt bereits nach 7 Tagen zur Ausbildung eines jungen, faserarmen Bindegewebes zwischen den Partikeln, das in die Poren der Keramik hineinwächst (Abb. 12). Offensichtlich sind Teile der Keramikoberfläche soweit anlösbar, daß eine Resorption (Fremdkörperriesenzellreaktion) eingeleitet werden kann (Abb. 12). In der weiteren Peripherie des Implantatmaterials sind keine Keramikabbaupartikel sichtbar.

Nach 21 Tagen sind abgelöste keramische Partikel, die am ehesten durch einen zellulären 'Angriff' der Keramik entstanden sind, auch in der Implantatperipherie anzutreffen.

Am 42. Tag nach der Implantation sind die kleineren (0,8 mm) Keramikpartikel vollständig von resorbierenden Freßzellen umgeben, in denen Keramikabbauprodukte sichtbar sind (Abb. 13). Das gesamte Implantat wird zunehmend von einem faserreichen Bindegewebe eingescheidet.

Auch 180 Tage nach der Operation ist die Fremdkörperreaktion auf das Implantat vorherrschend. Wie für die Ergebnisse nach 7 Tagen beschrieben, ist das Bindegewebe weit in die Poren der Keramik eingewachsen, jedoch ist nicht jede einzelne Pore vollständig von Bindegewebe ausgefüllt. Es finden sich (Abb. 14) hauchdünne, schleierartige, amorphe Ausfüllungen der Keramikporen, an deren Rändern – unmittelbar an die Keramik angren-

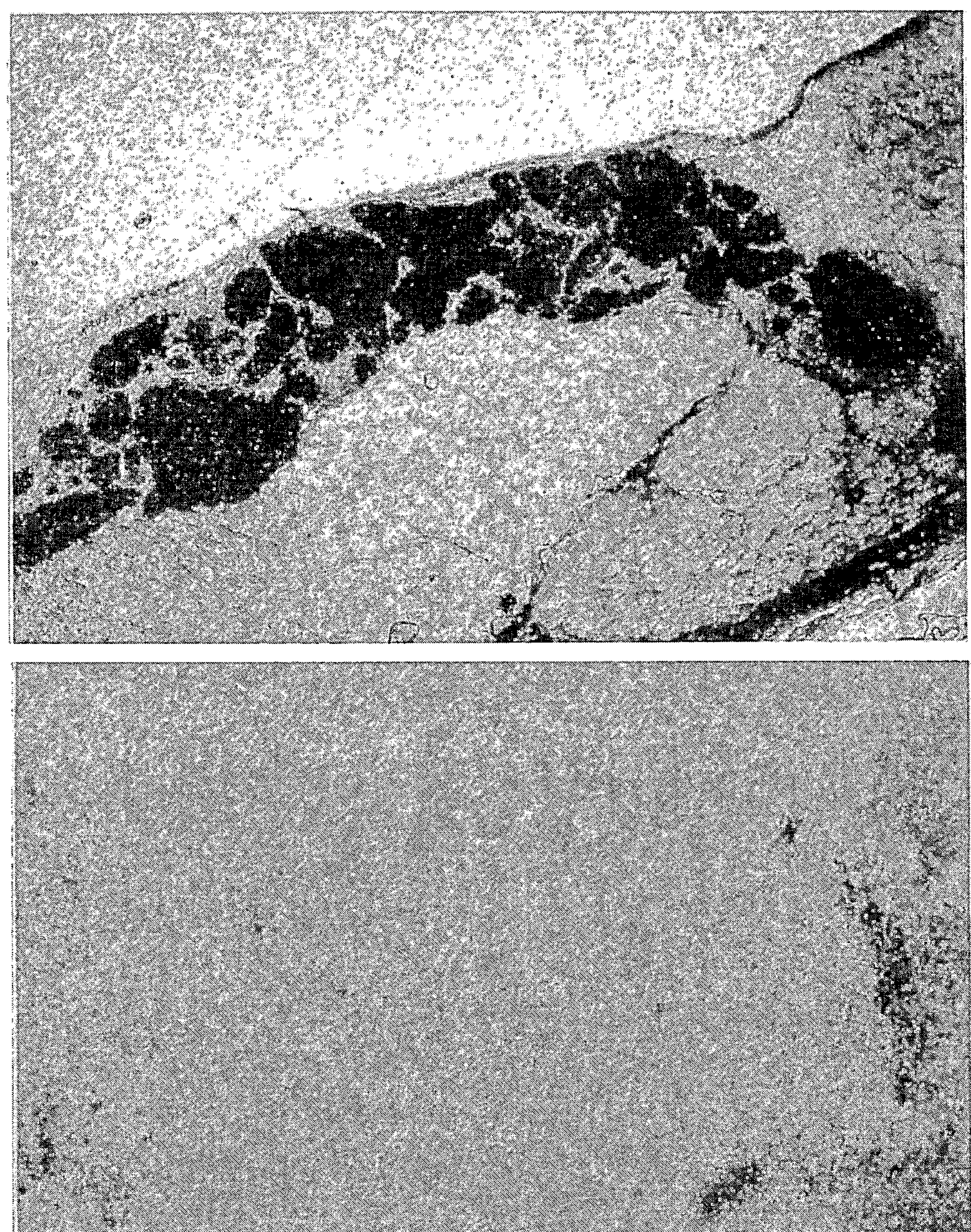

Abb. 7. (*oben*) Heterotope Implantation. 180 Tage. TCP. Übersicht. Geringe Resorption der Keramik. Schliffpräparat, Vergr. 5,0:1
Abb. 8. (*unten*) Heterotope Implantation. 180 Tage. TCP. Keine Anfärbung der Aktivität der alkalischen Phosphatase. Schnittpräparat, AP-Färbung, Vergr. 25,0:1

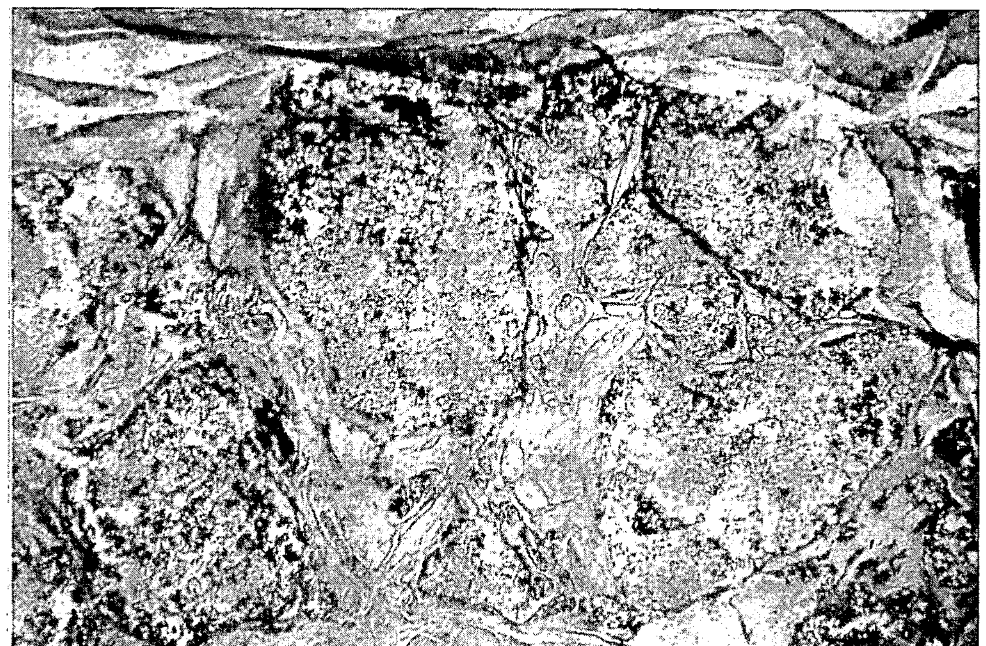

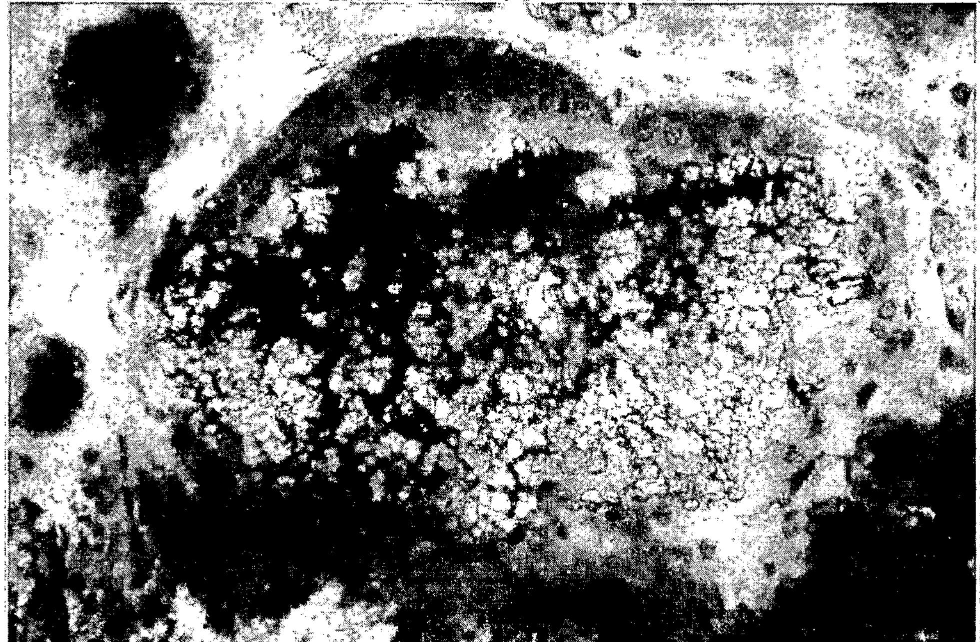

Abb. 9. (*oben*) Heterotope Implantation. 180 Tage. TCP. Keine Anfärbung der Aktivität der sauren Phosphatase. Schnittpräparat, SP-Färbung, Vergr. 25,0:1

Abb. 10. (*unten*) Heterotope Implantation. 180 Tage. TCP. Ausgedehnte Fremdkörperriesenzelle um das TCP-Implantat. Schliffpräparat, Vergr. 100,0:1

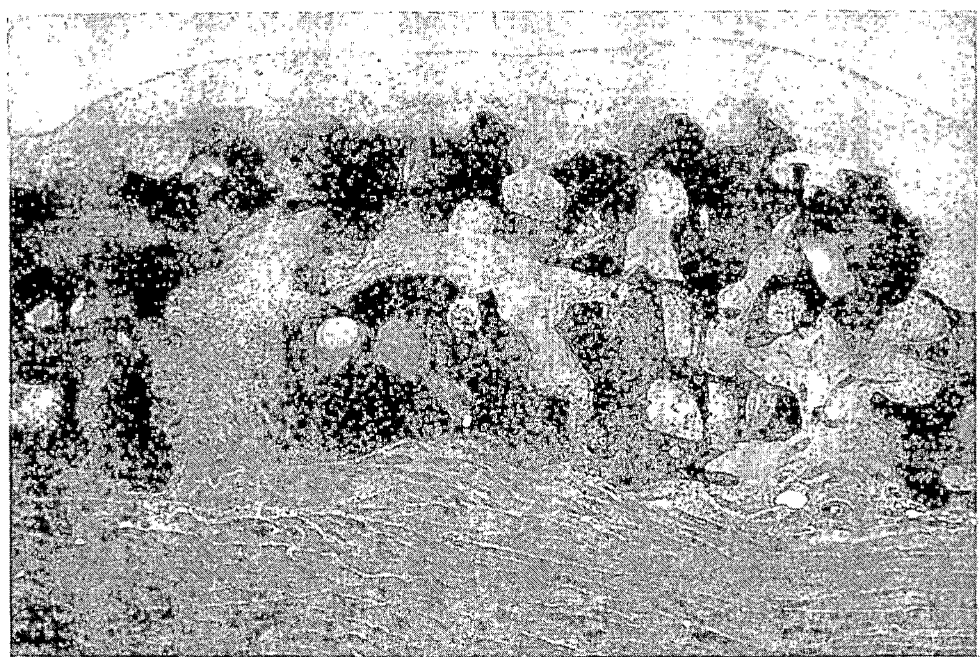

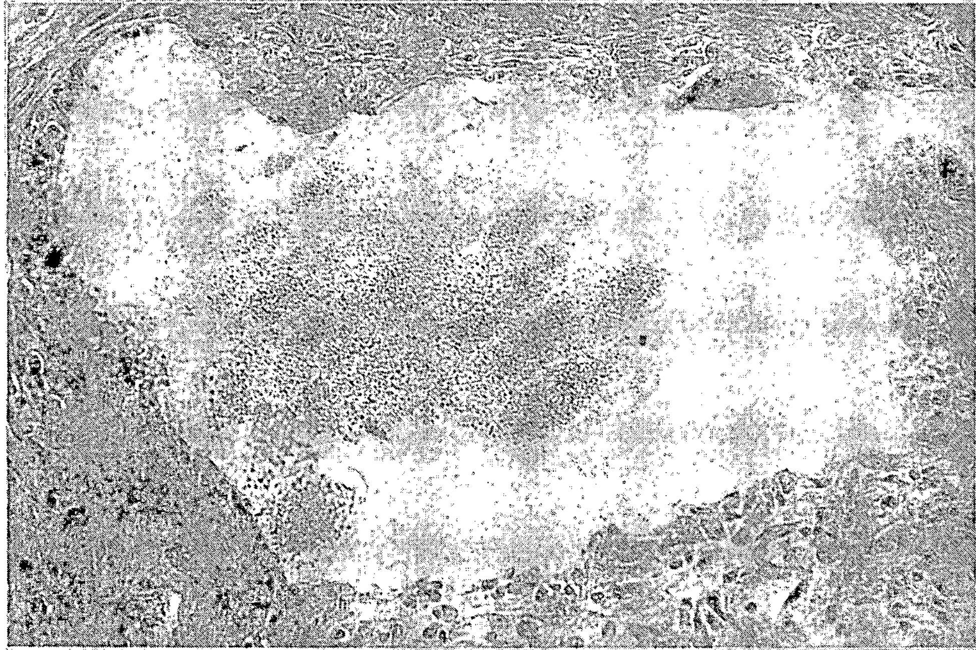

Abb. 11. (*oben*) Heterotope Implantation. 7 Tage. Ceros 00. Übersichtsaufnahme, Schliffpräparat, Vergr. 5,5:1

Abb. 12. (*unten*) Heterotope Implantation. 7 Tage. Ceros 00. Herausgebrochenes Ceros 00-Granulum. Einwachsen des Bindegewebes bis in die Keramikporen. Auftreten von Fremdkörperriesenzellen. Schnittpräparat, Vergr. 63,0:1

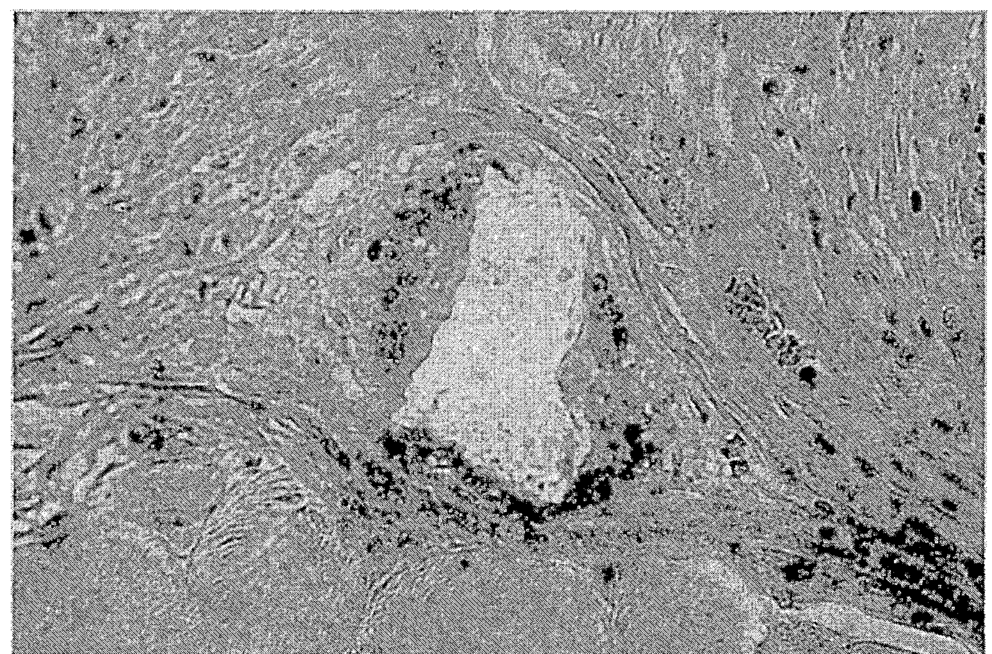

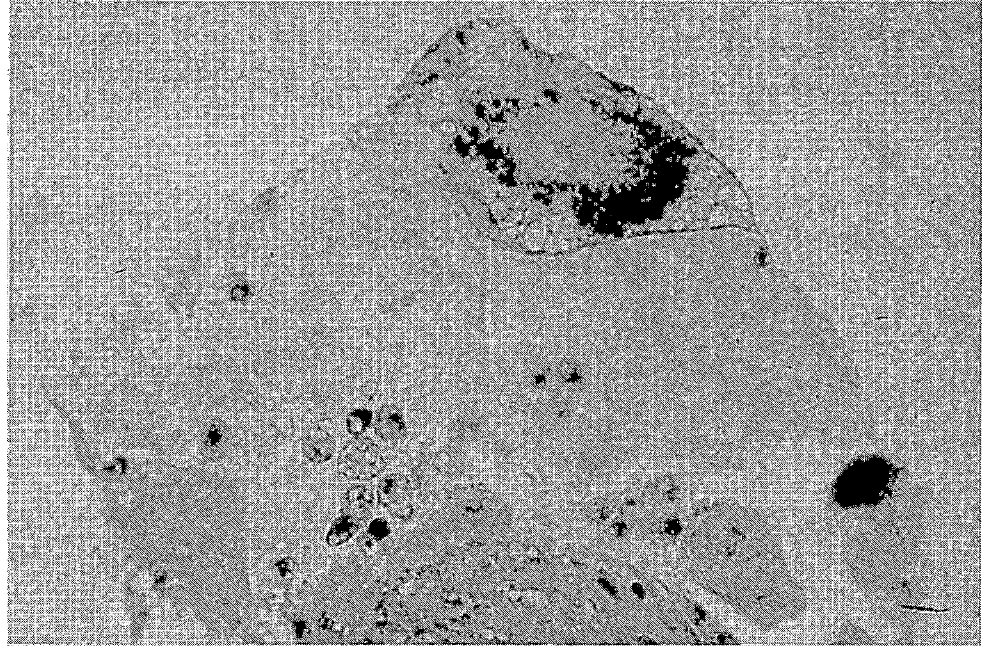

Abb. 13. (*oben*) Heterotope Implantation. 42 Tage. Ceros 00. Herausgebrochenes Ceros 00-Granulum. In den umgebenden Riesenzellen zahlreiche kleinste Keramikkörnchen. Schnittpräparat, Vergr. 100,0:1

Abb. 14. (*unten*) Heterotope Implantation. 180 Tage. Ceros 00. Amorphes Gewebe, das die Pore eines Ceros 00-Granulums auffüllt. Riesenzelle in direktem Kontakt zur Keramik. Schnittpräparat, Vergr. 100,0:1

zend - schaumige, vielkernige, resorbierende Zellen liegen. Trotz ihrer spitzen Kanten scheint die mechanische Verträglichkeit der Keramik gut zu sein (Abb. 15).

Die Implantation von Ceros 00 in die Muskulatur führt zu keinem Zeitpunkt in irgendeinem der Präparate zu einer Osteoinduktion.

Die Resorption des implantierten Materials über den gesamten Beobachtungszeitraum erscheint äußerst gering, so daß auf den Übersichtsaufnahmen nach 7 bzw. 180 Tagen quantitative Unterschiede ohne histomorphometrische Analyse nicht festzustellen sind.

Die Hauptreaktion am Implantationsort ist die bindegewebige Abkapselung und die Fremdkörperreaktion auf die eingebrachte Substanz.

Die in unmittelbarer Umgebung der Keramik sichtbaren 'abgelösten' Partikel sind Folge eines zellulär vermittelten Prozesses, da eine physikochemische Lösung der Hydroxylapatitkeramik im biologischen Milieu nicht möglich ist (s. 4.1.2). Offensichtlich hat die Resorption, der Abtransport und der Versuch der weiteren intrazellulären Auflösung der Keramik die Transport- und lytischen Kapazitäten einzelner Zellen überlastet, so daß es zum Zelltod und der nachfolgenden Freisetzung der Keramikpartikel in das umgebende Gewebe kommt.

6.1.1.3.2 Ceros 01 (Partikelgröße 1,4–2,8 mm, Porenvolumen 60%, Porendurchmesser 200–400 μm).

In der Übersichtsaufnahme (Abb. 16) nach 7 Tagen finden sich auch die größeren Hydroxylapatitpartikel von Bindegewebe umgeben. Dieses ist in die Makroporen des Materials eingewachsen. Die Faserbildung erscheint nur wenig geringer, als die bei der Implantation von Ceros 00 entstandene.

Die zelluläre Reaktion nach 21 Tagen ist – wie bei Ceros 00 – auf eine Einscheidung, Ausgrenzung des Materials und seine Resorption über Makrophagen und vielkernige Freßzellen beschränkt.

180 Tage (Abb. 17) nach dem Einbringen des Knochenersatzmittels in die Muskulatur findet sich ein zellarmes, faserreiches, reifes Bindegewebe, das die Keramik vollständig umgibt, in die Poren hineinwächst und diese teilweise mit einem amorphen Material ausfüllt. Die resorptive Reaktion besteht unverändert fort.

Die Implantation von Ceros 01 in die Muskulatur führt zu keinem Zeitpunkt in irgendeinem der Präparate zu einer Knochenneubildung.

Die Reaktion im Vergleich zu Ceros 00 ist nur durch eine etwas geringer erscheinende Faserbildung um die implantierten Keramikpartikel gekennzeichnet. Diese wurden jedoch nicht quantifiziert. Auch hier erfolgt kein über den Beobachtungszeitraum deutlich zu erkennender Abbau der Keramik.

6.1.1.3.3 Ceros 03 (Partikelgröße 0,8–1,4 mm, Porenvolumen 60%, Porendurchmesser 400–800 μm).

In der Übersicht zeigt sich nach 7 Tagen das gleich Bild wie nach der Implantation der beiden anderen Hydroxylapatitkeramiken. Es ist bei gleicher Partikelgröße, gleichem Porenvolumen aber größerem Porendurchmesser als Ceros 00 schon nach 7 Tagen zur Ablösung kleinster Partikel von der Keramikoberfläche gekommen. Diese lassen sich mikroskopisch in den unmittelbar an die Keramik angrenzenden Zellschichten nachweisen (Abb. 18).

Nach 21 Tagen tritt in dem eher faserarmen, noch recht zellreichen Bindegewebe zwischen den Partikeln eine intensive Fremdkörperreaktion auf.

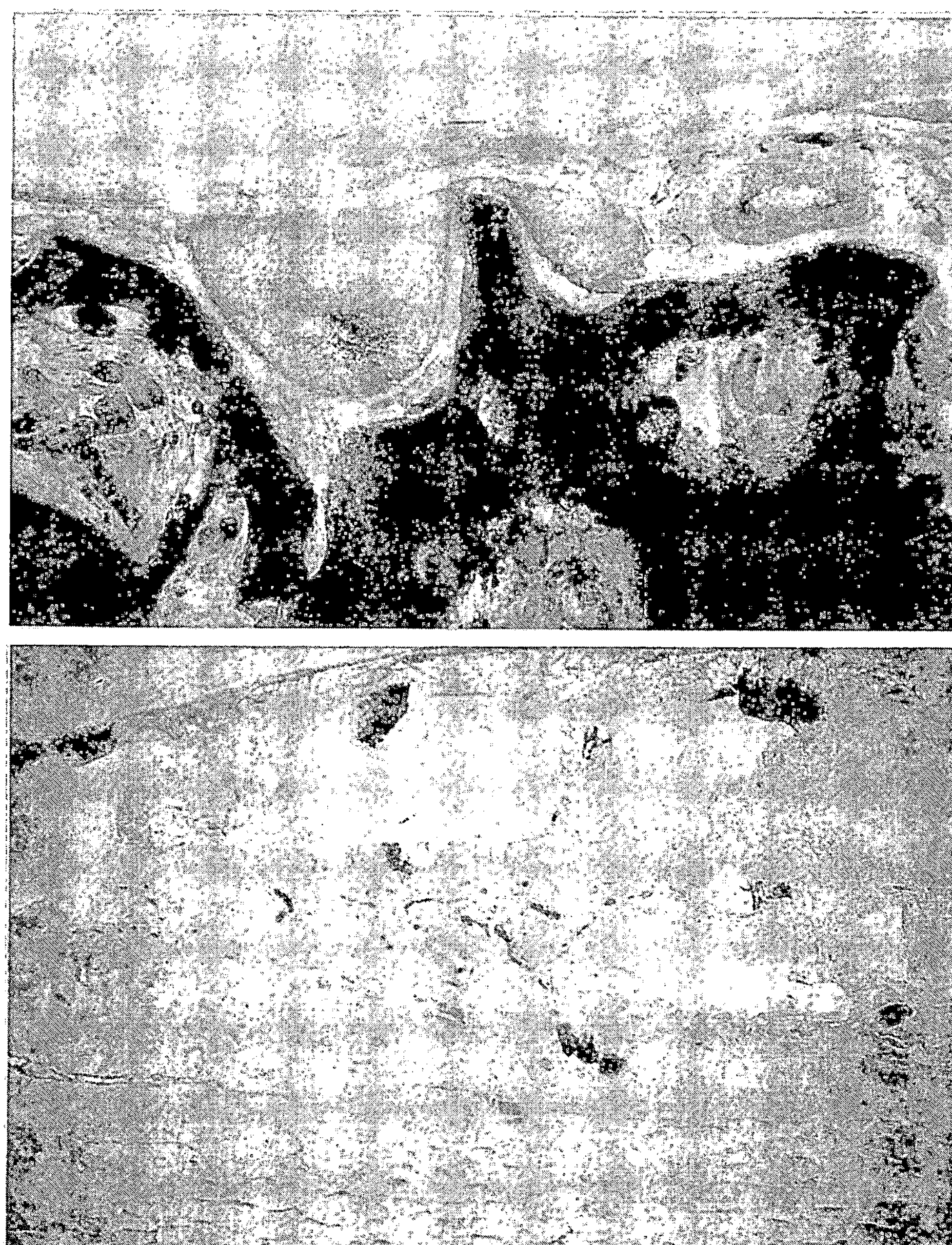

Abb. 15. (*oben*) Heterotope Implantation. 180 Tage. Ceros 00. Spitze Kante der Keramik imprimiert eine offene Muskelvene. Schliffpräparat, Vergr. 16,0:1

Abb. 16. (*unten*) Heterotope Implantation. 7 Tage. Ceros 01. Übersicht. Einwachsen des Bindegewebes in die Makroporen der Keramik. Schnittpräparat, Vergr. 5,5:1

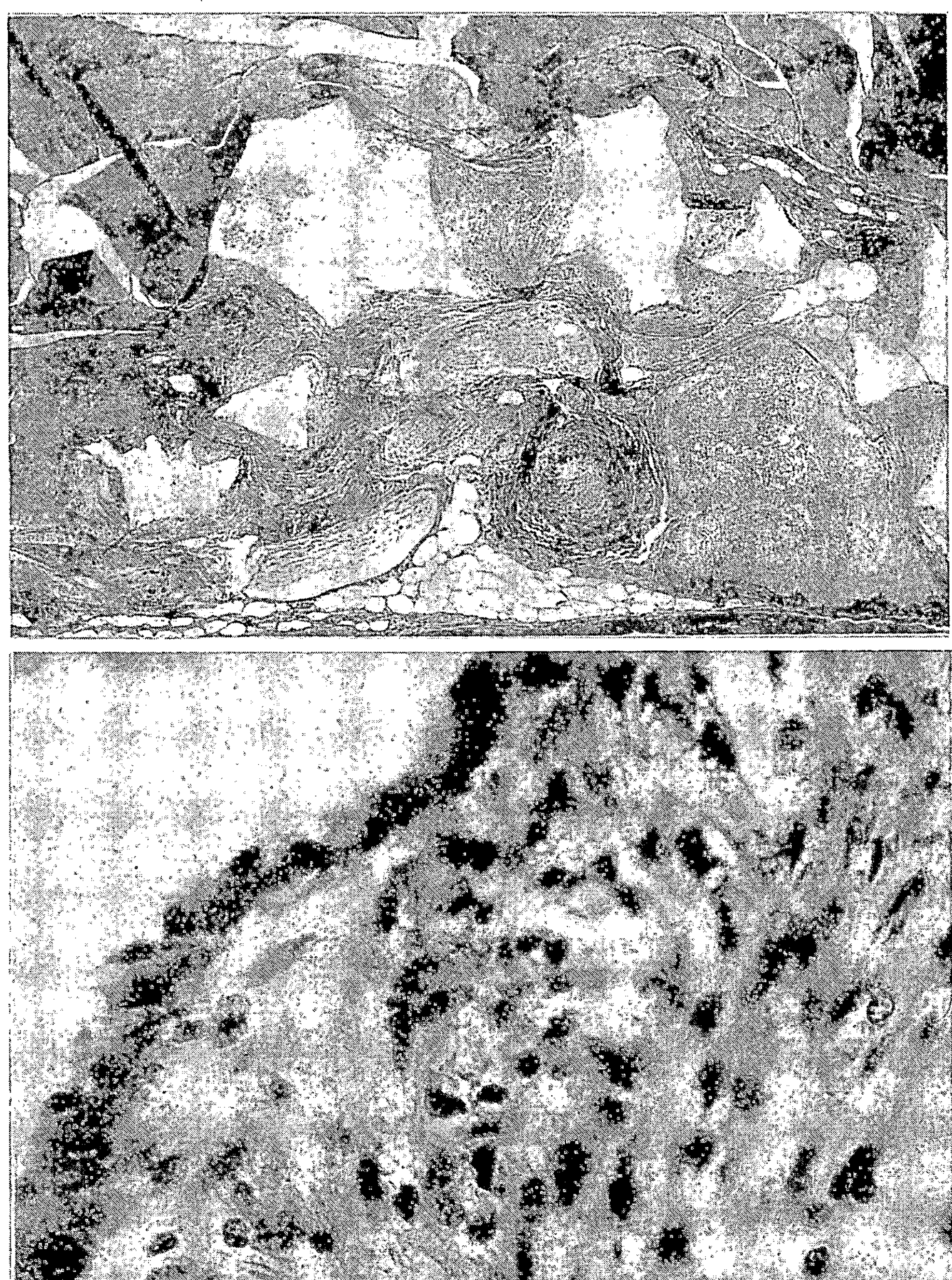

Abb. 17. (*oben*) Heterotope Implantation. 180 Tage. Ceros 01. Fortbestehen der Fremdkörperreaktion. Bindegewebiger Einbau der Keramik. Schnittpräparat, Vergr. 12,5:1
Abb. 18. (*unten*) Heterotope Implantation. 7 Tage. Ceros 03. Abgelöste Keramikkörnchen in den der Hauptmasse des Implantats unmittelbar anliegenden Zell-Lagen. Schnittpräparat, Vergr. 160,0:1

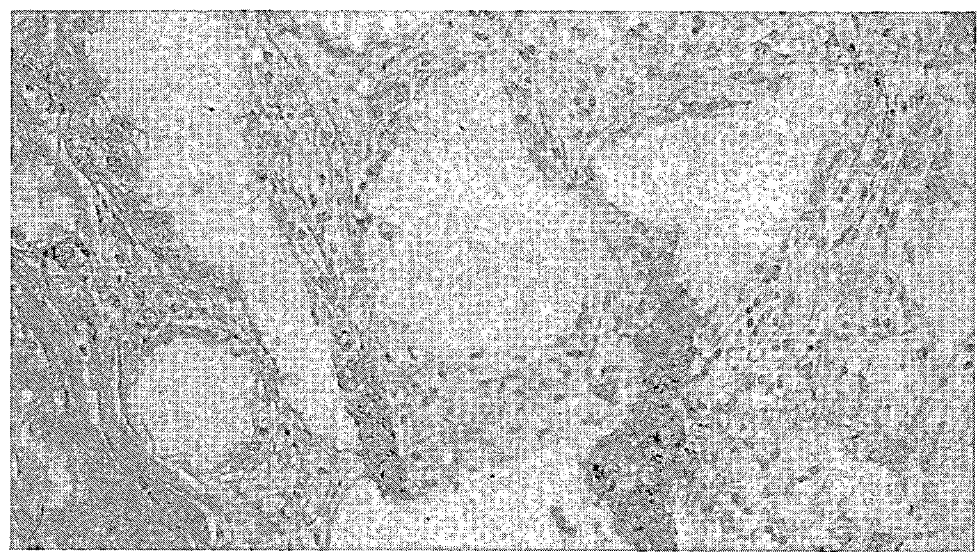

Abb. 19. Heterotope Implantation. 180 Tage. Ceros 03. Fremdkörperriesenzellen, die den (im Schnitt herausgebrochenen) Keramikgranula direkt anliegen. Blasenartige Strukturen im Gewebe. Schnittpräparat, Vergr. 63,0:1

Nach 42 Tagen ist das Bild in der Übersicht unverändert: keine – durch die Kossa-Färbung nachweisbare – Mineralisation im Gewebe, gute mechanische Verträglichkeit der Partikel, kein Nachlassen der entzündlichen Reaktion auf den Fremdkörper.

Auch nach 180 Tagen (Abb. 19) ist die zelluläre Reaktion vornehmlich resorptiv, ohne daß größere Mengen der Keramik abgebaut werden.

Auffallend ist bei dieser Keramikpräparation am 180. Tag nach der Implantation die geringe Faserbildung zwischen den Ceros-03-Partikeln und die blasenartigen Strukturen, die in unmittelbarer Nachbarschaft der an die Keramik angrenzenden Zellen auftreten (Abb. 19).

Die Implantation von Ceros 03 in die Muskulatur führt zu keinem Zeitpunkt in irgendeinem der Präparate zu einer Knochenneubildung.

Ein deutlicher Abbau der Keramik hat nicht stattgefunden.

Die zellulären Reaktionen sind nahezu identisch mit denen nach der Implantation von Ceros 00 (s. 6.1.1.3.1).

6.1.1.3.4 Ceros 06 (Partikelgröße 0,8–1,4 mm, Porenvolumen 80%, Porendurchmesser 200–400 μm). Das im Vergleich zu Ceros 00 größere Porenvolumen des Ceros 06 bewirkt in dieser Versuchsgruppe zwischen dem 7. und 180. Tag nach der Implantation in die Muskulatur keine deutlichen Unterschiede der Gewebereaktion. Diese ist durch die bindegewebige Abgrenzung des Implantats und die anhaltende Fremdkörperriesenzellenreaktion gekennzeichnet.

Die Implantation von Ceros 06 in die Muskulatur führt zu keinem Zeitpunkt in irgendeinem der Präparate zu einer Knochenneubildung.

Die Reaktion erscheint uniform mit der auf die Hydroxylapatitpräparationen gleicher Partikelgröße (Ceros 00 und 03, s. 6.1.1.3.1 und 6.1.1.3.3).

6.1.2 Morphologische Ergebnisse 7. bis 180. Tag. Orthotope Implantationen

6.1.2.1 Leerdefekte

Sieben Tage nach dem Setzen des Bohrlochs sind die Defekte von einem erstaunlich zellarmen, aber mit jungen feinen Fasern durchzogenen Bindegewebe durchsetzt. Neben Bohrspänen, an deren Oberflächen appositionelles Knochenwachstum mit vereinzelten, resorptiven Zellen auftritt und sporadischer Trabekelbildung im Defekt, sind die Bohrlöcher von dem zarten Bindegewebe angefüllt. Ein Wiederaufbau der verletzten Kortikalis ist nicht zu beobachten. Bis auf wenige, im Defekt verbliebene, polymorphkernige Granulozyten ist eine entzündliche oder stärker ausgeprägte resorptive Reaktion in den Präparaten nicht nachweisbar.

Nach 21 und 42 Tagen sind die Bohrlöcher von einem breiten trabekulären Knochensaum gegen die Markhöhle abgegrenzt. Im Zentrum der ehemaligen Defekte finden sich außer wenigen Trabekeln ohne intensive Umbauzeichen zahlreiche straffe Kollagenfaserzügel, die die Defektzone auf voller Länge durchqueren. Zwischen diesen fast 'sehnenartig' anmutenden Faserbündeln sind nur ganz vereinzelt reife Fibrozyten zu erkennen (Abb. 20). Die Ausrichtung der Kollagenfasern ist wohl als eine Maßnahme zur Stabilisierung der mechanisch belasteten Femora, bei noch unzureichender trabekulärer Abstützung zwischen der durchbohrten und der nicht durchbohrten Kortikalis, aufzufassen. Eine Knochenbildung im Bereich der durchbohrten Kortikalis, zwischen den Rändern, hat in den Präparaten nicht stattgefunden.

Nach 42 Tagen ist die Wandstärke der trabekulären Knochenwanne geringfügig kleiner als nach 21 Tagen (s. histomorphometrische Ergebnisse 6.1.3.1).

Zum Ende des Beobachtungszeitraums nach 180 Tagen hat sich das straffe, faserreiche, zellarme Bindegewebe wieder in ein weniger gerichtetes, zellreicheres umgewandelt. Die Defekte sind jeweils durch einen vitalen, kräftig ausgebildeten knöchernen 'Wall' gegen die eigentliche Markhöhle abgegrenzt (Abb. 21). Ganz vereinzelt finden sich innerhalb dieser Abgrenzungen der ehemaligen Defekte Trabekel, die wenig intensiven Umbauprozessen unterworfen sind. Eine Rekanalisierung der Markhöhle oder ein Abheilen der durchbohrten Kortikalis kann in keinem der Kontrollpräparate beobachtet werden.

6.1.2.2 β-Trikalziumphosphat-Keramik

Sieben Tage nach der Implantation in den Knochen ist der Defekt vollständig von der Keramik ausgefüllt. Der Übergang zwischen dem implantierten Material und dem Markgewebe der Markhöhle ist fließend. Die Keramik ist von einem feinen Fibrinnetzwerk überzogen, das in den Implantatregionen am deutlichsten ausgebildet ist, in denen eine Septenbildung in dem keramischen Pulver beginnt (Abb. 22). Wie bei den Implantationen in die Muskulatur sind Fibroblasten, die auf die Keramik weit auswandern, abgestorben und ihre Zellkerne werden pyknotisch (Abb. 22).

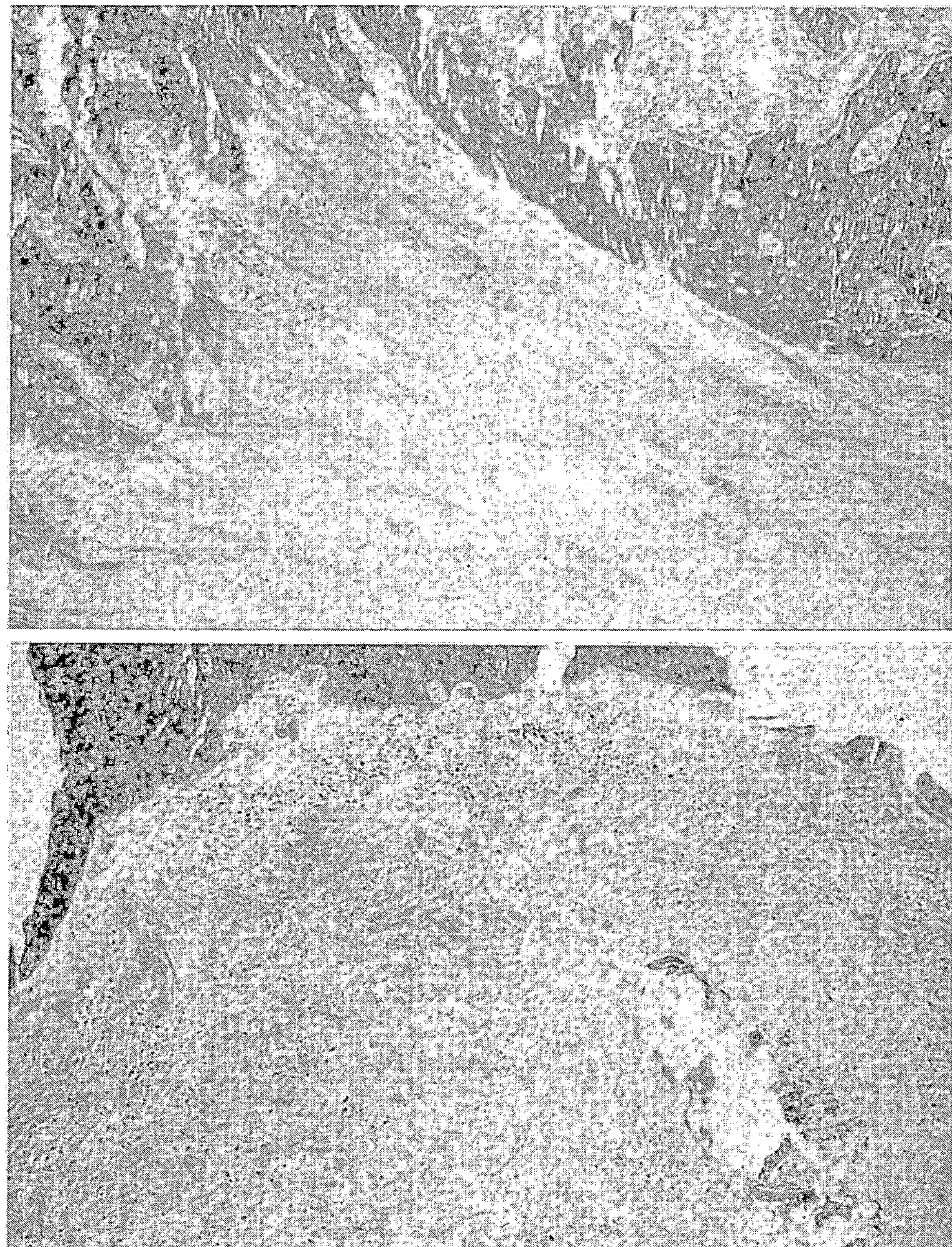

Abb. 20. *(oben)* Leerdefekt. Orthotope Implantation. 42 Tage. Knöcherner Wall *(Bildoberrand)*, der den Defekt von der intakten Markhöhle abgrenzt. Ausgeprägte Faserbildung innerhalb des Bohrlochs. Schnittpräparat, Vergr. 25,0:1

Abb. 21. *(unten)* Leerdefekt. Orthotope Implantation. 180 Tage. Knöcherner Wall *(Bildoberrand)*, der den Defekt von der intakten Markhöhle abgrenzt. Entwicklung eines weniger gerichteten Bindegewebes im Bohrloch. Schnittpräparat, Vergr. 25,0:1

Nach 21 Tagen beginnt die knöcherne Abgrenzung des Defekts gegen die Markhöhle (Abb. 23). Dabei ist nicht sicher zu beurteilen, ob diese Knochenbildung, die im Sagittalschnitt des Femurs schlüsselförmig ist, rein reaktiv auf das Implantat an dessen Peripherie stattfindet, oder ob die Ausbildung der knöchernen Abstützung zwischen dem Bohrlochrand und der nicht durchbohrten Kortikalis v.a. biomechanisch zur Stabilisierung des Femurs benötigt wird (s. 7.1).

Im Vergleich zum 7 Tage alten Präparat findet sich nach 21 Tagen weiterhin eine Zunahme der Zahl der zwischen dem Implantatmaterial vorhandenen, aktiven Fibroblasten, wobei die Faserentwicklung im Vergleich zur heterotopen Implantation (s. 6.1.1.2) eher spärlich erscheint (Abb. 24). Am Rand des Implantats sind vereinzelte, von Bindegewebe eingescheidete 'Keramikseen' anzutreffen, die sich sowohl in den Masson-Goldner- als auch in den Kossa-Färbungen mineralisiertem Gewebe entsprechend anfärben lassen. Die Trikalziumphosphatkeramik ist deutlich an ihrer korallenartigen Struktur zu erkennen (s. auch unten).

Nach 42 Tagen ist die knöcherne Barriere zwischen dem Implantat und der restlichen Markhöhle vollständig entwickelt (Abb. 25, 26).

Die Septierung zwischen einzelnen 'Implantatseen' hat in der Peripherie zugenommen, zentral im Defekt ist sie unverändert. Die bei der heterotopen Implantation zu beobachtende intensive Fremdkörperreaktion ist im Knochengewebe abgeschwächt.

Rundzellinfiltrate (Abb. 25) stellen eine Seltenheit dar und liegen, wenn sie auftreten, am Rand der Implantate. Dort findet sich immer häufiger ein direkter Einbau der Trikalziumphosphatkeramik in den abgrenzenden, trabekulären Knochen (Abb. 25).

Die Mikroradiographie (Abb. 27) nach 180 Tagen zeigt die nicht rekanalisierte Femurmarkhöhle mit Resten der implantierten Keramik im ehemaligen Defektzentrum. Dieses ist von einem kräftig ausgebildeten trabekulären Knochen umgeben, der die einander gegenüberliegenden Kortikales miteinander verbindet (Schlüsselformation, s. oben). Die Trikalziumphosphatkeramik ist noch deutlich zu erkennen. Die zelluläre Reaktion (Fremdkörper) auf sie ist im Vergleich zu der heterotopen Implantation (s. Abb. 10) weniger stark ausgeprägt.

Die Implantation von β-Trikalziumphosphat–Keramik in diaphysäre knöcherne Bohrlochdefekte des Rattenfemurs hat in keinem Fall zu einer Überbrückung der durchbohrten Kortikales bzw. zur vollständigen Durchbauung der Defekte geführt.

Die zellulären Reaktionen am Implantationsort gleichen, wenn auch deutlich abgeschwächt, denen, die durch die Keramik in der Muskulatur ausgelöst worden sind.

Die Faserbildung, die Separierung einzelner Keramikseen voneinander, findet im Knochen in geringerem Ausmaß als am heterotopen Ort statt, und sie ist in der Implantatperipherie deutlicher ausgeprägt als in dessen Zentrum. Ein direkter Einbau der Keramik in reparierendes Knochengewebe kann aufgrund des typischen histologischen Bildes an mehreren Stellen, allerdings immer nur in der Implantatperipherie, beobachtet werden.

Auffällig ist die in der Muskulatur in diesem Ausmaß nicht aufgetretene Resorption der Keramik. Obgleich zum Ende des Beobachtungszeitraums zentrale, mit Kollagenfasern und Keramik aufgefüllte Narben verbleiben, ist insgesamt die Größe des Defekts im Vergleich zum Ausgangswert deutlich kleiner geworden und die Keramik zu 50–80% resorbiert.

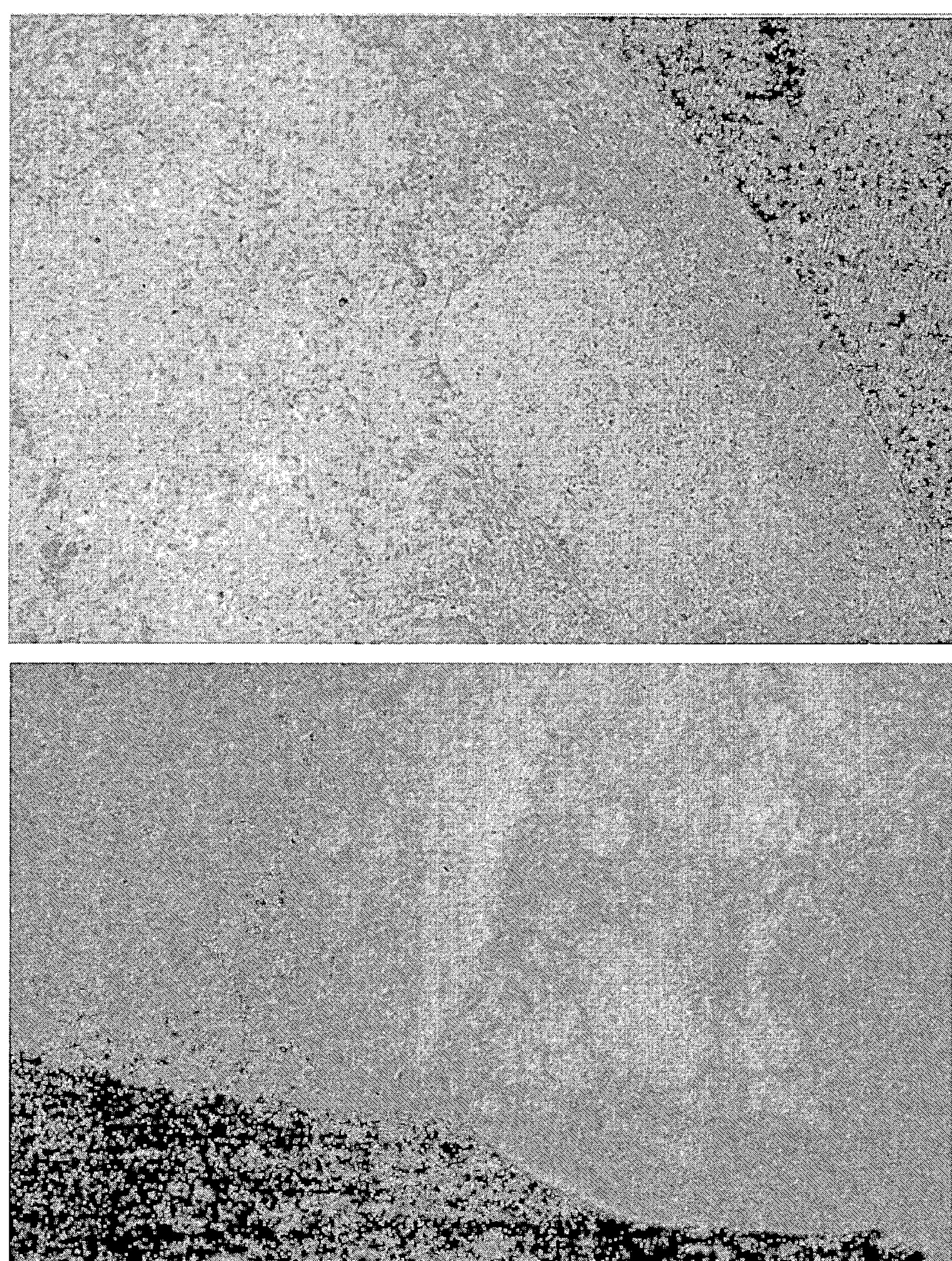

Abb. 22. (*oben*) Orthotope Implantation. 7 Tage. TCP. Keramik von einem feinen Fibrinnetzwerk überzogen (*links oben*). Dort beginnende Faserbildung zwischen den TCP-Partikeln. Schnittpräparat, Vergr. 25,0:1

Abb. 23. (*unten*) Orthotope Implantation. 21 Tage. TCP. Beginn der knöcherenen Abgrenzung zwischen Implantat und intakter Markhöhle. Schnittpräparat, Vergr. 25,0:1

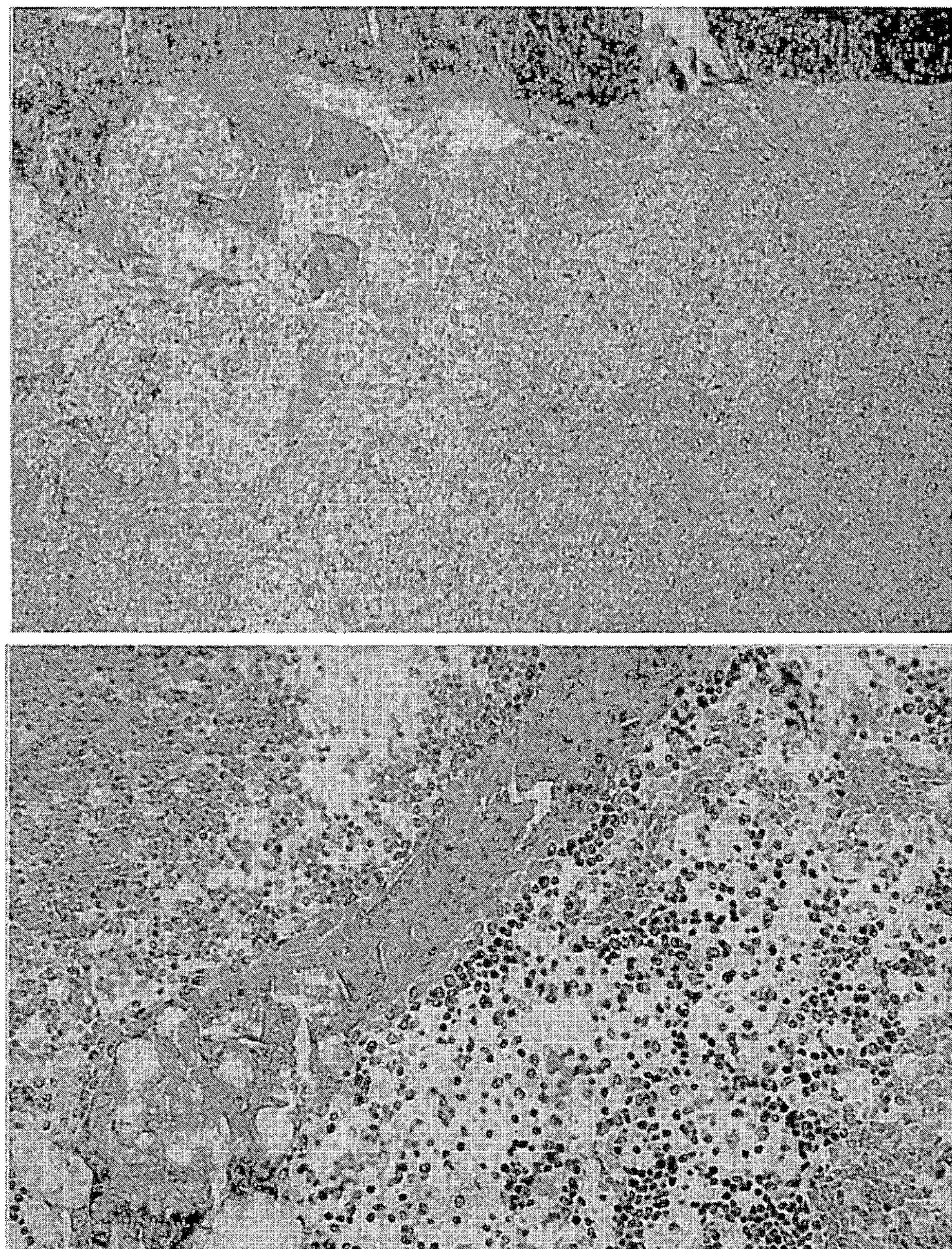

Abb. 24. (*oben*) Orthotope Implantation. 21 Tage. TCP. Geringe Faserbildung im Bohrloch zwischen der Keramik. Die korallenartige Struktur des TCP ist deutlich zu erkennen. Schnittpräparat, Vergr. 25,0:1

Abb. 25. (*unten*) Orthotope Implantation. 42 Tage. TCP. Teildarstellung der knöchernen Barriere zwischen Markhöhle (*links*) und Implantat (*rechts*). Rundzellinfiltrat. Direkter Einbau der Keramik in den trabekulären Knochen (*links unten*). Schnittpräparat, Vergr. 63,0:1

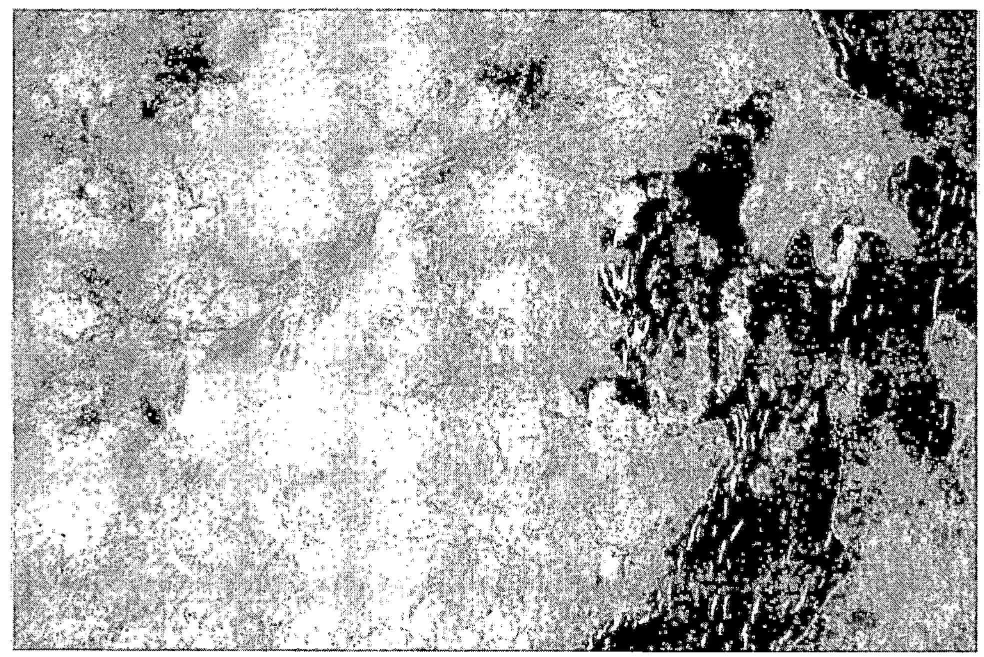

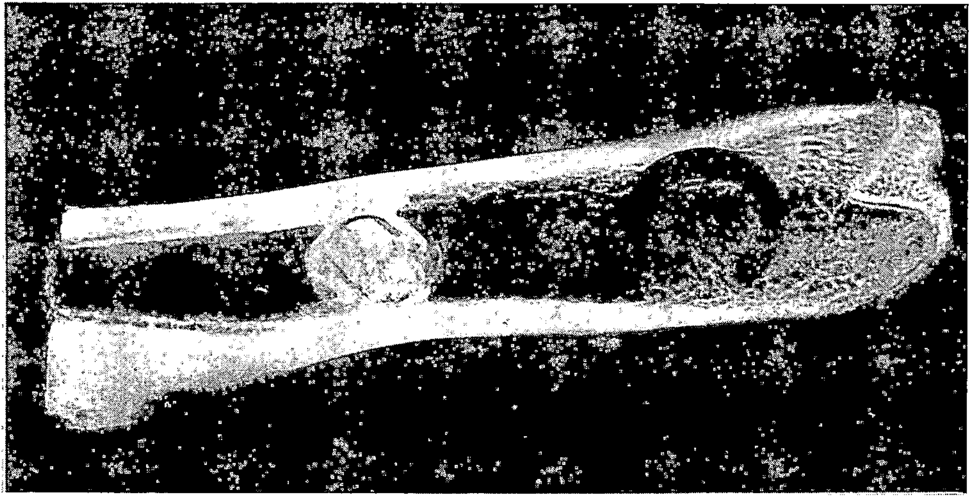

Abb. 26. (*oben*) Orthotope Implantation. 42 Tage. TCP. Knöcherner Wall zwischen intakter Markhöhle (*rechts*) und Implantat (*links*). Schnittpräparat, Vergr. 25,0:1
Abb. 27. (*unten*) Orthotope Implantation. 180 Tage. TCP. Reste der Keramik in der Markhöhle, die nicht rekanalisiert ist. Mikroradiographie, Vergr. 2,0:1

6.1.2.3 Hydroxylapatitkeramik

6.1.2.3.1 Ceros 00 (Partikelgröße 0,8–1,4 mm, Porenvolumen 60%, Porendurchmesser 200–400 μm). Bereits 7 Tage nach der Operation ist das Implantat gegen das Knochenmark durch eine ausgeprägte trabekuläre Knochenbildung abgegrenzt. Ganz peripher gelegene Hydroxylapatitkeramikpartikel sind in diese Abgrenzung einbezogen. In die zur intakten Markhöhle gelegenen Makroporen der Keramik ist Bindegewebe und vereinzelt trabekulärer Knochen eingewachsen.

Einundzwanzig Tage nach der Implantation wird die aus trabekulärem Knochen bestehende Abgrenzung deutlicher (Abb. 28). Zwischen den zentralwärts im Defekte gelegenen Keramikpartikeln entwickelt sich ein gemischt faserreiches, zellreiches Bindegewebe, das die Makroporen der Keramik ausfüllt. Es treten Fremdkörperriesenzellen auf, deren Anzahl aber geringer ausgeprägt ist als bei den muskulären Implantaten.

Im weiteren Verlauf (42. Tag) werden die zur Markhöhle gelegenen Makroporen der Keramikpartikel der Implantatperipherie vollständig mit Knochengewebe aufgefüllt (Abb. 29). Dort entsteht ein osteoimplantärer Verbund. In unmittelbarer Nachbarschaft, zum Defektzentrum hin, sind die Keramikpartikel aber ausschließlich von Bindegewebe umgeben, so daß eine knöcherne Durchbauung des Bohrlochs bzw. die Entstehung eines vollständigen osteoimplantären Verbundes nicht zu beobachten ist.

Die Übersichtsaufnahmen nach 180 Tagen (Abb. 30, 31) zeigen deutlich den Befund, der bereits für die Implantation nach 42 Tagen beschrieben wurde:

- keine vollständige knöcherne Durchbauung des Defekts
  und
- weiterhin Bindegewebe (jetzt faserreich) zwischen den zentralwärts gelegenen Keramikpartikeln.

Auf Vergrößerungen der Schliffpräparate ist zu erkennen, daß auch die Makroporen der Keramik, in die Knochengewebe eingewachsen ist, nicht vollständig von diesem aufgefüllt sind. Das zentripetale Knochenwachstum, ausgehend von der Keramikoberfläche, führt zur Entstehung von im Porenzentrum liegenden, bindegewebig angefüllten Räumen (Abb. 32). Der unmittelbare, zwischenschichtlose Kontakt zwischen dem in den Poren gebildeten Knochen und der Keramikoberfläche ist klar zu erkennen (Abb. 33). In den Schliffen ist eine Zuordnung der aus den Granula herausgelösten, kleinen keramischen Partikel zu spezifischen zellulären Strukturen nicht möglich.

Die Nettoresorption des implantierten Hydroxylapatits erscheint äußerst gering im Vergleich zu der bei der Implantation von β-Trikalziumphosphat-Keramik aufgetretenen.

6.1.2.3.2 Ceros 01 (Partikelgröße 1,4–2,8 mm, Porenvolumen 60%, Porendurchmesser 200–400 μm). Hier wiederholt sich die für Ceros 00 ausführlich beschriebene biologische Reaktion. Auch die größeren Partikel lösen über den gesamten Versuchszeitraum nach ihrer Implantation in die Femurdiaphyse keine Intensivierung des knöchernen Einbaus bzw. eine bessere Durchbauung des Defekts aus.

Nach 7 Tagen (Abb. 34, 35) entwickelt sich ein hervorragend vaskularisierter Knochen an der Grenze zwischen Implantat und Markhöhle, mit einer multitopen Knochenbildung in den Makroporen der peripher gelegenen Keramikpartikel. Vereinzelt kommen Fremdkörperriesenzellen in unmittelbarer Nachbarschaft der Keramik zur Darstellung.

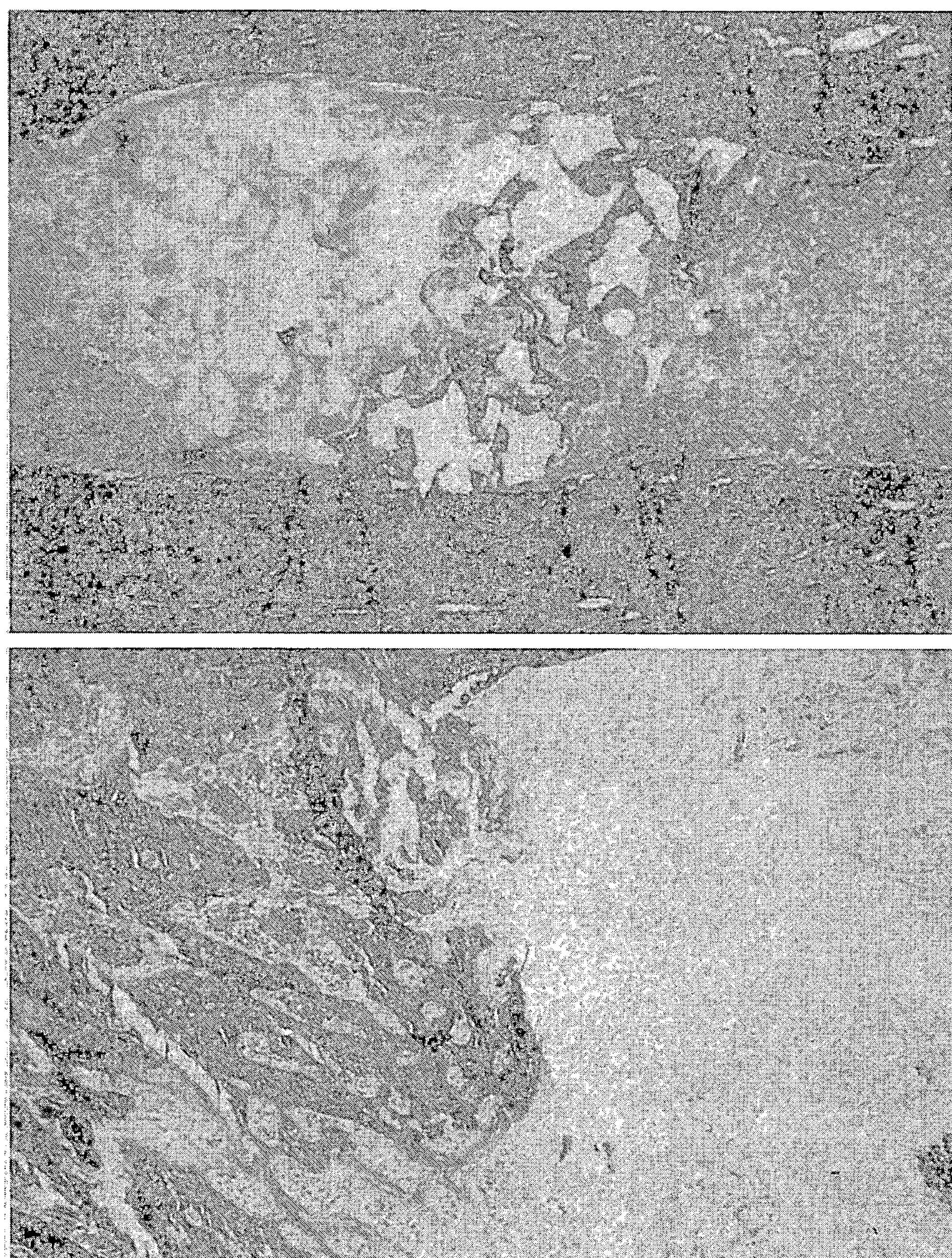

Abb. 28. (*oben*) Orthotope Implantation. 21 Tage. Ceros 00. Zur Markhöhle gelegene Keramikpartikel werden in die Knochenformation einbezogen. Zentral im Defekt nur Bindegewebebildung. Ceros-Granula herausgebrochen. Schnittpräparat, Vergr. 5,0:1

Abb. 29. (*unten*) Orthotope Implantation. 42 Tage. Ceros 00. Direkter Knochen-Keramik-Kontakt (*links*). Die zum Defektzentrum gelegenen Poren des herausgebrochenen Ceros-Partikels sind nur von Bindegewebe aufgefüllt (*rechts*). Schnittpräparat, Vergr. 25,0:1

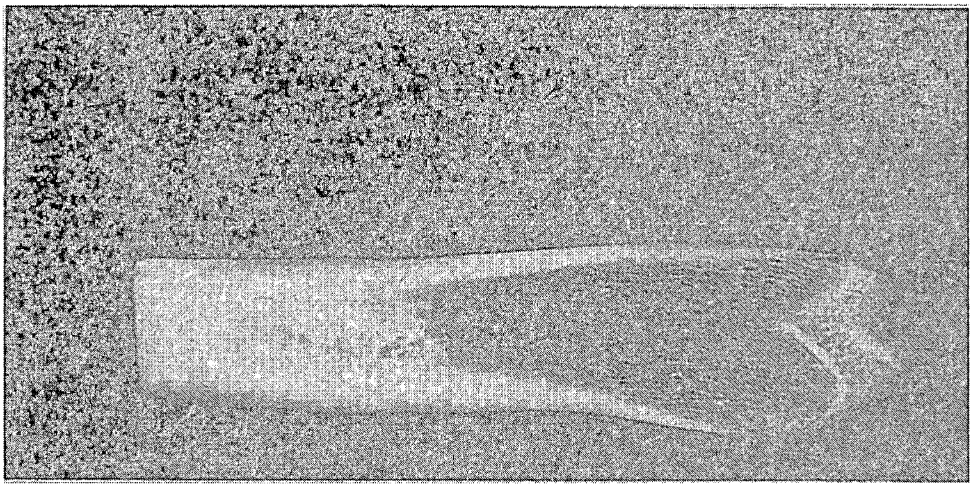

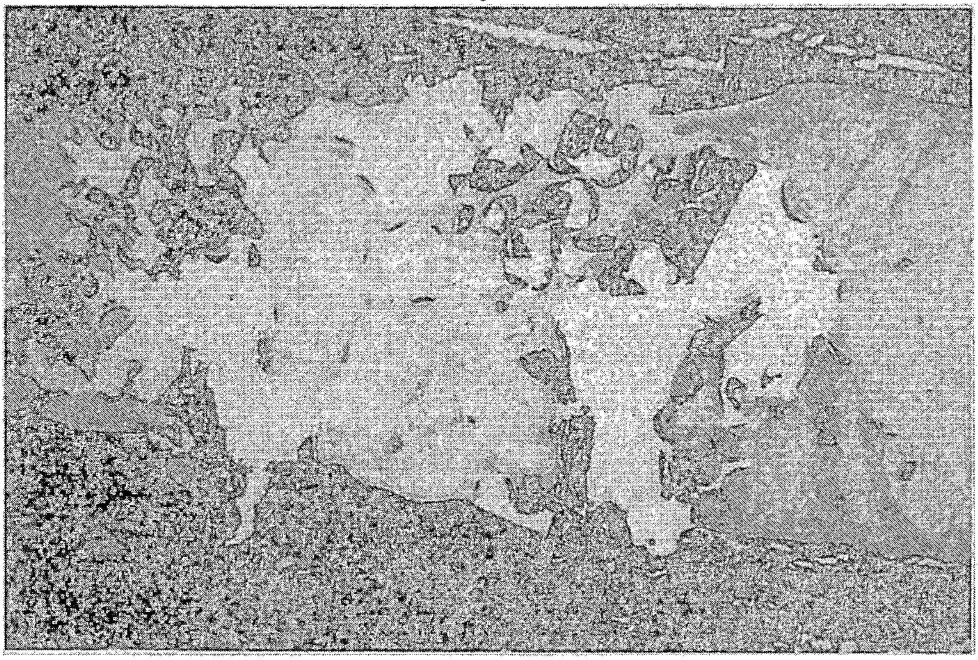

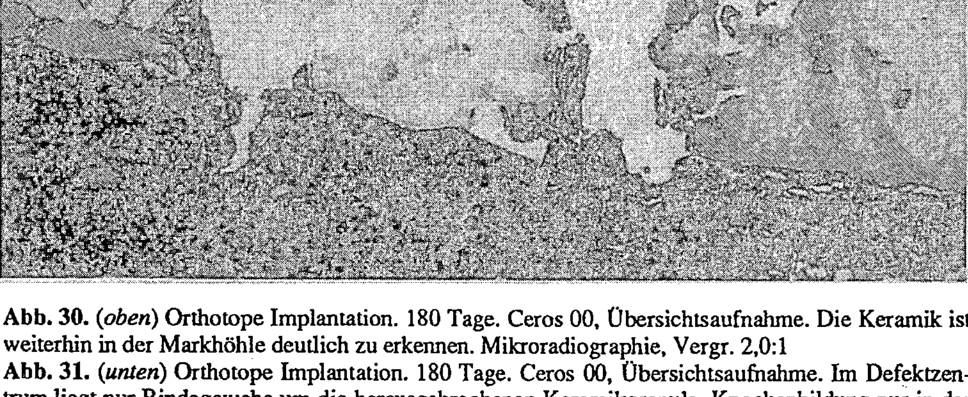

Abb. 30. (*oben*) Orthotope Implantation. 180 Tage. Ceros 00, Übersichtsaufnahme. Die Keramik ist weiterhin in der Markhöhle deutlich zu erkennen. Mikroradiographie, Vergr. 2,0:1

Abb. 31. (*unten*) Orthotope Implantation. 180 Tage. Ceros 00, Übersichtsaufnahme. Im Defektzentrum liegt nur Bindegewebe um die herausgebrochenen Keramikgranula. Knochenbildung nur in der Implantatperipherie. Schnittpräparat, Vergr. 5,0:1

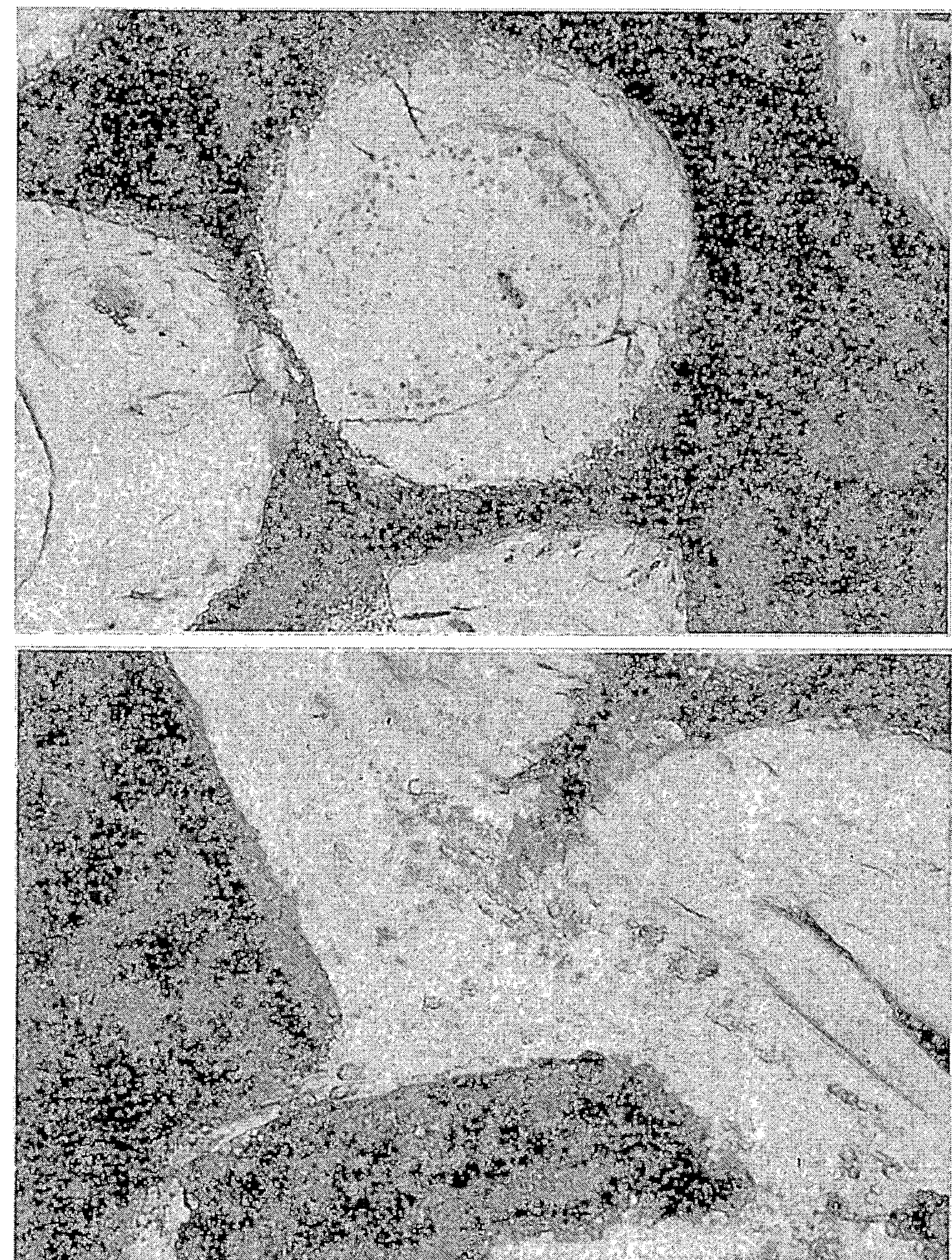

Abb. 32. (*oben*) Orthotope Implantation. 180 Tage. Ceros 00. Zentripetales Knochenwachstum in den Keramikporen, ausgehend von der Keramikoberfläche. Schliffpräparat, Vergr. 63,0:1
Abb. 33. (*unten*) Orthotope Implantation. 180 Tage. Ceros 00. Zwischenschichtloser Kontakt zwischen neugebildetem Knochen und der Keramik. Schliffpräparat, Vergr. 63,0:1

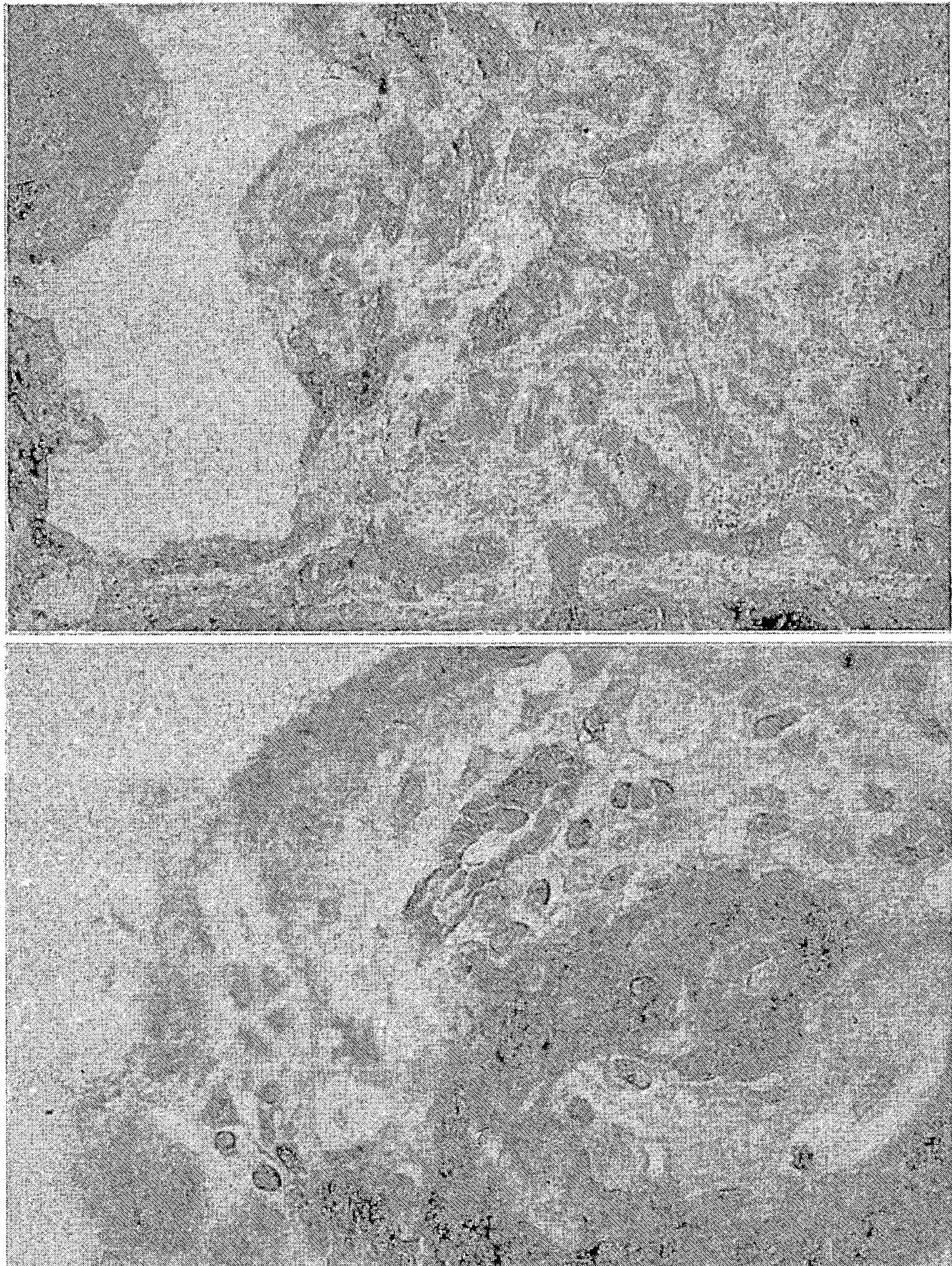

Abb. 34. (*oben*) Orthotope Implantation. 7 Tage. Ceros 01. Entwicklung von trabekulärem, hochgradig vaskularisiertem Knochen in unmittelbarer Nachbarschaft der Keramikgranula. Schnittpräparat, Vergr. 25,0:1

Abb. 35. (*unten*) Orthotope Implantation. 7 Tage. Ceros 01 (Vergrößerung aus Abb. 34). Herausgebrochenes Keramikgranulum (*links oben*). Knochenbildung innerhalb der Keramikpore. Direkter Knochen-Keramik-Kontakt (*oben*). Schnittpräparat, Vergr. 160,0:1

Nach 42 Tagen zeigt sich weiterhin eine unvollständige Durchbauung zentral im Defekt.

Die Aufnahmen nach 180 Tagen (Abb. 36, 37) machen deutlich, wie in den Makroporen unmittelbar benachbarter Keramikpartikel einerseits vitaler trabekulärer Knochen mit der Keramik einen grenzschichtlosen Verbund eingeht, andererseits in die Poren weiter zentral gelegener Keramikpartikel nur ein faserreiches, wenig mit resorptiven Zellen durchsetztes Bindegewebe einwächst (Abb. 37).

Die Gesamtresorption dieser Hydroxylapatitkeramik ist nach 180 Tagen Versuchsdauer mit den angewandten histologischen Techniken nicht zu überprüfen, erscheint aber, wie unter 6.1.2.3.1, äußerst gering.

6.1.2.3.3 Ceros 03 (*Partikelgröße 0,8–1,4 mm, Porenvolumen 60%, Porendurchmesser 400–800 µm*).

Die Übersichtsaufnahmen nach 7 Tagen verdeutlichen die monotone biologische Reaktion auf die Hydroxylapatitkeramik, d.h. das Einbeziehen der in der Peripherie des Implantats gelegenen Keramikpartikel in die osteoimplantäre Barriere, die sich zwischen dem Markgewebe und dem eingebrachten Ceros 03 entwickelt.

Im weiteren Verlauf werden die Poren der Keramik mit Bindegewebe aufgefüllt und teilweise entsteht – nach 21 Tagen, erneut nur in der Implantatperipherie – trabekulärer Knochen in den eingewachsenen, bindegewebigen 'Pilzen'. Ebenso setzt eine Fremdkörperreaktion ein, die bis 180 Tage postoperativ anhält.

Trotz des größeren Porendurchmessers dieser Hydroxylapatitpartikel ist die Menge des entstandenen Knochengewebes im Vergleich zu den anderen untersuchten Ceros-Präparationen nicht größer (s. 6.1.3.1).

Die Resorptionsquote dieser Keramik unterscheidet sich nicht von der der anderen untersuchten Hydroxylapatitkeramiken.

6.1.2.3.4 Ceros 06 (*Partikelgröße 0,8–1,4 mm, Porenvolumen 80%, Porendurchmesser 200–400 µm*).

Die biologische Reaktion im Knochen auf die Keramik mit der größeren Porosität ist prinzipiell gleich der auf die anderen Ceros-Implantationen. Jedoch erscheint die Menge des neugebildeten Knochens nach 7 (Abb. 38) bzw. 180 Tagen (Abb. 39) bereits histomorphologisch größer, was sich in der histomorphometrischen Analyse (s. 6.1.3.1) bestätigt.

6.1.3 Histomorphometrische Ergebnisse

In den Muskeltaschen der Kontrolltiere, die unaufgefüllt blieben, ist zu keinem Zeitpunkt eine Knochenneubildung nachzuweisen. Da weiterhin auch keines der in diesem Versuch überprüften Knochenersatzmittel eine Osteoinduktion auslöst, kann eine Histomorphometrie der Muskelpräparate nicht durchgeführt werden.

6.1.3.1 Orthotope Implantation

Die statistische Analyse der histomorphometrischen Auswertung der Knochenbildung nach der Implantation der verschiedenen Kalziumphosphatkeramiken zeigt bei der Bestimmung des Strukturwertes 'Volumendichte Knochen V_v (%)' für die Implantate von β-

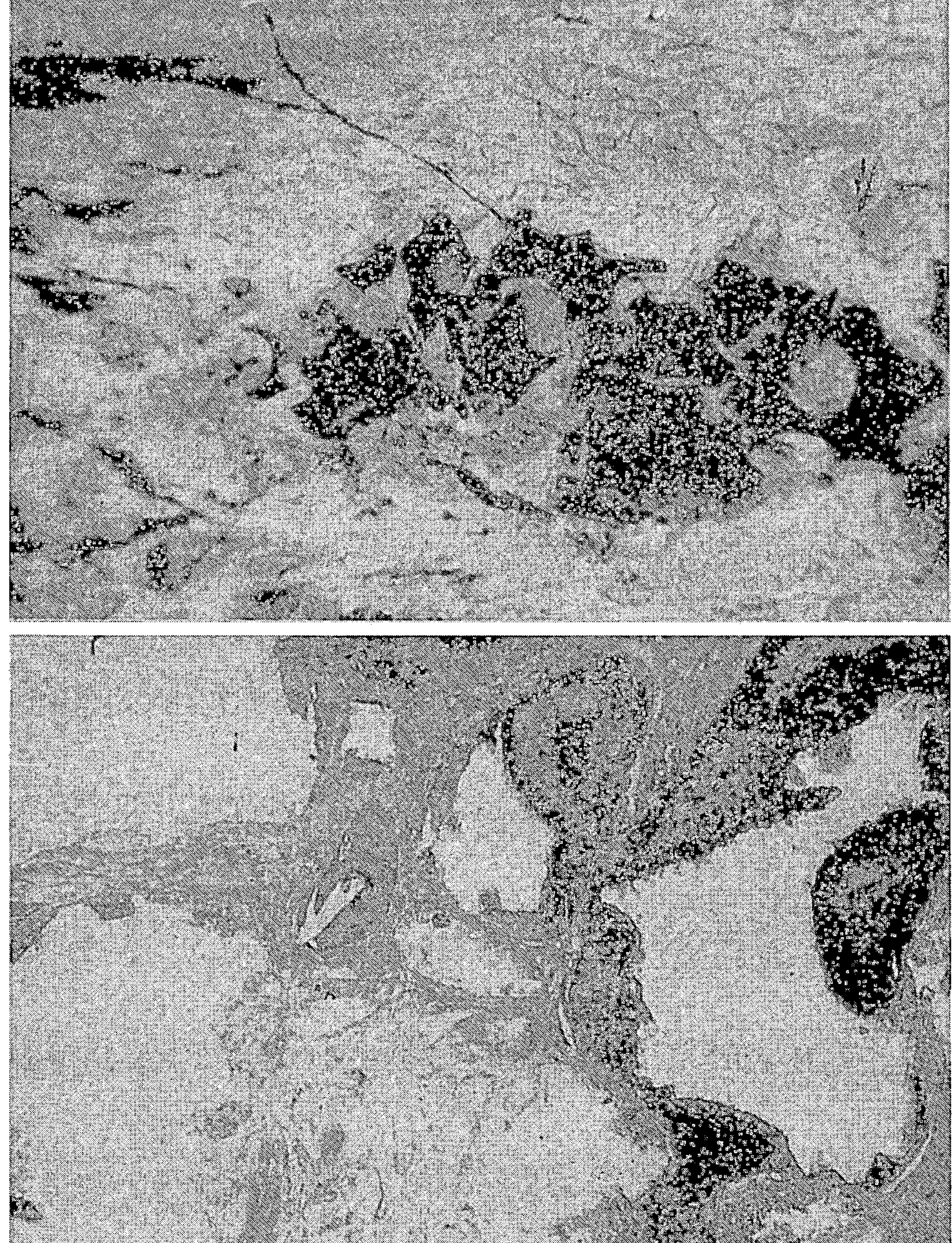

Abb. 36. (*oben*) Orthotope Implantation. 180 Tage. Ceros 01, Übersichtsaufnahme. Direkter Knochen-Keramik-Kontakt in der Implantatperipherie (*oben, rechts, unten*). Schliffpräparat, Vergr. 6,25:1

Abb. 37. (*unten*) Orthotope Implantation. 180 Tage. Ceros 01. In die Makroporen der Keramik eingewachsener vitaler Knochen: Markhöhle (*rechts*), Implantatzentrum (*links*). Dort liegende Partikel sind nur von Bindegewebe umgeben. Schnittpräparat, Vergr. 25,01:1

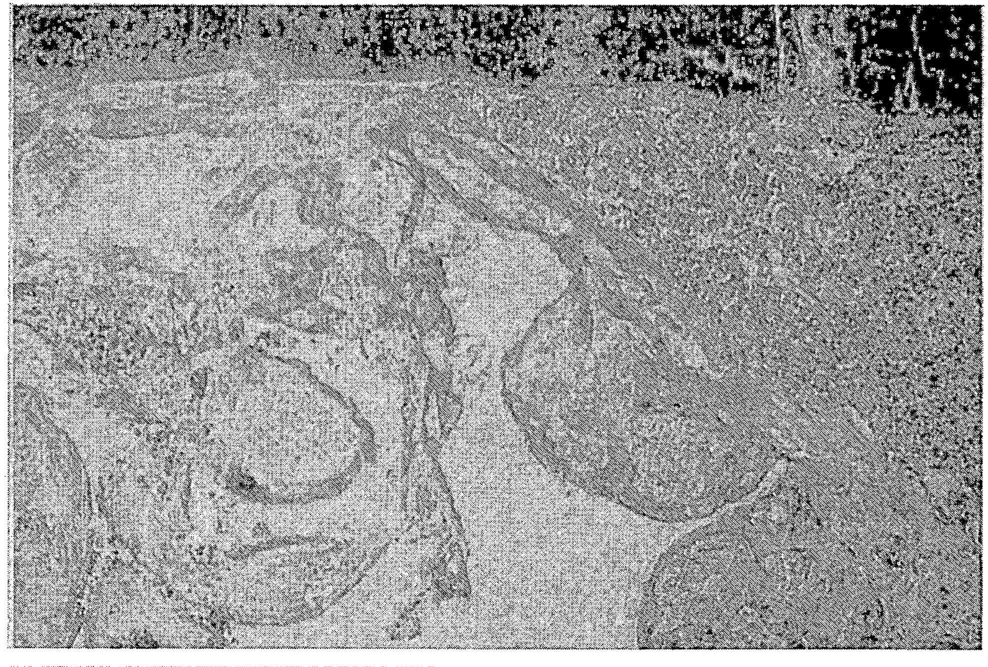

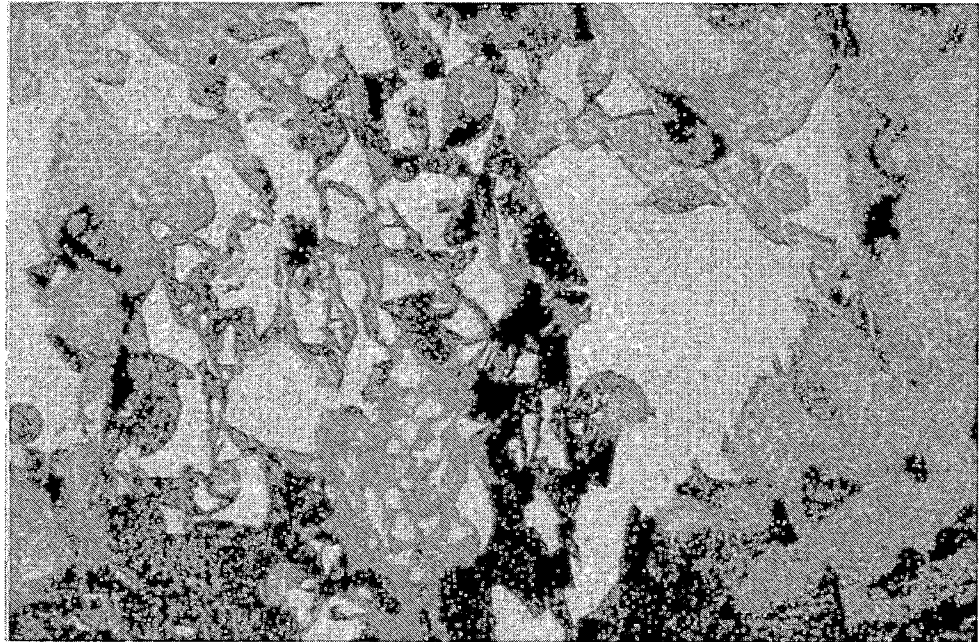

Abb. 38. (*oben*) Orthotope Implantation. 7 Tage. Ceros 06. Beginn der Ausbildung der knöchernen Barriere zwischen Markhöhle (*rechts*) und Implantatzentrum (*links*). Knochenbildung in den Makroporen der Keramik, teilweise auch im Defektzentrum. Keramik herausgebrochen. Schnittpräparat, Vergr. 25,0:1

Abb. 39. (*unten*) Orthotope Implantation. 180 Tage. Ceros 06. Keramik Partikel herausgebrochen. Nur wenig Bindegewebe im Defektzentrum (*Bildmitte, unten*). Schnittpräparat, Vergr. 25,0:1

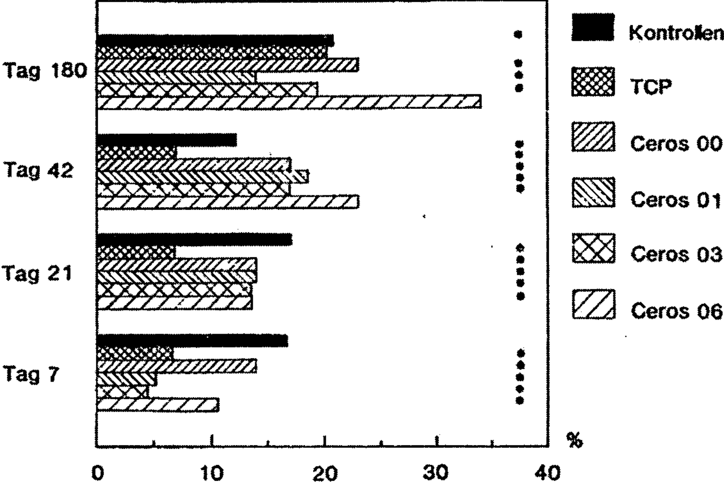

Abb. 40. Orthotope Implantation. Volumendichte Knochen V_v (%). * Signifikant $p < 0,05$ versus Kontrollen

Trikalziumphosphat-Keramik bis zum Ende des Beobachtungszeitraums im Vergleich signifikant schlechtere Werte als bei den nicht aufgefüllten Kontrollen (Abb. 40).

Bis zum 21. Tag nach der Operation sind für die verschiedenen Hydroxylapatitpräparationen die Werte ebenfalls signifikant kleiner als in der Kontrollgruppe. Nach 42 Tagen sind alle Ceros-Präparationen den Kontrollen, in bezug auf die Menge des neugebildeten Knochens, signifikant überlegen. Dagegen hat nach 180 Tagen nur die Hydroxylapatitkeramik mit dem größten Porenvolumen – Ceros 06 (80%) – zu einer signifikanten Steigerung der Knochenbildung im Vergleich zu den Kontrollen geführt.

Die Bestimmung des Anbauparameters 'Volumendichte Osteoid V_{vos}(%)' (Abb. 41) zeigt bei der statistischen Auswertung – 7 und 21 Tage nach der Implantation – nicht signifikante Werte für die Trikalziumphosphatkeramik im Vergleich zu den Kontrollen.

Einundzwanzig und 42 Tage nach der Operation tritt ein intensiver knöcherner Anbau in allen mit Hydroxylapatitkeramiken implantierten Tieren auf, außer bei der Verwendung von Ceros 00 (Tag 21). Die zu messenden Werte führen zu signifikanten Unterschieden im Vergleich mit den Kontrollen. Nach 180 Tagen sind die Anbauaktivitäten für alle Tiere der experimentellen Gruppen, unabhängig von den eingesetzten Keramikpräparationen, signifikant geringer als in den Kontrollen.

Bei der Bestimmung des Abbauparameters 'Gesamtresorptionsoberfläche HT (%)' (Abb. 42) sind die Werte in allen experimentellen Gruppen nach 7 und 21 Tagen signifikant kleiner als in den Kontrollen. Nach 180 Tagen ist die resorptive Aktivität in allen experimentellen Gruppen kleiner als bei den nicht implantierten Tieren. Signifikante Unterschiede treten jedoch nur bei der Implantation von Ceros 00, 03 und 06 auf.

Die beim Vergleich zu den Tieren, deren Defekte aufgefüllt wurden, noch ausgeprägte resorptive Tätigkeit in den Tieren der Kontrollgruppe, zusammen mit einem größeren Anbauparameter dort, deuten nach 180 Tagen darauf hin, daß die Knochenreife in der Kontrollgruppe geringer ist als bei allen Tieren der experimentellen Gruppen, bzw. daß das Knochengewebe in den Kontrolltieren noch intensiven Umbauprozessen unterworfen ist.

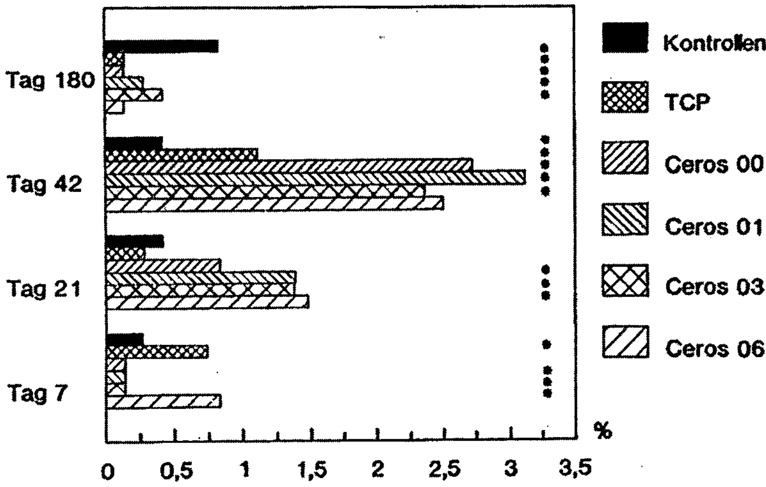

Abb. 41. Orthotope Implantation Volumendichte Osteoid V_{vos} (%). * Signifikant $p < 0,05$ versus Kontrollen

Das eingebrachte granuläre Material (Hydroxylapatitkeramik) hat – durch die Entstehung des osteoimplantären Verbundes an seiner Peripherie – möglicherweise früher als bei den unbehandelt gelassenen Defekten der Kontrolltiere das Eintreten einer ausreichenden mechanischen Stabilität bewirkt, die zu einer Verminderung der Intensität des 'remodeling' führt und so bei der Histomorphometrie die Bestimmung kleinerer An- bzw. Abbauparameter bedingt.

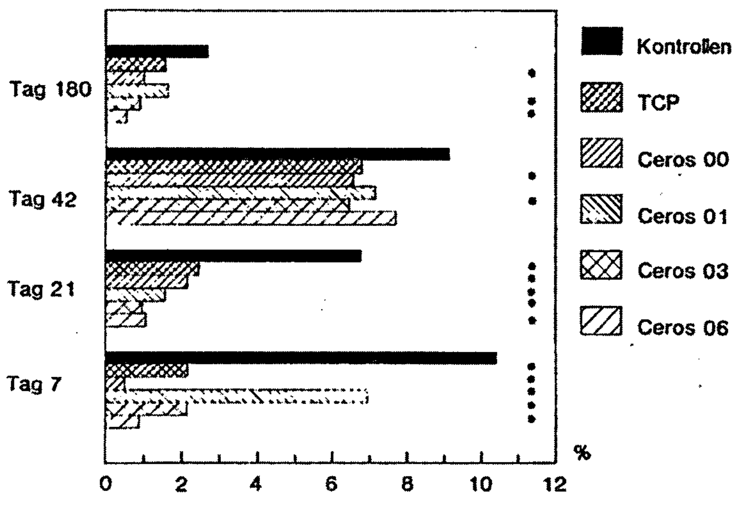

Abb. 42. Orthotope Implantation. Gesamtresorptionsoberfläche HT (%). * Signifikant $p < 0,05$ versus Kontrollen

Die Implantation der Ceros-Präparation mit dem größten Porenvolumen (Ceros 06) führt zu einer signifikanten, ausgeprägten Steigerung der Knochenbildung im Vergleich zu den Kontrollen. Die An- und Abbauparameter zeigen weiterhin bei Verwendung dieser Keramik die Entwicklung eines reiferen, Umbauprozessen weniger unterworfenen Knochens als bei den nicht implantierten Tieren.

Problematisch erscheint die minimale Resorption des Hydroxylapatitkeramik. Da diese nicht abgebaut wird, verbleiben die Ceros-Granula in der Markhöhle und verhindern deren Rekanalisation. Es ist nur die Entstehung eines osteoimplantären Verbundes zwischen dem regenerierenden Knochen und der implantierten Hydroxylapatitkeramik möglich. Ob die Stabilität solch eines Verbundes bei der Behandlung von Defekten an mechanisch stärkst belasteten Röhrenknochen der Extremitäten ausreicht, ist fraglich (s. Kap. 3.4.1.2 und 7.2).

6.1.4 Zusammenfassung der Ergebnisse

Die Ergebnisse dieses Versuchs bei der heterotopen Implantation der Kalziumphosphatkeramiken zeigen daß:

- keines der untersuchten Knochenersatzmittel in der Muskulatur osteoinduktiv ist;
- die Implantationen von Ceros-Hydroxylapatitkeramiken in die Muskulatur bei einer Partikelgröße zwischen 0,8 und 1,4 mm – unabhängig vom Porenvolumen und dem Porendurchmesser – zu einer intensiven Bindegewebebildung führen, wodurch die einzelnen Keramikpartikel eingescheidet und voneinander abgegrenzt werden;
- die größere Hydroxylapatitkeramik eine etwas geringere Faserbildung bewirkt und ebenso die Intensität der Riesenzellreaktion auf dieses Material – im Vergleich zu den anderen Ceros-Präparationen – etwas weniger stark ausgeprägt ist;
- bei nicht vollständig mit Bindegewebe aufgefüllten Poren, diese mit einer amorphen Masse angefüllt werden, die ausreichend Nährstoffe für Zellen eintreten läßt, bzw. die Bewegung von Zellen in ihr erlaubt (s. Abb. 14, 17);
- eine intensive resorptive Tätigkeit von Makrophagen und – an der Materialoberfläche – von Fremdkörperriesenzellen ausgelöst wird, die zu einem 'Anlösen' der Keramik und deren Abtransport führt;
- gleichzeitig eine sterile, entzündliche Reaktion eintritt mit einer Häufung von Lymphozyten und Plasmazellen;
- die Transport- und Phagozytosekapazitäten der resorbierenden Zellen frühzeitig überlastet werden, so daß es nach dem Absterben der Zellen zur Freisetzung des aufgenommenen Materials im Gewebe kommt;
- die resorptiven und entzündlichen Reaktionen chronisch werden;
- ein vollständiger Abbau der biologisch am ehesten 'löslichen' Verbindung, der β-Trikalziumphosphat-Keramik, innerhalb des Beobachtungszeitraums nicht stattfindet und
- die Resorption der implantierten Hydroxylapatitkeramiken äußerst gering ist.

Die orthotope Implantation von β-Trikalziumphosphat-Keramik:

- bewirkt keine Osteostimulation (Abb. 40);
- hat keinen osteokonduktiven Effekt (geringgradig an der Implantatperipherie; dort Einbau in die knöcherne Abgrenzung) und

- führt weder zu einer Überbrückung der durchbohrten Kortikales noch zu einer Rekanalisation der Femurmarkhöhlen. Das Material ist auch im Knochen nach 180 Tagen nicht vollständig resorbiert.

Die Implantation der Ceros-Hydroxylapatitkeramiken in die diaphysären Femurbohrlochdefekte bewirkt:

- nach 42 Tagen für alle Präparationen eine zu den Kontrollen signifikant stärkere Knochenbildung, d.h. eine Osteostimulation (nach 180 Tagen nur noch das Präparat Ceros 06);
- eine Osteokonduktion an der Implantatperipherie, ohne daß dies die Entstehung eines Knochen-Keramik-Verbundes der gesamten Implantatregion auslöste, und führt zu:
- einer geringer ausgeprägten Faserbildung zwischen den Keramikgranula als bei der heterotopen Implantation;
- einer Fremdkörperreaktion kleineren Ausmaßes im Vergleich zu den Muskelimplantaten, wenngleich die Riesenzellen bis zum Ende des Versuchs auch in den orthotopen Implantaten deutlich nachweisbar bleiben;
- einer frühzeitig (7. Tag) einsetzenden Abgrenzung der Implantate gegen die Markhöhle durch trabekuläre Knochen;
- keiner Überbrückung der durchbohrten Kortikales, noch zu einer knöchernen Durchbauung
  und
- keiner deutlichen Resorption der implantierten Substanzen.

6.2 Überprüfung der osteoinduktiven und osteostimulativen Eigenschaften von bovinem Kollagen, allogenem demineralisiertem Knochenpulver und allogener Knochengelatine

6.2.1 Morphologische Ergebnisse 7. bis 180. Tag. Heterotope Implantation

6.2.1.1 Bovines Kollagen

Nach 7 Tagen finden sich die Kollagenpartikel von einem losen, bindegewebigen Netzwerk eingescheidet mit wenigen resorbierenden Fremdkörperzellen an der Oberfläche der in der Implantatperipherie gelegenen Partikel.

Nach 21 Tagen hat sich ein dichtes, zellreiches Gewebe entwickelt. In vielen großen Fremdkörperriesenzellen, die dem Kollagen direkt aufsitzen, lassen sich schaumige, dem abgebauten Kollagen entsprechende Strukturen erkennen.

Zweiundvierzig Tage nach der Implantation hat die Menge des eingebrachten Materials deutlich abgenommen. Das Kollagen ist nicht mehr in allen untersuchten Präparaten aufzufinden. Die Zahl der resorbierenden Zellen ist deutlich kleiner geworden. Große Fettzellen liegen zwischen ungeordnet ausgerichteten, breiten körpereigenen Kollagenfaserbündeln.

Nach 180 Tagen sind nur in wenigen Präparaten noch kleine Reste des bovinen Kollagens nachweisbar. Eine intramuskuläre Narbe ist entstanden. Die Übersichtsaufnahmen der Präparate, in denen kein Kollagen zur Darstellung mehr kommt, zeigen aber nicht ein ähnlich homogenes Bild, wie es in den Muskelpräparaten der Kontrolltiere anzutreffen ist (s. 6.1.1.1). In den Kollagenpräparaten weisen ungeordnete, von Fettzellen durchsetzte, aus körpereigenem Kollagen aufgebaute Faserbündel, die zwischen den Muskelfasern liegen, auf den ehemaligen Implantationsort hin.

Die Implantation von bovinem Kollagen in die Muskulatur zeigt zu keinem Zeitpunkt einen chondro- oder osteoinduktiven Effekt.

6.2.1.2 Allogenes demineralisiertes Knochenpulver
(Abb. 43 zeigt ein isoliertes, nicht implantiertes, demineralisiertes Knochenpulverpartikel.)

Sieben Tage nach der Implantation sind die einzelnen Knochenpulverpartikel von einem zellreichen Bindegewebe umgeben, das Fibrinreste des Operationshämatoms enthält. In einzelne Spalten der Partikel sind Zellen eingewachsen. An mehreren Stellen wird das Implantat von wenigkernigen sog. 'Matrixklasten' (Thielemann 1984) an der Oberfläche resorbiert (Abb. 44). Eine Knorpelbildung ist nicht nachweisbar.

Nach 21 und 42 Tagen ist das histologische Bild von der Bindegewebebildung um die Partikel, mit zunehmender Resorption derselben, gekennzeichnet. Eine entzündliche Reaktion mit Zellinfiltraten wird trotz des intensiven Abbaus der implantierten Substanz nicht ausgelöst.

Eine Knorpel- oder Knochenbildung tritt nicht auf.

Einhundertachtzig Tage nach der Operation zeigt die Kossa-Färbung in der Übersichtsaufnahme (Abb. 45) kein Kalksalz im Gewebe. Schon bei kleiner Vergrößerung (Abb. 46) sind völlig unstrukturierte Kollagenfaserbündel am Implantationsort zu erkennen, zwischen denen einerseits Fettzellen, zum anderen völlig in Auflösung begriffene Reste des demineralisierten Knochenpulvers liegen. Eine Knorpel- oder Knochenbildung bzw. eine entzündliche zelluläre Reaktion ist nicht sichtbar.

Die heterotope Implantation von allogenem demineralisiertem Knochenpulver führt zu keinem Zeitpunkt zur Knorpel- oder Knocheninduktion. Sterile entzündliche Reaktionen werden trotz intensiven Abbaus des allogenen Knochenmatrixextrakts nicht ausgelöst.

6.2.1.3 Allogene Spraque-Dawley-Ratten-Knochengelatine
(Abb. 47 zeigt ein isoliertes, nicht implantiertes Ratten-Knochengelatinepartikel.)

Sieben Tage nach der Implantation sind die Knochengelatinepartikel von einem dichten, sehr zellreichen Bindegewebe mit Resten des Operationshämatoms umgeben. Die einsprießenden Zellen liegen dem Implantationsmaterial direkt an und infiltrieren vorgegebene Spalten, bzw. wachsen in die Zwischenräume eng zusammenliegender Partikel ein (Abb. 48). Eine Knorpel-, Knorpelmatrixbildung läßt sich histomorphologisch besonders in den Methylgrün-Pyronin-Färbungen nachweisen (Abb. 49). Rundzellreaktionen liegen nicht vor.

Einundzwanzig Tage nach der Operation treten in der Muskulatur ausgedehnte Ossikel auf, die vitalen Knochen mit allen spezifischen Knochenzellen enthalten: Osteoblasten auf der Innenseite des induzierten Knochengewebes und Osteoklasten auf dessen Außenseite. Knochenmark wird von den Ossikeln umscheidet (Abb. 50). Dieses Knochenmark enthält neben wenigen Fettzellen alle Vorstufen der Hämatopoese.

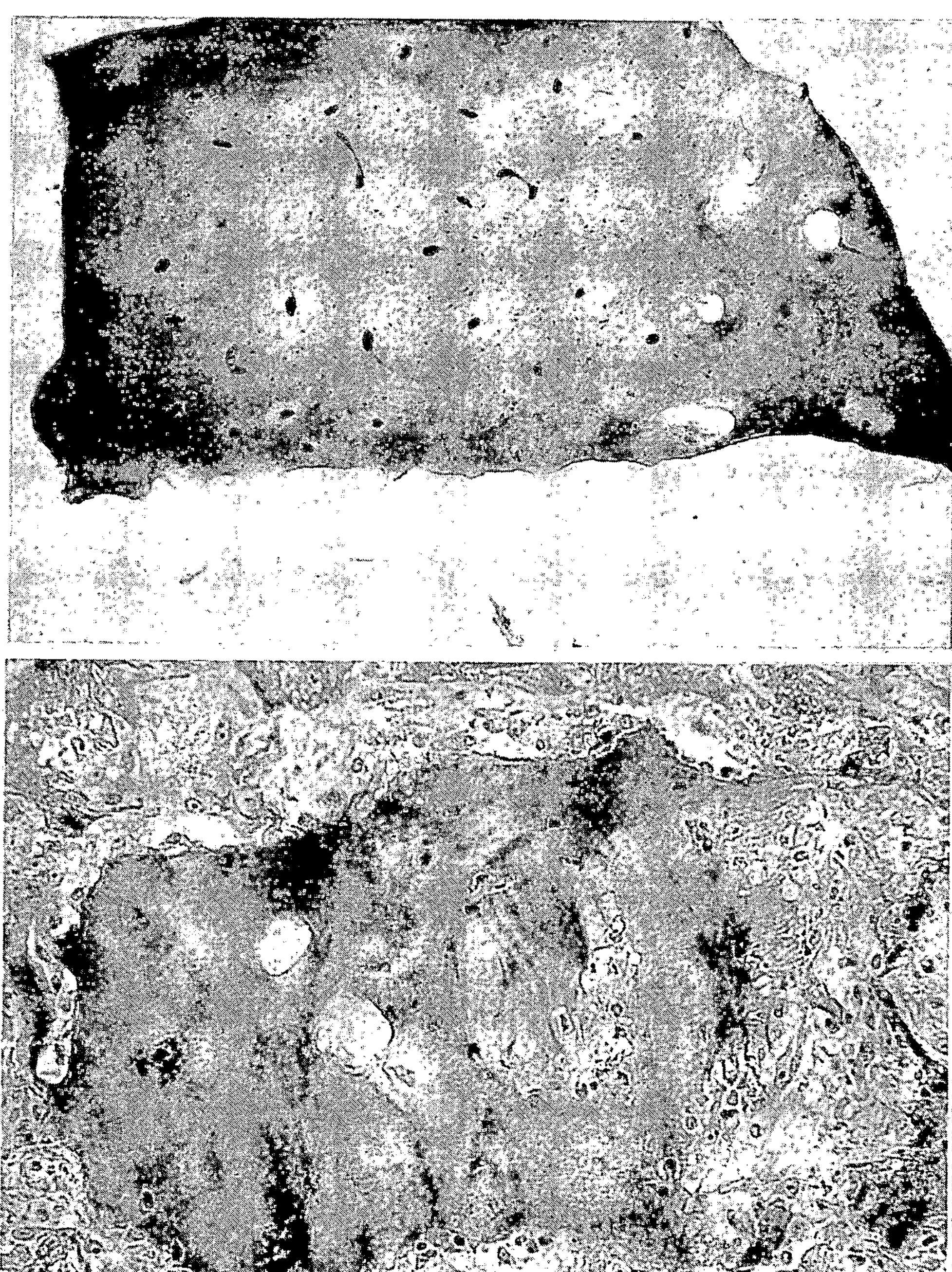

Abb. 43. (*oben*) Nicht implantiertes demineralisiertes Knochenpulverpartikel. Vergr. 63,0:1
Abb. 44. (*unten*) Heterotope Implantation. 7 Tage. Demineralisiertes Knochenpulver. Wenigkernige
'Matrixklasten' resorbieren das Material an zahlreichen Stellen (Oberrand des Partikels, besonders
rechts oben). Schnittpräparat, 25,0:1

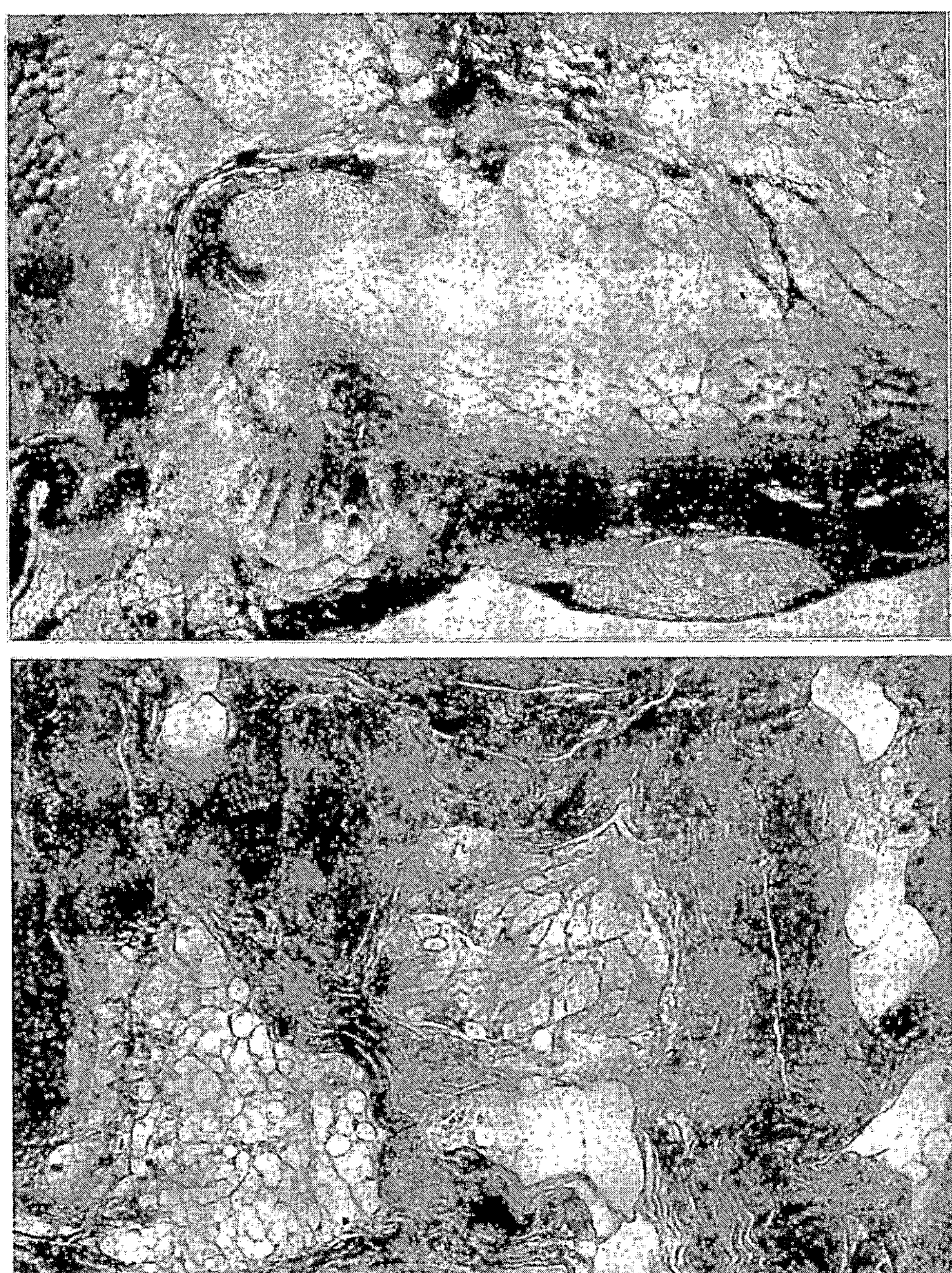

Abb. 45. (*oben*) Heterotope Implantation. 180 Tage. Demineralisiertes Knochenpulver. Übersichtsaufnahme. Keine Mineralisation im Gewebe. Schnittpräparat, Vergr. 4,0:1
Abb. 46. (*unten*) Heterotope Implantation. 180 Tage. Demineralisiertes Knochenpulver. Schollig zerfallendes Implantat (*Bildmitte*), zahlreiche Fettzellen (*links unten*) Schnittpräparat, Vergr. 16,0:1

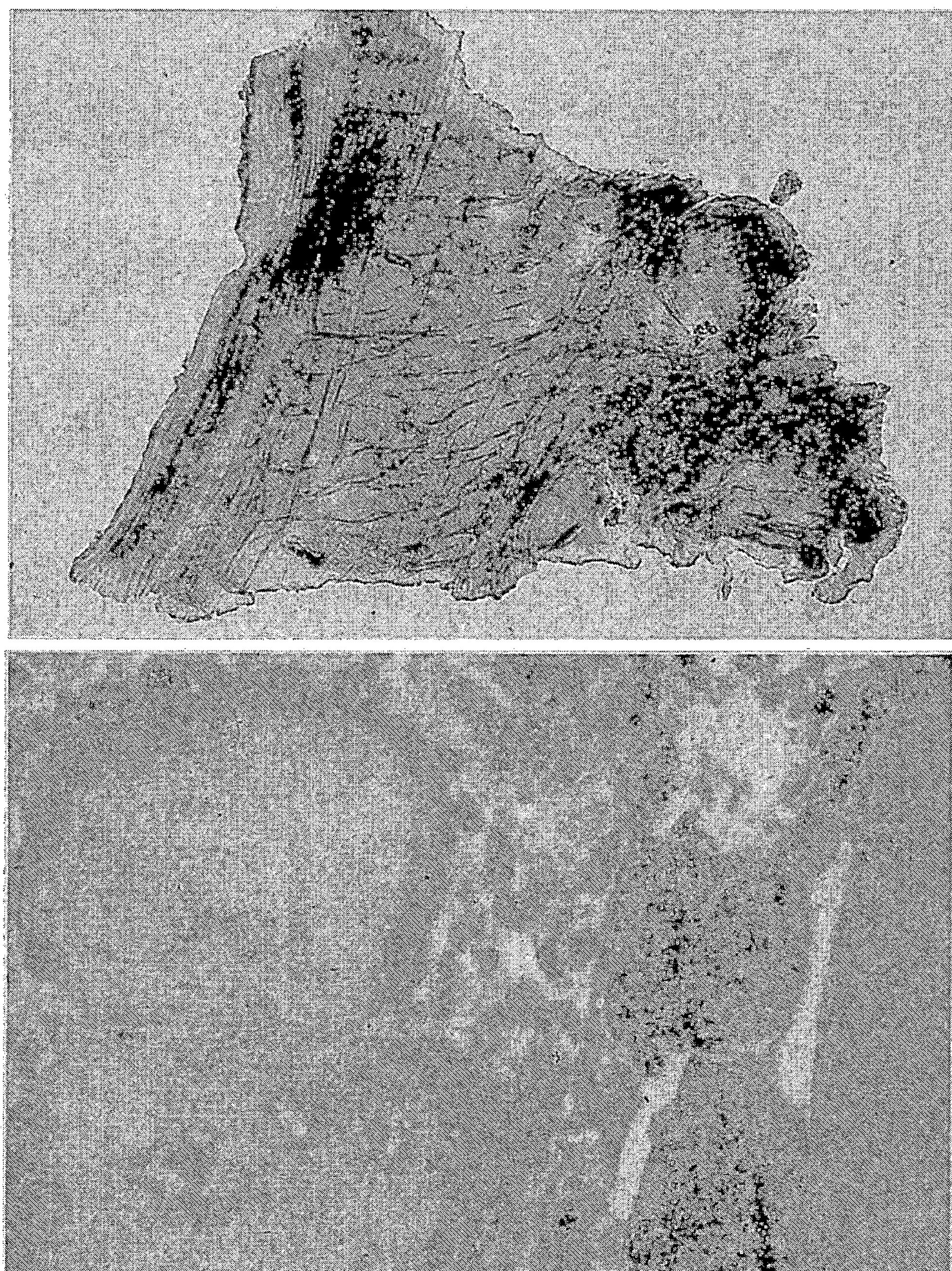

Abb. 47. (*oben*) Nicht implantiertes Knochengelatinepartikel. Vergr. 63,0:1
Abb. 48. (*unten*) Heterotope Implantation. 7 Tage. Knochengelatine. Partikel von dichtem, zellreichem Bindegewebe umgeben. Zellen wachsen in die Spalten zwischen den Partikeln ein und liegen letzteren direkt an. Schnittpräparat, Vergr. 160:1

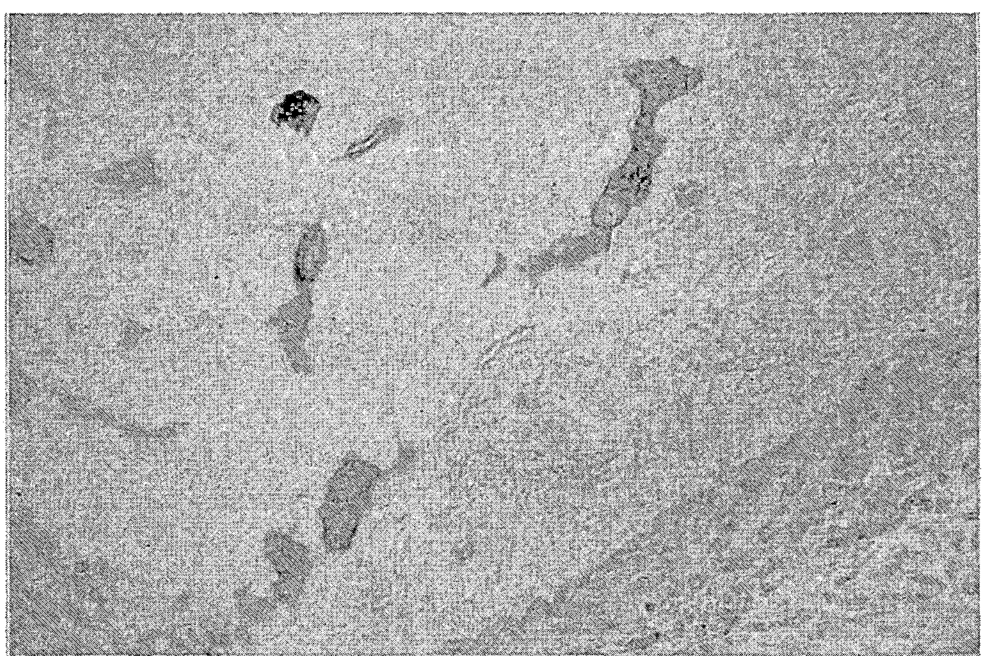

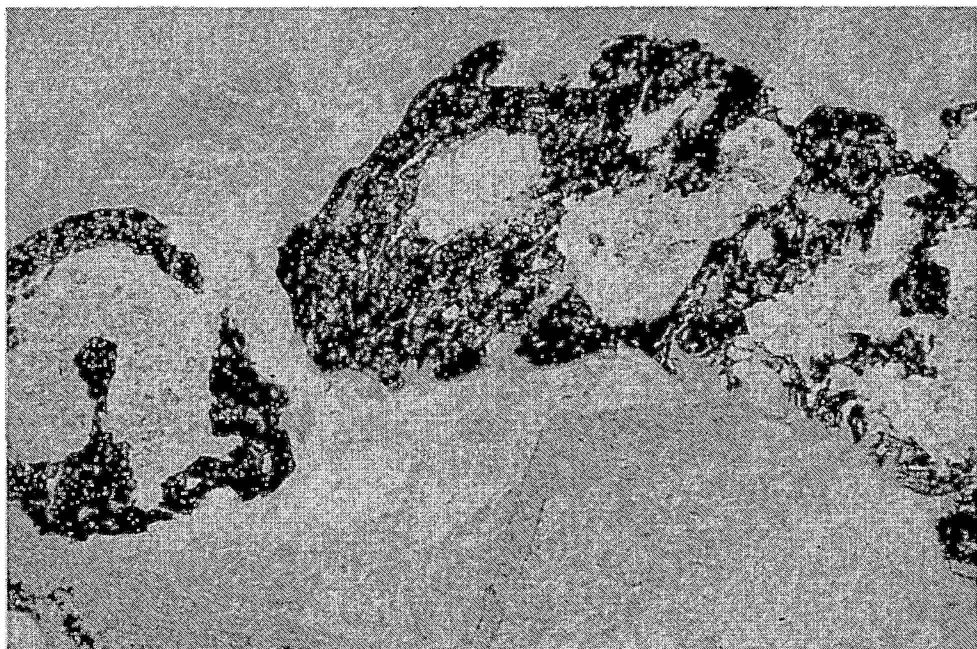

Abb. 49. (*oben*) Heterotope Implantation. 7 Tage. Knochengelatine. An der Oberfläche und in einem KG-Partikel (*linker Bildausschnitt*, weißlich, homogen) induzierte Knorpelzellen mit umgebender Matrix. Schnittpräparat, Vergr. 63,0:1

Abb. 50. (*unten*) Heterotope Implantation. 21 Tage. Knochengelatine. Übersichtsaufnahme. Induzierte Knochenareale schwarz. Schnittpräparat, Vergr. 25,0:1

Enzymhistochemische Anfärbungen (s. 5.3.5) von Schnitten kaltpolymerisierend eingebetteter Präparate (Abb. 51) zeigen, wie der neugebildete Knochen zum zentralen Knochenmarkgewebe hin von einer Osteoblastentapete überzogen ist, in der sich die Aktivität der alkalischen Phosphatase schwarz darstellt (Abb. 52). Die rote Anfärbung der Aktivität der sauren Phosphatase, als das Markerenzym der Osteoklasten (Abb. 53), läßt erkennen, daß diese Zellen v.a. auf der Außenseite des induzierten Ossikels konzentriert sind (Abb. 54).

Neben der Knochenbildung zeigen sich in einigen, bei weitem nicht allen, histologischen Schnitten kleinere induzierte Knorpelareale, die nicht in die Ossikelwand einbezogen werden.

Eine Rundzellreaktion ist in keinem der Implantate nachweisbar.

Nach 42 Tagen sind die Ossikel histomorphologisch weitgehend unverändert. Sind nach 21 Tagen noch Reste der Knochengelatine außerhalb des Ossikels anzutreffen, so ist nach 6 Wochen die Gelatine in der Regel vollständig resorbiert oder in die entstandenen knöchernen Sphären integriert. Die Menge des induzierten Knochengewebes hat zugenommen. Die osteoblastäre und besonders die osteoklastäre Aktivität erscheint allerdings im Vergleich zu dem 21 Tage alten Präparat reduziert, wenn auch nicht aufgehoben (Abb. 55). Vereinzelt liegen außerhalb des induzierten Knochens Knorpelzellansammlungen im Gewebe. Rundzellreaktionen treten nicht auf.

Zum Ende des Beobachtungszeitraums nach 180 Tagen sind die Ossikel nicht resorbiert. Die Ossikelwanddicke hat wenig abgenommen, ihr Zentrum ist hauptsächlich von Fettmark aufgefüllt. Der zelluläre Umbau am Ossikel hat weiter abgenommen, besonders wiederum die osteoklastäre Aktivität.

In einzelnen Präparaten liegen noch große knorpelige Areale außerhalb der induzierten Ossikel. Auch zu diesem Zeitpunkt werde sie nicht in die knöcherne Umwandung einbezogen. Die Persistenz des induzierten Knorpels hat die Knochenbildung nicht beeinflußt (Abb. 56). Rundzellen sind nicht sichtbar.

Die heterotope Implantation allogener Ratten-Knochengelatine löst nach 7 Tagen eine Chondroinduktion in der Rattenmuskulatur aus. Die nach 21 Tagen – und im weiteren Verlauf bis zum Versuchsende – in den gleichen Implantaten in unmittelbarer Nähe von induziertem Knochen auftretende Knorpelentwicklung hat morphologisch keinen Anteil an der zu beobachtenden Ossikelbildung.

Die entstehenden großen Ossikel weisen bei der histologischen Untersuchung alle zu fordernden Kennzeichen vitalen Knochengewebes auf. Trotz Implantation eines allogenen Materials kommt es zu keinem Zeitpunkt zu einer lymphoplasmazellulär vermittelten, entzündlichen Reaktionen in der Muskulatur.

6.2.2 Morphologische Ergebnisse 7. bis 180. Tag Orthotope Implantation

6.2.2.1 Bovines Kollagen

Nach 7 Tagen ist das Kollagen von einem zellreichen, sehr gut vaskularisierten Bindegewebe umgeben, in dem zahlreiche kleine Knochentrabekel, z.T. auch im Zentrum der Implantate, liegen (Abb. 57). Dieser Knochen ist auf den Kollagenpartikeln im Sinne eines appositionellen Knochenwachstums entstanden (Abb. 58).

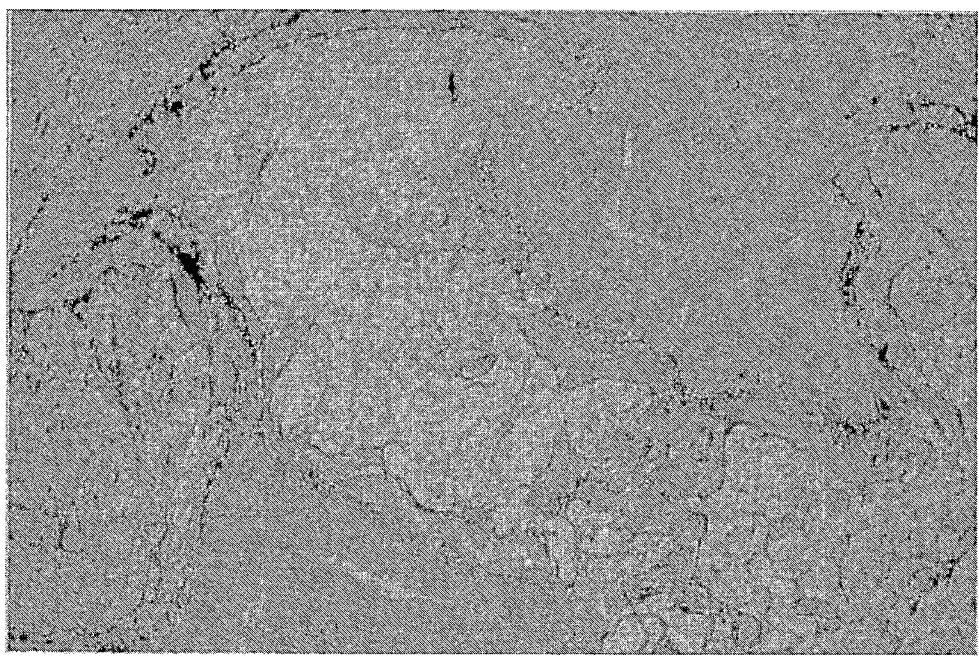

Abb. 51. (*oben*) Heterotope Implantation. 21 Tage. Knochengelatine. Übersichtsaufnahme. Induzierter Ossikel, der Knochenmark umschließt. Schwarze Anfärbung der Aktivität der alkalischen Phosphatase. Schnittpräparat, AP-Färbung, Vergr. 6,25:1

Abb. 52. (*unten*) Heterotope Implantation. 21 Tage. Knochengelatine. Vergrößerung aus Abb. 51. *Oben*: Markgewebe. *Bildunterrand*: Induzierter Knochen, dem Osteoblasten direkt aufsitzen. Anfärbung (schwarz) der Aktivität der alkalischen Phosphatase in diesen Zellen. Schnittpräparat, AP-Färbung, Vergr. 160,0:1

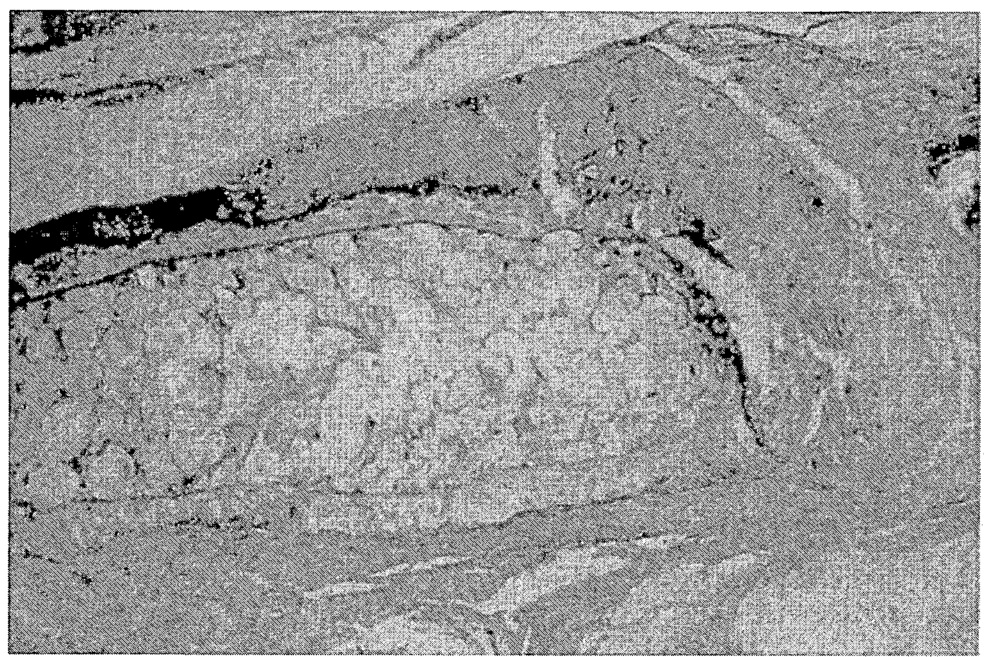

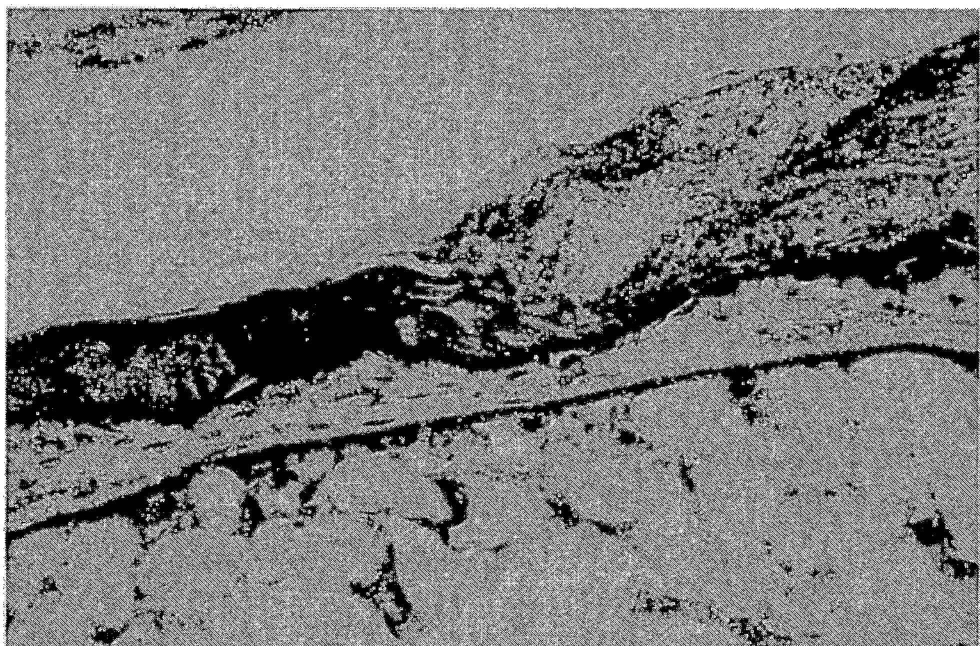

Abb. 53. (*oben*) Heterotope Implantation. 21 Tage. Knochengelatine. Induziertes Ossikel. Im Zentrum Markgewebe. Rote Anfärbung der Aktivität der sauren Phosphatase am Bildoberrand, dem Ossikel direkt anliegend. Induziertes Knorpelareal, das nur partiell in die Ossikelwand einbezogen ist (*rechter Bildausschnitt*). Schnittpräparat, SP-Färbung, Vergr. 25,0:1

Abb. 54. (*unten*) Heterotope Implantation. 21 Tage. Knochengelatine (Vergrößerung aus Abb. 50). Quer durch das Bild verlaufend: induziertes Knochengewebe. Oberer Bildausschnitt: dem Knochen direkt anliegende Zellen, die die saure Phosphatase enthalten. Schnittpräparat, SP-Färbung, Vergr. 63,0:1

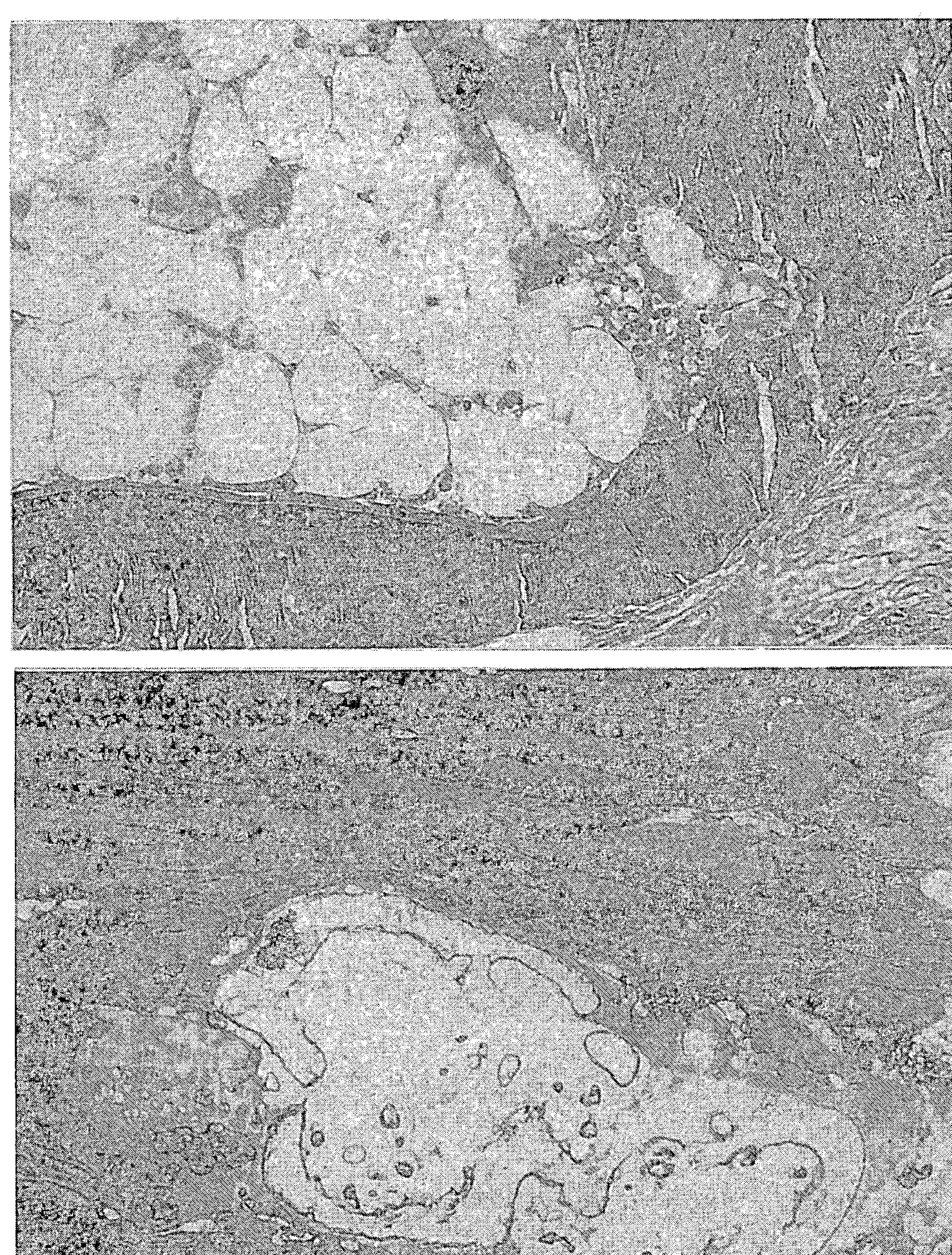

Abb. 55. (*oben*) Heterotope Implantation. 42 Tage. Knochengelatine. Induziertes Ossikel. Direkt aus einem KG-Partikel hervorgehend (*rechts oben*). Osteoblastentapete zum Markgewebe gerichtet (*Bildunterrand*). Schnittpräparat, Vergr. 63,0:1

Abb. 56. (*unten*) Heterotope Implantation. 180 Tage. Knochengelatine. Induzierter Ossikel. Knorpelareal, das nicht in die Ossikelwand einbezogen ist (*linker Bildausschnitt*). Schliffpräparat, Vergr. 6,25:1

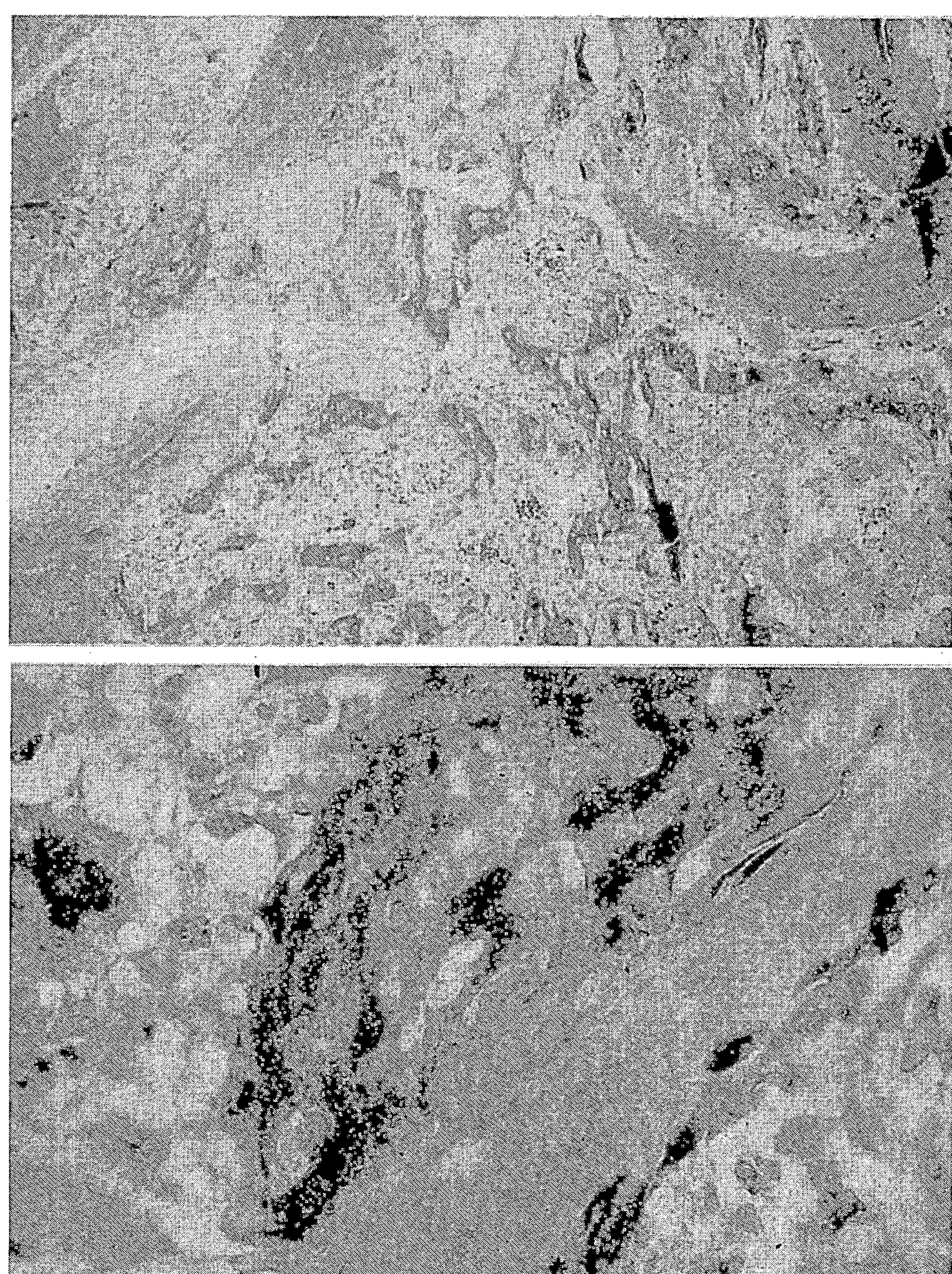

Abb. 57. (*oben*) Orthotope Implantation. 7 Tage. Kollagen. Kollagenpartikel mit neu entstandenem trabekulärem Knochen. Schnittpräparat, Vergr. 25,0:1

Abb. 58. (*unten*) Orthotope Implantation. 7 Tage. Kollagen (Vergrößerung aus Abb. 57). Neuentstandener Knochen auf der Oberfläche eines Kollagenpartikels. Schnittpräparat, Vergr. 160:1

Unerwartet ist daher die nach 21 Tagen auftretende Ausbildung einer dünnen, unterbrochenen, trabekulären Knochenschale zwischen Implantat und Markhöhle unter Einbeziehung von Kollagenpartikeln, die in der Peripherie des Implantats liegen, und die Entstehung einer zentral gelegenen Narbe, in der sich keine Knochenbälkchen mehr befinden (Abb. 59). Der Kortikalisdefekt ist nicht überbrückt. Die biologische Reaktion beschränkt sich auf der zellulären Ebene auf eine intensive Resorption der Substanz durch Fremdkörperriesenzellen, Monozyten und Makrophagen. Entzündliche Infiltrationen, im Sinne einer immunogenetisch bedingten Rundzellreaktion, treten nicht auf.

Zweiundvierzig Tage nach der Implantation liegen, bei unvollständiger Ausbildung der sie begrenzenden Knochenwanne, in der zentralen Narbe bindegewebig eingescheidete Kollagenreste. Im abgebildeten Schnitt (Abb. 60) ist die Femurkortikalis teilweise wiederhergestellt; dies läßt sich in den restlichen Präparaten nicht im gleichen Ausmaß nachweisen.

Das Bild nach 180 Tagen zeigt die konsolidierte bindegewebige Narbe, in der kollagene Reste nicht mehr mit Sicherheit aufzuzeigen sind. Der Implantationsort ist von einem breiten trabekulären Knochensaum umgeben. Eine Durchbauung der Kortikalis und/oder eine Rekanalisation der Femurmarkhöhle ist ausgeblieben.

Die orthotope Implantation von bovinem Kollagen in die Markhöhle von Spraque-Dawley-Ratten bewirkt nach 7 Tagen, besonders direkt auf den Kollagenpartikeln, ein ausgezeichnetes Knochenwachstum (Osteokonduktion).

Der weitere Verlauf ist durch einen Verlust dieser Aktivität gekennzeichnet. Der sich regenerierende Knochen kann nicht das gesamte implantierte Material in die Reparation einbeziehen, bzw. dieses vollständig resorbieren. Die Reaktion ist die uniforme Ausbildung einer knöchernen Grenze zwischen Implantat und Markhöhle. Eine Induktion von Knorpel oder seinen Vorstufen, innerhalb des Implantats in der Markhöhle, wird nicht ausgelöst. Die zelluläre Reaktion bleibt ohne Rundzellinfiltrate.

6.2.2.2 Allogenes demineralisiertes Knochenpulver

Auf der Übersicht nach 7 Tagen fällt die intensive Knochenbildung innerhalb der Markhöhle auf. Dieses Wachstum erfolgt aber, im Gegensatz zu den Implantaten von Kollagen zu dieser Zeit, nicht durch Konduktion. Die Knochenbildung stellt eine zirkulär ausgebildete Abgrenzungstendenz gegen das allogene Knochenpulver dar (Abb. 61).

Nach 21 Tagen hat dann auch die Knochenbildung abgenommen. Die Knochenpulverpartikel zerfallen und werden von Bindegewebe mit wenigen Fasern umscheidet. Zahlreiche Fettzellen tauchen bei guter Vaskularisation der Implantatregion auf. Innerhalb der Markhöhle ist Knochen nur noch in der Implantatperipherie zu sehen, der kortikale Defekt erscheint bis auf lokale endostale bzw. periostale Reaktionen unverändert. Knorpelgewebe wird nicht sichtbar.

Das Bild nach 42 Tagen (Abb. 62) deutet schon das Endstadium die Abschirmung des Implantats gegen die Umgebung, an. Im zellreichen, wenig vaskularisierten Narbengewebe liegen noch kleinste, nicht vollständig resorbierte Abbauprodukte des Knochenpulvers. Die Rekanalisation der Markhöhle oder eine kortikale Reparation haben nicht stattgefunden. Es treten ebensowenig Knorpel- wie Rundzellen auf.

Die orthotope Implantation von allogenem demineralisiertem Knochenpulver in femorale Bohrlochdefekte der Ratte führt nach 7 Tagen zu einer intensiven Knochenbildung im

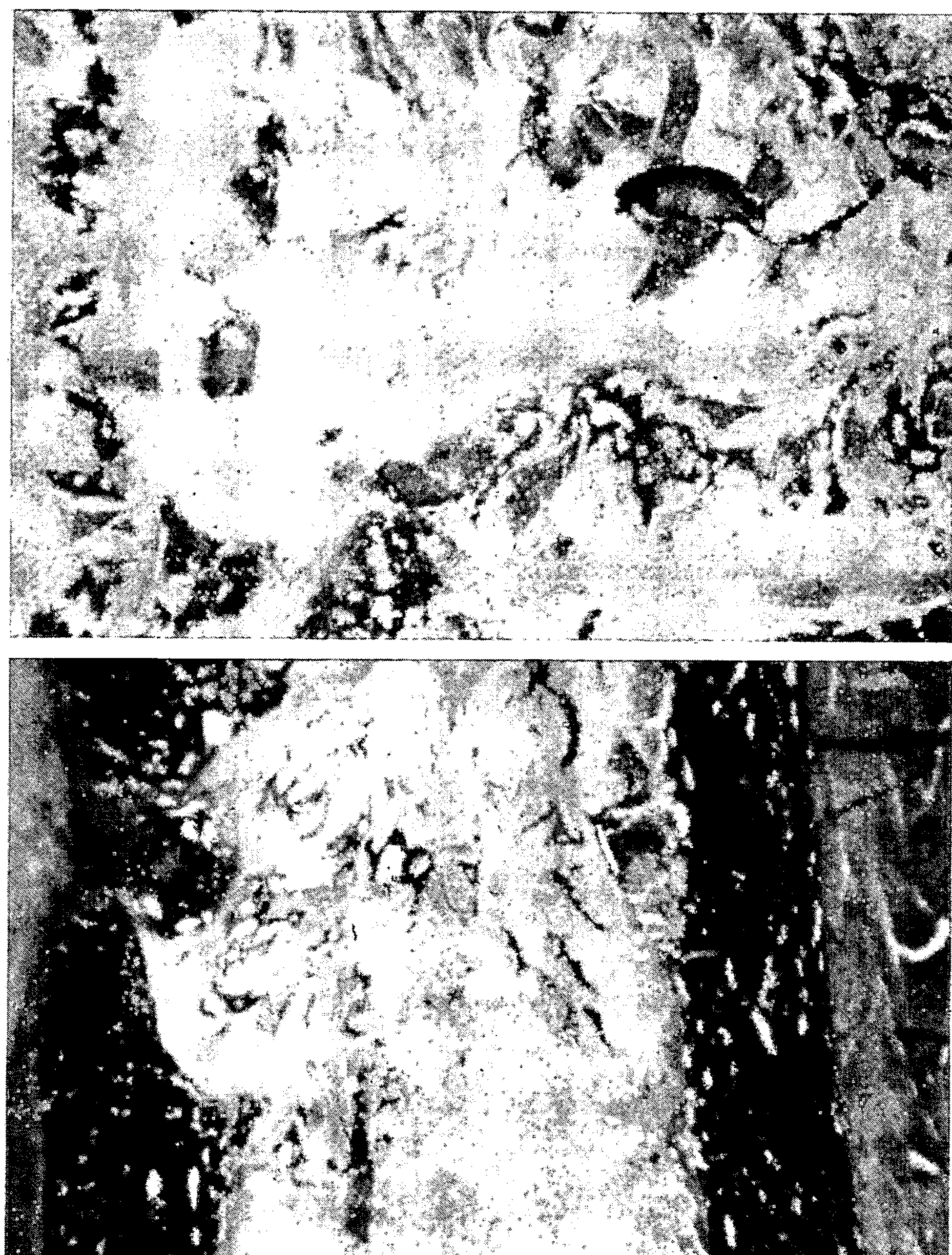

Abb. 59. (*oben*) Orthotope Implantation. 21 Tage. Kollagen. Ausbildung einer knöchernen Barriere zwischen Implantat (*Bildmitte*) und Markhöhle. Kollagenpartikel und Bindegewebe im Defektzentrum. Schnittpräparat, Vergr. 10,0:1

Abb. 60. (*unten*) Orthotope Implantation. 42 Tage. Kollagen. Partielle Rekonstruktion der Femurkortikalis (*links*). Kollagenreste im Implantatzentrum. Vereinzelte trabekuläre Knochenbildung. Schnittpräparat, Vergr. 6,25:1

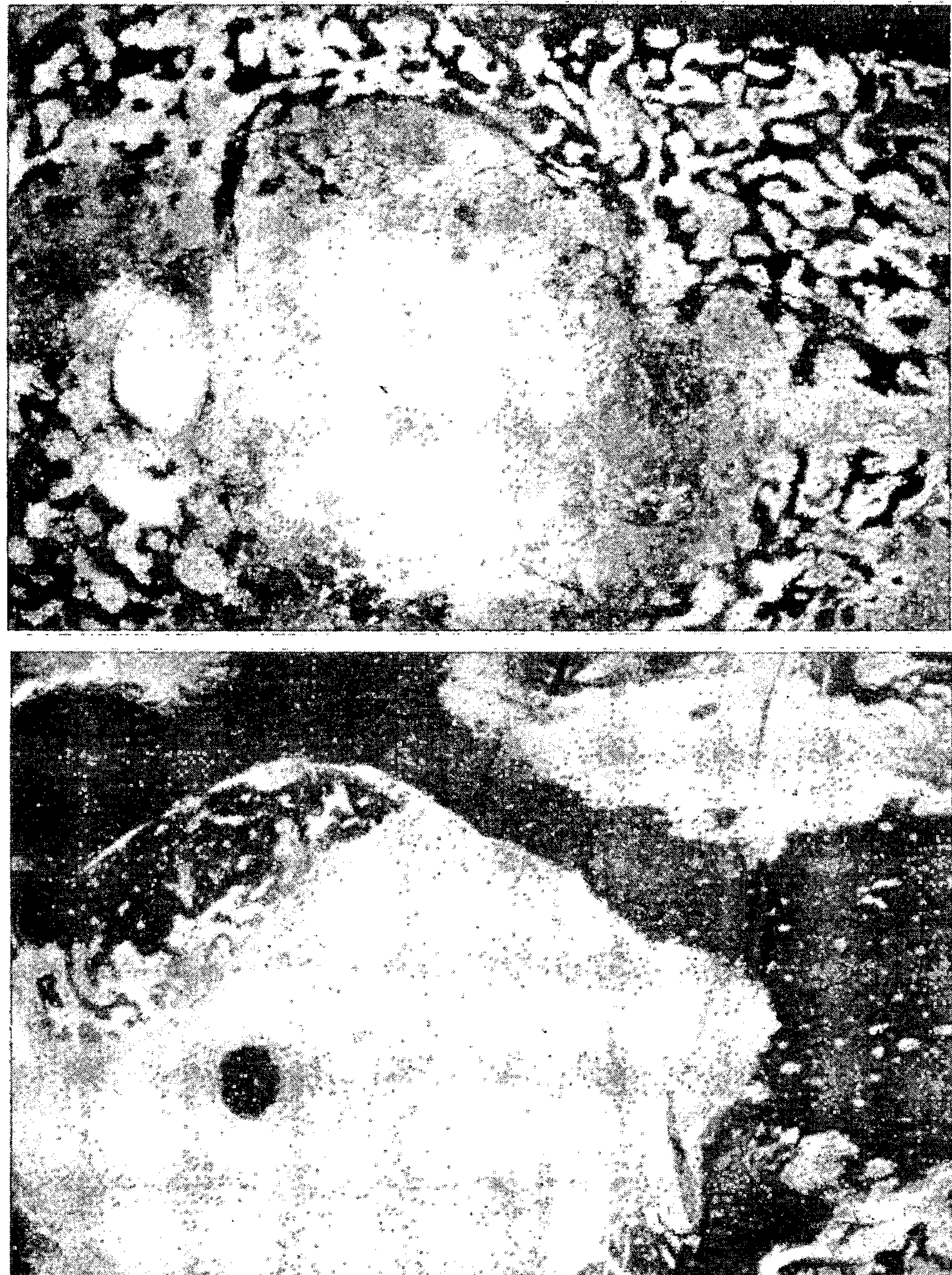

Abb. 61. (*oben*) Orthotope Implantation. 7 Tage. Demineralisiertes Knochenpulver (Aufsicht). Trabekuläre Knochenbildung um das Implantat. Schnittpräparat, Vergr. 8,0:1

Abb. 62. (*unten*) Orthotope Implantation. 42 Tage. Demineralisiertes Knochenpulver (Aufsicht). *Oberer, unterer, Bildrand*: Femurkortikalis. Das Defektzentrum ist von einer breiten, knöchernen Barriere umgeben. Zentral nur Bindegewebe und Reste des Implantats. Schnittpräparat, Vergr. 8,0:1

Defekt. Dies scheint jedoch keine Leistung des implantierten Materials zu sein, d.h. die Auslösung eines gezielten osteostimulierenden Effekts, sondern muß als Abgrenzungsreaktion des Wirtsorganismus gesehen werden. Die knöcherne Reparation bleibt dann im weiteren hinter der Aktivität nach 7 Tagen zurück.

Die Substanz löst keinerlei spezifische zelluläre Reaktionen aus; so tritt z.B. nicht einmal eine Osteokonduktion im Rahmen einer Osteostimulation auf.

6.2.2.3 Allogene Spraque-Dawley-Ratten-Knochengelatine

Sieben Tage nach dem Einbringen der Gelatinepräparation ist das umgebende Bindegewebe im Markraum sehr zellreich. Einzelne Partikel werden von lymphoplasmazellulären Infiltraten umringt (Abb. 63). In allen Femurpräparaten läßt sich weder im Implantatzentrum noch in seiner Peripherie eine Knochenbildung nachweisen. Selbst die bei inaktiven Knochenersatzmitteln zu diesem Zeitpunkt in Entwicklung zu sehende, trabekuläre Abgrenzungsreaktion fällt aus. (Eine Histomorphometrie der Schnitte der orthotop implantierten, allogenen Knochengelatinepräparate nach 7 Tagen ist deshalb nicht durchzuführen; (s. 6.2.3.2) Knorpelinduktionen in der Markhöhle treten nicht auf.

Nach 21 Tagen ist für die Gelatine ein osteokonduktiver Effekt, d.h. die Knochenbildung auf ihrer Oberfläche, sicher nachzuweisen. Der kortikale Defekt wird mit trabekulärem Knochen aufgefüllt (Abb. 64). Im Zentrum des Implantats entstehen vereinzelte Trabekel. Die Rundzellreaktion ist in ihrer Ausprägung unverändert und tritt lokalisiert in allen Präparaten auf.

Am 42. Tag nach der Operation lassen sich zwischen Resten der Knochengelatine im bindegewebig aufgefüllten Markraumdefekt einzelne, dort offensichtlich wie in der Muskulatur induzierte Ossikel beobachten (Abb. 65). Eine vollständige Abheilung des femoralen Markraums tritt nicht ein. Die Häufigkeit und die Intensität der Rundzellinfiltrate haben nachgelassen.

In einigen der Präparate ist der kortikale Defekt durch trabekulären Knochen, dessen Entstehung auf einer periostalen Knochenbildung beruht, überbrückt. Dort entwickelt sich gleichzeitig eine sekundäre Markhöhle.

Am 180. Tag hat das Material in keinem Präparat eine Wirkung gezeigt, die zu einer vollständigen Rekanalisation der Femurmarkhöhle und zum Wiederaufbau der Kortikalis geführt hätte.

Es bleibt eine zentrale Narbe, die von einem breiten Knochensaum umgeben ist. Allerdings finden sich in dieser bindegewebigen Narbe große Trabekel, die am ehesten aus den nach 42 Tagen beobachteten Ossikeln entstanden sind (Abb. 66). Knorpelzellen sind nicht sichtbar, Rundzellinfiltrate treten nicht mehr auf.

Die orthotope Implantation von allogener Ratten-Knochengelatine löst nach 7 Tagen keinerlei Knochenbildung aus. Nach 21 Tagen entsteht Knochengewebe im kortikalen Defekt und auch vereinzelt im Implantationszentrum. Nach 42 Tagen werden nur bei dieser Substanz Strukturen in der Implantationsregion sichtbar, die aufgrund ihres morphologischen Erscheinungsbildes an in der Muskulatur induzierbare Ossikel erinnern. Zum Versuchsende besteht die biologische Reaktion erneut in der Eingrenzung von bindegewebig umscheideten Implantatresten durch trabekulären Knochen.

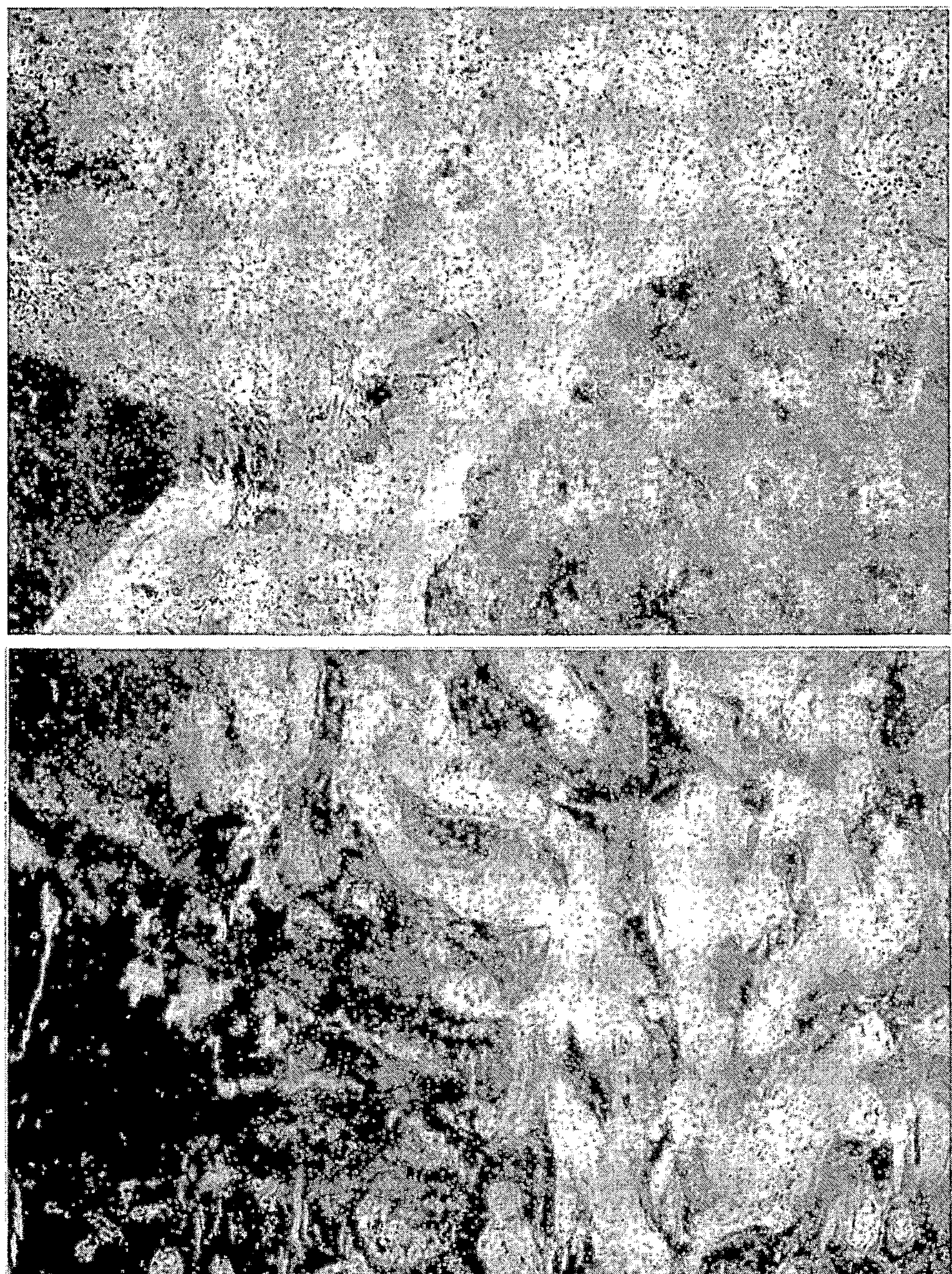

Abb. 63. (*oben*) Orthotope Implantation. 7 Tage. Knochengelatine. *Links unten*: durchbohrte Femurkortikalis. *Rechts*: großer KG-Partikel. Intensive Bindegewebebildung, zellreich. *Linker Bildrand*: Rundzellinfiltrat um ein KG-Partikel. Schnittpräparat, Vergr. 25,0:1
Abb. 64. (*unten*) Orthotope Implantation. 21 Tage. Knochengelatine. Intensive trabekuläre Knochenbildung. *Links oben*: Knochengelatinepartikel. *Links*: durchbohrte Femurkortikalis mit periostaler Reaktion. Schnittpräparat, Vergr. 25,0:1

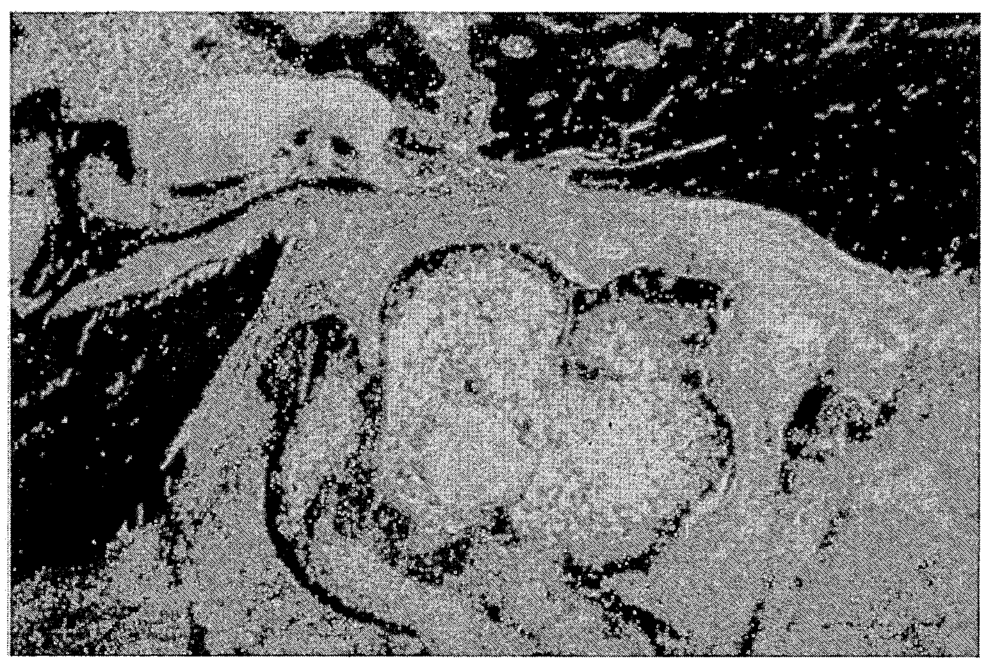

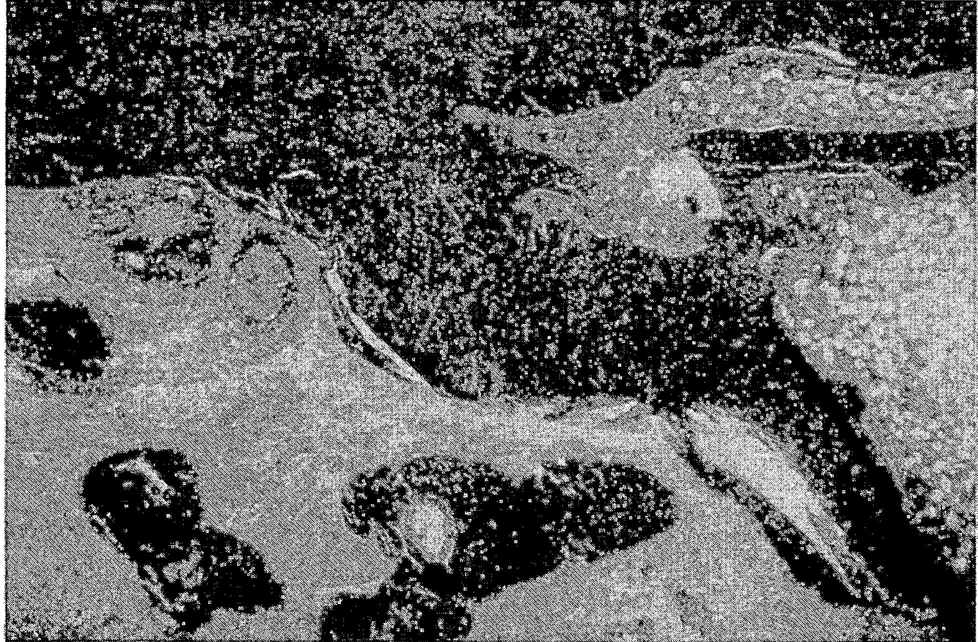

Abb. 65. *(oben)* Orthotope Implantation. 42 Tage. Knochengelatine. Induzierter Ossikel im bindegewebigen Defektzentrum. *Links* und *rechts unten*: KG-Partikel. Schräg durch das Bild ziehend: durchbohrte Femurkortikalis. *Oben links*: sekundäre Markhöhle. Schnittpräparat, Vergr. 8,0:1
Abb. 66. *(unten)* Orthotope Implantation. 180 Tage. Knochengelatine. *Oben*: Nicht durchbohrte Kortikalis. *Rechts*: unverletzte Markhöhle. Breiter Knochensaum, der das Implantatzentrum *(links)* von der Markhöhle abgrenzt. Im Bohrlochdefekt trabekuläre Knochenbildung. Schnittpräparat, Vergr. 8,0:1

Knorpel wird in diesem Versuch in der Femurmarkhöhle nicht induziert. Im Gegensatz zur heterotopen Implantation treten hier Rundzellinfiltrate nach 21 und 42 Tagen auf, die jedoch begrenzt und um einzelne Partikel konzentriert sind.

6.2.3 Histomorphometrische Ergebnisse

6.2.3.1 Heterotope Implantation

Da allein in den histologischen Schnitten der Präparate nach Implantation von allogener Spraque-Dawley-Ratten-Knochengelatine eine Knochenbildung nachzuweisen ist, werden nur diese für die Tage 21, 42 und 180 histomorphometriert (Tabelle 1).

Die morphometrischen Ergebnisse zeigen, daß eine maximale Osteoinduktion nach 42 Tagen vorliegt.

Die osteoblastäre Aktivität erreicht ihren Höhepunkt nach 21 Tagen, ist nach 42 Tagen gleichbleibend und zum Ende des Versuchs auf etwa 25% des Ausgangswertes abgesunken.

Die hohen Werte des Resorptionsparameters nach 21 Tagen deuten auf den intensiven Umbau an dem induzierten Ossikel zu diesem Zeitpunkt hin. Der Halbierung des Abbauparameters in bezug auf den Ausgangswert, nach 42 und 180 Tagen entspricht die Abnahme der resorptiven Aktivität, welche in den enzymhistochemischen Anfärbungen besonders augenfällig ist.

6.2.3.2 Orthotope Implantation

Die Werte des Strukturparameters 'Volumendichte Knochen V_v (%)' (Abb. 67) bestätigen nach 7 Tagen für das bovine Kollagen und das allogene demineralisierte Knochenpulver den schon morphologisch gegebenen Eindruck einer massiven Knochenbildung im Defekt. Diese Ergebnisse sind hochsignifikant besser als die der Kontrollgruppe.

Im weiteren Verlauf sind die Werte für demineralisiertes Knochenpulver gleich oder signifikant schlechter als die der Kontrollgruppe.

Tabelle 1. Ergebnisse

'Volumendichte Knochen V_v (%)'

Tag 21		Tag 42		Tag 180	
Median	IQD	Median	IQD	Median	IQD
9,72	0,56	13,89	0,14	12,36	0,28

'Volumendichte Osteoid V_{vos} (%)'

Tag 21		Tag 42		Tag 180	
Median	IQD	Median	IQD	Median	IQD
1,94	0,13	1,81	0,13	0,56	0,14

'Gesamtresorptionsoberfläche HT (%)'

Tag 21		Tag 42		Tag 180	
Median	IQD	Median	IQD	Median	IQD
24,37	1,32	13,13	0,39	11,02	1,04

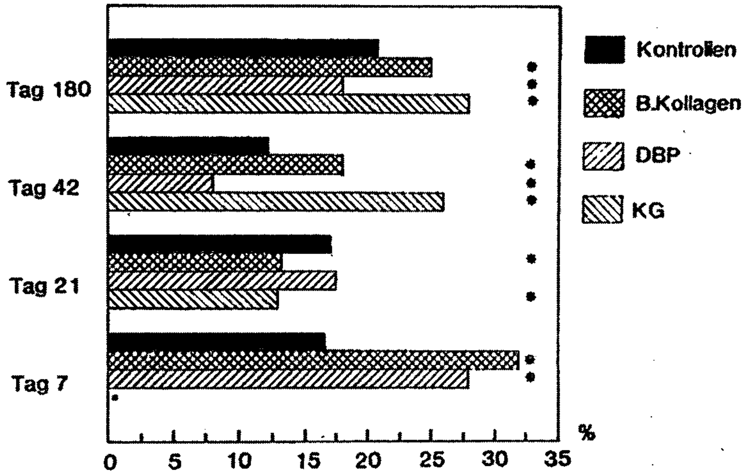

Abb. 67. Orthotope Implantation. Volumendichte Knochen V_v (%). * Signifikant $p < 0,05$ versus Kontrollen, # keine Knochenbildung nachweisbar

Allogene Knochengelatine und bovines Kollagen führen nach 42 und 180 Tagen Implantationszeit zu signifikant höheren Knochenvolumina im Vergleich zu den nicht implantierten Tieren.

Der Anbauparameter 'Volumendichte Osteoid V_{vos} (%)' (Abb. 68) weist nach 21 Tagen für bovines Kollagen und nach 42 bzw. 180 Tagen für allogene Knochengelatine ein signifikant größeres Osteoidvolumen im Vergleich zu den Kontrollen auf. Der 42-Tage-Wert in der mit Knochengelatine implantierten, experimentellen Gruppe entspricht den histomorphologischen Befunden zu diesem Zeitpunkt.

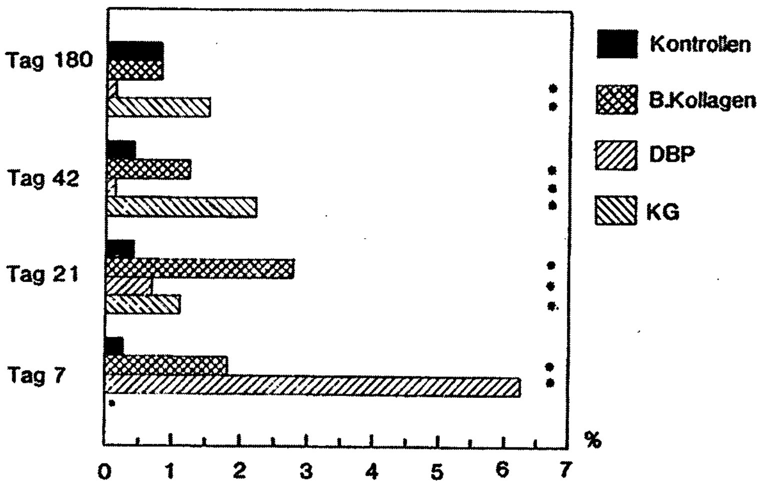

Abb. 68. Orthotope Implantation. Volumendichte Osteoid V_{vos} (%). * Signifikant $p < 0,05$ versus Kontrollen, # keine Knochenbildung nachweisbar

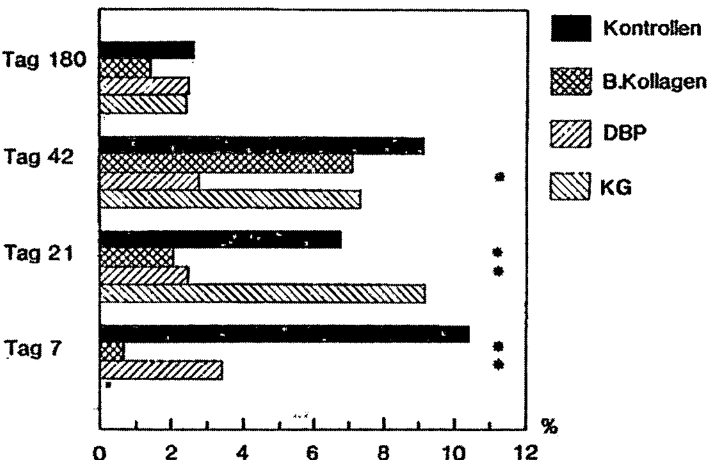

Abb. 69. Orthotope Implantation. Gesamtresorptionsoberfläche HT (%). * Signifikant p < 0,05 versus Kontrollen, # keine Knochenbildung nachweisbar

Die Bestimmung des Abbauparameters 'Gesamtresorptionsoberfläche HT (%)' (Abb. 69) zeigt nur für bovines Kollagen nach 7 und 21 Tagen bzw. für demineralisiertes Knochenpulver nach 7, 21 und 42 Tagen signifikante Unterschiede – Verminderung der Aktivität – zu den Kontrollen. Die Werte für allogene Knochengelatine sind zu keinem Zeitpunkt signifikant different zu denen der Kontrollgruppe.

Aufgrund der signifikant größeren osteoblastären Aktivität in der Tiergruppe, deren Defekte mit allogener Knochengelatine aufgefüllt worden sind, muß bei gleicher Intensität des Abbaus, notwendigerweise das Knochenvolumen in der erstgenannten Tiergruppe größer sein als das in den Kontrollen.

6.2.4 Zusammenfassung der Ergebnisse

Bovines Kollagen hat keinen osteoinduktiven Effekt in der Muskulatur. Das Material wird vollständig resorbiert und hinterläßt nach 180 Tagen ein ungeordnetes Narbengewebe am Implantationsort.

Allogenes demineralisiertes Knochenpulver ist ebenfalls nicht osteoinduktiv. Eine immunogenetisch bedingte, zelluläre Reaktion bleibt bei der Implantation in den Muskel aus. Die Substanz wird zu den frühen Implantationszeitpunkten aktiv resorbiert, im weiteren Verlauf zerfällt sie innerhalb der Muskulatur passiv, ohne zelluläres Zutun.

Allogene Ratten-Knochengelatine hat eine starke osteoinduktive Wirkung und bestimmt in der Muskulatur die Entstehung von vitalem Knochengewebe spezieller Struktur. Dieser 'Knochen' bleibt in seiner Menge bis zum Versuchsende weitgehend unverändert erhalten. Parallel dazu, nicht sicher als Vorläufer des Knochengewebes, entsteht Knorpel im Muskel, der nach 42 und 180 Tagen stets isoliert vom Knochengewebe ist. Immunologisch bedingte Reaktionen auf als nonautogen erkannte, bei der Galtineresorption in der Muskulatur freigesetzte Proteine, werden nicht ausgelöst.

Im knöchernen Bohrlochdefekt der Ratte zeigt bovines Kollagen nach 7 Tagen eine hervorragende osteoinduktive Wirkung. Dieser Effekt führt innerhalb von 180 Tagen nach einer vorübergehenden Abschwächung zu einer signifikanten Steigerung der knöchernen Reparation im Vergleich zu den Kontrolltieren. Es bleiben jedoch bindegewebige Narben in der Markhöhle zum Versuchsende zurück. Immunologische Reaktionen auf das Fremdmaterial treten nicht auf.

Allogenes demineralisiertes Knochenpulver löst 7 Tage nach der orthotopen Implantation eine massive knöcherne Ausgrenzungsreaktion gegen die Substanz aus.

Im Anschluß bleibt die Knochenbildung hinter der der nicht implantierten Kontrolltiere zurück. Weder eine Osteokonduktion bzw. eine Osteostimulation, noch die Bildung von Knorpelzellen innerhalb der Markhöhle sind zu beobachten.

Auf die Implantation allogener Ratten-Knochengelatine in die Markhöhle reagiert der Organismus nach 7 Tagen lediglich mit einer Bindegewebebildung zwischen den Partikeln. Neuer Knochen ist nicht nachzuweisen.

Nach 21 Tagen treten osteokonduktive, nach 42 Tagen fraglich osteoinduktive Effekte, d.h. eine Ossikelformation, in Erscheinung. Dies ist eine bisher nicht beobachtete Form der Knochenbildung in der Markhöhle. Nach 180 Tagen ist die Nettoosteostimulation in dieser Tiergruppe – in diesem Versuch – am größten, ohne daß eine völlige Wiederherstellung der Femora herbeigeführt wird. Knorpelbildungen sind in der Markhöhle nicht zu beobachten. Unerwartet ist das Auftreten von Rundzellinfiltraten nach 7, 21 und 42 Tagen, da in der Muskulatur niemals Rundzellinfiltrate als Reaktion auf die allogene Knochengelatine entstehen (s. 7.2.2).

6.3 Überprüfung der osteoinduktiven und osteostimulativen Eigenschaften von 5 verschiedenen Composites

6.3.1 Morphologische Ergebnisse 7. bis 180. Tag. Heterotope Implantation

6.3.1.1 Bovines Kollagen mit β-Trikalziumphosphat-Keramik

Die histologischen Bilder nach 7 Tagen zeigen den Composite von Bindegewebe umgeben. Eine beginnende Septenbildung, v.a. um die Keramik, ist deutlich sichtbar. Erste Fremdkörperriesenzellen treten auf, die in unmittelbarer Nachbarschaft der Keramik liegen.

Nach 21 Tagen zeigt die Übersicht, daß größere β-Trikalziumphosphat-Keramik-'Seen' entstanden sind, die durch sehr zellreiche Septen voneinander und von dem implantierten Kollagen getrennt sind. In der Masson-Goldner-Färbung erscheinen einzelne Kollagenpartikel kalksalzhaltig (Abb. 70). In der Vergrößerung (Abb. 71) ist zu erkennen, daß diese kollagenen Partikel nur schollig kalzifiziert sind, histologisch dem vitalen Knochengewebe nicht entsprechen und bereits einem Abbauprozeß unterworfen sind (Abb. 72). Einige Keramikpartikel sind vollständig von vielkernigen Fremdkörperriesenzellen umgeben (Abb. 73), die in dem gesamten Implantat zahlreich vorkommen. Das Hauptbestreben des Organismus ist die Resorption des eingebrachten Materials. Eine Knorpel- oder Knochenbildung ist in keinem Präparat sichtbar.

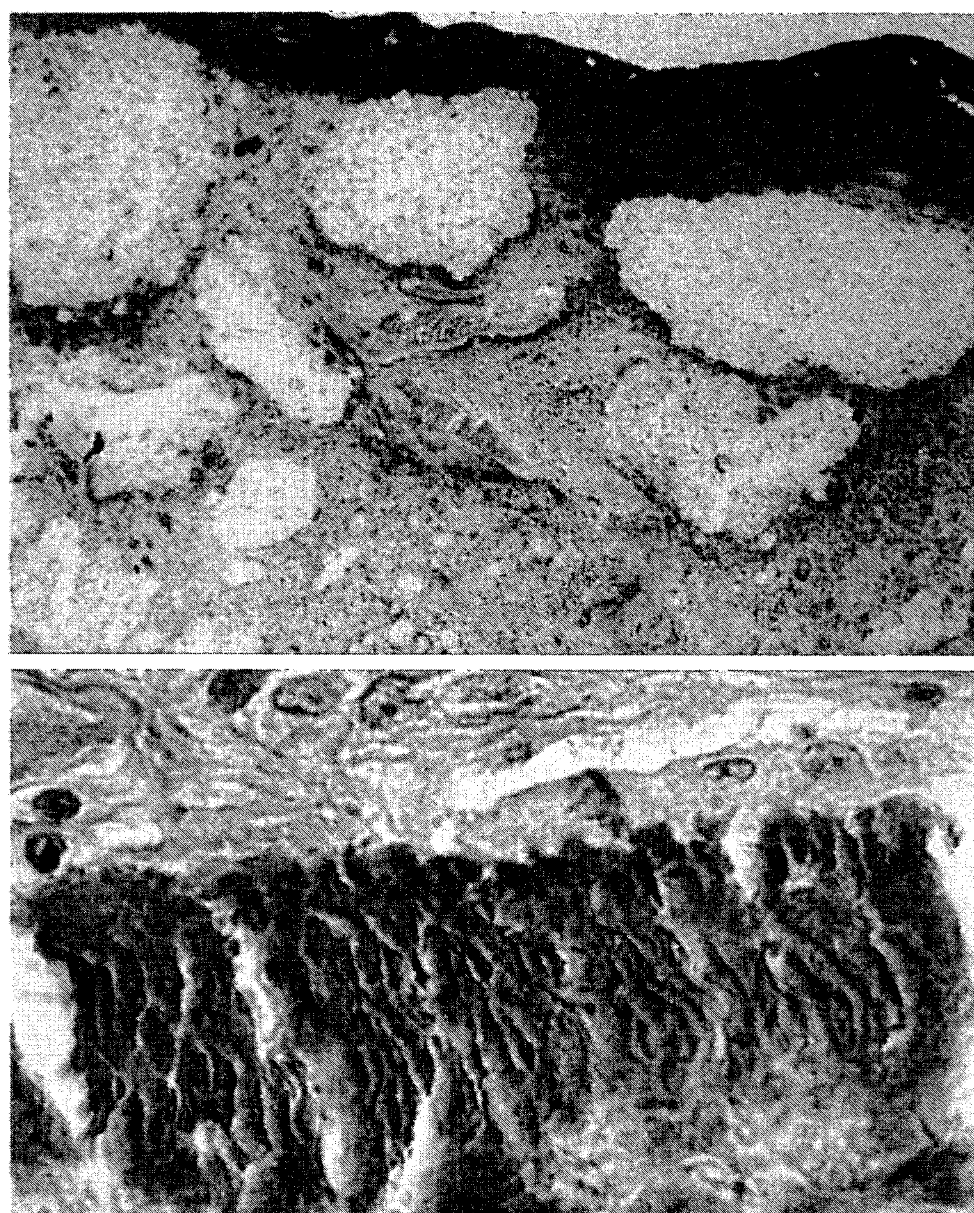

Abb. 70. (*oben*) Heterotope Implantation. 21 Tage. Kollagen + TCP (Übersichtsaufnahme). Grün anfärbende, kalksalzhaltige Kollagenpartikel zwischen 'Keramik-Seen' in einem zellreichen Bindegewebe mit zahlreichen Riesenzellen. Schnittpräparat, Masson-Goldner-Färbung, Vergr. 10,0:1

Abb. 71. (*unten*) Heterotope Implantation. 21 Tage. Kollagen + TCP (Vergrößerung aus Abb. 70). Verkalktes Kollagenpartikel. Keine spezifischen Knochenzellen nachweisbar. Schnittpräparat, Masson-Goldner-Färbung, Vergr. 160,0:1

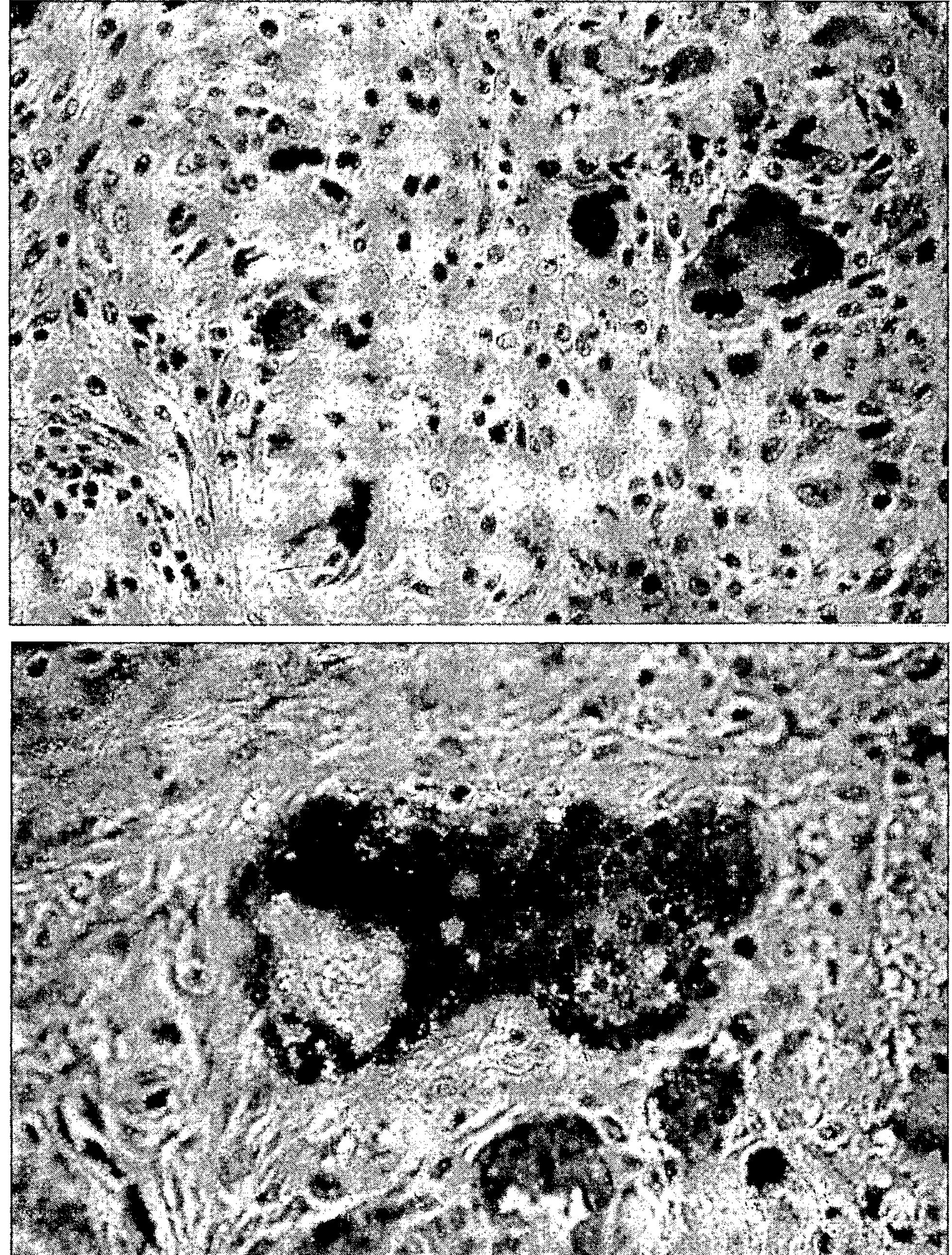

Abb. 72. (*oben*) Heterotope Implantation. 21 Tage. Kollagen + TCP. Schollig zerfallende, kalzifizierte Kollagenpartikel, die teilweise in Fremdkörperriesenzellen aufgenommen sind, Schnittpräparat, Masson-Goldner-Färbung, Vergr. 63,0:1

Abb. 73. (*unten*) Heterotope Implantation. 21 Tage. Kollagen + TCP. Fremdkörperriesenzelle um implantierte TCP-Keramik. Schnittpräparat, Vergr. 63,0:1

Nach 42 Tagen hat sich das histologische Bild nur in bezug auf die ausgedehntere Faserbildung innerhalb des Implantats – und um dieses herum – verändert. Die heterotopen Verkalkungen von einzelnen Kollagenpartikeln sind neben nicht kalzifizierten Kollagen weiterhin nachweisbar (Abb. 74). Fibroblasten, die weit auf die implantierte Keramik auswandern, sterben in deren Zentrum ab. Eine Knorpel- oder Knochenbildung tritt nicht ein.

Nach 180 Tagen ist das Kollagen vollständig resorbiert. Die Reaktion in der Muskeltasche wird ausschließlich durch die Keramikreste bestimmt und unterhalten. Die Zahl der der Keramik anliegenden Fremdkörperriesenzellen hat zugenommen (Abb. 75).

Die heterotope Implantation von bovinem Kollagen zusammen mit β-Trikalziumphosphat-Keramik löst innerhalb von 180 Tagen keine Osteoinduktion aus. Die Reaktion am Implantationsort ist vom Versuch des Organismus, den eingebrachten Composite zu entfernen, bestimmt.

6.3.1.2 Bovines Kollagen mit Ceros 00

Das Bild nach 7 Tagen zeigt die Hydroxylapatit- und Kollagenpartikel von einem sehr zellreichen Bindegewebe umgeben. Bei der Herstellung der Schnitte ist die Hydroxylapatitkeramik trotz der Kunststoffeinbettung herausgebrochen, so daß das ehemalige Lager der Keramik nur durch die Negativform des sie umgebenden Bindegewebes und durch die Entstehung typischer, 'pilzartiger' Strukturen, die durch das Auffüllen der Makroporen der Keramik bedingt sind (Abb. 76), zu erkennen ist. Mit keramischen Partikeln beladene Fremdkörperriesenzellen sind sichtbar. Das eingebrachte Kollagen erscheint morphologisch weitgehend unverändert, die Resorption des Materials hat eingesetzt (s. Abb. 72).

Die weitere Entwicklung bis zum Ende des Beobachtungszeitraums unterscheidet sich nicht von der nach der alleinigen Implantation von bovinem Kollagen (s. 6.2.1.1) oder Ceros 00 (s. 6.1.1.3.1), außer daß die Zahl der auftretenden, aktiven Fremdkörperriesenzellen mehr derjenigen nach dem Einbringen von Ceros 00 als der nach der Implantation von Kollagen gleicht.

Nach 180 Tagen sind keine Reste des Kollagens nachweisbar. Die Zahl resorptiver Zellen ist noch immer größer als die nach alleiniger Implantation von Kollagen. Diese zelluläre Reaktion ist durch die Fortsetzung der Ablösung kleiner keramischer Partikel von der Oberfläche des implantierten Ceros 00 bedingt. Die Menge des Hydroxylapatits ist trotz der resorptiven Prozesse nur unwesentlich kleiner.

Die heterotope Implantation des Composites aus bovinem Kollagen/Ceros 00 hat keine Knorpel- oder Knochenbildung in der Muskulatur zur Folge.

Das histologische Bild wird fast ausschließlich von der lokalen Reaktion auf die implantierte Keramik bestimmt.

6.3.1.3 Allogenes demineralisiertes Knochenpulver mit β-Trikalziumphosphat-Keramik

Nach 7 Tagen sind Knochenpulver- und Keramikpartikel gleichermaßen von zahlreichen Fibroblasten und wenigen kollagenen Fasern umgeben. Erste 'Matrixklasten' treten an der Oberfläche des Knochenpulvers, wie in 6.2.1.2 beschrieben, auf. Das β-Trikalziumphosphat wird von den Fremdkörperriesenzellen angegriffen und abtransportiert.

Nach 21 und 42 Tagen sind die histologischen Ergebnisse ausschließlich von der Gewebereaktion auf die 'lösliche' Keramik bestimmt. Das demineralisierte Knochenpulver er-

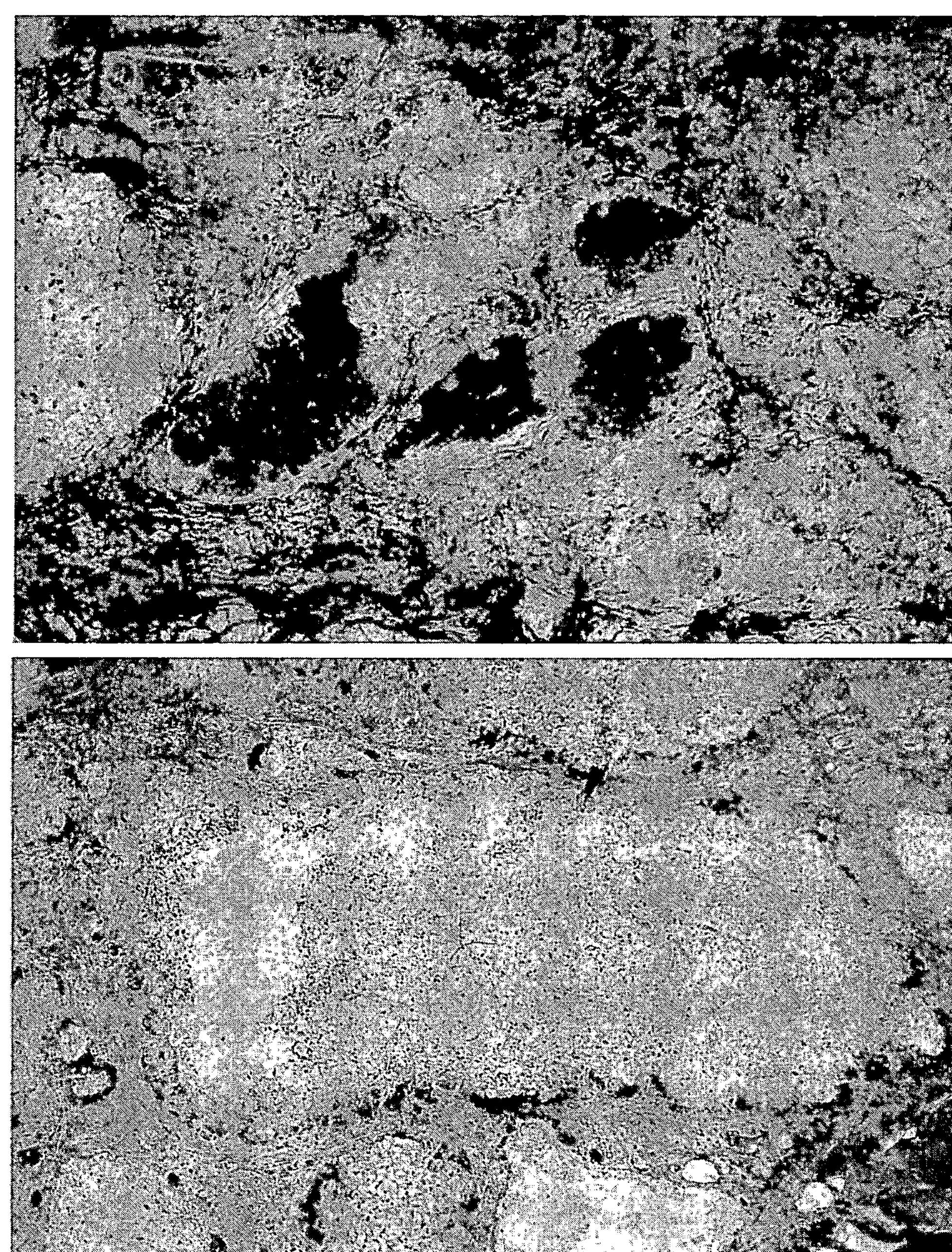

Abb. 74. (*oben*) Heterotope Implantation. 42 Tage. Kollagen + TCP. Verkalkte Kollagenpartikel neben mikroskopisch unveränderten (*Bildmitte*). Zunahme der Faserbildung um das Implantat. Auf die Keramik ausgewanderte Zellen werden pyknotisch (*links*). Schnittpräparat, Vergr. 40,0:1

Abb. 75. (*unten*) Heterotope Implantation. 180 Tage. Kollagen + TCP. Vollständige Resorption des Kollagens. Keramik bindegewebig separiert. Zunahme der Fremdkörperriesenzellreaktion. Schnittpräparat, Vergr. 6,25:1

scheint als völlig inerter, nur einer Resorption unterworfener Fremdkörper, ohne metastabel zu sein, d.h. ektope Kalifizierungen wie nach der gemeinsamen Implantation von bovinem Kollagen und β-Trikalziumphosphat-Keramik treten nicht auf.

Nach 180 Tagen (Abb. 77) ist das demineralisierte Knochenpulver völlig resorbiert. Die Keramik ist noch in größeren Mengen im Implantatlager anzutreffen und weiterhin einer Resorption durch Fremdkörperriesenzellen unterworfen.

Die heterotope Implantation des Composites aus allogenem demineralisiertem Knochenpulver und β-Trikalziumphosphat-Keramik hat im vorliegenden Versuch keinerlei chondro- oder osteoinduktiven Effekt.

Die histologische Reaktion ist ausschließlich durch die Keramik bestimmt. Rundzellreaktionen auf das allogene demineralisierte Knochenpulver treten zu keinem Zeitpunkt auf.

6.3.1.4 Allogene Spraque-Dawley-Ratten-Knochengelatine mit β-Trikalziumphosphat-Keramik

In den Methylgrün-Pyronin-gefärbten Schnitten sind 7 Tage nach der Implantation dieses Composites Knorpelzellen und deren sich metachromatisch anfärbende Matrix in Spalten der Gelatinepartikel – und zwischen einzelnen, zusammenliegenden Partikeln – erkennbar (Abb. 78). Das Implantat ist von einem sehr zellreichen Bindegewebe, mit einer minimalen Faserbildung, eingescheidet. Die Zahl der die Keramik umgebenden Fremdkörperriesenzellen ist gering. An der Oberfläche von Gelatinepartikeln treten 'Matrixklasten' auf. Rundzellinfiltrate sind ganz vereinzelt sichtbar.

Nach 21 Tagen haben sich ausgedehnte, im Vergleich zur alleinigen Implantation von allogener Knochengelatine deutlich größere, von einer bindegewebigen Hülle umgebene Ossikel entwickelt, in deren Innerem blutbildendes Markgewebe mit allen Vorstufen der Hämatopoese und vereinzelte, knöcherne Trabekel auftreten. Die Ossikelwand ist durch vitales Knochengewebe aufgebaut.

Im Gegensatz zu dem unter 6.2.1.3 geschilderten Aufbau der Ossikel sind hier, in einzelnen Präparaten, induzierte Knorpelareale partiell in die Ossikelwand integriert. Weitere Bestandteile der Wand sind – ganz vereinzelt – direkt eingebaute, noch nicht völlig resorbierte bzw. knöchern ersetzte Gelatine- und, an ihrer korallenartigen Struktur leicht zu erkennende, Keramikpartikel.

Knorpelareale bzw. größere Mengen der Keramik sind innerhalb der Ossikel nie zu sehen. Reste der Kalziumphosphatverbindung liegen in enger Nachbarschaft zur Ossikelwand, von ihr durch eingesproßtes Bindegewebe getrennt. Die Gesamtresorption der implantierten Gelatine und der β-Trikalziumphosphat-Keramik erscheint ungewöhnlich groß.

Wie unter 6.2.1.3 beschrieben, zeigt der induzierte Knochen einen osteoblastären Anbau an seiner inneren, zum 'Markraum' gelegenen Begrenzung, während Osteoklasten vornehmlich auf der der Muskulatur zugewandten Oberfläche auftreten. Dieser strukturelle Aufbau ist nach der Implantation des Composites wesentlich ausgeprägter als nach dem alleinigen Einsatz der allogenen Knochengelatine. In der Abb. 79 ist die geringe Fremdkörperriesenzellreaktion auf die implantierte Keramik zu sehen. In den Schnitten zum Enzymnachweis (s. 5.3.5) ist zu erkennen, wie die sich schwarz anfärbende Aktivität der alkalischen Phosphatase morphologisch, entsprechend der Lokalisation der Osteoblasten und des Osteoids in den nach Masson-Goldner angefärbten Schnitten, wieder auf die innere

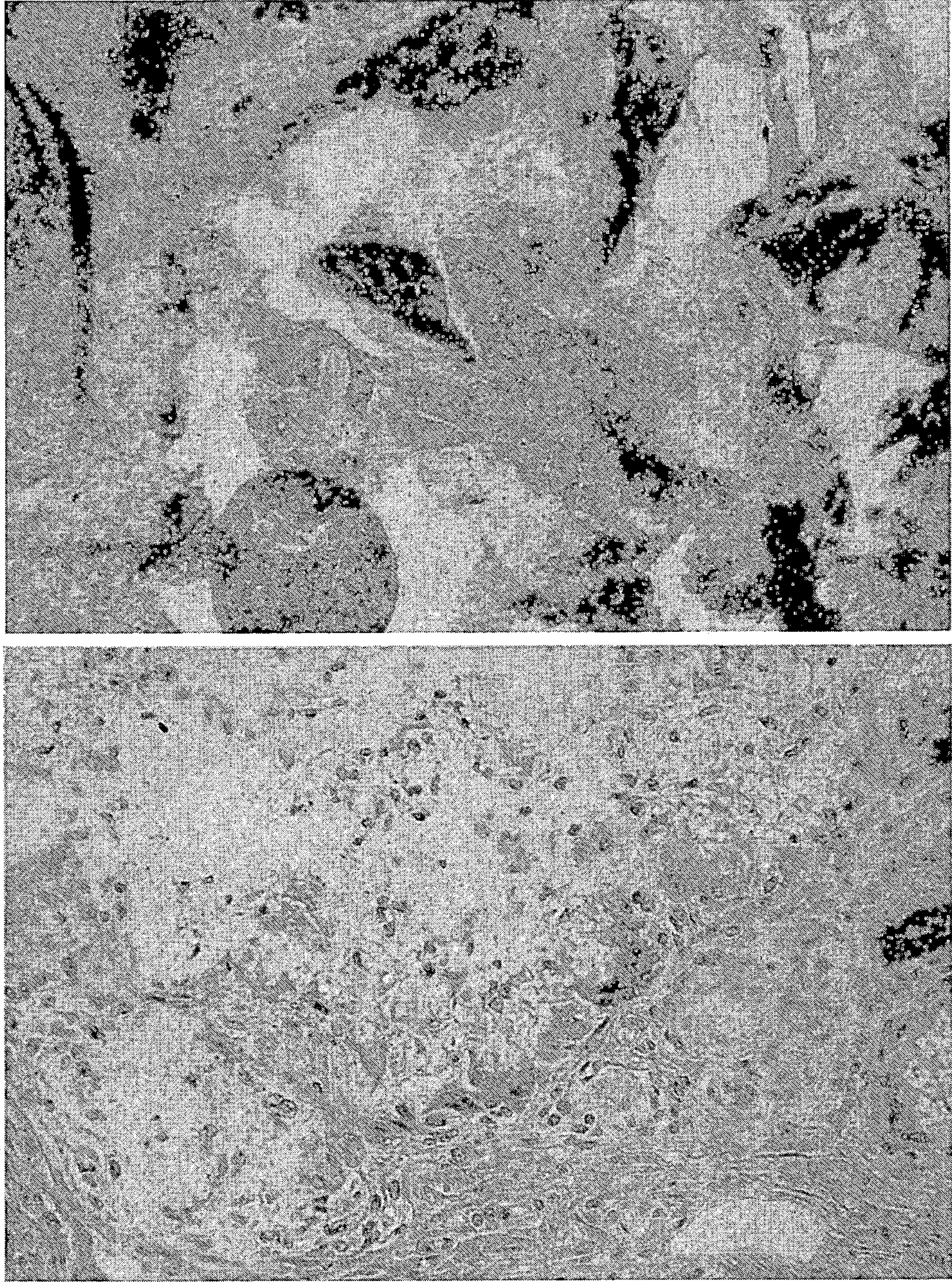

Abb. 76. (*oben*) Heterotope Implantation. 7 Tage. Kollagen + Ceros 00 (Übersichtsaufnahme). Die Ceros-Granula sind herausgebrochen. Zellreiches Bindegewebe um das Implantat. Schnittpräparat, Vergr. 16,0:1

Abb. 77. (*unten*) Heterotope Implantation. 180 Tage. Demineralisiertes Knochenpulver + TCP. Vollständige Resorption des Knochenpulvers. Fortbestehen einer intensiven Fremdkörperreaktion auf die TCP-Keramik, die von bindegewebigen Septen durchzogen wird. Schnittpräparat, Vergr. 25,0:1

154

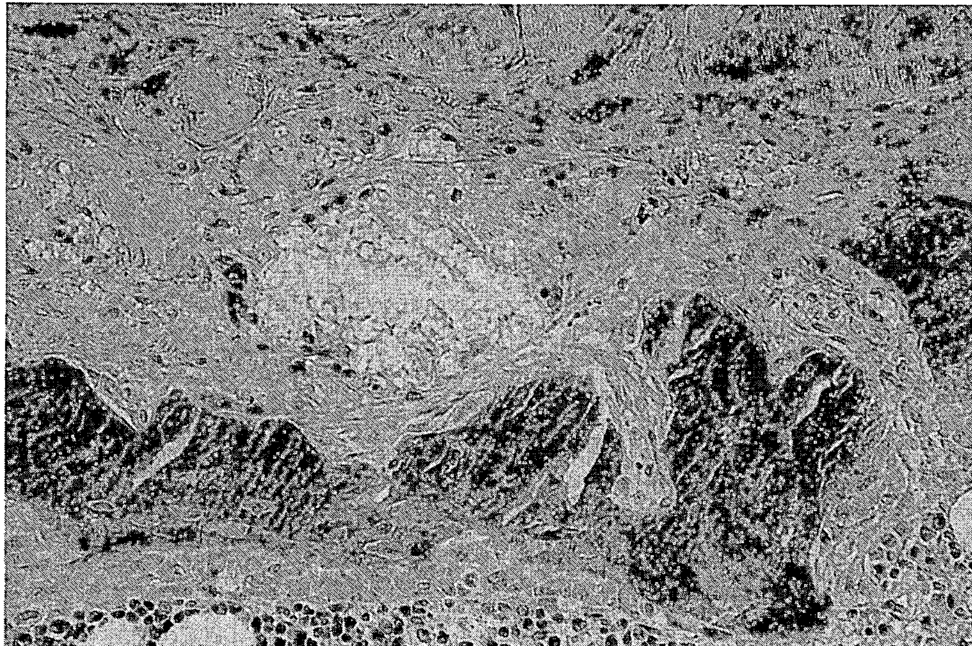

Abb. 78. (*oben*) Heterotope Implantation. 7 Tage. KG + TCP. Induzierte Knorpelzellen mit ihrer Matrix (*orange*) in und an KG-Partikeln. Schnittpräparat, Methylgrün-Pyronin-Färbung, Vergr. 16,0:1

Abb. 79. (*unten*) Heterotope Implantation. 21 Tage. KG + TCP. Teil eines induzierten Ossikels. *Bildunterrand*: Markgewebe. Die Knochenoberfläche, die diesem zugewandt ist, wird von zahlreichen osteoidproduzierenden Osteoblasten überzogen. *Bildmitte*: Keramikreste. Schnittpräparat, Vergr. 63,0:1

Oberfläche der entstandenen Ossikel beschränkt ist (Abb. 80). Eine Rundzellreaktion tritt in den Präparaten nicht mehr auf.

Die histologischen Schnitte nach 42 Tagen zeigen das Fortbestehen der Ossikel. Sie unterscheiden sich von den 21 Tage alten Präparaten nur durch eine Abnahme der osteoblastären und osteoklastären Aktivität. In der UV-Mikroskopie (Abb. 81) ist aber deutlich, an der Entstehung fluoreszierender Bänder (Gabe des Tetrazyklins im Abstand von 14 Tagen, s. 5.3.3), der Fortgang des Umbaus der Ossikel zu erkennen.

Aufgrund des histologischen Bildes erinnern andere Präparate fast an lamellären Knochen (Abb. 82).

In allen Schnitten sind nach 42 Tagen noch Reste der Knochengelatine und der Trikalziumphosphatkeramik nachzuweisen. Die Menge der aus der Implantatregion abtransportierten, bzw. direkt für den Einbau in den entstandenen Knochen verwendeten Keramik, erscheint außergewöhnlich groß. Rundzellreaktionen sind nicht zu beobachten. Die Fremdkörperreaktion auf die β-Trikalziumphosphat-Keramik ist wesentlich geringer ausgeprägt als die nach alleiniger Implantation der Substanz (s. 6.1.1.2), bzw. mit bovinem Kollagen oder allogenem demineralisiertem Knochenpulver zusammen (s. 6.3.1.1 und 6.3.1.3).

Nach 180 Tagen bestehen die Ossikel fort sind aber kleiner geworden. Ihr 'Markraum' ist völlig von Fettzellen aufgefüllt. In den Enzymfärbungen ist die Aktivität der alkalischen Phosphatase kaum noch nachzuweisen, was dem histologischen Bild ohne breite Osteoblastensäume auf der Innenseite der Ossikel entspricht (Abb. 83). Die Menge der Trikalziumphosphatkeramik erscheint im Vergleich zu den 42 Tage alten Präparaten unverändert. Rundzellen treten nicht auf, die Fremdkörperriesenzellbildung ist genauso ausgeprägt wie nach 42 Tagen.

Die heterotope Implantation des Composites aus allogener Ratten-Knochengelatine und β-Trikalziumphosphat-Keramik führt nach 21 Tagen in der Rattenmuskulatur zur Entstehung ausgedehnter vitaler Ossikel. Rundzellinfiltrate sind vereinzelt nur nach 7 Tagen zu sehen. Erstaunlich ist die geringe Intensität der auf die Keramik ausgelösten Reaktion und ihre ausgedehnte Resorption, ihr Abtransport, bzw. das Ausmaß ihres Einbaus in den Knochen innerhalb des Beobachtungszeitraums.

6.3.1.5 Allogene Spraque-Dawley-Ratten-Knochengelatine mit Ceros 00

Sieben Tage nach der Implantation wächst Bindegewebe zwischen die Keramikgranula und die Knochengelatine ein. Bis auf das Auftreten weniger resorbierender Zellen an der Oberfläche des Hydroxylapatits sind keine Besonderheiten zu beobachten. Eine Knorpelinduktion tritt nicht ein, auch nicht in und zwischen den Knochengelatinepartikeln. Vereinzelt sind Rundzellen in der Nähe von Gelatinepartikeln anzutreffen.

Nach 21 Tagen sind große vitale Ossikel in der Muskulatur entstanden. In den Schliffpräparaten ist eine Resorption des Hydroxylapatits nicht zu erkennen, deutlich dagegen der sich selbst am heterotopen Ort an mehreren Punkten entwickelnde, grenzschichtlose Kontakt zwischen Keramik und induziertem Knochengewebe (Abb. 84, 85). Dieses Knochengewebe ist 'pilzförmig' in die Poren der Keramik eingewachsen und wird an seiner der Keramik abgewandten Begrenzung, zum 'Markraum' des Ossikels hin, teilweise von aktiven Osteoblasten überzogen (Abb. 85). Andere Poren der Keramik sind durch Bindegewebe –

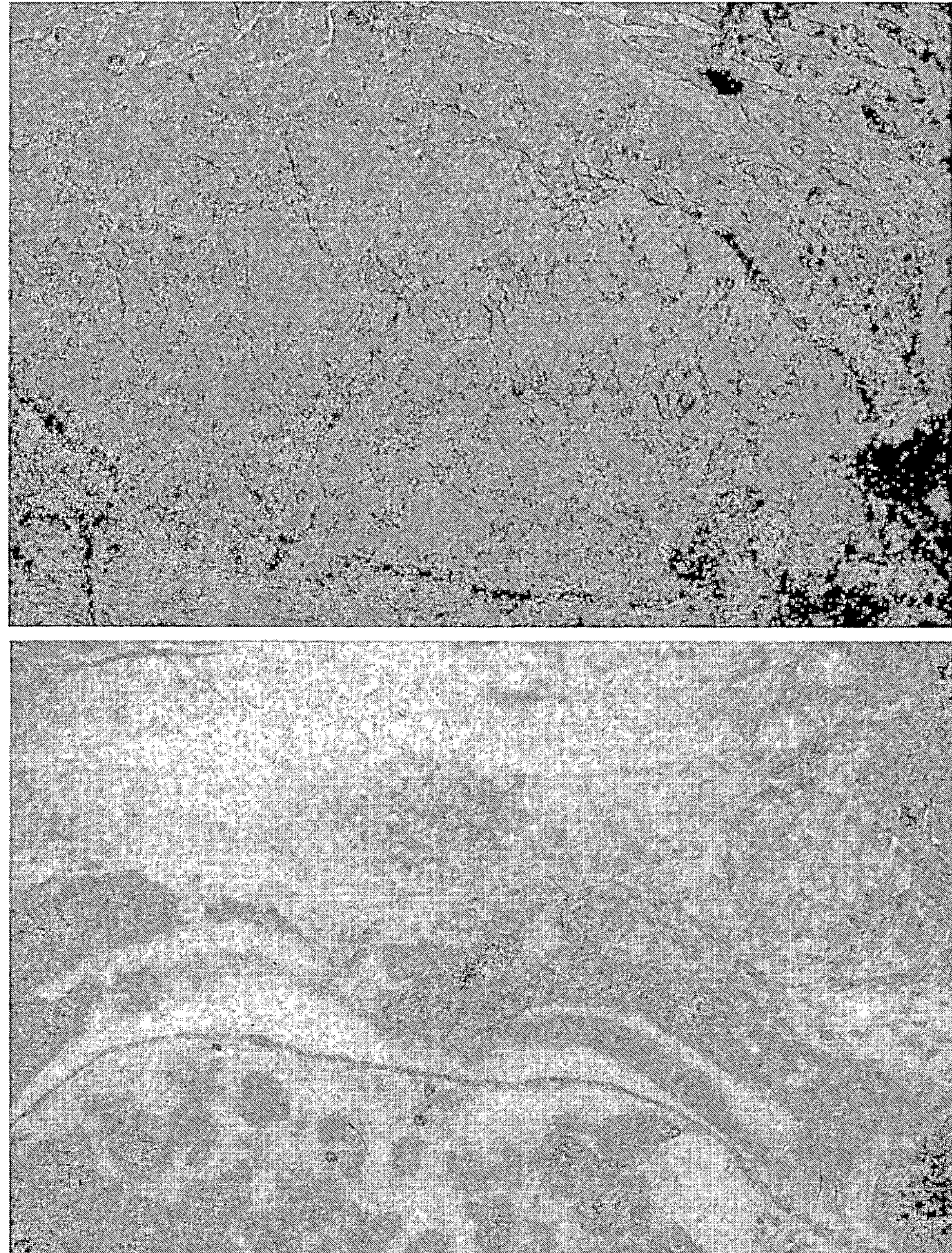

Abb. 80. (*oben*) Heterotope Implantation. 21 Tage. KG + TCP. Induziertes Ossikel. Anfärbung (*schwarz*) der Aktivität der alkalischen Phosphatase (*rechts oben* und *Bildmitte unten*) an der Ossikelinnenwand. Schnittpräparat, AP-Färbung, Vergr. 6,25:1

Abb. 81. (*unten*) Heterotope Implantation. 42 Tage. KG + TCP. Teil einer Ossikelwand. Fluoreszierende Banden nach einer Tetrazyklindoppelmarkierung. *Unten:* Markgewebe. Zwischen diesem und dem induzierten Knochen: Osteoblasten. Schnittpräparat, UV-Mikroskopie, Vergr. 63,0:1

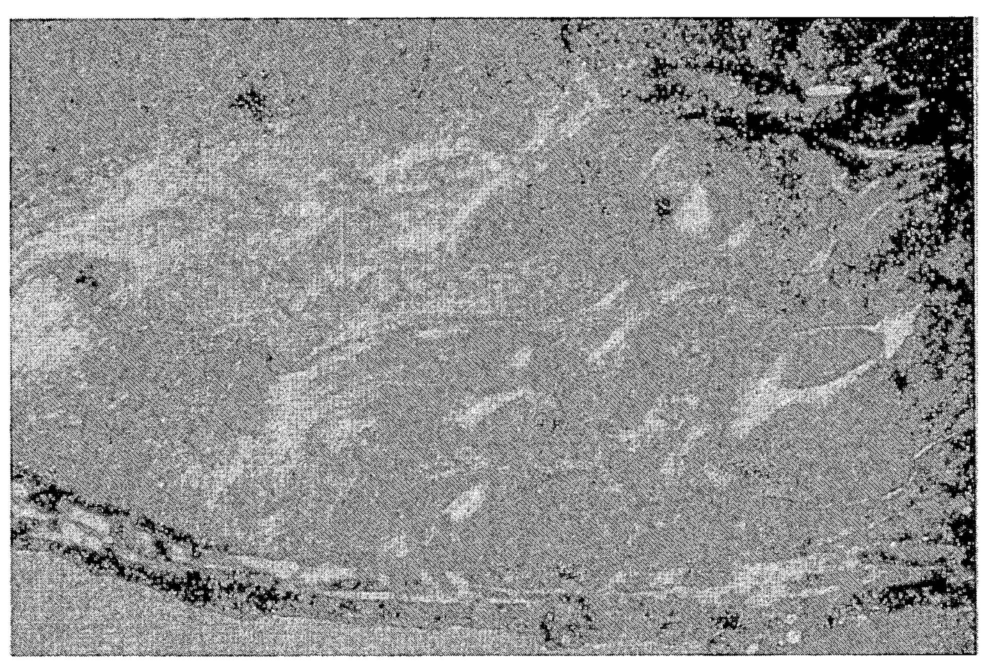

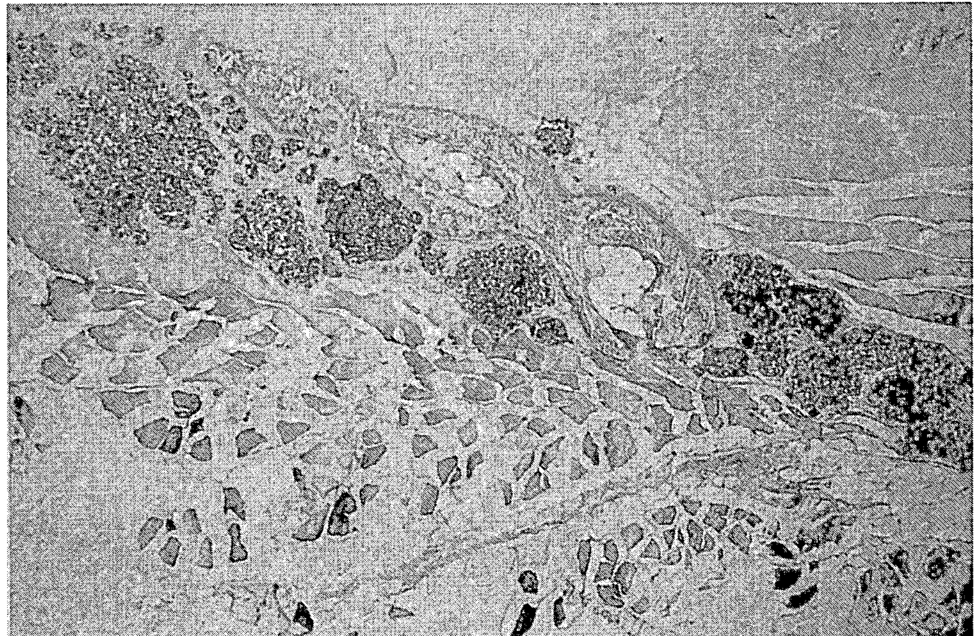

Abb. 82. (*oben*) Heterotope Implantation. 42 Tage. KG + TCP. Ausgedehntes Knochenareal. 'Lamellärer' Aufbau. Schnittpräparat, Polarisationsmikroskopie, Vergr. 16,0:1
Abb. 83. (*unten*) Heterotope Implantation. 180 Tage. KG + TCP. Induziertes Ossikel zwischen Keramikresten. Schnittpräparat, Vergr. 6,25:1

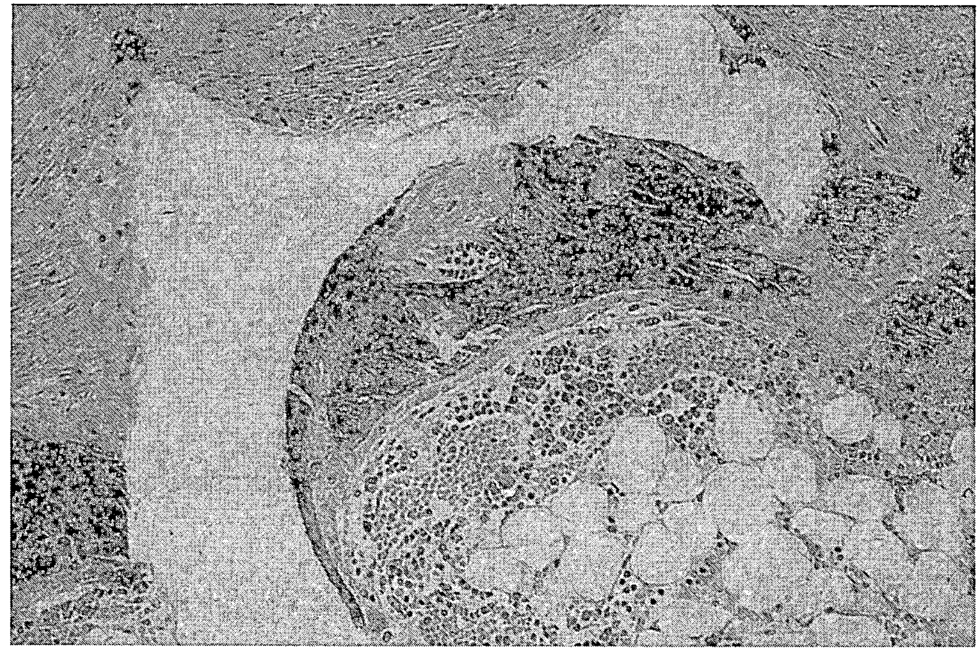

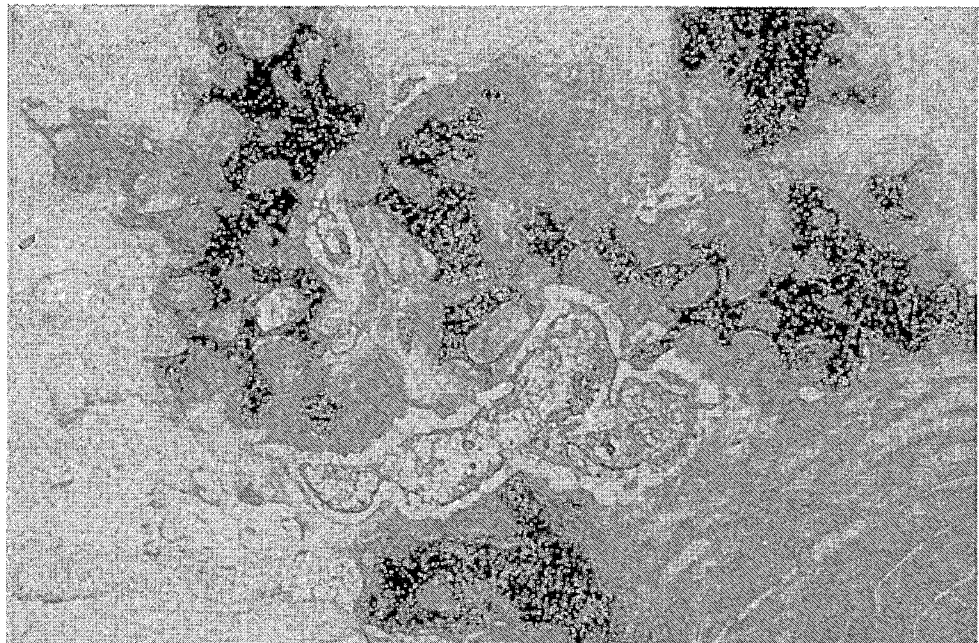

Abb. 84. (*oben*) Heterotope Implantation. 21 Tage. KG + Ceros 00 (Übersichtsaufnahme). Induzierte Ossikel zwischen Keramikgranula. Schliffpräparat, Vergr. 4,0:1

Abb. 85. (*unten*) Heterotope Implantation. 21 Tage. KG + Ceros 00. *Rechts unten*: Markgewebe. *In der Mitte:* Teil der induzierten Ossikelwand, der sich grenzschichtlos in der Makropore eines Keramikpartikels entwickelt hat. Osteoblasten auf der inneren Oberfläche des Knochens (*rechts*). Schnittpräparat, Vergr. 63,0:1

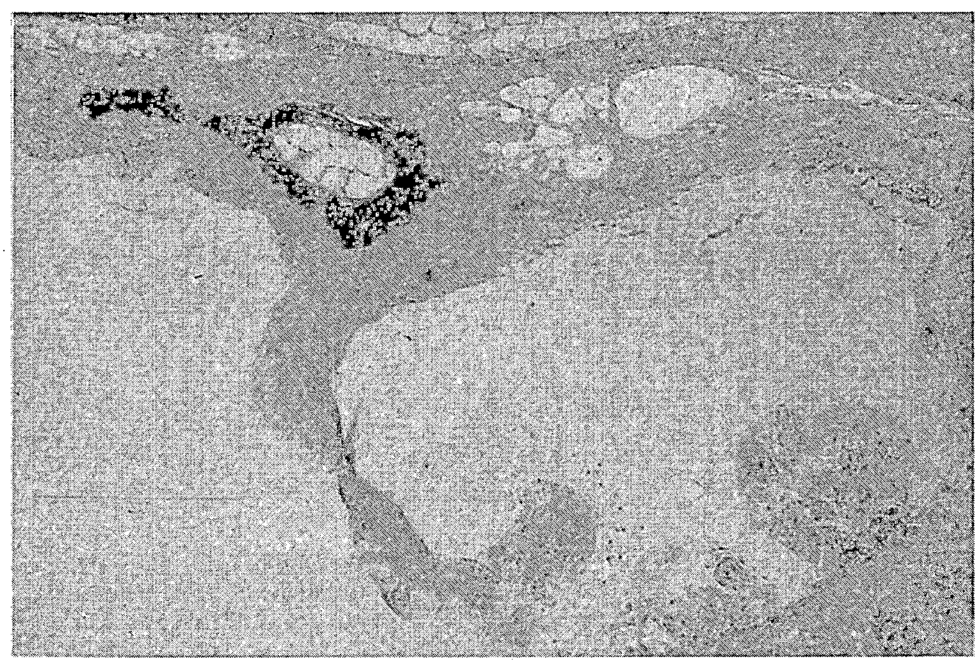

Abb. 86. Heterotope Implantation. 21 Tage. KG + Ceros 00. Herausgebrochenes Keramikgranulum, das bindegewebig eingescheidet ist. Fremdkörperriesenzellen in amorphem, pilzförmigem Gewebe, das die Makroporen ausfüllt. *Oben links*: kleineres induziertes Knochenareal. Schnittpräparat, Vergr. 25,0:1

ohne Knochenbildung – aufgefüllt. In diesen 'Bindegewebepilzen' liegen vielkernige Fremdkörperriesenzellen, die die Keramik aktiv resorbieren (Abb. 86).

Nach 42 Tagen bestehen die großen Ossikel unverändert fort (Abb. 87). Die Fremdkörperriesenzellbildung bleibt auf die der Keramik unmittelbar angrenzenden, bindegewebigen Areale beschränkt. Rundzellinfiltrate liegen nicht vor. Ganz vereinzelte Reste der Gelatine sind in den Präparaten anzutreffen. Eine Knorpelbildung ist nach der Implantation dieses Composites weniger häufig als nach der Verwendung von allogener Gelatine mit β-Trikalziumphosphat-Keramik.

Zum Ende des Versuchs nach 180 Tagen sind die Ossikel kleiner geworden. Ihr Aufbau mit einer partiellen Integration der Keramik in die Ossikelwand ist unverändert (Abb. 88). Die zelluläre Aktivität am induzierten knöchernen Ring und im gesamten Implantat hat abgenommen. Es treten zu den 42-Tage-Präparaten keine weiteren Unterschiede auf.

Die heterotope Implantation von allogener Spraque-Dawley-Ratten-Knochengelatine zusammen mit Ceros 00 bewirkt die Ausbildung knöcherner Ossikel im Gewebe. Diese Ossikel erscheinen kleiner im Vergleich zu denen des Composites aus Knochengelatine und β-Trikalziumphosphat-Keramik. Die anderen am induzierten Knochengewebe zu beobachtenden, zellulären Reaktionen sind dagegen weitgehend identisch (s. 6.3.1.4).

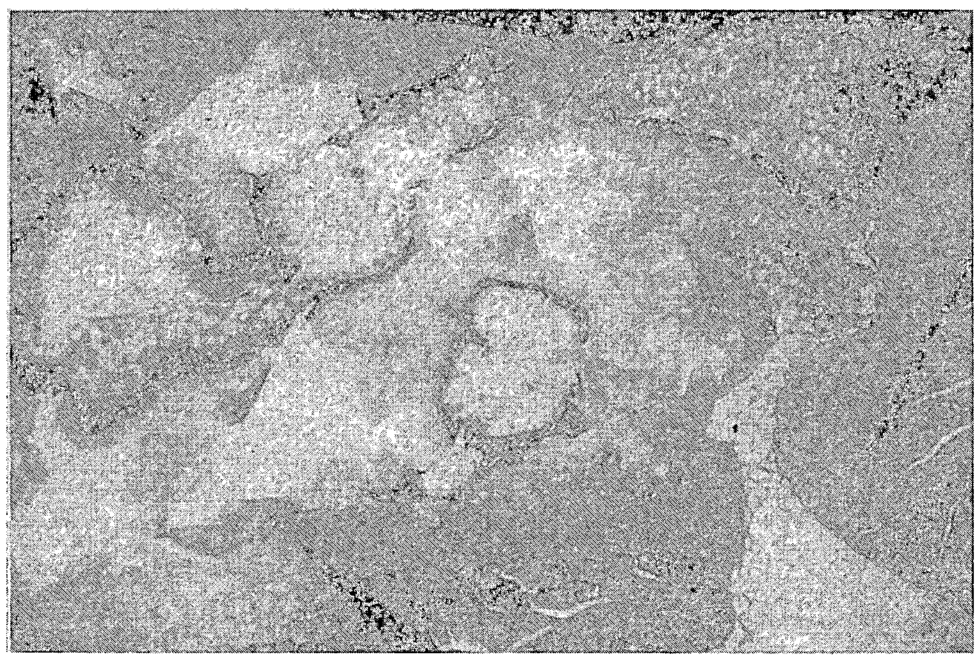

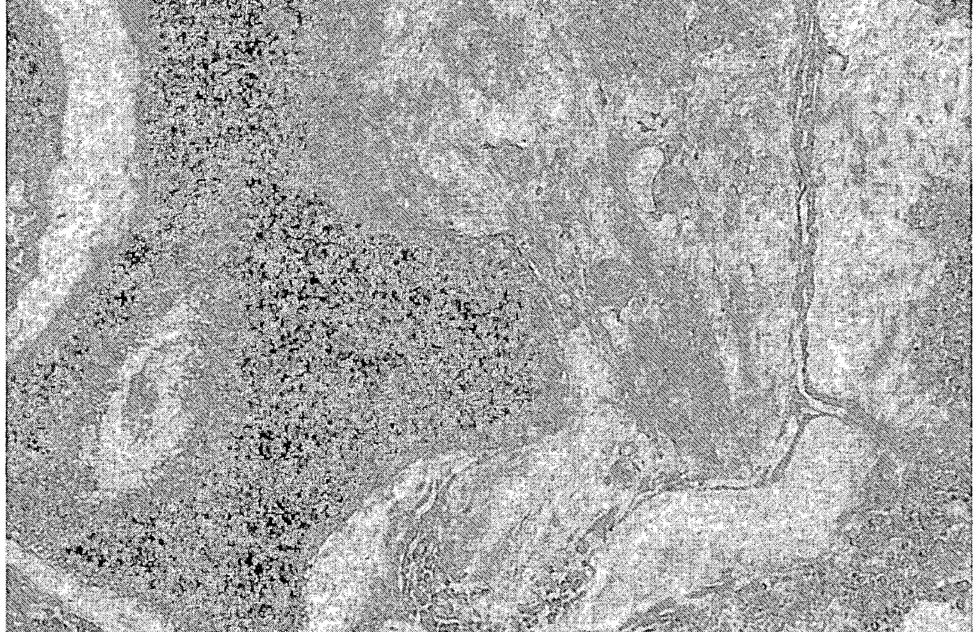

Abb. 87. (*oben*) Heterotope Implantation. 42 Tage. KG + Ceros 00 (Übersichtsaufnahme). Ausgedehnte induzierte Ossikel. Keramik herausgebrochen. Schnittpräparat, Vergr. 4,0:1

Abb. 88. (*unten*) Heterotope Implantation. 180 Tage. KG + Ceros 00. Die Makropore eines Keramikgranulums ist von Knochen aufgefüllt (*links oben*) und ist so an der Begrenzung des Markraums eines Ossikels beteiligt. Grenzschichtloser Knochen-Keramik-Kontakt. Von rechts oben nach unten ziehend vitaler Knochen, rechts davon Markraum eines weiteren Ossikels. Schliffpräparat, Vergr. 63,0:1

6.3.2 Morphologische Ergebnisse 7. bis 180. Tag. Orthotope Implantation

6.3.2.1 Bovines Kollagen mit β-Trikalziumphosphat-Keramik

Am 7. Tag nach der Operation (Abb. 89) erscheint die Implantatregion völlig ungerichtet. Größere Mengen des Operationshämatoms sind noch nachweisbar. Eine spezifische Reaktion auf das Kollagen bzw. die Kalziumphosphatkeramik ist bis auf die beginnende Einscheidung der Keramik durch faserbildende Fibroblasten nicht sichtbar. Rundzellen treten nicht auf, Fremdkörperriesenzellen nur vereinzelt.

Nach 21 Tagen liegen große Mengen des Composites unverändert im Implantatzentrum, während an seiner Peripherie, zwischen Markraum und eingebrachtem Material, die bekannte trabekuläre Grenzziehung stattfindet. Kollagenpartikel werden nicht als Leitstrukturen beim Aufbau dieser Barriere benutzt, und nur kleinste Mengen der Keramik werden integriert. Das Bindegewebe zwischen den einzelnen Partikeln ist sehr zellreich. Fremdkörperriesenzellen, die das Kalziumphosphat resorbieren, treten neben Makrophagen und Monozyten auf. Rundzellen und eine Knochenbildung im kortikalen Defekt sind nicht zu beobachten (Abb. 90).

Nach 42 Tagen findet sich in der Markhöhle eine ausgeprägte Knochenbildung auf der Oberfläche implantierter Kollagenpartikel, d.h. eine Osteokonduktion (Abb. 91). Dies tritt v.a. in der Implantatperipherie auf und erscheint als ein nicht durch das Material ausgelöster, sondern passiv von ihm erduldeter Effekt. Das Implantatzentrum ist von Bindegewebe, in dem wenige Kollagenreste liegen, gleichbleibenden Mengen – im Vergleich zu den 21-Tage -Präparaten – der β-Trikalziumphosphat-Keramik und knöchernen Trabekeln angefüllt. Die zelluläre Reaktion auf die Keramik ist von deren Einscheidung durch körpereigene Kollagenfasern und dem Keramikabtransport über resorbierende Zellen gekennzeichnet. Rundzellbildungen fehlen.

Nach 180 Tagen ist in einer breiten Knochenwanne eine zentrale Narbe entstanden, in der kein xenogenes Kollagen mehr nachweisbar ist (Abb. 92: Defekt von ventral; Abb. 93: Defekt seitlich). Die Gesamtmenge des Knochengewebes im Defekt und an seinem Rand hat abgenommen. Keramikreste sind an ihrer Struktur erkennbar und vereinzelt in zarte Trabekel eingebaut (Abb. 94). In Abb. 94 wird erneut ersichtlich, wie die auf die Keramik ausgewanderten Zellen, in einer bestimmten Entfernung vom vitalen Gewebe, nicht mehr ausreichend versorgt werden, absterben und pyknotisch werden. Die Fremdkörperreaktion auf die β-Trikalziumphosphat-Keramik hält unvermittelt an, Rundzellreaktionen werden nicht ausgelöst.

Die heterotope Implantation des Composites aus bovinem Kollagen und β-Trikalziumphosphat-Keramik hat erst nach 42 Tagen einen deutlich sichtbaren Einfluß auf die Reparation der Bohrlochdefekte. Fraglich, im Sinne einer Osteokonduktion, findet die Entstehung einer knöchernen Barriere zwischen Implantat und unversehrter Markhöhle durch appositionelles Knochenwachstum, v.a. auf den Kollagenpartikeln, statt. Im weiteren Verlauf reicht die osteokonduktive Wirkung nicht aus, eine Durchbauung des Defekts herbeizuführen. Der kortikale Defekt heilt nicht ab. Die zellulären Reaktionen sind als eine Summenbildung der nach alleiniger Implantation jeweils eines der Bestandteile des Composites sonst auftretenden Reaktionen zu verstehen.

162

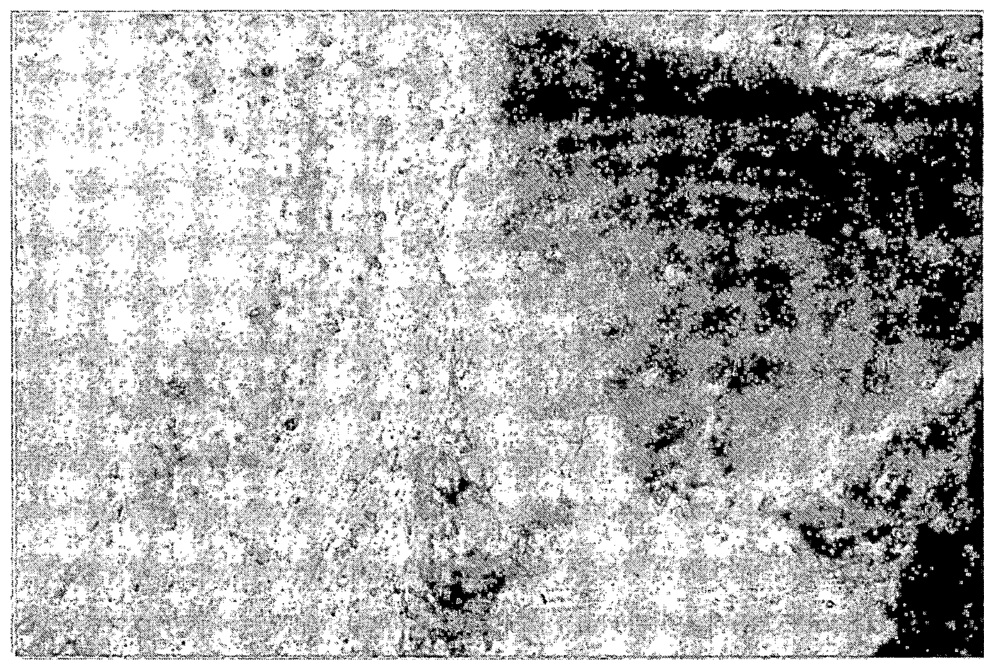

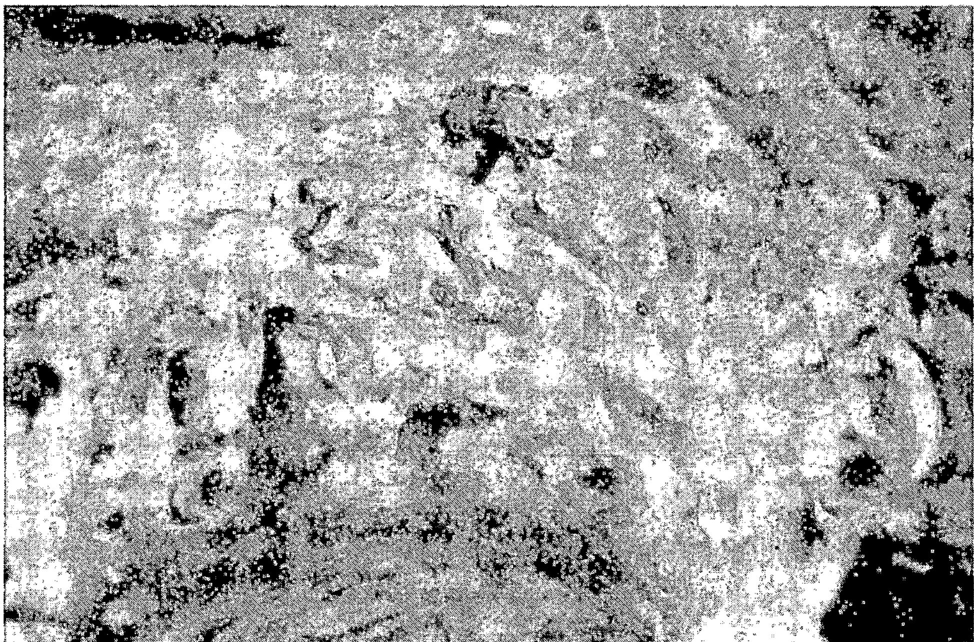

Abb. 89. *(oben)* Orthotope Implantation. 7 Tage. Kollagen + TCP. Kollagenpartikel *(rechts oben)*, Keramik *(rechts unten)*, Fibrinnetzwerk *(linker Bildausschnitt)*. Schnittpräparat, Vergr. 63,0:1
Abb. 90. *(unten)* Orthotope Implantation. 21 Tage. Kollagen + TCP. *Rechts unten:* durchbohrte Femurkortikalis. Muskelherniation in das Bohrloch *(Bildunterrand)*. Kollagenpartikel im Defekt. Keine Knochenneubildung. Schnittpräparat, Vergr. 8,0:1

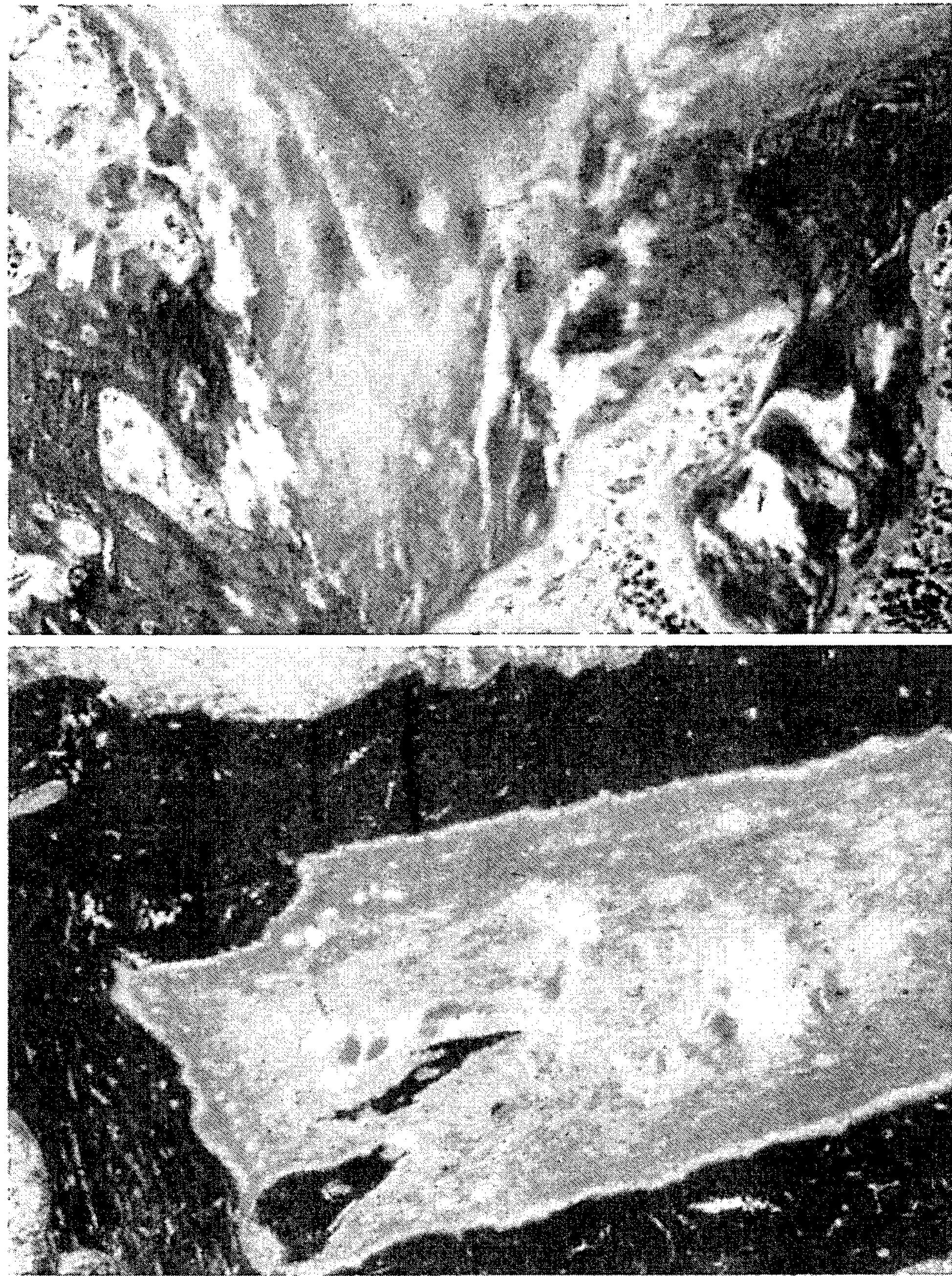

Abb. 91. (*oben*) Orthotope Implantation. 42 Tage. Kollagen + TCP. Knochenbildung auf der Oberfläche implantierten Kollagens. Schnittpräparat, Vergr. 63,0:1

Abb. 92. (*unten*) Orthotope Implantation. 180 Tage. Kollagen + TCP (Aufsicht). Oben, links und rechts unten unverletzte Markhöhle. Das Defektzentrum ist nur von Bindegewebe aufgefüllt. Breite knöcherne Barriere gegen die Markhöhle. Schnittpräparat, Vergr. 8,0:1

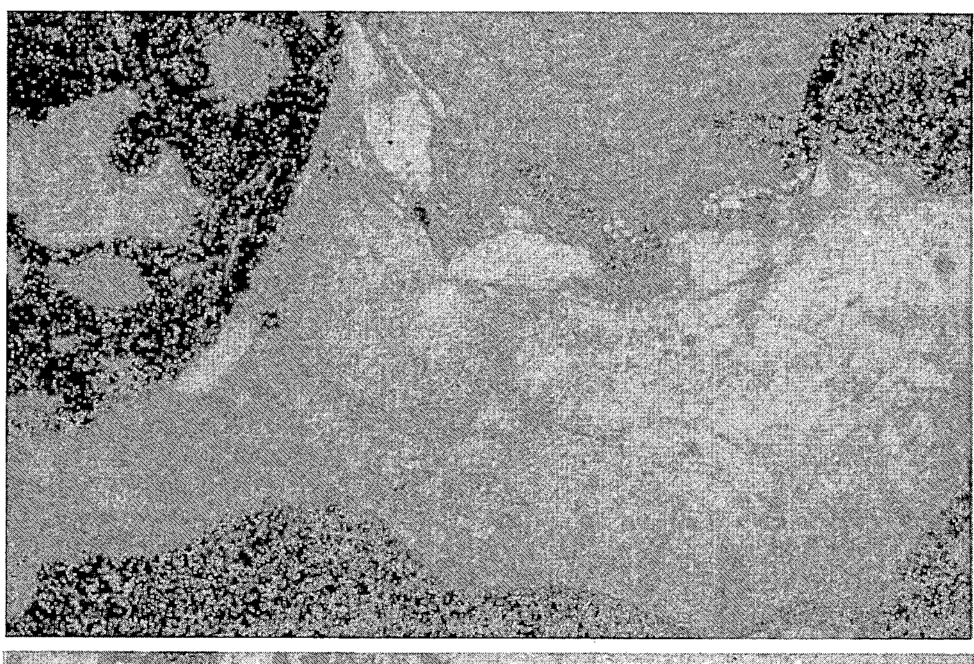

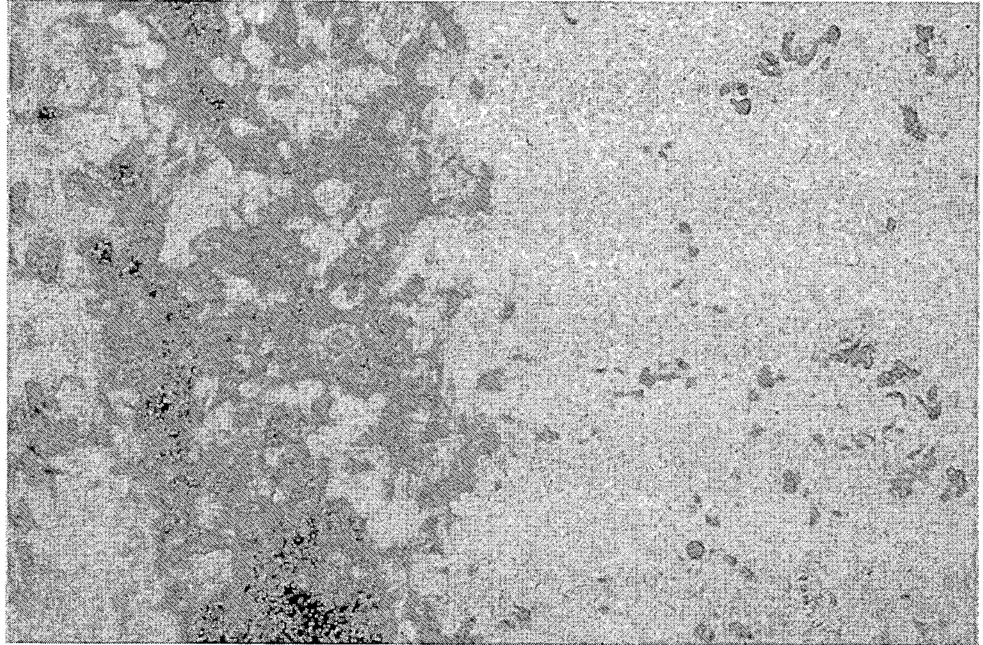

Abb. 93. (*oben*) Orthotope Implantation. 180 Tage. Kollagen + TCP (seitliche Ansicht). Muskelherniation in den Bohrlochdefekt. Nicht durchbohrte Kortikalis (*Bildunterrand*). Im Defektzentrum nur Bindegewebe und Keramikreste. Schnittpräparat, Vergr. 6,25:1

Abb. 94. (*unten*) Orthotope Implantation. 180 Tage. Kollagen + TCP. Direkter Einbau von Keramikpartikeln (korallenartige Struktur) in trabekulären Knochen in der Implantatperipherie. *Rechts*: Implantat. Auf die Keramik ausgewanderte Zellen werden pyknotisch. *Links*: Markhöhle. Schnittpräparat, Vergr. 160,0:1

6.3.2.2 Bovines Kollagen mit Ceros 00

Nach 7 Tagen kommt es in einigen Präparaten zu einer intensiven Knochenbildung (Abb. 95). In solchen Schnitten sind nur wenige Kollagenpartikel zu erkennen. Der entstandene trabekuläre Knochen liegt an seinen Kontaktflächen mit der Keramik grenzschichtlos ihren Makroporen an (Abb. 96). Bei anderen Tieren findet sich nur in der Implantatperipherie eine mäßige Knochenbildung. Die zur Markhöhle gelegenen Keramikporen sind teilweise von Knochengewebe, die zum Implantatzentrum weisenden Makroporen mit Bindegewebe aufgefüllt. Kollagene Partikel, die in größeren Mengen im Defekt nachweisbar sind, werden wieder – im Sinne einer Osteokonduktion – als Leitschiene benutzt (Abb. 97). Rundzellinfiltrate treten nicht auf. Die über Fremdkörperriesenzellen gesteuerte, direkte Resorption der Keramik ist wenig intensiv.

Nach 21 Tagen hat sich erneut eine vollständige knöcherne Abgrenzung zwischen Implantat und Markhöhle ausgebildet. Keramikpartikel, die in der Implantatperipherie liegen, werden in diese knöcherne Begrenzung einbezogen. Bei der Ausbildung der Knochenwanne wächst das Knochengewebe entlang der Granula wie auf einer Leitschiene. Dieser Effekt bewirkt allerdings kein Einwachsen des Knochens in das eigentliche Defektzentrum. Das Ausmaß der Resorption der implantierten Keramik ist nicht zu bestimmen.

Nach 42 Tagen ist die Situation unverändert. In Abb. 98 ist zu erkennen, wie die Makroporen der ganz in der Randzone liegenden Keramikpartikel mit schmalen, trabekulären Knochensäumen aufgefüllt sind, während die zentral gelegene Keramik nur von einem reifen Bindegewebe umhüllt ist, in dem keine Knochenbildung auftritt. Dazwischen liegen solche Ceros-Granula, deren zum Markraum gerichtete Poren mit Knochen angefüllt sind, wogegen die zum Implantatzentrum gerichteten nur Bindegewebe enthalten.

Dieses histologische Bild beruht auf der Verkleinerung der Knochenwanne, die bei ihrer Rückbildung die nicht resorbierbaren Keramikpartikel der Implantatperipherie mit knöchernen aufgefüllten Poren zurückläßt und weiter zentral liegende Granula für den Aufbau der neuen Abstützung benutzt.

Nur im Implantationszentrum sind Kollagenpartikeln noch vereinzelt zu erkennen, in der Peripherie nicht mehr. Eine direkte osteokonduktive Wirkung des organischen Bestandteils des Composites läßt sich zu diesem Zeitpunkt nicht beobachten.

Rundzellbildungen liegen nicht vor. Die Fremdkörperreaktion beschränkt sich auf die Stellen der Keramikoberfläche, die unmittelbaren Kontakt zum Bindegewebe haben.

Nach 180 Tagen ist in den Präparaten ein unvollständiger osteoimplantärer Verbund entstanden (Abb. 99). Die Leitschienenstruktur der Keramik hat über die Osteokonduktion zu einer knöchernen Ummauerung der meisten keramischen Granula geführt; alle Keramikpartikel sind jedoch nicht erfaßt. Das Knochenwachstum in den Makroporen erfolgt zentripetal, es verbleibt aber Bindegewebe in den Porenzentren. Die Knochenbildung innerhalb der Keramikporen ist weniger ausgeprägt als bei alleiniger Implantation von Ceros 00 (s. 6.1.2.3.1).

In der Mitte des ehemaligen Bohrlochdefekts entsteht eine Narbe, die unterschiedlich groß ist. Dort liegende keramische Granula sind nur von Bindegewebe umhüllt. In letzterem treten resorbierende Fremdkörperriesenzellen auf. Kollagen ist nicht mehr nachzuweisen. Die Wiederherstellung der Femurkortikalis bleibt unvollständig.

Die orthotope Implantation des Composites aus bovinem Kollagen und Ceros 00 führt erst am Versuchsende über die Auslösung eines starken osteokonduktiven Effekts, der die Ausbildung eines unvollständigen osteoimplantären Verbundes bewirkt, zu einer Osteo-

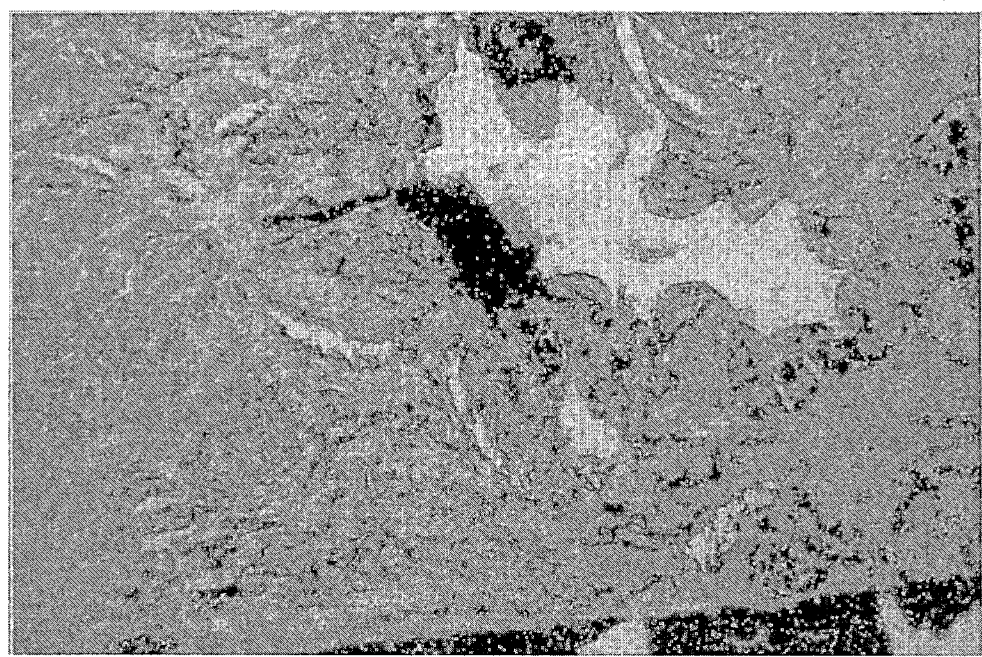

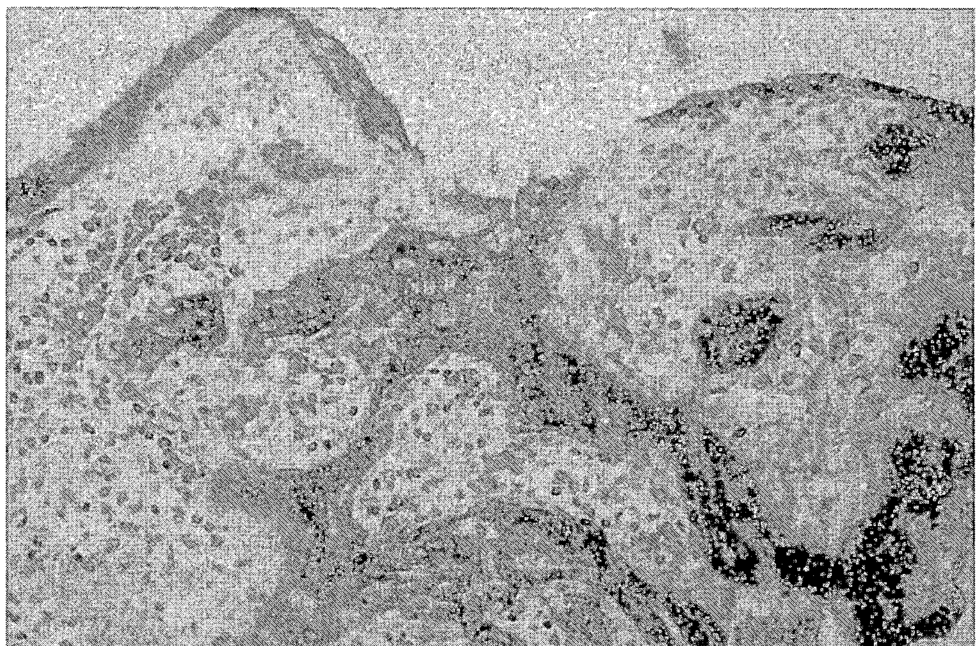

Abb. 95. (*oben*) Orthotope Implantation. 7 Tage. Kollagen + Ceros 00. Intensive Knochenbildung im Defektzentrum. Keramikpartikel herausgebrochen. Kollagenreste nicht zu erkennen. *Bildunterrand*: nicht durchbohrte Kortikalis. Schnittpräparat, Vergr. 8,0:1
Abb. 96. (*unten*) Orthotope Implantation. 7 Tage. Kollagen + Ceros 00. Trabekulärer Knochen, der direkt in die Keramikporen eingewachsen ist. Grenzschichtloser Kontakt zwischen Keramik und Knochen. Hervorragende Vaskularisation. Schnittpräparat, Vergr. 63,0:1

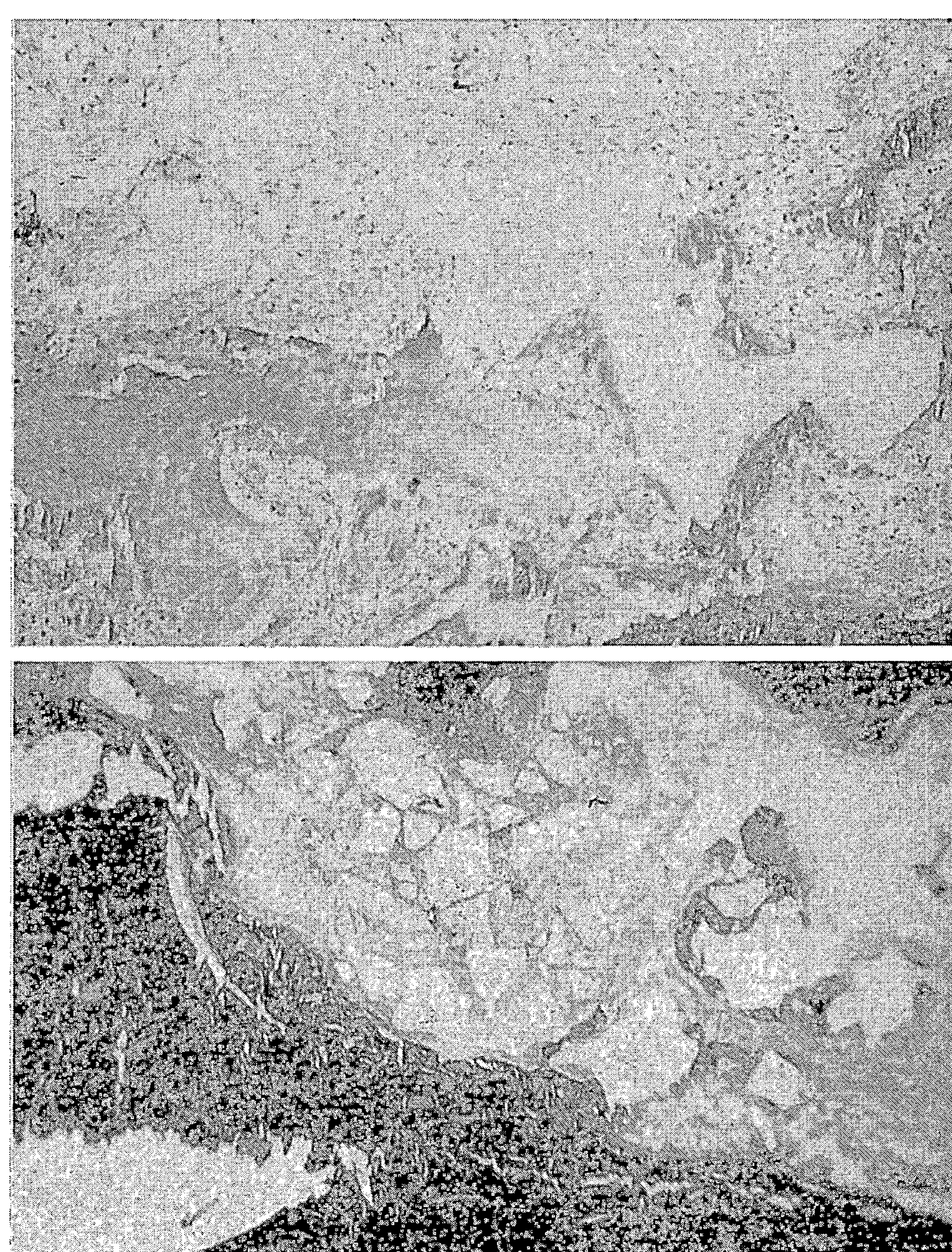

Abb. 97. (*oben*) Orthotope Implantation. 7 Tage. Kollagen + Ceros 00. Kollagenpartikel mit vereinzeltem trabekulären Knochenwachstum auf seiner Oberfläche. Die Keramikpartikel im Defektzentrum sind nur bindegewebig eingescheidet (*oberer Bildausschnitt*). Nicht durchbohrte Kortikalis (*rechts unten*). Schnittpräparat, Vergr. 25,0:1

Abb. 98. (*unten*) Orthotope Implantation. 42 Tage. Kollagen + Ceros 00. Bindegewebig aufgefülltes Implantatzentrum (*Bildmitte*). Kollagen weitgehend resorbiert. Nur in der Implantatperipherie (*rechts*) geringfügige Knochenbildung auf den Keramikgranula (herausgebrochen). Nicht durchbohrte Kortikalis (*Bildunterrand*). Schnittpräparat, Vergr. 6,25:1

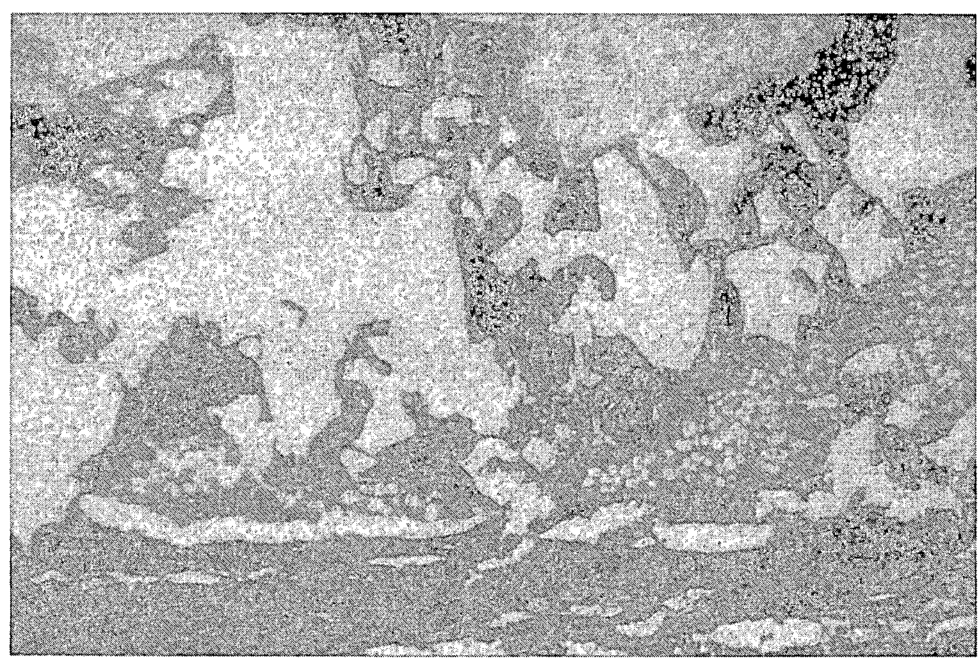

Abb. 99. Orthotope Implantation. 180 Tage. Kollagen + Ceros 00. Grenzschichtloser Kontakt zwischen neu gebildetem Knochen und der Keramik (herausgebrochen). *Bildunterrand*: nicht durchbohrte Kortikalis. *Oben*: Bindegewebe. Schnittpräparat, Vergr. 8,0:1

stimulation. Der Einbau des bovinen Kollagens in den regenerierenden Knochen ist nur in den Präparaten nach 7 und 21 Tagen offensichtlich. Im weiteren Verlauf erscheint die knöcherne Reparation hauptsächlich durch die Hydroxylapatitkeramik bestimmt. Allerdings führt die gleichzeitige Implantation des Kollagens zu einer deutlichen Reduktion der Aktivität resorptiver Zellen im Vergleich zur alleinigen Implantation von Ceros 00. Die histomorphometrisch bestimmbaren Knochenvolumina für den Composite bzw. für die jeweilige Einzelsubstanz unterscheiden sich jedoch nur geringfügig (s. 6.1.3.1, 6.2.3.2 und 6.3.3.2 bzw. die Abb. 40, 67, 119).

6.3.2.3 Allogenes demineralisiertes Knochenpulver mit β-Trikalziumphosphat-Keramik

Nach 7 Tagen tritt nur in der Implantatperipherie eine Knochenbildung auf, die als eine Abgrenzungsreaktion gegen das eingebrachte Material erscheint. Eine spezifische, auf das implantierte demineralisierte Knochenpulver zurückführende, zelluläre Reaktion kann nicht beobachtet werden.

Nach 21 Tagen finden sich für dieses Substanzgemisch die niedrigsten Knochenbildungsraten beim Vergleich mit den anderen untersuchten Composites. Entsprechend fehlt in den histologischen Bildern eine Knochenformation fast vollständig. Wenige verbliebene demineralisierte Knochenpulverpartikel sind von dichten Rundzellinfiltraten überzogen (Abb. 100). Die Reaktion auf die β-Trikalziumphosphat-Keramik entspricht anderen or-

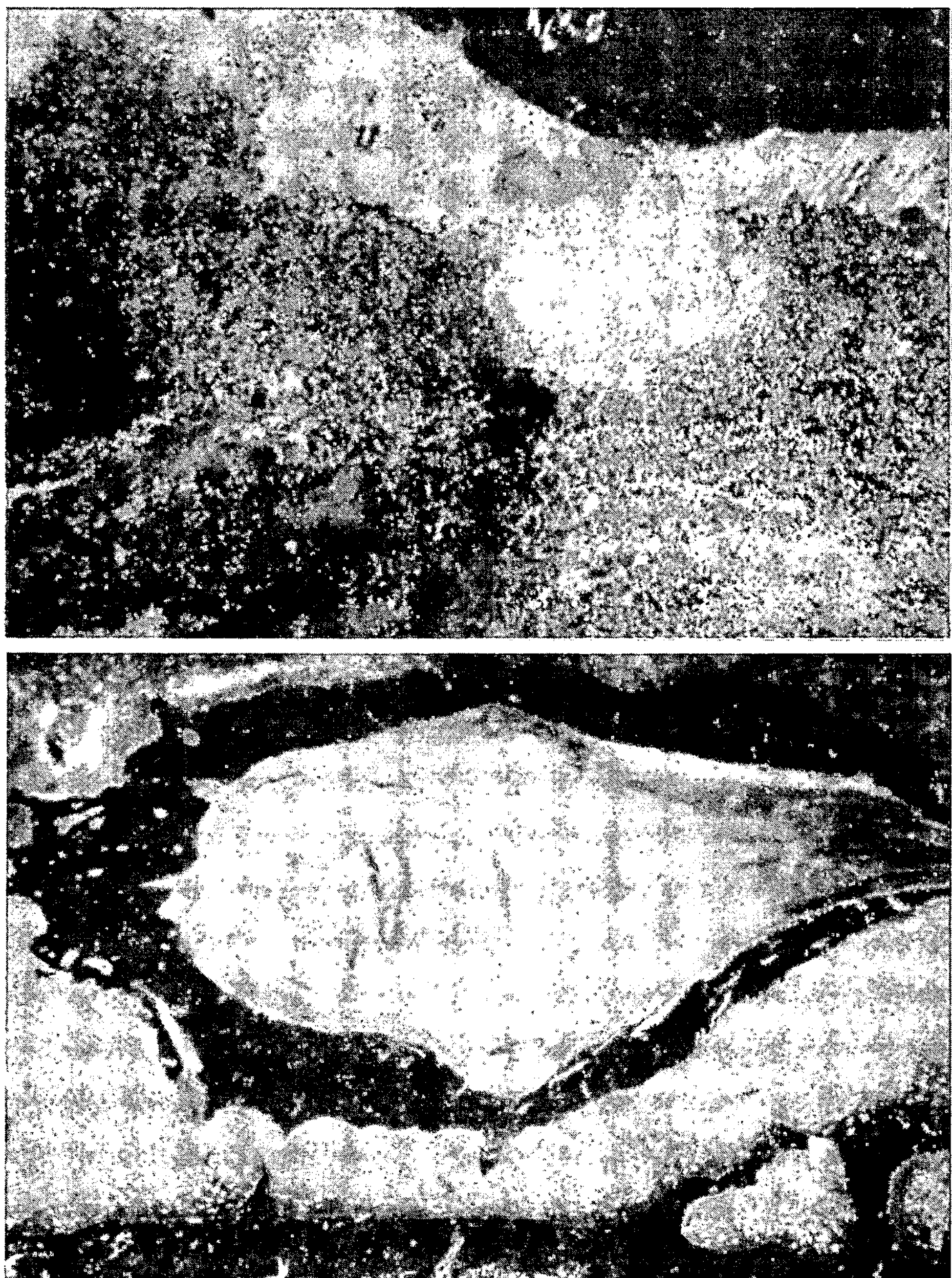

Abb. 100. (*oben*) Orthotope Implantation. 21 Tage. Demineralisiertes Knochenpulver + TCP. Massive Rundzellreaktion auf das Implantat. Keine Knochenneubildung im Defekt. *Rechts oben*: durchbohrte Kortikalis. Schnittpräparat, Masson-Goldner-Färbung, Vergr. 25,0:1

Abb. 101. (*unten*) Orthotope Implantation. 180 Tage. Demineralisiertes Knochenpulver + TCP (Übersichtsaufnahme, Aufsicht). Zentrale Narbe von einem knöchernen Wall umgeben. Schnittpräparat, Vergr. 8,0:1

170

thotopen Implantationen dieses Materials (6.1.2.2 und 6.3.2.1). Eine Induktion von chondralen Vorstufen in der Markhöhle ist nicht sichtbar.

Zweiundvierzig Tage nach der Operation ist eine vollständige Abgrenzung der Implantatregion gegen das umgebende, intakte Markgewebe eingetreten. Eine Femurrekanalisation oder ein Abheilen des kortikalen Defekts ist nicht zu beobachten. Der Composite wird von Bindegewebe eingescheidet, die Knochenpulverpartikel werden intensiv resorbiert. Die Rundzellreaktion auf letztere hat nachgelassen.

Nach 180 Tagen liegen ganz vereinzelte Reste des untersuchten Materials in straffen, bindegewebigen Narben an den ehemaligen Implantationsorten. Diese sind von breiten Knochenwannen umgeben, die eine partielle Rekanalisation der Femurmarkhöhle zugelassen haben (Abb. 101). Eine Rundzellreaktion tritt nur noch vereinzelt in wenigen Präparaten auf.

Die orthotope Implantation des Substanzgemischs aus demineralisiertem Knochenpulver und β-Trikalziumphosphat-Keramik führt zu keinem Zeitpunkt zu erwünschten, spezifischen, nur auf das allogene Knochenpulver zurückzuführenden Effekten, die die knöcherne Reparation der Bohrlochdefekte beschleunigen würden. Nach 21 Tagen wird eine intensive Rundzellreaktion ausgelöst; diese ist wahrscheinlich die Ursache für die bei der Histomorphometrie ermittelten, niedrigsten Knochenvolumina in allen Versuchen (s. 7.2.1).

6.3.2.4 Allogene Spraque-Dawley-Ratten-Knochengelatine mit β-Trikalziumphosphat-Keramik

Sieben Tage nach der Implantation sind in den histologischen Schnitten keine, innerhalb der Markhöhle liegende, induzierte Knorpelareale zu sehen. Im Defekt ist es kaum zu einer Knochenbildung gekommen. Die abgrenzende, knöcherne Reaktion auf die implantierte β-Trikalziumphosphat-Keramik ist vorherrschend. Rundzellinfiltrate sind nicht zu beobachten (Abb. 102).

Nach 21 Tagen ist die Implantatregion gegen die Markhöhle durch trabekulären, noch zart ausgebildeten Knochen begrenzt. Nur vereinzelt finden sich Trabekel im Implantationszentrum. Eine Knochenbildung, die auf eine spezifische Wirkung des eingesetzten Materials zurückzuführen ist, tritt nur in der Peripherie auf (Abb. 103). Das Bindegewebe zwischen den Gelatinepartikeln ist sehr zellreich mit jetzt zahlreich auftretenden lymphoplasmazellulären Infiltraten als Reaktion auf die allogene Gelatine. Fremdkörperriesenzellen, die an die Keramik angrenzen und sie abtransportieren, sind sichtbar (Abb. 104).

Das histologische Bild 42 Tage nach der Implantation erscheint identisch mit dem oben – für 21 Tage – beschriebenen.

Einhundertachtzig Tage nach dem Einbringen des Composites zeigt bereits die Mikroradiographie (Abb. 105), daß eine Rekanalisation der Femurmarkhöhle, eine vollständige Abheilung des gesetzten Defekts, nicht stattgefunden hat. Die Knochenwanne zur Abgrenzung des Implantats und zu der mechanischen Stabilisierung der belasteten Femora ist vollständig entwickelt. Von ihr eingeschlossen sind kleinere Reste der Keramik, die eine Fremdkörperreaktion unterhalten. Daneben treten im narbigen Defektzentrum einzelne Trabekel auf. Knochengelatinepartikel sind nicht zu sehen (Abb. 106). Die Integration der β-Trikalziumphosphat-Keramik in die knöcherne Abgrenzung ist in den histologischen Schnitten, aufgrund ihrer bereits erwähnten korallenartigen Struktur, deutlich zu erkennen.

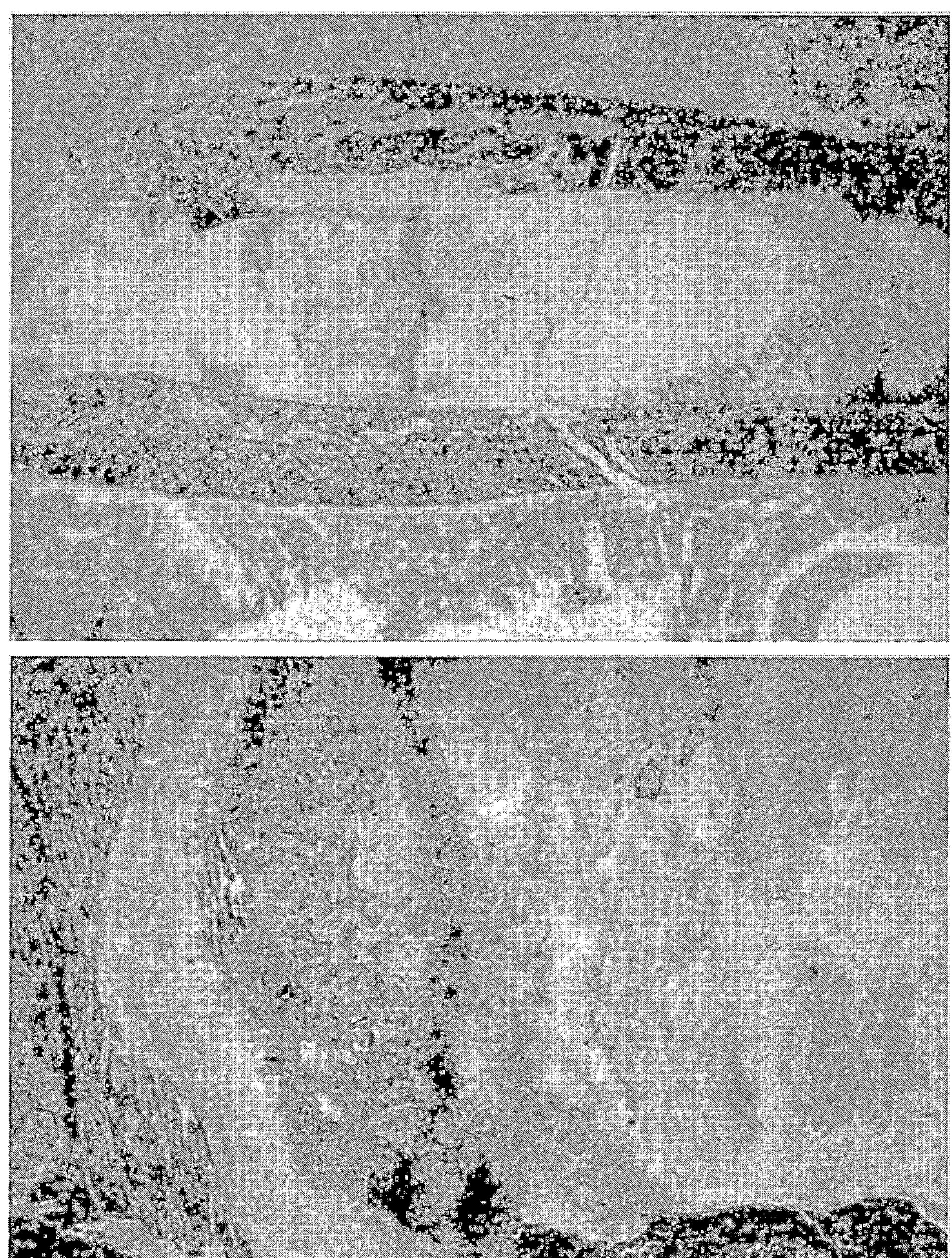

Abb. 102. (*oben*) Orthotope Implantation. 7 Tage. KG + TCP. (Übersichtsaufnahme). Knöcherne Abgrenzung des Implantats gegen die Markhöhle (*rechts*). Schnittpräparat, Vergr. 3,0:1
Abb. 103. (*unten*) Orthotope Implantation. 21 Tage. KG + TCP. *Links*: unverletzte Markhöhle, die durch einen trabekulären Wall gegen das Implantatzentrum (*rechts*) abgegrenzt ist. Dort KG-Partikel und Keramik. *Unten*: Femurkortikalis. Schnittpräparat, Vergr. 8,0:1

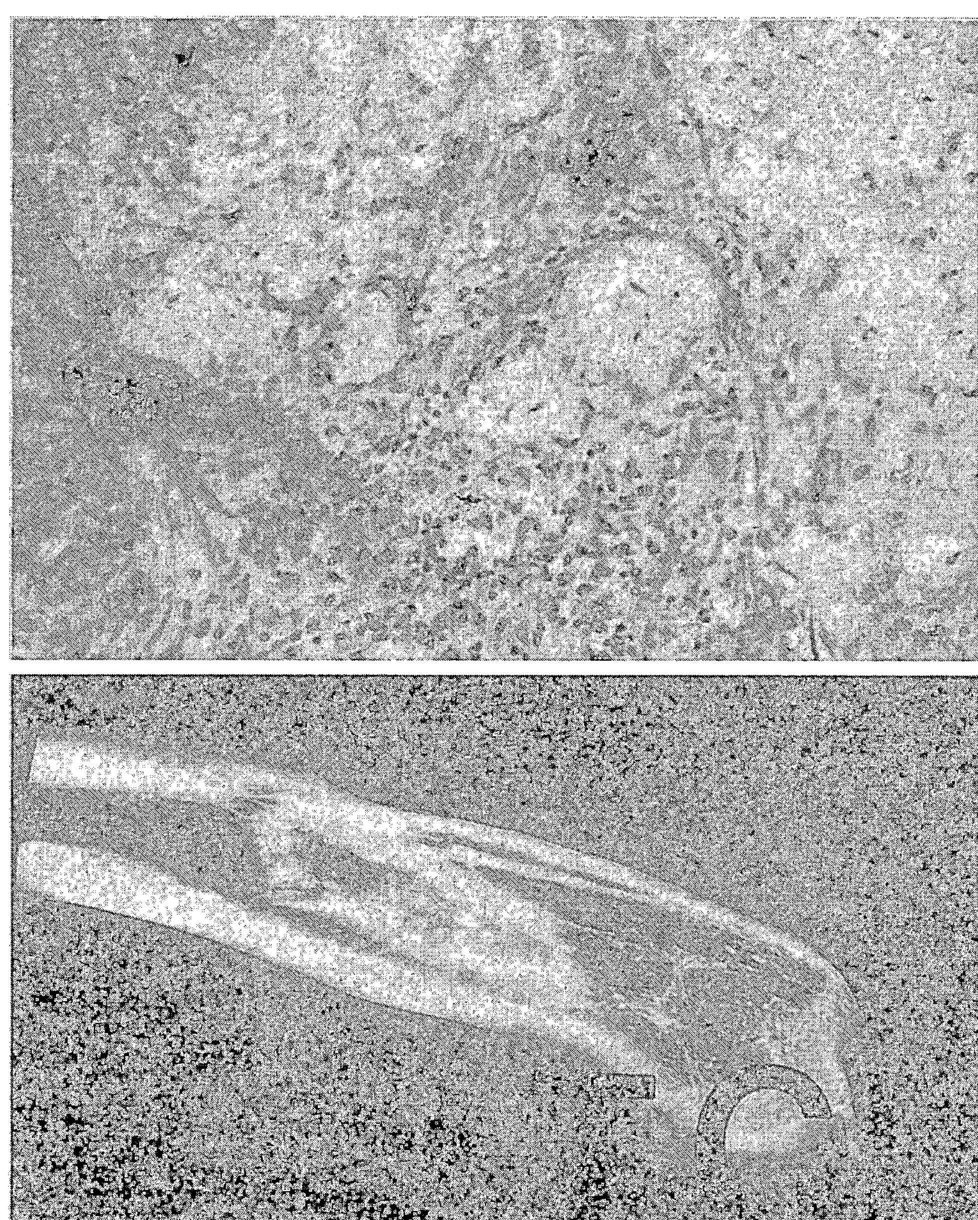

Abb. 104. (*oben*) Orthotope Implantation. 21 Tage. KG + TCP. Implantatzentrum. Bindegewebige Septierung der Keramik. Auftreten von Fremdkörperriesenzellen. Geringfügige Knochenbildung (*links oben*). Schnittpräparat, Vergr. 63,0:1

Abb. 105. (*unten*) Orthotope Implantation. 180 Tage. KG + TCP (Übersichtsaufnahme). Reste der Keramik in der nicht abgeheilten Markhöhle. Mikroradiographie, Vergr. 2,0:1

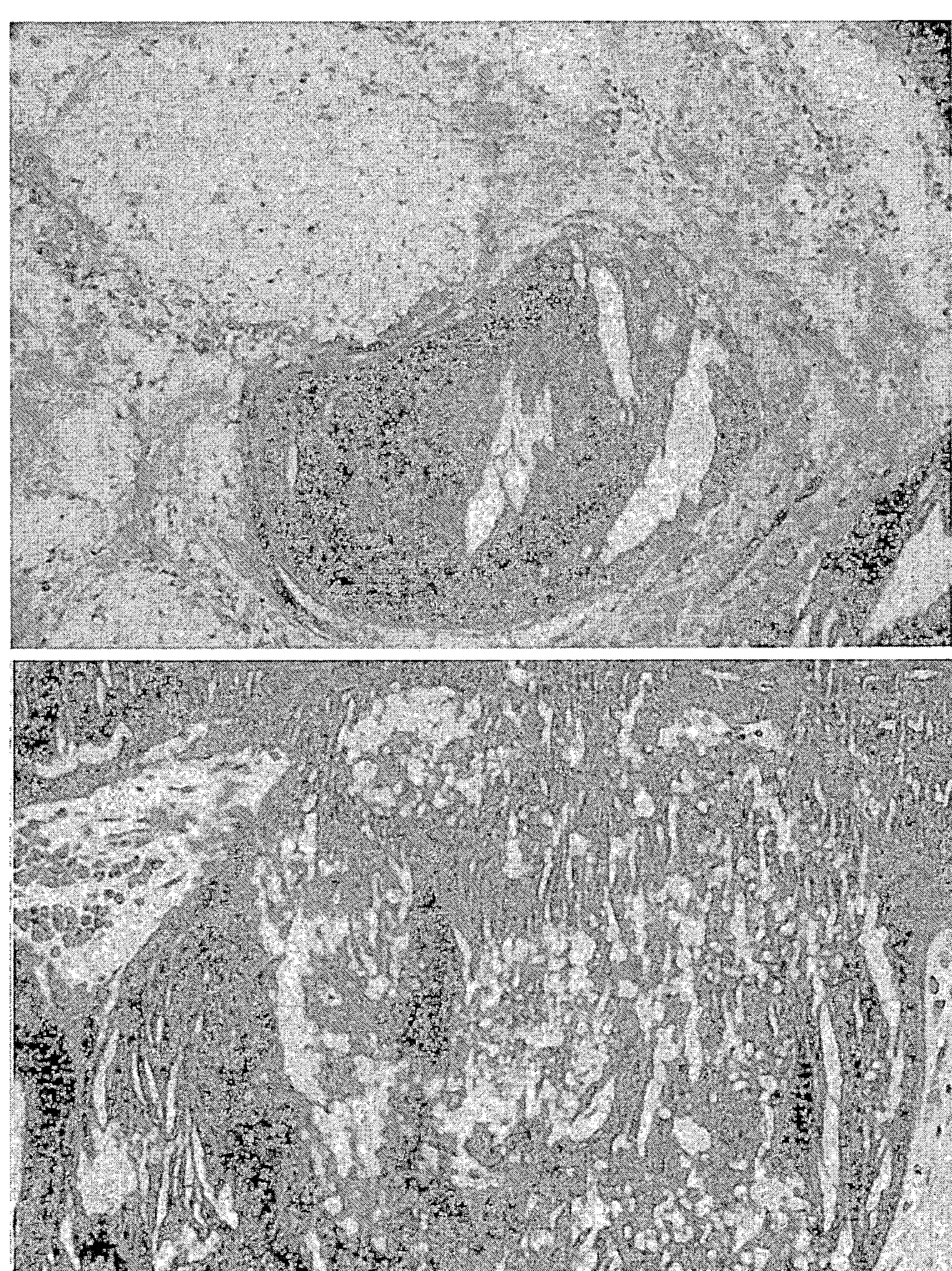

Abb. 106. (*oben*) Orthotope Implantation. 180 Tage. KG + TCP. Defektzentrum. Rest der Keramik von Bindegewebe umgeben. Daneben im Bohrloch trabekulärer Knochen. *Unten, oben rechts*: knöcherne Abgrenzung gegen die Markhöhle. Schnittpräparat, Vergr. 63,0:1
Abb. 107. (*unten*) Orthotope Implantation. 180 Tage. KG + TCP. Deutliche Integration der TCP-Keramik korallenartig, in den neugebildeten vitalen Knochen. Schnittpräparat, Vergr. 63,0:1

Es ist vitales Knochengewebe entstanden, das jedoch nur von wenigen Osteozyten durchsetzt ist (Abb. 107). Eine Rundzellreaktion wie nach 21 bzw. 42 Tagen ist in den Präparaten nicht mehr anzutreffen.

Die orthotope Implantation von allogener Spraque-Dawley-Ratten-Knochengelatine zusammen mit β-Trikalziumphosphat-Keramik löst in der Femurmarkhöhle über den gesamten Beobachtungszeitraum keine Knochenbildung über eine Chondroinduktion aus. Ein osteokonduktiver Effekt läßt sich für die Trikalziumphosphatkeramik beobachten. Das Knochenvolumen am Ende des Versuchs ist v.a. durch die Dicke des die zentrale Narbe in der Markhöhle einscheidenden, trabekulären Knochens bestimmt.

6.3.2.5 Allogene Spraque-Dawley-Ratten-Knochengelatine mit Ceros 00

Sieben Tage nach der Implantation liegen die Knochengelatine- und Keramikpartikel in einem losen, faserarmen Bindegewebe (Abb. 108). Reste des Operationshämatoms und erste Fremdkörperriesenzellen in unmittelbarem Kontakt zur implantierten Keramik sind sichtbar. Die Gesamtknochenbildung ist äußerst gering.

Nach 21 Tagen zeigt bereits die Übersicht (Abb. 109) die unter 6.3.2.2 beschriebene osteokonduktive Wirkung der Keramik. Ihre zur Markhöhle hin gelegenen Makroporen werden von Knochengewebe ohne die Entwicklung einer Zwischenschicht ausgefüllt (Abb. 110). Ein schmaler, trabekulärer Knochensaum verbindet einzelne, peripher gelegene Keramikpartikel miteinander. Die zum Implantatzentrum weisenden Keramikporen sind lediglich von Bindegewebe angefüllt. Die innerhalb dieses Bindegewebes liegenden Keramikgranula haben keinerlei Kontakt mit trabekulären Knochen. Knochengelatinepartikel sind v.a. in dem bindegewebigen Zentrum nachzuweisen. Vereinzelt tritt eine Rundzellbildung auf.

Nach 42 Tagen sind im Defekt induzierte Knorpelareale, die nur an ihrem Rand mineralisiert sind, als spezifische Folge der Knochengelatineimplantation zu erkennen. Eine Rundzellreaktion ist in allen Präparaten nachzuweisen. Das Ausmaß der Resorption der Keramik durch Fremdkörperriesenzellen, Makrophagen und Monozyten ist mit den angewandten histologischen Methoden nicht bestimmbar, erscheint jedoch äußerst gering. Einzelne, aktiv aufgenommene, kleinste Keramikbruchstücke sind in den oben angeführten Zellen lichtmikroskopisch unschwer nachzuweisen. Das bindegewebige Defektzentrum erscheint kleiner als nach 21tägiger Implantationszeit (Abb. 111), ohne daß eine vollständige knöcherne Durchbauung eintritt.

Nach 180 Tagen (Abb. 112, 113) erscheint die Menge der implantierten Keramik im ehemaligen Bohrlochdefekt wenig verändert. Die Markhöhle des Femurs ist nicht neu aufgebaut. Der kortikale Defekt ist durch einen keramoossären Verbund verschlossen (Abb. 114). Innerhalb der Kortikalis ist dies auch auf die vom Endost und Periost des Bohrlochrandes ausgehende Knochenbildung zurückzuführen.

In der Markhöhle sind die Granula von einem breiten Knochenbälkchensystem umgeben, zentral bleibt eine bindegewebige Narbe bestehen. Die Makroporen keramischer Partikel, die im Defektzentrum liegen, sind teilweise von einem zellarmen und faserreichen Bindegewebe aufgefüllt. Erneut ist der grenzschichtlose Kontakt zwischen dem gebildeten Knochen und der Keramik sichtbar. Auch hier erfolgt das Knochenwachstum in den Keramikporen zentripetal. Vereinzelt scheinen aktive Osteoblasten der Keramikoberfläche direkt aufzusitzen (Abb. 115). Die Fremdkörperreaktion auf das Hydroxylapatit ist schwach

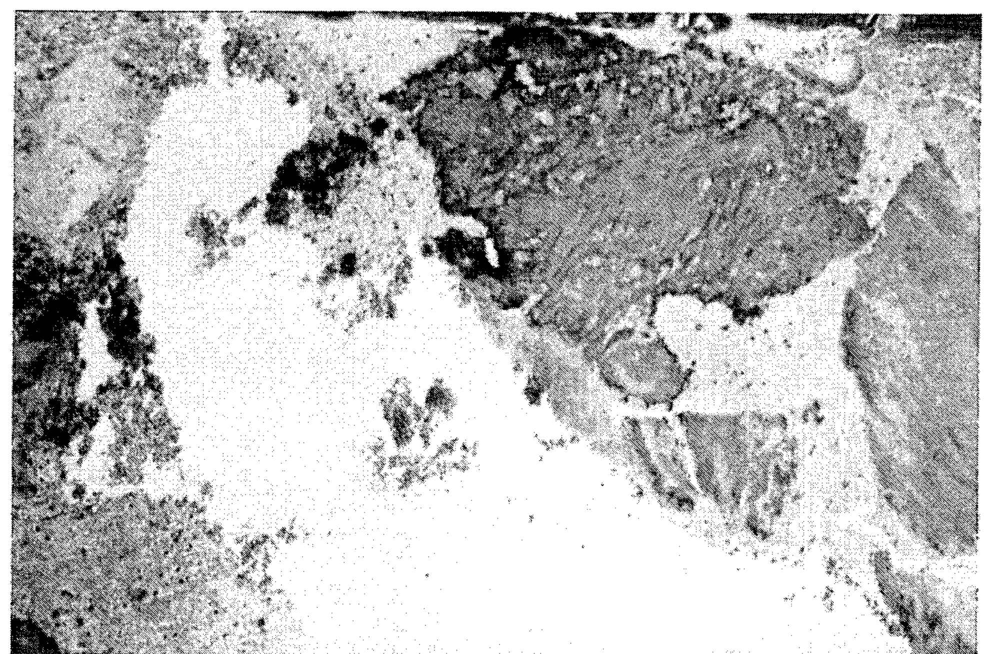

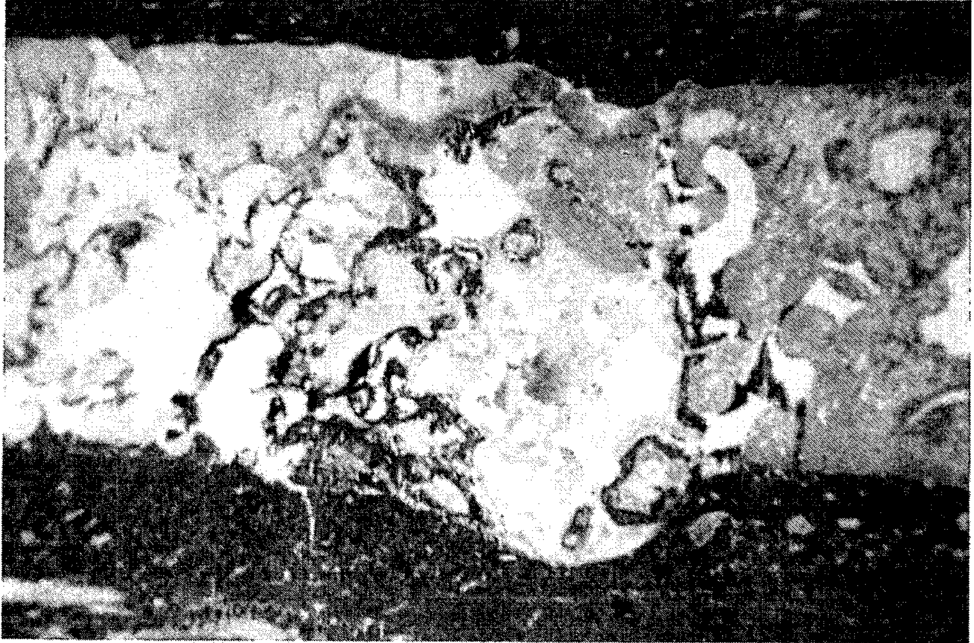

Abb. 108. (*oben*) Orthotope Implantation. 7 Tage. KG + Ceros 00. KG-Partikel (*oben, rechts*), Keramikpartikel herausgebrochen. Nicht durchbohrte Kortikalis (*Bildoberrand*). Bindegewebe zwischen dem Implantat. Geringe Knochenbildung. Schnittpräparat, Vergr. 25,0:1
Abb. 109. (*unten*) Orthotope Implantation. 21 Tage. KG + Ceros 00 (Übersichtsaufnahme, Aufsicht). Einbau der Keramikpartikel in zarten trabekulären Knochen. Im Defekt Bindegewebe und kleinste KG-Reste. Schnittpräparat, Vergr. 5,0:1

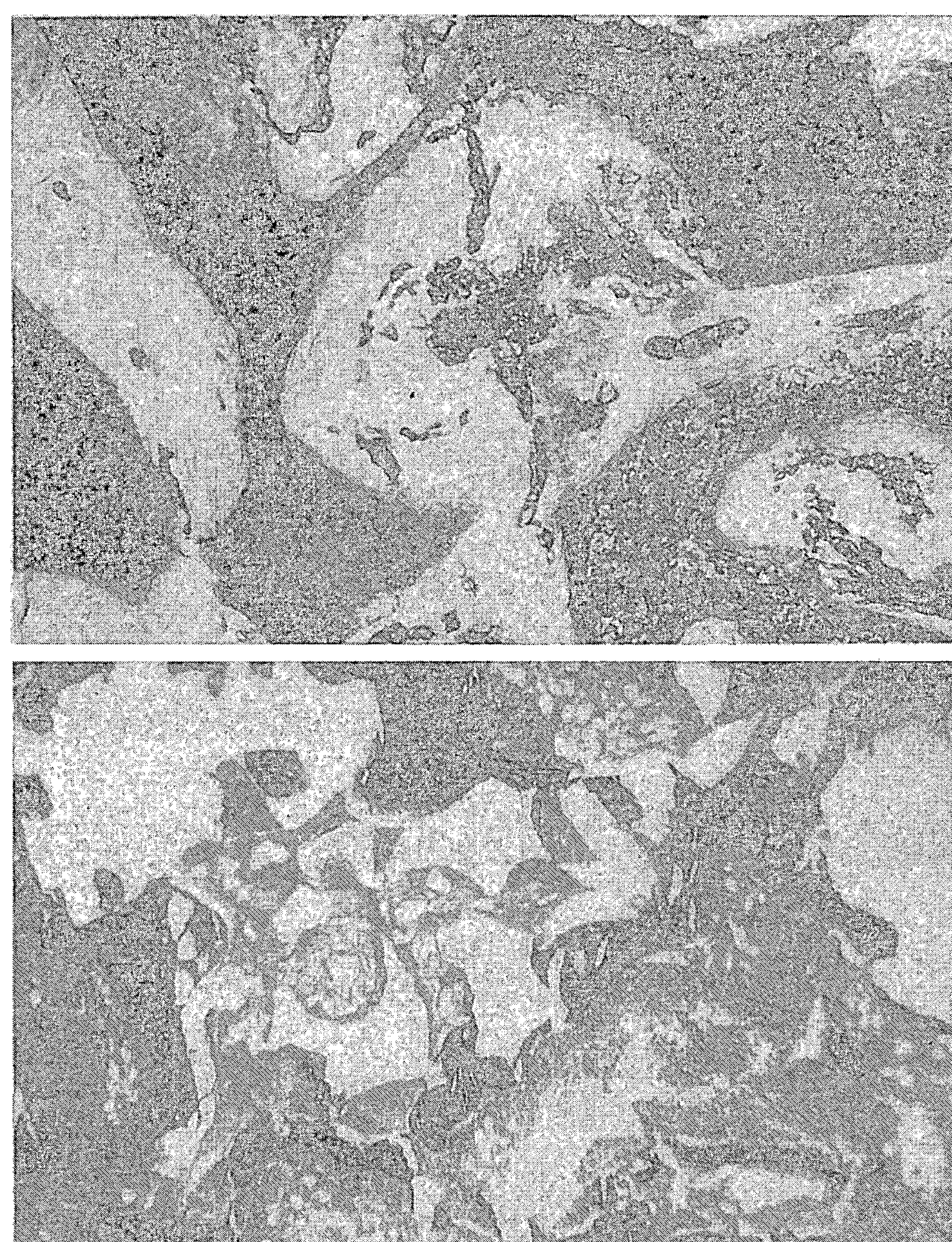

Abb. 110. (*oben*) Orthotope Implantation. 21 Tage. KG + Ceros 00. Defektzentrum. Knochenbildung zwischen Ceros-Granula. Grenzschichtloser Knochen-Keramik-Kontakt (*links*). Schliffpräparat, Vergr. 40,0:1

Abb. 111. (*unten*) Orthotope Implantation. 42 Tage. KG + Ceros 00. Im Defektzentrum Bindegewebe. Keramik herausgebrochen. Trabekulärer Knochen in den Makroporen der Keramik; dazwischen Markgewebe. Schnittpräparat, Vergr. 10,0:1

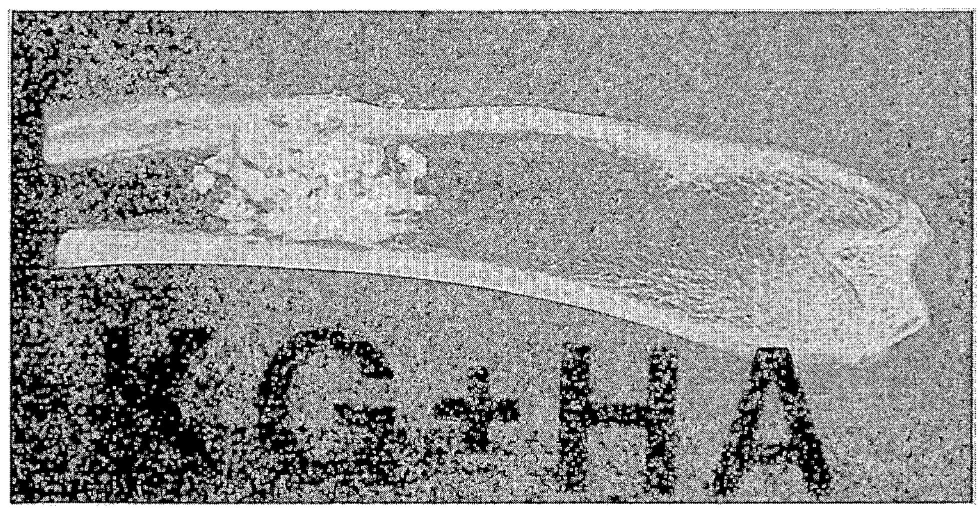

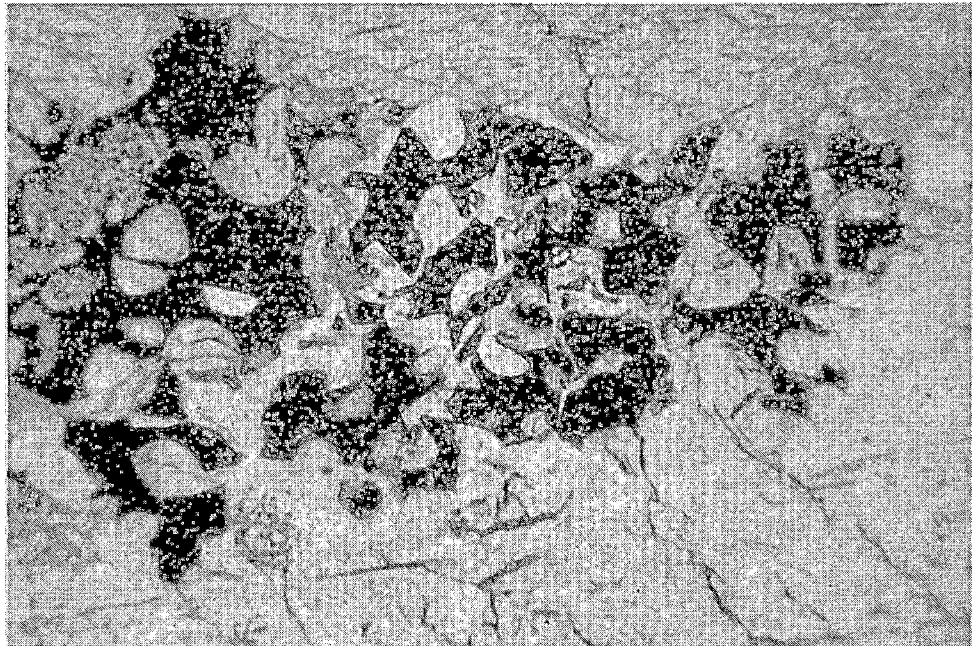

Abb. 112. (*oben*) Orthotope Implantation. 180 Tage. KG + Ceros 00 (Übersichtsaufnahme). Mikroradiographie, Vergr. 2,0:1

Abb. 113. (*unten*) Orthotope Implantation. 180 Tage. KG + Ceros 00 (Übersichtsaufnahme). Knochen weit in das Implantat hineingewachsen. Bindegewebiges Defektzentrum (*Bildmitte*). Schliffpräparat, Vergr. 6,25:1

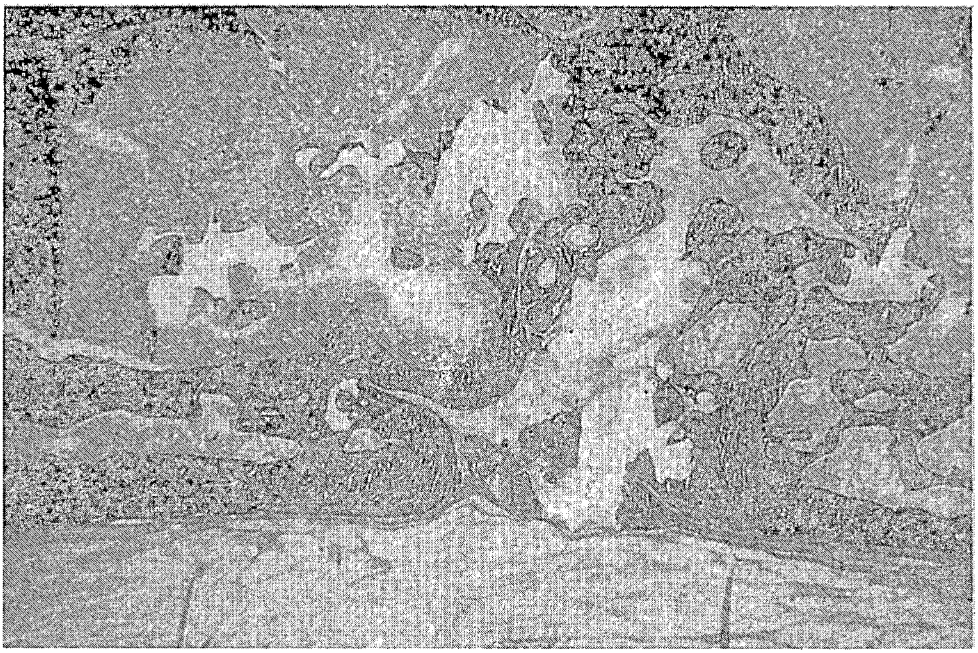

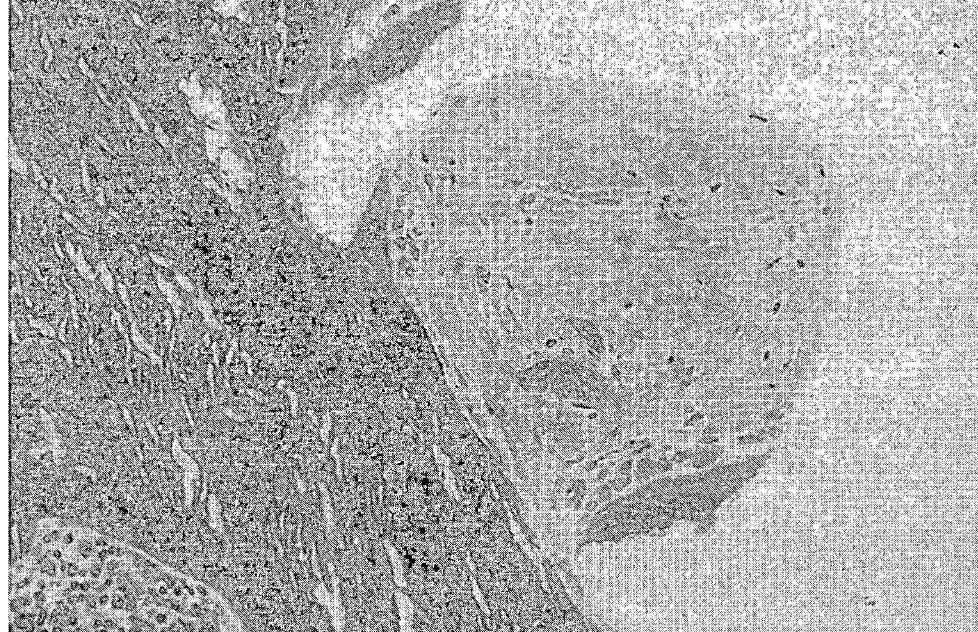

Abb. 114. (*oben*) Orthotope Implantation. 180 Tage. KG + Ceros 00. Kortikaler Defekt durch einen Verbund aus Keramik (herausgebrochen) und neugebildetem Knochen fast vollständig verschlossen. Narbengewebe im Defektzentrum. Schnittpräparat, Vergr. 4,0:1

Abb. 115. (*unten*) Orthotope Implantation. 180 Tage. KG + Ceros 00. Bindegewebiger 'Pilz' in einer Makropore. Keramik herausgebrochen. Das Knochengewebe am Unterrand des die Pore ausfüllenden Gewebes kann nur durch die Bildung der knöchernen Matrix direkt auf der Keramikoberfläche entstanden sein. Schnittpräparat, Vergr. 63,0:1

ausgeprägt. Reste der Knochengelatine bzw. der Rundzellinfiltrate – als Reaktion auf das allogene Material – sind nicht mehr nachzuweisen.

6.3.3 Histomorphometrische Ergebnisse

6.3.3.1 Heterotope Implantation
(Für die Kontrollen s. 6.1.3.)

Nur nach dem Einsatz der Gemische der allogenen Knochengelatine mit β-Trikalziumphosphat-Keramik bzw. mit Ceros 00 tritt nach 21 Tagen in der Muskulatur eine histomorphometrisch meßbare Knochenbildung auf. Die Bestimmung des Strukturparameters 'Volumendichte Knochen V_v (%)' zeigt nach 21, 42 und 180 Tagen eine statistisch signifikante Überlegenheit des Composites der Knochengelatine mit β-Trikalziumphosphat gegenüber dem Gemisch aus allogener Knochengelatine und Ceros 00 (Abb. 116). Die über die Zeit abnehmenden Knochenvolumina der – in der Muskulatur indizierten – Ossikel entsprechen den zu beobachtenden Veränderungen in den histologischen Schnitten.

Auch der Anbauparameter 'Volumendichte Osteoid V_{vos} (%)' ist nach 21 Tagen, bei der Implantation des β-Trikalziumphosphat-Keramik enthaltenden Composites im Vergleich zu dem anderen, osteoinduktiven Knochengelatinegemisch, statistisch signifikant größer (Abb. 117). Dies ist als Ausdruck für eine intensivere Anbautätigkeit zu verstehen, die nachfolgend zu größeren Knochenvolumina (s. oben) führt.

Die Bestimmung des Anbauparameters 'Gesamtresorptionsoberfläche HT (%)' zeigt statistisch signifikant kleinere Werte für allogene Knochengelatine mit β-Trikalziumphosphat-Keramik nach 21 und 42 Tagen (Abb. 118). Dies ist durch einen höheren Reifegrad – des durch den Composite induzierten Knochens – zu erklären.

Nach 180 Tagen heterotoper Implantation differieren die durch die beiden Composites induzierbaren Knochenvolumina dagegen maximal um nur 0,89%. Die Knochenreife er-

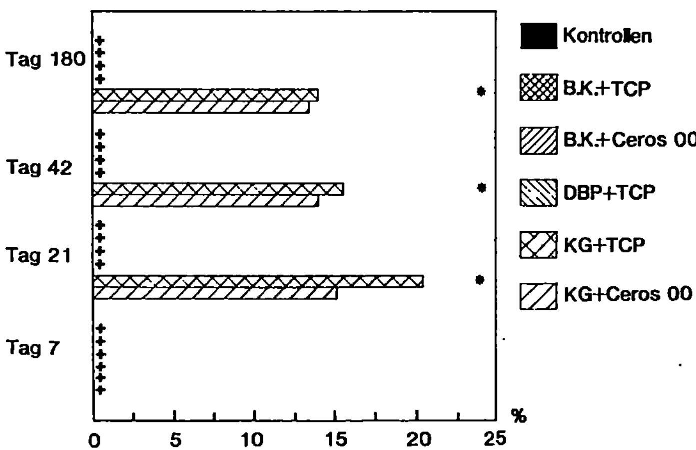

Abb. 116. Heterotope Implantation. Volumendichte Knochen Vv (%). * p < 0,05 für den Vergleich V_v (KG + TCP) versus V_v (KG + Ceros 00), + keine Knochenbildung nachweisbar

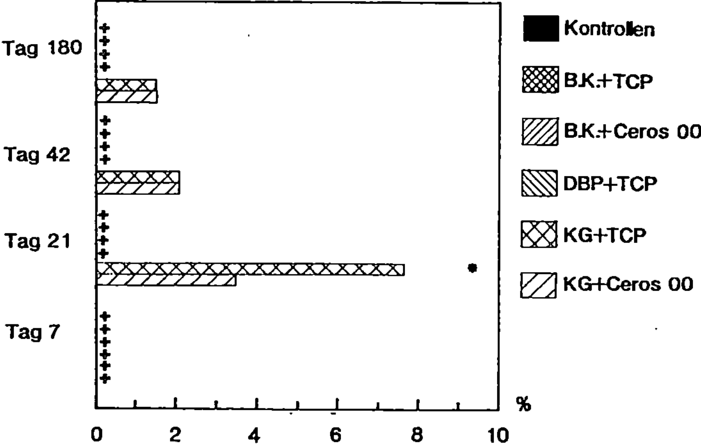

Abb. 117. Heterotope Implantation. Volumendichte Osteoid Vv (%). * p < 0,05 für den Vergleich V_{vos} (KG + TCP) versus V_{vos} (KG + Ceros 00), + keine Knochenbildung nachweisbar

scheint histomorphologisch gleich, was durch die nahezu identischen, statistisch nichtsignifikant unterschiedlichen An- und Abbauparameter bestätigt wird.

6.3.3.2 Orthotope Implantation

Nach 7 Tagen orthotoper Implantation sind die 'stimulierten' Knochenvolumina – 'Volumendichte Knochen V_v (%)' – aller implantierten Composites statistisch signifikant kleiner im Vergleich zu den nicht implantierten Kontrollen (Abb. 119).

Nach 21 Tagen führen nur die Composites von allogener Knochengelatine mit einer der beiden Keramiken zu einer signifikant größeren Knochenbildung im Defekt, wogegen die

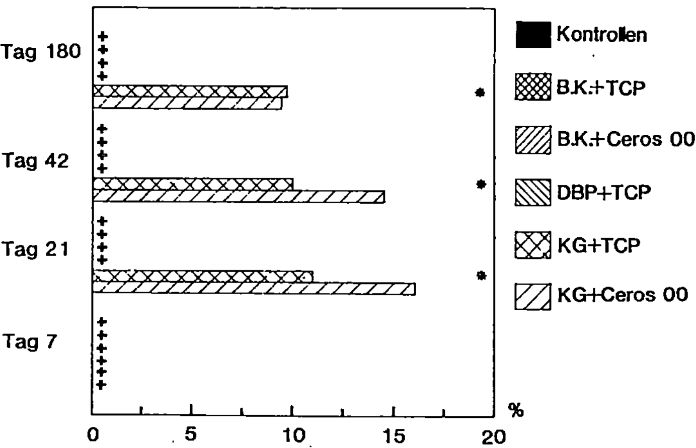

Abb. 118. Heterotope Implantation. Gesamtresorptionsoberfläche HT (%). * p < 0,05 für den Vergleich HT (KG + TCP) versus HT (KG + Ceros 00), + keine Knochenbildung nachweisbar

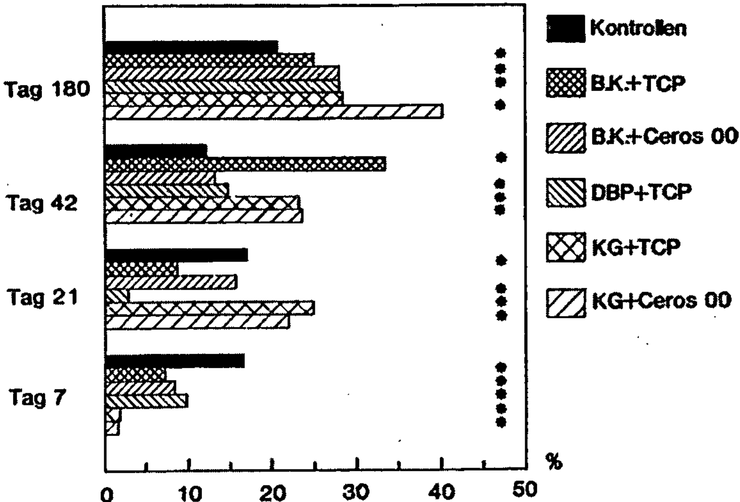

Abb. 119. Orthotope Implantation. Volumendichte Knochen V_v (%). * Signifikant $p < 0,05$ versus Kontrollen

3 anderen Composites eine signifikant kleinere bzw. zu den Kontrollen gleichwertige Knochenheilung auslösen.

Nach 42 Tagen ist in den Femora wiederum die Knochenformation, die durch die Knochengelatinegemische verursacht wird, statistisch signifikant größer als in den Kontrollen. Die stärkste Wirkung zeigt jedoch das Gemisch aus Kollagen und β-Trikalziumphosphat-Keramik.

Zum Ende des Versuchs hat die Kombination von allogener Knochengelatine mit Ceros 00 fast zu einer Verdopplung des Knochenvolumens im Vergleich zu den Kontrollen ge-

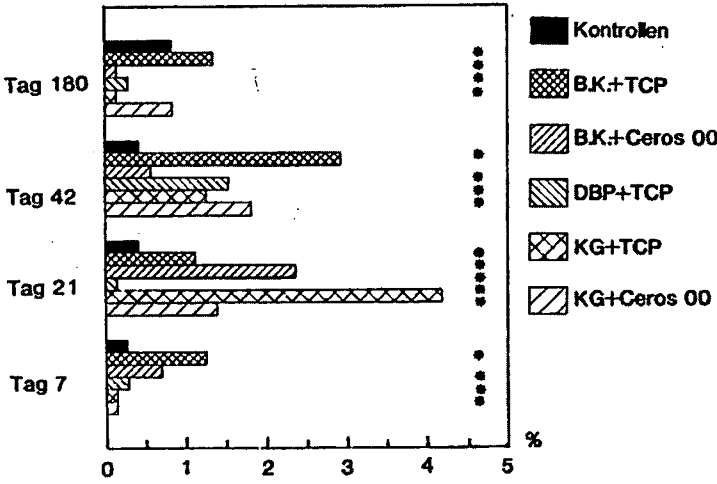

Abb. 120. Orthotope Implantation. Volumendichte Osteoid V_{vos} (%). * Signifikant $p < 0,05$ versus Kontrollen

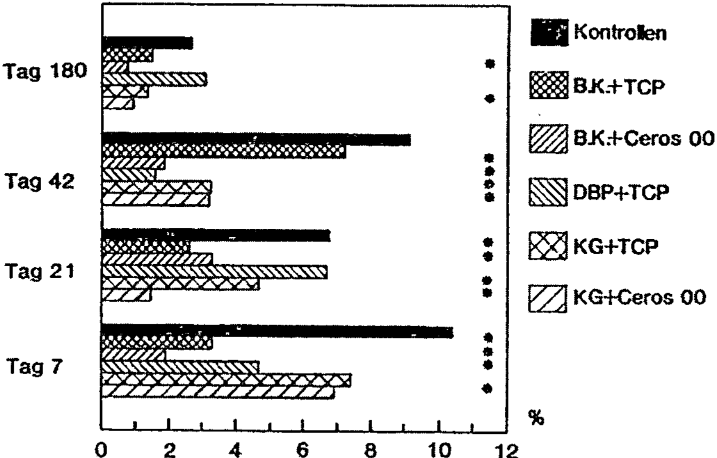

Abb. 121. Orthotope Implantation. Gesamtresorptionsoberfläche HT (%). * Signifikant p < 0,05 versus Kontrollen

führt. Statistisch signifikant größer als in den Kontrollen sind ebenfalls die histomorphometrischen Ergebnisse für die restlichen Knochenersatzmittelgemische, außer für den Composite aus Knochengelatine zusammen mit der Trikalziumphosphatkeramik.

Insgesamt unerwartet ist das schlechte Abschneiden des bovinen Kollagen/Ceros 00 Composites nach 21 und 42 Tagen, zumal dieses Substanzgemisch in modifizierter Form technisch hergestellt und klinisch eingesetzt wird (s. 4.3.1 und 7.2.2).

Der Anbauparameter 'Volumendichte Osteoid V_{vos} (%)' ist nach 7 Tagen nur bei Verwendung des Composites bovines Kollagen/β-Trikalziumphosphat-Keramik signifikant größer als in den Kontrollen (Abb. 120). Bei den anderen Composites ist er dagegen entweder nicht signifikant unterschiedlich oder signifikant kleiner. Dies entspricht der Entwicklung der Knochenvolumina (Abb. 119) bis auf den Einsatz von bovinem Kollagen zusammen mit der Trikalciumphosphatkeramik.

Im weiteren Verlauf sind die Werte für die Knochengelatinegemische als Ausdruck einer intensiveren Knochenbildung erneut signifikant größer als in den Kontrollen.

Die Zusammenschau dieser Werte mit denen des Abbauparameters 'Gesamtresorptionsoberfläche HT (%)' (Abb. 121), welche nach 21 und 42 Tagen signifikant kleiner für die Knochengelatineverbindungen im Vergleich zu den Kontrollen sind, erklärt wiederum die nach der Implantation der allogenen Knochengelatine zusammen mit einer der beiden Keramiken entstehenden Knochenvolumina: 180 Tage nach der Implantation von Knochengelatine mit Ceros 00 ist das – für diesen Composite – zu bestimmende Osteoidvolumen nahezu identisch mit dem der Kontrollgruppe, wogegen die Abbauaktivität in den mit dem Gemisch implantierten Tieren, wiederum im Vergleich mit der Kontrollgruppe, signifikant kleiner ist. Diese Kombination des Formations- und Resorptionsparameters, bei einem durch den Composite maximal stimulierten Knochenvolumen, deutet auf die große Reife des entstandenen Knochengewebes im Vergleich zu den Kontrollen hin (s. auch 4.3.).

6.3.4 Zusammenfassung der Ergebnisse

Die heterotope Implantation von bovinem Kollagen zusammen mit β-Trikalziumphosphat- oder Hydroxylapatitkeramik Ceros 00 führt in keinem Fall zu einer Chondro- oder Osteoinduktion.

Der Composite mit der Trikalziumphosphatkeramik löst zwischen dem 21. und 42. Tag die Entstehung scholliger Verkalkungen des implantierten Kollagens im Muskelgewebe aus. Histologisch ist dies kein Knochengewebe. Nach 180 Tagen sind solche Verkalkungen nicht mehr sichtbar.

Das Kollagen ist bei der Verwendung der beiden oben angegebenen Composites zum Ende des Beobachtungszeitraums vollständig resorbiert, während zu diesem Zeitpunkt nach der isolierten Implantation von bovinem Kollagen noch Reste desselben nachweisbar bleiben (s. 6.2.1.1). Dies ist möglicherweise durch ein Übergreifen der von den Keramiken ausgelösten, deutlich stärkeren, resorptiven zellulären Prozesse auf das Kollagen zu erklären.

Das demineralisierte Knochenpulver versagt als Composite zusammen mit β-Trikalziumphosphat-Keramik in der Muskulatur vollständig. Weder eine Chondro- noch eine Osteoinduktion tritt im gesamten Beobachtungszeitraum auf.

Nur die heterotopen Implantate der Gemische aus allogener Knochengelatine zusammen mit β-Trikalziumphosphat- oder der Hydroxylapatitkeramik Ceros 00 induzieren ab dem 21. Tag bis zum Ende des Versuchs in allen Präparaten die Ausbildung großer, vitaler Ossikel. Die histomorphologischen Unterschiede bei der Verwendung der beiden Composites sind auf die lokalen Reaktionen gegen die differenten Keramiken zurückzuführen. Die entstehenden Knochenvolumina sind bei der Verwendung von Trikalziumphosphatkeramik über den gesamten Beobachtungszeitraum statistisch signifikant größer als bei dem Einsatz der Hydroxylapatitkeramik. Der Abbau letzterer ist in allen Präparaten äußerst gering.

Auffällig ist das kurzfristige Auftreten von Rundzellinfiltraten 7 Tage nach der heterotopen Implantation der Knochengelatine-Keramik-Gemische. Diese zellulären Reaktionen müssen durch die in den Composites enthaltenen Kalziumphosphate bedingt sein, da die alleinige heterotope Implantation von Knochengelatine keine Rundzellbildung auslöst (s. 6.2.1.3).

Bei der orthotopen Implantation des Composites aus bovinem Kollagen und Ceros 00 ist nur in einigen Präparaten eine intensive Knochenbildung zu beobachten. Der nach der Histomorphometrie mathematisch bestimmte Median innerhalb dieser Versuchsgruppe liegt jedoch nach 7 Tagen nur geringfügig über demjenigen nach den Implantationen von bovinem Kollagen mit β-Trikalziumphosphat-Keramik.

Im Verlauf läßt sich die für das Kollagen-/Hydroxylapatit-Gemisch beschriebene, 'multizentrische Knochenbildung' (Mittelmeier 1984) nicht beobachten. Der nach 180 Tagen feststellbare Unterschied im entstandenen Knochenvolumen ist, im Vergleich zum Kollagen-β-Trikalziumphosphat-Keramikgemisch, geringfügig bzw. gegenüber den anderen Composites – bis auf allogene Knochengelatine/Ceros 00 – nicht vorhanden. Beide Kollagen-Keramik-Composites führen im Bohrlochdefekt nicht zu einer immunologischen Reaktion.

Im Gesamtverlauf führt der Composite des allogenen, demineralisierten Knochenpulvers mit der β-Trikalziumphosphat-Keramik zur geringgradigsten Beeinflussung der knöchernen Reparation. Daß nach 180 Tagen, im Vergleich mit den Kontrollen, statistisch signifikant größere Knochenvolumina entstehen, die bis auf eine Ausnahme nahezu identisch mit den Ergebnissen der anderen Composites sind, ist am ehesten auf die rein osteokonduktiven Effekte des Knochenpulver-Trikalziumphosphatkeramik-Composites zurückzuführen.

Bei der orthotopen Implantation der Composites der Knochengelatine hat nach 180 Tagen nur die Beimischung des granulären Hydroxylapatits zu einer deutlichen Steigerung der Knochenbildung im Defekt, weit über die Kontrollen hinaus, geführt. Dieses primär positive Ergebnis wird durch das augenscheinliche, vollständige Ausbleiben der Resorption dieser Keramik eingeschränkt.

Auffällig ist das Auftreten von Rundzellinfiltraten am Tag 21 und 42 nach dem Einbringen der Composites der allogenen demineralisierten Matrixextrakte – Knochenpulver und Knochengelatine – in die Femurmarkhöhle, das bei der Verwendung des demineralisierten Knochenpulvers sogar bis zu 180 Tage nach der Operation anhält.

Solche Reaktionen sind in der Muskulatur nur für die Knochengelatine-Composites nach 7tägiger Implantation zu beobachten (s. oben). Die Ursachen für diese unterschiedlichen Reaktionen in der Muskulatur bzw. in der Femurmarkhöhle sind unklar (s. 6.2.4 und 7.2.2).

6.4 Überprüfung des zeitlichen Ablaufs der Osteoinduktion und der Osteostimulation ausgelöst durch allogene Knochengelatine und ihre Kombinationen mit β-Trikalziumphosphat-Keramik und Ceros 00

6.4.1 Morphologische Ergebnisse 1. bis 21. Tag. Heterotope Implantation

6.4.1.1 Allogene Spraque-Dawley-Ratten-Knochengelatine

Vierundzwanzig Stunden nach der Implantation in die Bauchmuskeltaschen sind die Knochengelatinepartikel von dem Operationshämatom – mit darin enthaltenen, zahlreichen Fibrinfäden – umgeben (Abb. 122). Zwischen den Partikeln liegen polymorphkernige Zellen (Abb. 123). Eine Resorption der Knochenmatrix findet zu diesem frühen Zeitpunkt nicht statt.

Nach 3 Tagen werden nur die in der Implantatperipherie gelegenen Gelatinepartikel von einem dichteren Bindegewebe eingeschlossen.

Im Implantatzentrum erscheint die Gewebereaktion bis auf eine geringfügige Abnahme der Intensität der granulozytären Infiltration wenig verschieden zu dem Ergebnis nach 24 h. Ein Einsprossen von Fibroblasten ist dort noch nicht zu beobachten.

Nach 5 Tagen sind die Gelatinepartikel auch im Zentrum des Implantats von einem dichten, zellreichen Bindegewebe eingescheidet. Auf Abb. 124 ist an mehreren Stellen die hauptsächlich durch ein- bzw. wenigkernige Zellen vermittelte Aufschlüsselung des Implantats zu erkennen. Knorpelzellen sind in den Präparaten nicht zu beobachten.

Sieben Tage nach der Implantation findet sich in allen Schnitten eine Knorpel- und Knorpelmatrixbildung (Abb. 125). Die Knorpelzellen treten erneut bevorzugt in Spalten größerer bzw. zwischen eng beieinander liegenden Gelatinepartikel(n) auf (s. 6.2.1.3).

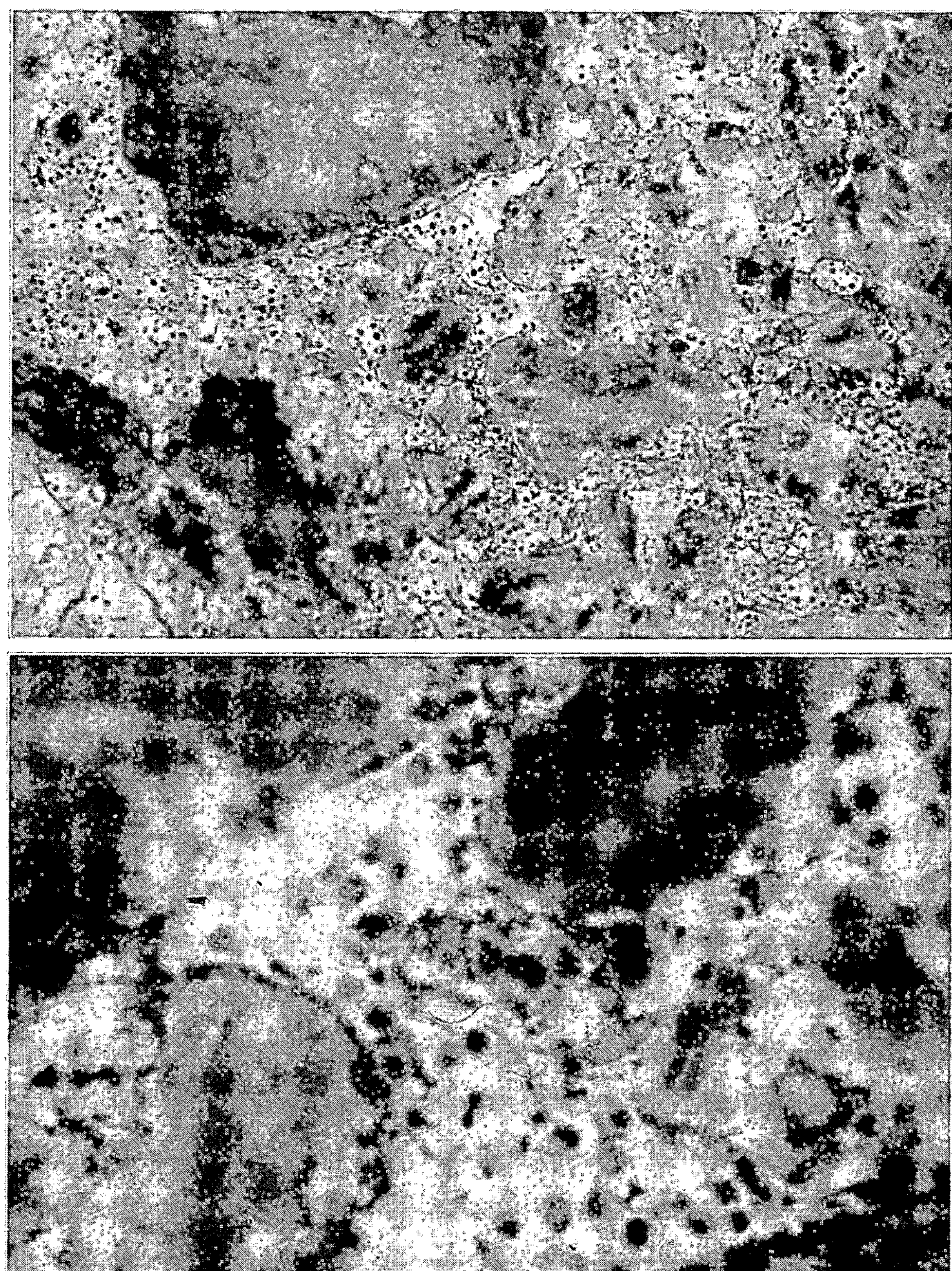

Abb. 122. (*oben*) Heterotope Implantation. 1. Tag. Knochengelatine. KG-Partikel von dem Operationshämatom umgeben. Schnittpräparat, Vergr. 25,0:1
Abb. 123. (*unten*) Heterotope Implantation. 1. Tag. Knochengelatine. KG-Partikel, zwischen diesen Granulozyten. Schnittpräparat, Vergr. 160,0:1

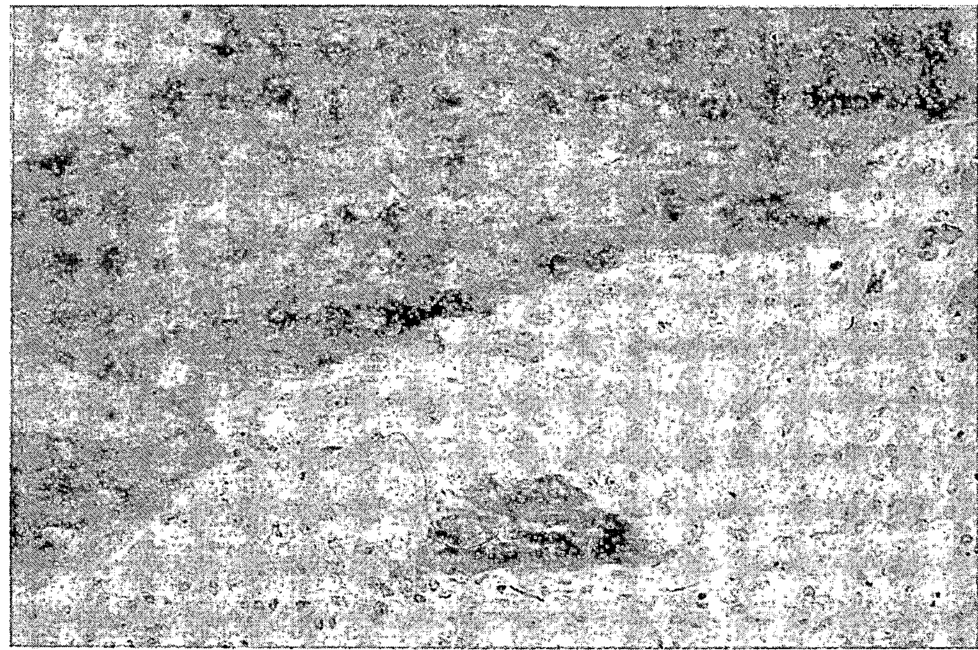

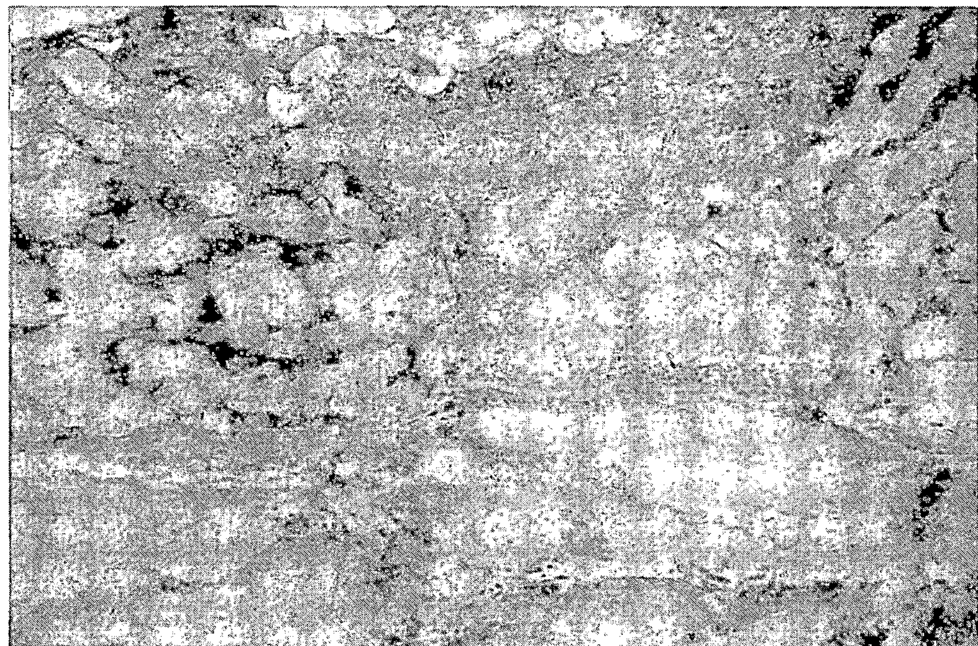

Abb. 124. *(oben)* Heterotope Implantation. 5 Tage. Knochengelatine. KG-Partikel von einem dichten, zellreichen Bindegewebe umgeben. Beginnende Aufschlüsselung der KG durch einkernige Zellen (Unterrand des Partikels: *rechts oben*). Schnittpräparat, Vergr. 63,0:1

Abb. 125. *(unten)* Heterotope Implantation. 7 Tage. Knochengelatine. Induktion von Knorpelzellen und ihrer Matrix *(links)*. Schnittpräparat, Vergr. 25,0:1

Rundzellinfiltrate oder eine Fremdkörperreaktion auf das Material können nicht beobachtet werden.

Neun Tage nach der Operation ist die Knorpelbildung intensiver geworden. Die Chondroblasten schrumpfen und wandeln sich in Chondrozyten um (Abb. 126). Nach alleiniger Implantation von allogener Knochengelatine ist aber weder eine Kalzifizierung der Knorpelmatrix, noch die desmale Entstehung von Knochengewebe zu erkennen.

Dreizehn Tage postoperativ kommt es in den Implantaten an mehreren Stellen zum Auftreten von vitalem Knochen. Ossikel, wie in 6.2.1.3 beschrieben, haben sich noch nicht entwickelt. Der neuformierte Knochen scheint in der Muskulatur zum allergrößten Teil durch appositionelles Knochenwachstum auf der Oberfläche von Knochengelatinepartikeln zu entstehen (Abb. 127). Deutlich sind die sich in diesen Knochen einmauernden Zellen – Osteozyten – zu erkennen (Abb. 128). Auf dieser Abbildung ist auch das Einsprossen einer Kapillare in den sich schließenden Ossikel sichtbar, seine Wand ist teilweise aus induziertem Knochen aufgebaut, teilweise aus implantierten Gelatinepartikeln.

Auffällig ist, daß nach 13 Tagen in den wenigsten Präparaten induzierte Knorpelareale zu erkennen sind; noch viel weniger ist die Mineralisation solcher Areale, wenn sie auftreten, nachzuweisen (s. 7.2.1).

Nach 17 Tagen hat die Knochenformation und die Vaskularisation der induzierten Knochenareale durch das Einsprossen zahlreicher Kapillaren zugenommen (Abb. 129), ohne daß sich bereits hoch strukturierte Ossikel, wie besonders unter 6.3.1.4 beschrieben, entwickelt hätten. Knochengelatinereste sind weiterhin vorhanden, eine Rundzell- oder Fremdkörperreaktion tritt nicht ein.

Zum Ende des Versuchs entspricht das histologische Bild dem unter 6.2.1.3 beschriebenen. Es sind Ossikel in der Bauchmuskulatur entstanden, die alle für vitalen Knochen zu fordernde, histologische Charakteristika aufweisen (s. 6.2.1.3 und 6.3.1.4). Knochengelatinepartikel sind weiterhin sichtbar, Knorpelareale treten sehr vereinzelt auf und sind keine Bestandteile der Ossikelwand. Rundzellen oder Fremdkörperriesenzellen fehlen.

Die heterotope Implantation von allogener Knochengelatine in die Bauchmuskeltaschen von Spraque-Dawley-Ratten führt:

- nach 5 Tagen zu einer vollständigen, bindegewebigen Einscheidung der Gelatinepartikel mit einer beginnenden Resorption des Implantats;
- nach 7 Tagen zu einer Chondroinduktion;
- nach 13 Tagen zu einer Osteoinduktion, die rein desmaler Natur zu sein scheint (s. 7.2) und
- nach 21 Tagen zur Ausbildung vitaler Ossikel.

Lymphoplasmazelluläre Reaktionen auf die Substanz treten zu keinem Zeitpunkt auf.

6.4.1.2 Allogene Spraque-Dawley-Ratten-Knochengelatine
mit β-Trikalziumphosphat-Keramik

Die histologischen Schnitte nach 1 bzw. 2 Tagen nach der Implantation unterscheiden sich nur wenig von denen nach alleiniger Implantation des Matrixextrakts (s. oben).

Nach 3 Tagen ist die größere Dichte des zwischen die Gelatinepartikel und die implantierte Keramik eingesprossenen Bindegewebes auffällig (Abb. 130). Weiterhin hat die gra-

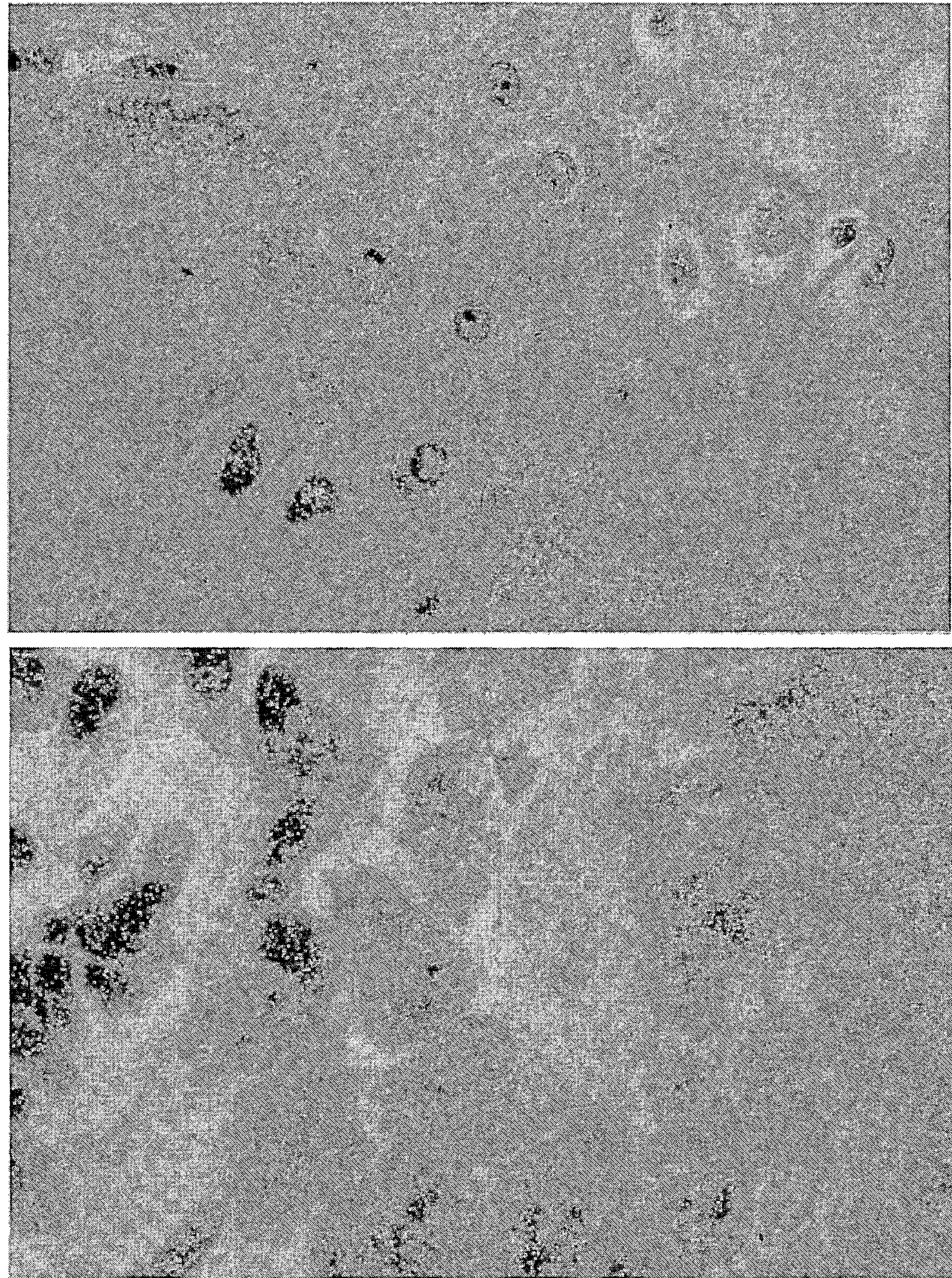

Abb. 126. (*oben*) Heterotope Implantation. 9 Tage. Knochengelatine. Ausgedehnte Knorpelbildung an einem KG-Partikel (*braun-orange*). Schrumpfung der Chondroblasten. Schnittpräparat, Masson-Goldner-Färbung, Vergr. 160,0:1

Abb. 127. (*unten*) Heterotope Implantation. 13 Tage. Knochengelatine. KG-Partikel (*rechter Bildrand*). Matrix produzierende Osteoblasten (*Bildmitte*) in unmittelbarer Nachbarschaft der KG. Schnittpräparat, Vergr. 400,0:1

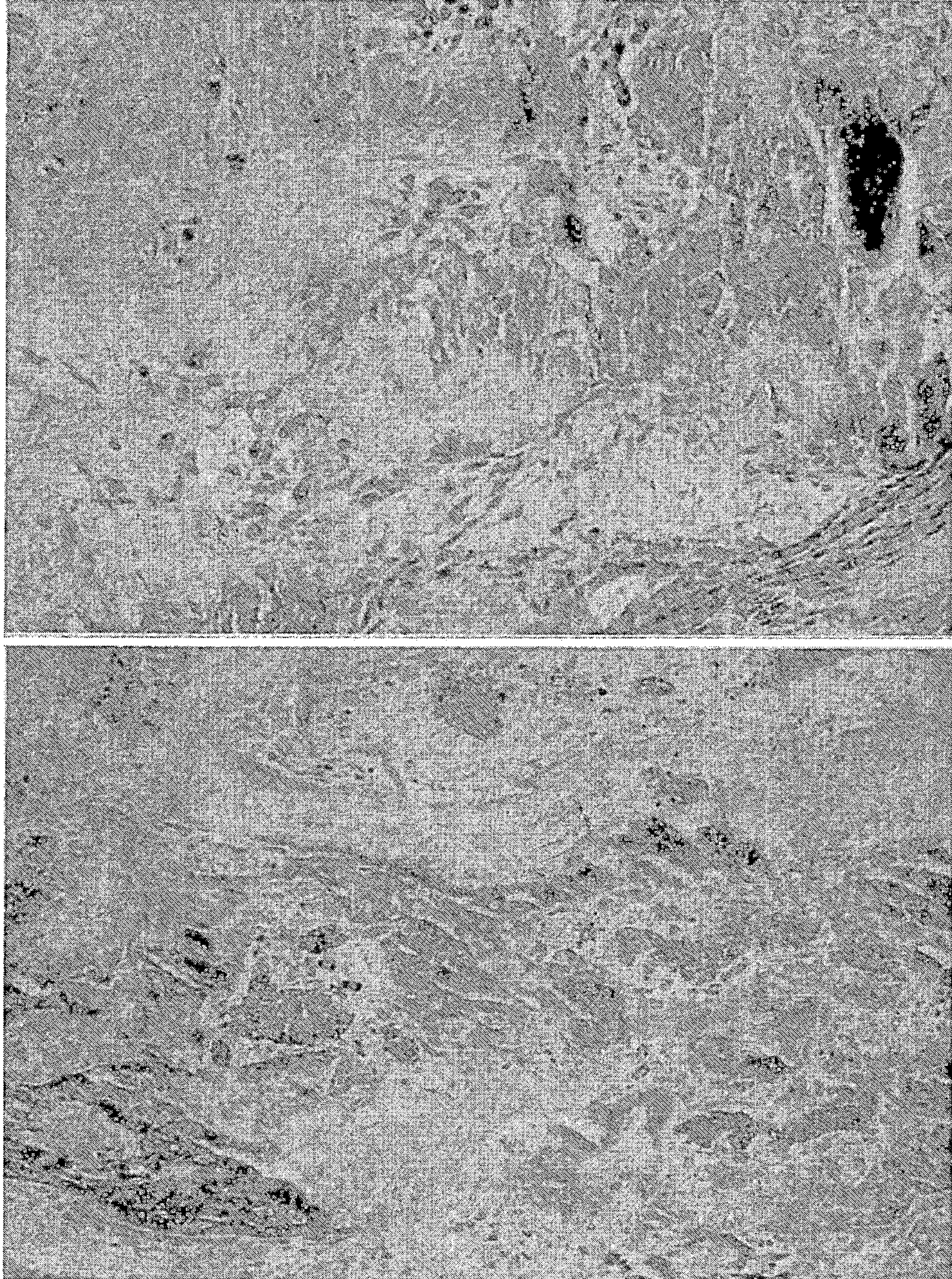

Abb. 128. (*oben*) Heterotope Implantation. 13 Tage. Knochengelatine. Osteoinduktion ohne das Auftreten von Knorpelarealen. Vitaler Knochen mit Osteozyten *(Bildmitte)*. Schnittpräparat, Vergr. 63,0:1

Abb. 129. (*unten*) Heterotope Implantation. 17 Tage. Knochengelatine. Induzierter vitaler Knochen ohne Knorpelbildung. Massive Gefäßeinsprossung. Reste der KG (lamellenartige Struktur, *Bildoberrand*). Schnittpräparat, Vergr. 40,0:1

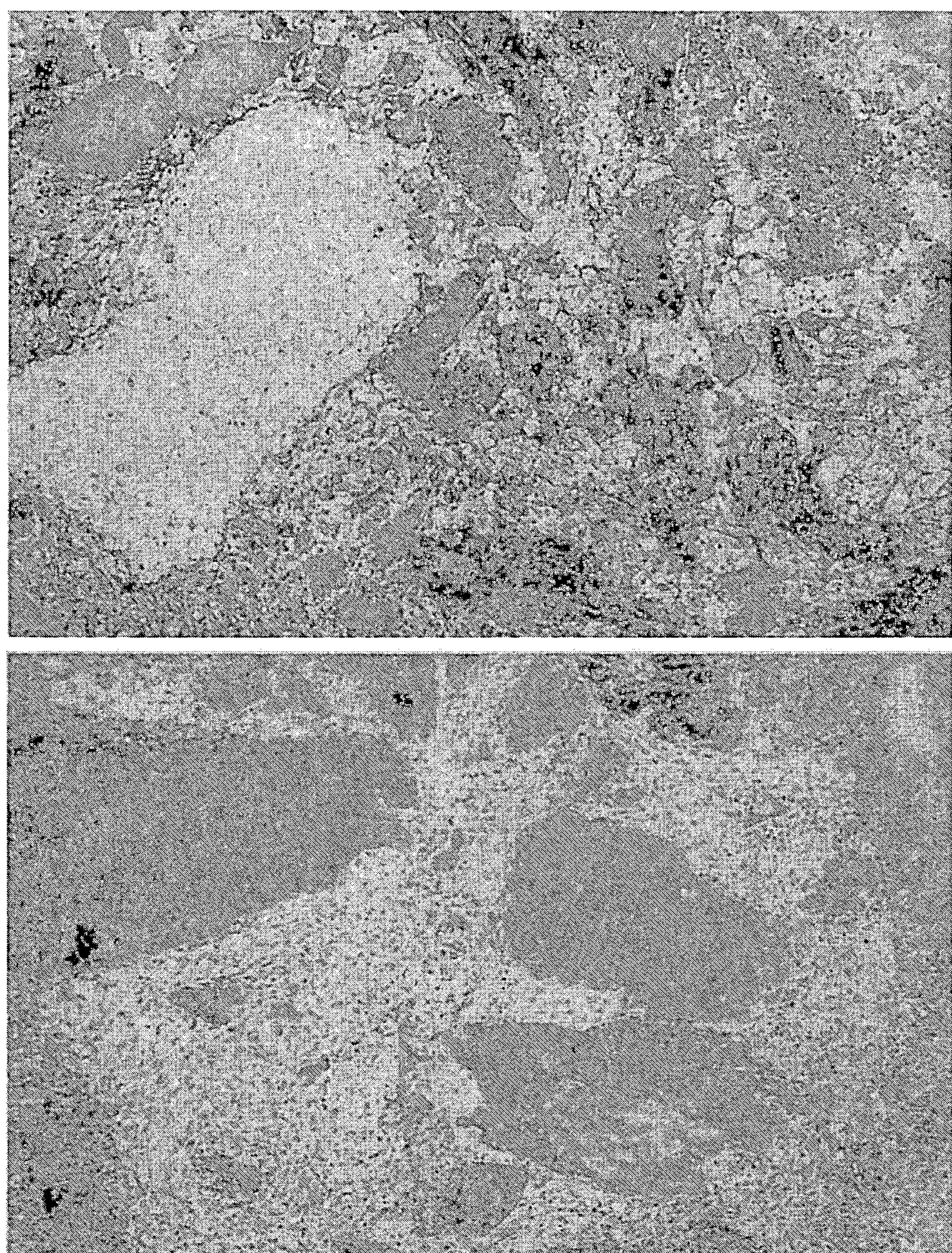

Abb. 130. (*oben*) Heterotope Implantation. 3 Tage. KG + TCP. Bindegewebige Infiltration zwischen KG- und Keramikpartikel (*links*). Fortbestehen der Granulozytenreaktion. Schnittpräparat, Vergr. 25,0:1

Abb. 131. (*unten*) Heterotope Implantation. 4 Tage. KG + TCP. Zunehmende Bindegewebebildung zwischen den KG- und TCP-Partikeln. Beginnende Resorption der KG (*Bildzentrum*, oberes KG-Partikel: rechter oberer Rand) und erste Knorpelbildung (*Bildzentrum*: zwischen den KG-Partikeln). Schnittpräparat, Vergr. 25,0:1

nulozytäre Reaktion nicht im gleichen Ausmaß, wie unter 6.4.1.1 beschrieben, abgenommen.

Die Bindegewebebildung ist nach 4 Tagen ausgeprägt. In den Schnitten ist eine Resorption der Knochengelatinepartikel und fraglich das erste Auftreten von Knorpelzellen erkennbar (Abb. 131). Ganz vereinzelt kommt es zur Entstehung von Rundzellinfiltraten.

Nach 5 Tagen zeigt sich dann sicher eine Knorpel- und Knorpelmatrixformation in und zwischen den Gelatinepartikeln (Abb. 132). Eine direkte, morphologisch faßbare Beteiligung der Keramik an diesem Prozeß ist nicht zu erkennen. Fremdkörperriesenzellen als Reaktion auf die Keramik treten nicht auf.

Nach 9 Tagen scheint es in einigen Präparaten in der Muskulatur zu einer rein desmalen Knochenbildung zu kommen (Abb. 133). Ein Zusammenhang zwischen dem sich bildenden Knochen und den nur in sehr wenigen Schnitten auftretenden Knorpelarealen ist auch hier nicht zu erkennen. Ganz vereinzelt werden Fremdkörperriesenzellen, die in unmittelbarer Nachbarschaft der Keramik liegen, sichtbar.

Die Übersicht nach 13 Tagen (Abb. 134) zeigt, wie der sich entwickelnde Knochen auf der Oberfläche eines Knochengelatinepartikels entsteht, ohne induzierte Knorpelareale in der näheren Umgebung. Auf der Vergrößerung (Abb. 135) ist der rein desmale Charakter dieses Prozesses deutlich zu erkennen. Die Menge des induzierten Knochengewebes erscheint kleiner im Vergleich zu 6.4.1.1 (s. die histomorphometrischen Ergebnisse unter 6.4.3.1).

Siebzehn Tage nach der Implantation des Knochengelatine-β-Trikalziumphosphat-Keramik-Composites ist der induzierte Knochen etwas weniger stark entwickelt als nach alleiniger Verwendung von Knochengelatine (vgl. Abb. 136 mit Abb. 129). Eine Rundzellbildung fehlt. Die Fremdkörperriesenzellreaktion auf die Keramik, die bei deren solitären Einsatz sonst bereits nach 7 Tagen sehr ausgeprägt ist (s. 6.1.1.2), ist deutlich abgeschwächt.

Nach 21 Tagen sind in der Bauchmuskulatur makroskopisch schon die ausgedehnten Ossikel zu sehen (Abb. 137) bzw. zu tasten. Die Histologie zeigt die unter 6.3.1.4 ausführlich beschriebenen, hoch strukturierten Knochenformationen (Abb. 138 und 79, 80). Der An- und Abbau an den induzierten Ossikeln ist auf der Abb. 139 zu erkennen. Weiterhin sieht man die auf die Keramikreste beschränkte Fremdkörperreaktion und den direkten Einbau des Trikalziumphosphats in den sich bildenden Knochen. Abb. 139 zeigt ein typisches, induziertes Knorpelareal, das – wie unter 6.3.1.4 bemerkt – ein selten auftretender, partieller Bestandteil der Ossikelwand sein kann.

Die heterotope Implantation des Composites allogene Knochengelatine/β-Trikalziumphosphat-Keramik:

- bewirkt bereits nach 5 Tagen eine Chondroinduktion;
- führt nach 9 Tagen zu einer desmalen Knochenbildung in der Muskulatur;
- bewirkt eine Abschwächung der Fremdkörperreaktion auf die mitimplantierte Keramik;
- ist in bezug auf die Menge des nach 13 und 17 Tagen heterotop induzierten Knochengewebes der alleinigen Verwendung von Knochengelatine unterlegen und
- löst nach 21 Tagen die Entstehung der größten Ossikel beim Vergleich mit allen anderen untersuchten Knochenersatzmitteln bzw. Composites aus.

Rundzellinfiltrate treten bei Verwendung dieses Composites nur nach 4 Tagen auf.

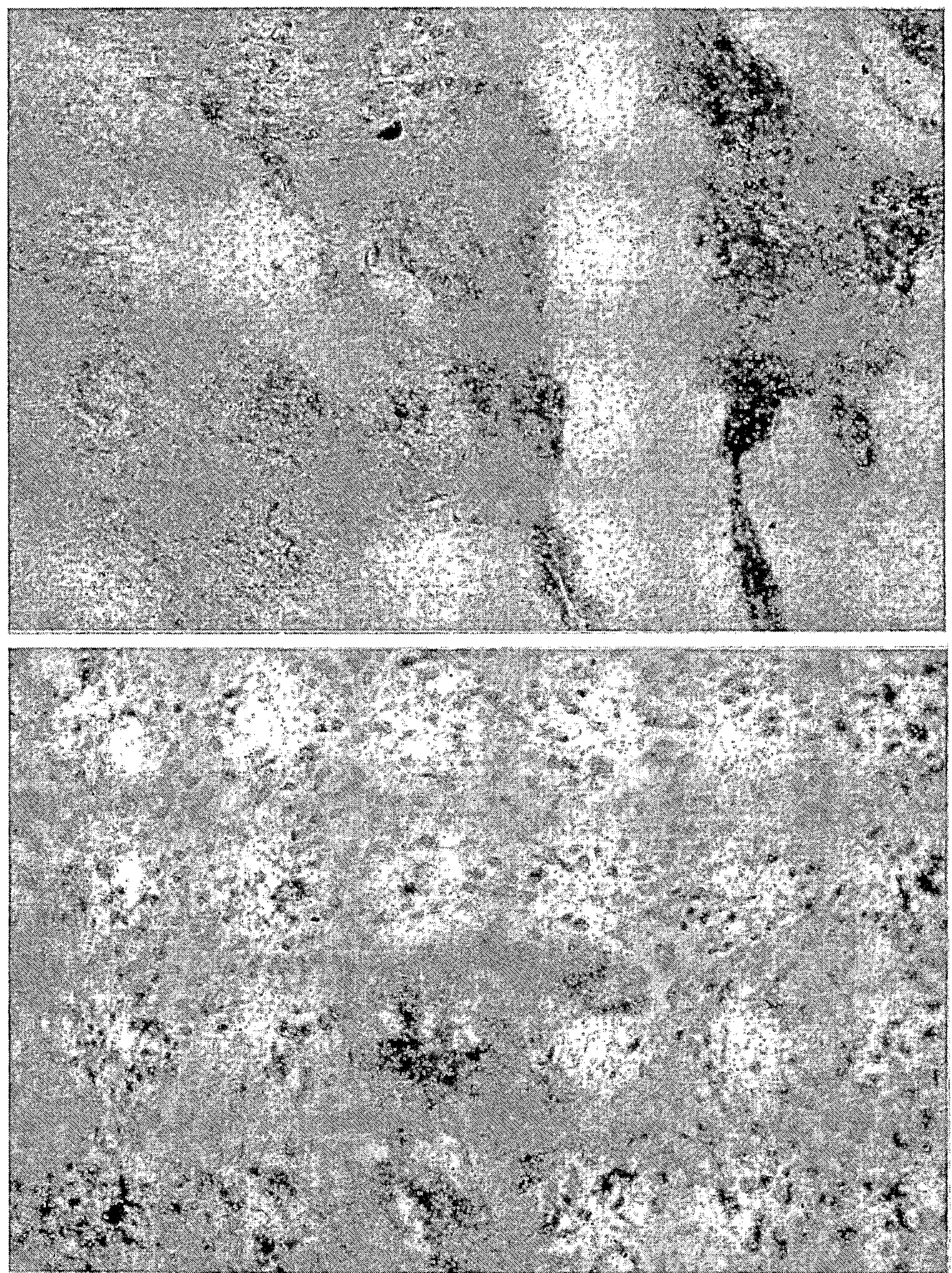

Abb. 132. (*oben*) Heterotope Implantation. 5 Tage. KG + TCP. Chondroinduktion (*Mitte + rechts*) zwischen KG-Partikeln (*homogen weißlich*). Schnittpräparat, Vergr. 63,0:1

Abb. 133. (*unten*) Heterotope Implantation. 9 Tage. KG + TCP. Desmale Entstehung von Knochengewebe (*Bildmitte*). TCP-Partikel (*rechts unten, rechts, links oben*). Schnittpräparat, Vergr. 63,0:1

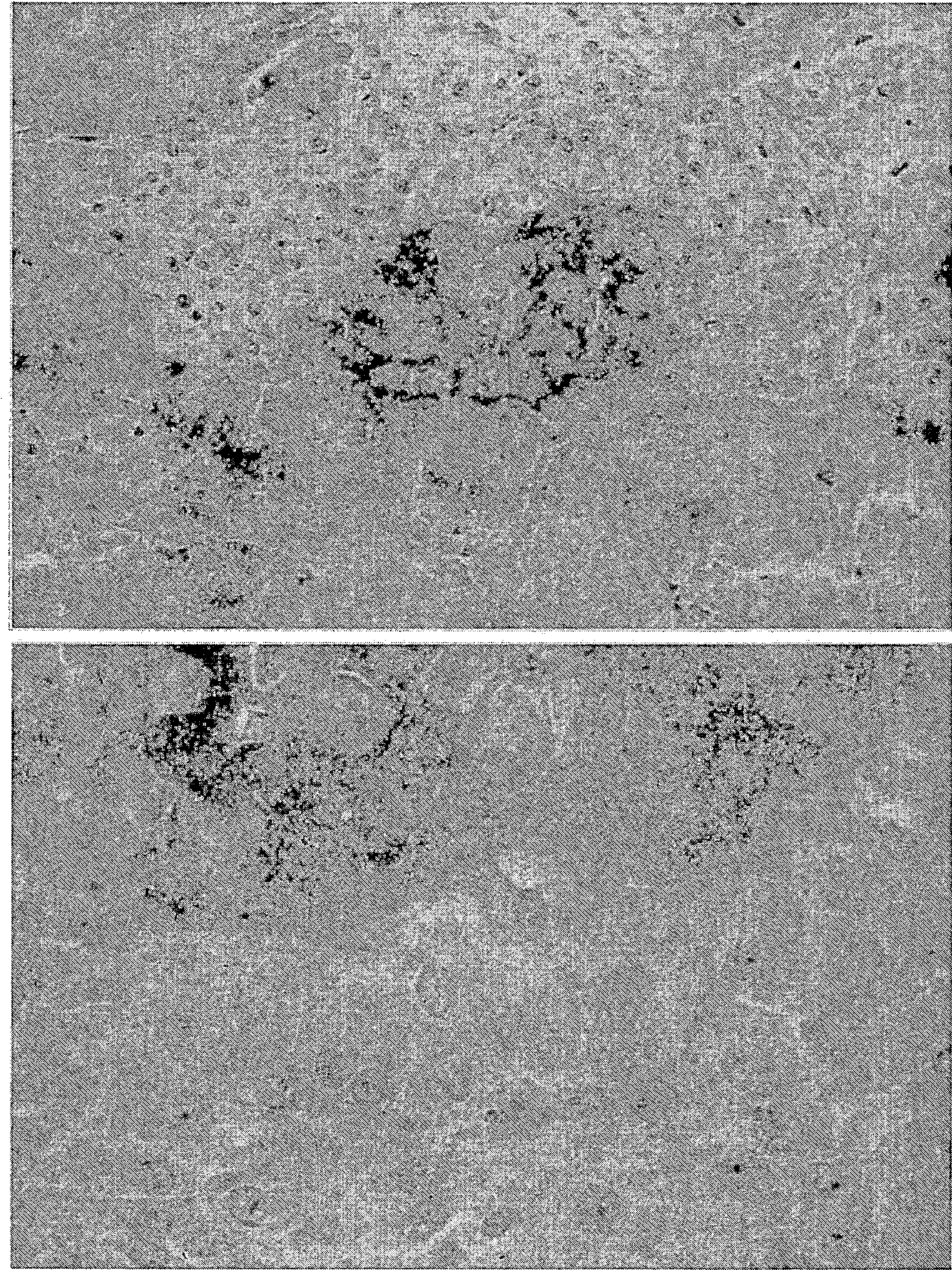

Abb. 134. *(oben)* Heterotope Implantation. 13 Tage. KG + TCP. Knochenbildung *(Bildmitte)* auf der Oberfläche eines KG-Partikels (quer liegend, unterhalb des Knochens). Keine induzierten Knorpelareale. Schnittpräparat, Vergr. 63,0:1

Abb. 135. *(unten)* Heterotope Implantation. 13 Tage. KG + TCP. Vergrößerung von Abb. 134. Vitaler Knochen *(Bildrand)* mit angrenzenden Osteoblasten *(Bildmitte)*. Schnittpräparat, Vergr. 160,0:1

194

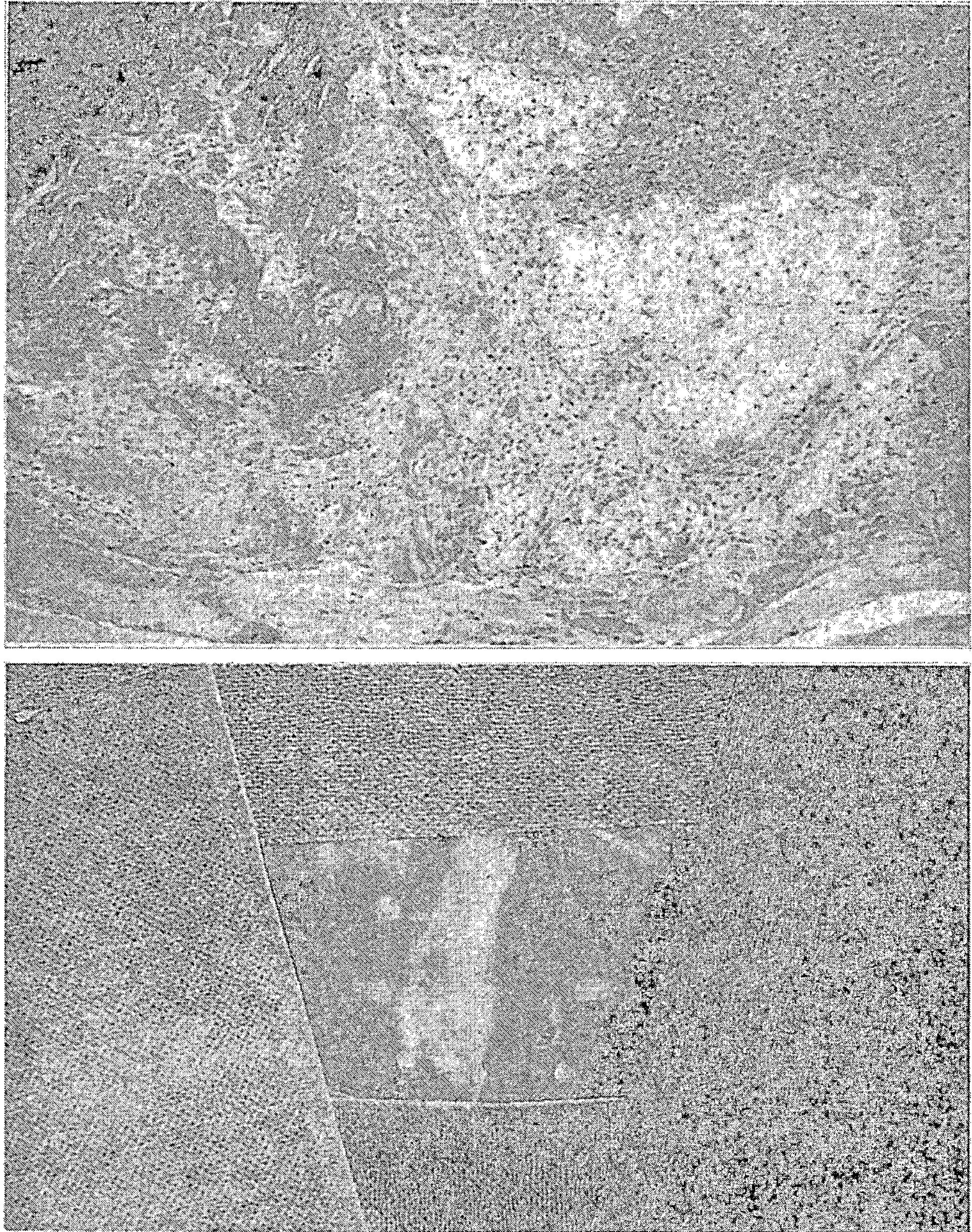

Abb. 136. (*oben*) Heterotope Implantation. 17 Tage. KG + TCP. Induzierter Knochen (*links oben*) mit eingesprossenen Kapillaren. Keramikreste (*rechts*). Keine Chondroinduktion. Schnittpräparat, Vergr. 25,0:1
Abb. 137. (*unten*) Heterotope Implantation. 21 Tage. KG + TCP. Induzierte Ossikel rechts und links der Linea alba. Nativaufnahme

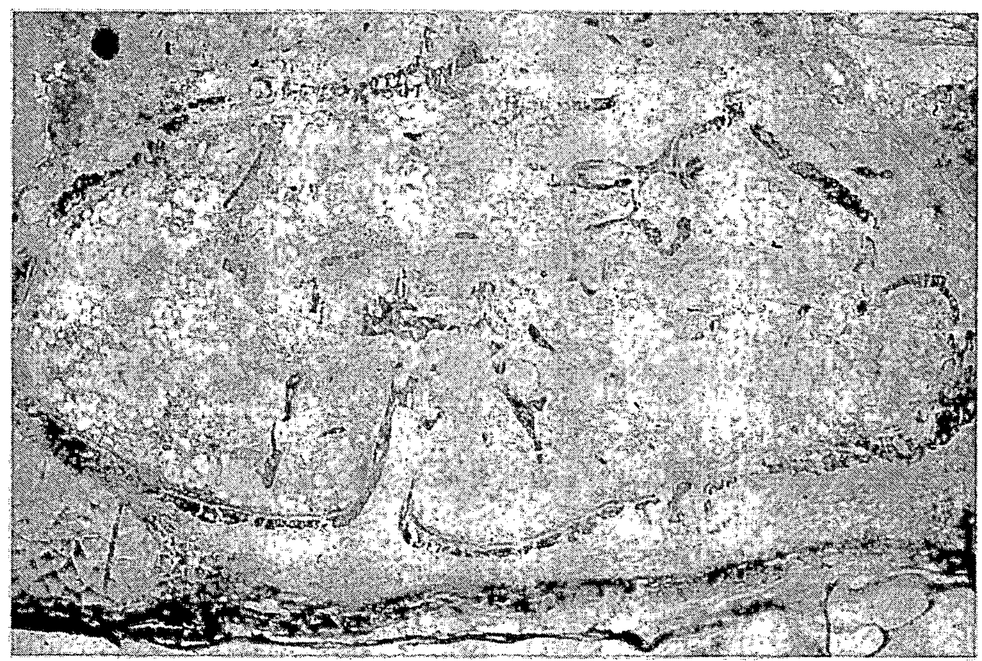

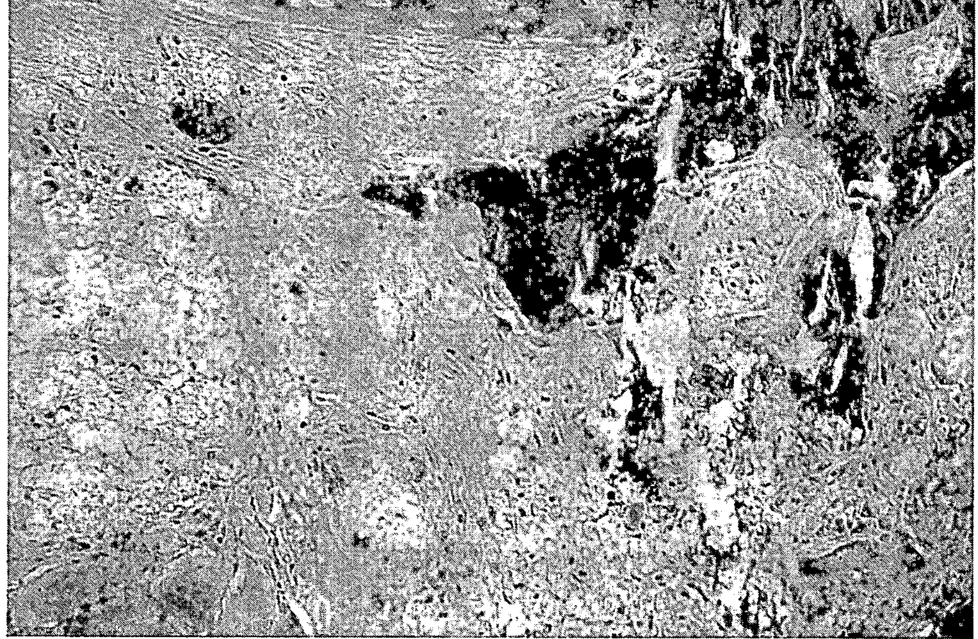

Abb. 138. (*oben*) Heterotope Implantation. 21 Tage. KG + TCP. Ossikel, Markgewebe umgebend. Osteoblastärer Anbau auf der inneren Oberfläche (*unten*). Kleinste Reste der Keramik (*links oben, außerhalb der Ossikelwand*). Kleines induziertes Knorpelareal (*Bildmitte, oben*). Schnittpräparat, Vergr. 6,25:1

Abb. 139. (*unten*) Heterotope Implantation. 21 Tage. KG + TCP. Teile einer Ossikelwand. Osteoblasten, vereinzelte Osteoklasten. *Linker Bildrand, rechts unten*: Keramikreste. Direkte Integration der Keramik (korallenartige Struktur) in den induzierten Knochen. *Bildoberrand*: nicht mineralisiertes Knorpelareal. Schnittpräparat, Vergr. 63,0:1

6.4.1.3 Allogene Spraque-Dawley-Ratten-Knochengelatine mit Ceros 00

Die histologischen Bilder nach 1, 2 und 3 Tagen gleichen denen nach der alleinigen Implantation von allogener Knochengelatine. Das Durchdringen des Implantats von Bindegewebe erscheint jedoch im Vergleich mit dem unter 6.4.1.2 beschriebenen Composite verlangsamt.

Nach 5 Tagen (Abb. 140) ist das Implantatlager von einem zellreichen, faserarmen Bindegewebe vollständig aufgefüllt. In den Makroporen der Keramik liegen vereinzelte, resorbierende Fremdkörperriesenzellen bei einer insgesamt niedrigen Intensität dieser Reaktion. Eine Knorpelformation tritt nicht auf.

Sieben Tage nach der Operation entwickelt sich auch in diesen Präparaten Knorpelgewebe an den typischen Stellen. d.h. in Spalten von und zwischen Knochengelatinepartikeln (Abb. 141). Wiederum läßt sich morphologisch eine Beteiligung der Keramik an diesem Prozeß nicht nachweisen (s. 6.4.1.2). Zum gleichen Zeitpunkt treten um isolierte Gelatinepartikel dichte Rundzellinfiltrate auf. Die Intensität der Fremdkörperriesenzellbildung ist unverändert schwach und auf das direkt an die Keramik angrenzende, bzw. auf das in den Makroporen liegende Bindegewebe beschränkt.

Nach 9, 13 und 17 Tagen (Abb. 142) ist in keinem der Implantate eine sichere Knochenneubildung zu beobachten. Die Menge des induzierten Knorpelgewebes erscheint nach 9 Tagen am größten und nimmt im weiteren Verlauf kontinuierlich ab. Die Matrixpartikel unterliegen einer Aufschlüsselung durch ein- bis mehrkernige 'Matrixklasten'. Gleichzeitig werden diese Partikel durch Fremdkörperriesenzellen abgeräumt (Abb. 142); die Keramikoberfläche wird von den letztgenannten Zellen angegriffen. Rundzellen fehlen zu diesen Beobachtungszeitpunkten und auch 21 Tage nach der Operation.

Einundzwanzig Tage nach der Implantation sind auch bei dem Einsatz dieses Knochengelatinegemischs vitale Ossikel entstanden (Abb. 143), die in ihrem Aufbau mit denen unter 6.3.1.5 geschilderten histologisch identisch sind. Auch hier scheint die Ossikelbildung von einer enchondralen Osteogenese völlig unabhängig zu sein. `

Die heterotope Implantation von allogener Spraque-Dawley-Ratten-Knochengelatine zusammen mit Ceros 00 führt:

– im Vergleich zu dem Composite mit β-Trikalziumphosphat-Keramik verspätet, erst nach 7 Tagen, zu einer Chondroinduktion;
– zu einem Ausbleiben der Osteoinduktion nach 9, 13 und 17 Tagen und
– erst nach 21 Tagen zur heterotopen Knochenbildung im Gewebe.

Die immunologische Reaktion auf das allogene, xenogene Materialgemisch, die zur Bildung von lymphozytären plasmazellulären Infiltraten geführt hat, bleibt auf die Implantate nach 7 Tagen beschränkt.

Das Ausmaß der Resorption des Hydroxylapatits ist mit den angewandten Methoden nicht meßbar; sollte eine Resorption stattfinden, so ist sie äußerst gering.

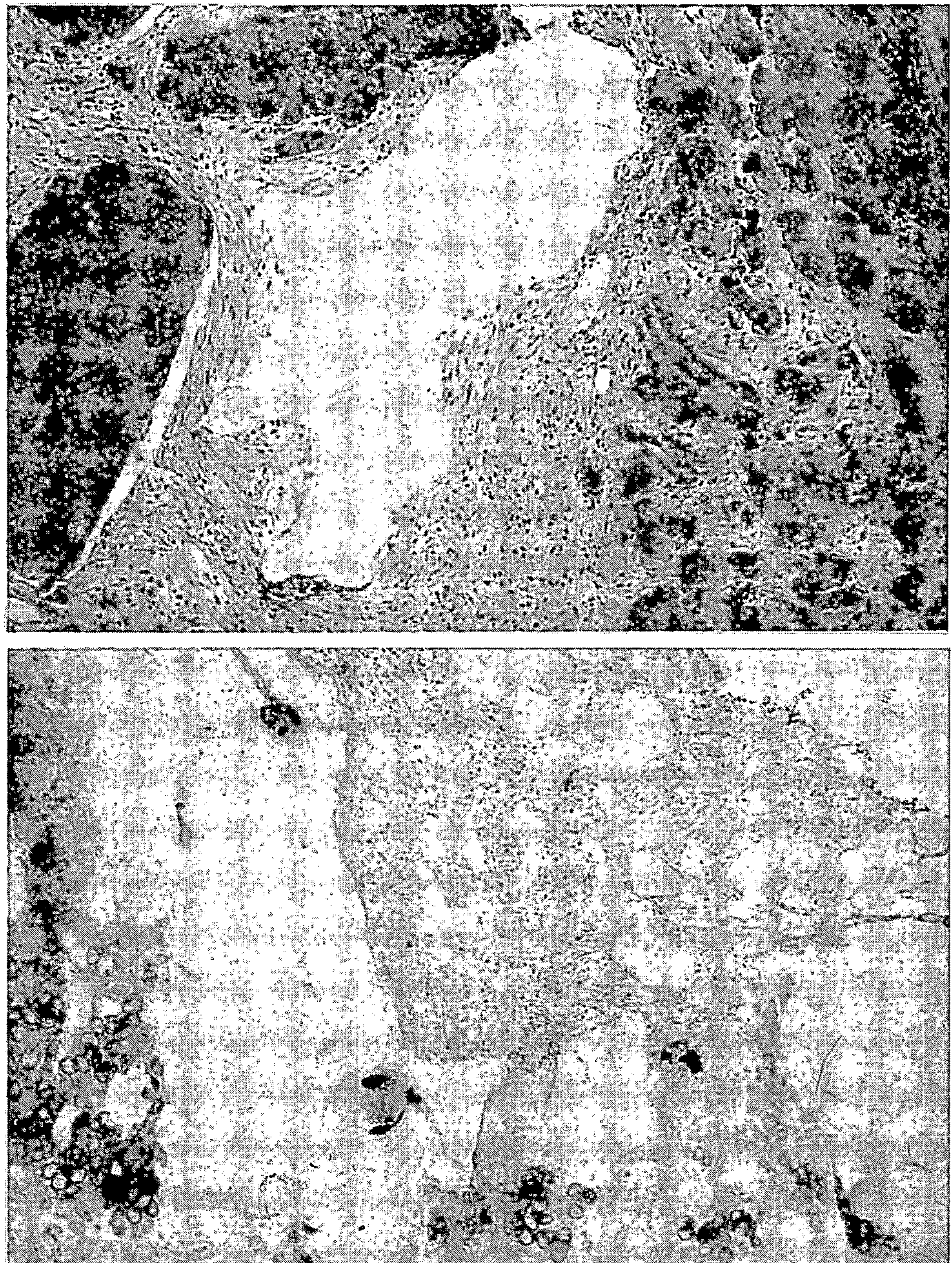

Abb. 140. (*oben*) Heterotope Implantation. 5 Tage. KG + Ceros 00. Dichtes Bindegewebe zwischen KG-Partikeln (*links, links oben* und *rechts unten*) und der Keramik (herausgebrochen). Keine Chondroinduktion. Schnittpräparat, Vergr. 25,0:1

Abb. 141. (*unten*) Heterotope Implantation. 7 Tage. KG + Ceros 00. Ausgeprägte Chondroinduktion (*links unten, rechts unten*) an KG-Partikeln. Schnittpräparat, Vergr. 25,0:1

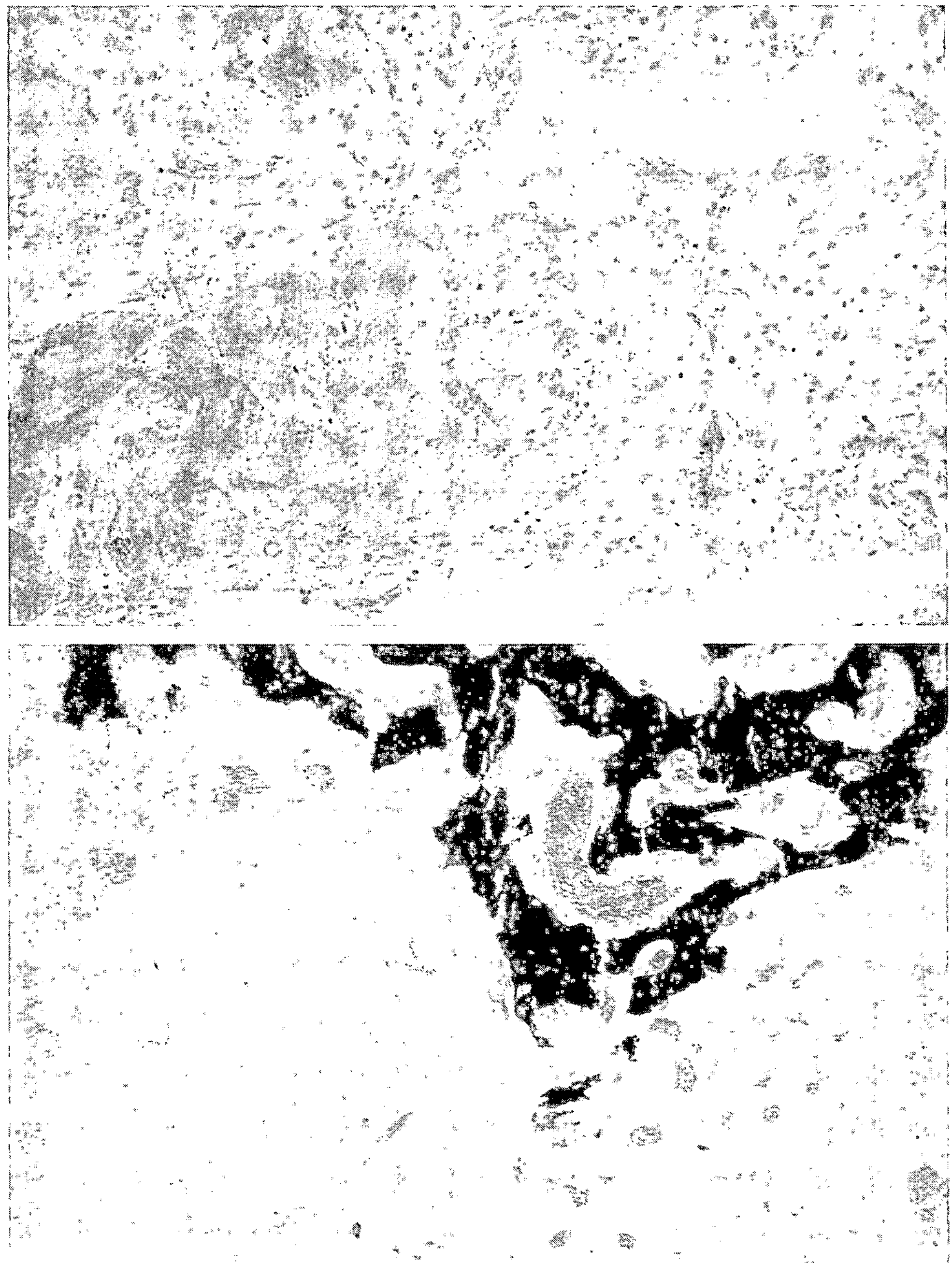

Abb. 142. (*oben*) Heterotope Implantation. 17 Tage. KG + Ceros 00. Keine Osteoinduktion. Gelatinepartikel unterliegen einer Resorption (*links unten*). Auftreten vielkerniger Riesenzellen. Keramik herausgebrochen (*rechts oben*). Schnittpräparat, Vergr. 40,0:1

Abb. 143. (*unten*) Heterotope Implantation. 21 Tage. KG + Ceros 00. Induziertes Knochengewebe, vaskularisiert. Keramik herausgebrochen (*links unten*). Schnittpräparat, Vergr. 25,0:1

6.4.2 Morphologische Ergebnisse 1. bis 21. Tag. Orthotope Implantation

6.4.2.1 Allogene Spraque-Dawley-Ratten-Knochengelatine

Vierundzwanzig h nach der Operation zeigen sich bei der orthotopen Implantation weitgehend ähnliche Reaktionen wie nach dem Einbringen der Knochengelatine in die Muskulatur (s. 6.4.1.1).

Auch nach 2 und 3 Tagen wird das histologische Bild von dem Operationshämatom, wenig einsprossendem Bindegewebe und einer im Vergleich zu der heterotopen Implantation etwas geringer ausgeprägten, polymorphkernigen Zellreaktion bestimmt.

Nach 4 Tagen (Abb. 144) treten erste, begrenzte Rundzellinfiltrate im Defekt auf, die bis zum Versuchsende in den Schnitten anzutreffen sind. Vier und fünf Tage postoperativ ist ansonsten die geringe biologische Reaktion am Implantationsort auffällig.

Nach 7 Tagen liegen immer noch Fibrinfäden in dem Defekt bei jetzt beginnendem, zaghaftem Einsprossen von Bindegewebezellen (Abb. 145). Die Resorption der Knochengelatinepartikel setzt erst zu diesem Zeitpunkt ein.

Nach 9 Tagen sind die Implantate dicht gepackt. Wiederum auffällig ist die geringe Zellzahl, die wenigen zwischen den Implantaten entwickelten, kollagenen Fasern. Eine Knorpel- oder Knochenbildung im Defekt kann nicht beobachtet werden.

Auch nach 13 und 17 Tagen hat sich das histologische Bild wenig verändert. Bei einem nur mäßig ausgebildeten osteostimulativen Effekt ist eine osteokonduktive Wirkung der Knochengelatine auszuschließen. Rundzellen liegen in den Präparaten vor.

Nach 21 Tagen sind in den meisten Schnitten die implantierten Matrixpartikel von dichtesten lymphoplasmazellulären Infiltraten umgeben (Abb. 146). Trotzdem kommt es im Implantatzentrum zu vereinzelter Knochenbildung. In Vergrößerungen (Abb. 147) ist zu erkennen, daß der entstehende Knochen sicher nicht auf einer Mineralisation chondraler Vorstufen beruht, sondern teilweise durch appositionelles Wachstum auf Knochengelatinepartikeln oder 'neu' im Markraum entsteht. In einigen Schnitten ist das gesamte Implantatlager von einem feinen, gut vaskularisierten, trabekulären Netzwerk durchzogen, wobei die Gelatinepartikel neben einer Leitschienenwirkung auch einen direkten, die Knochenbildung am Ort auslösenden Effekt zu haben scheinen. Eine vollständige Durchbauung des Implantatlagers tritt nicht auf.

Die orthotope Implantation von allogener Ratten-Knochengelatine führt erst nach 21 Tagen zu einer morphologisch klar erkennbaren Knochenbildung in den Bohrlochdefekten der Rattenfemora. Die auftretende Knochenformation erscheint dabei vollständig unabhängig von einer möglichen chondroinduktiven Wirkung des Materials innerhalb des Markraums.

6.4.2.2 Allogene Spraque-Dawley-Ratten-Knochengelatine
mit β-Trikalziumphosphat-Keramik

Die biologische Reaktion nach 1, 2 und 3 Tagen ist durch das Fortbestehen des Operationshämatoms, eine mäßiggradige granulozyläre Infiltration und dem langsamen Einwachsen von Bindegewebe in das Implantat gekennzeichnet.

Nur in den Schnitten des Knochengelatine-Trikalziumphosphat-Gemischs tritt, beim Vergleich mit der Monosubstanz bzw. dem anderen Composite, nach 4 Tagen in der UV-

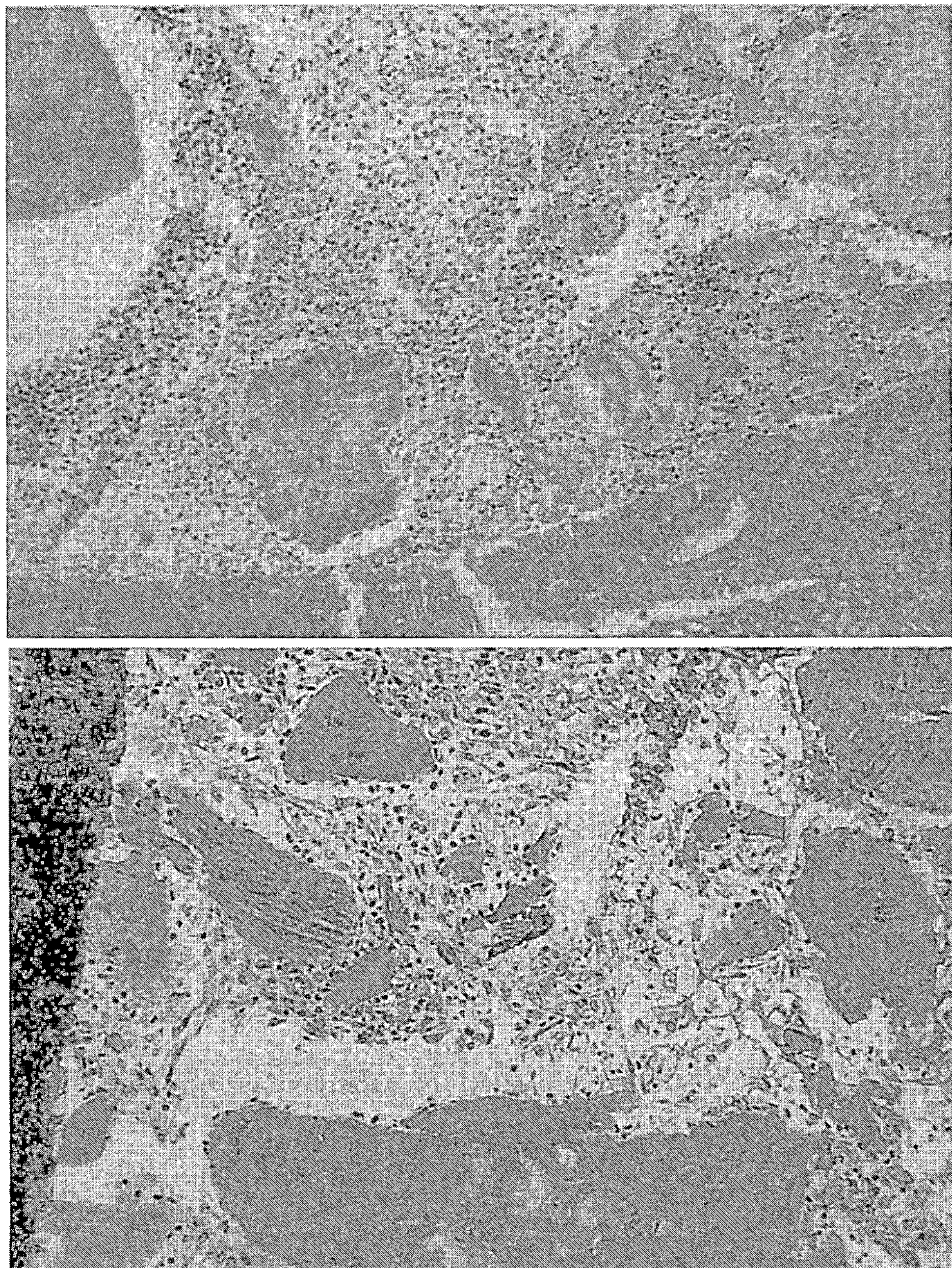

Abb. 144. (*oben*) Orthotope Implantation. 4 Tage. Knochengelatine. Beginnende Rundzellinfiltrate um KG-Partikel im Defektzentrum. Schnittpräparat, Vergr. 40,0:1

Abb. 145. (*unten*) Orthotope Implantation. 7 Tage. Knochengelatine. Fibrinfäden. Einsprossendes Bindegewebe, KG-Partikel. Keine Knorpel- oder Knochenbildung. *Links:* durchbohrte Femurkortikalis. Schnittpräparat, Vergr. 25,0:1

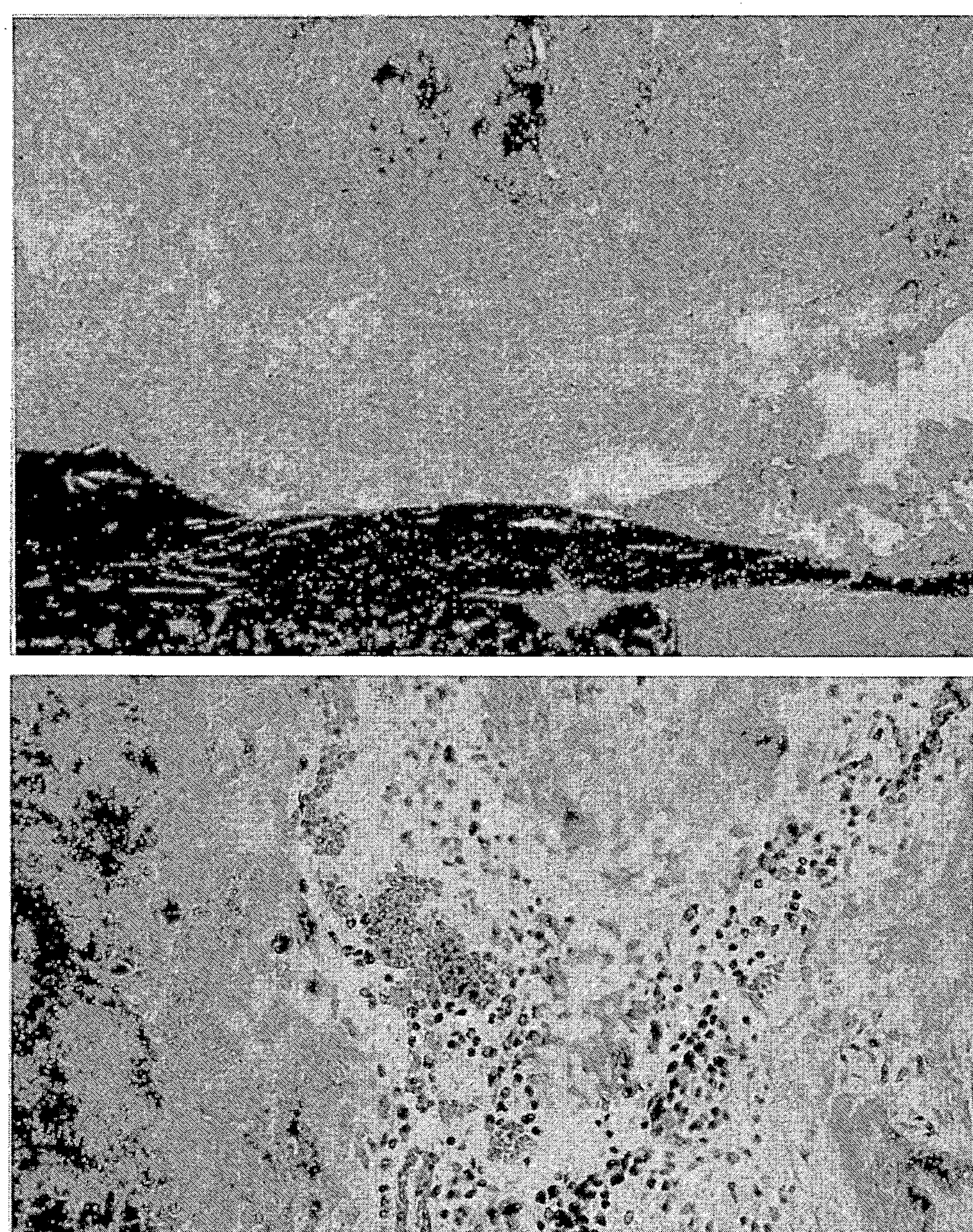

Abb. 146. (*oben*) Orthotope Implantation. 21 Tage. Knochengelatine. Dichte Rundzellinfiltrate um die implantierte KG. Im Defektzentrum vereinzelte Knochenbildung (*Bildoberrand, Mitte*). Schnittpräparat, Vergr. 8,0:1

Abb. 147. (*unten*) Orthotope Implantation. 21 Tage. Knochengelatine. Knochenbildung im Defektzentrum auf der Oberfläche von KG-Partikeln (*linker Bildausschnitt*). Keine Chondroinduktion. Schnittpräparat, Vergr. 63,0:1

Mikroskopie eine Fluoreszenz auf. Ob dies auf eine spezifische zelluläre Leistung zurückzuführen ist, kann nicht geklärt werden.

Fünf Tage nach der Operation wird die Keramik von 'Septen', die noch fast ausschließlich aus Zellen aufgebaut sind, unterteilt und gegen die Knochengelatinepartikel abgegrenzt. Eine Resorption der Gelatine setzt an ihrer Oberfläche ein. Ganz vereinzelt treten Rundzellen auf. Die Intensität der Fremdkörperriesenzellreaktion auf die Keramik ist sehr gering. Eine Chondroinduktion kann in den Schnitten nicht beobachtet werden.

Nach 7 Tagen hat, ähnlich wie unter 6.2.2.3 beschrieben, im Defekt keine Knochenbildung eingesetzt. Die Übersicht (Abb. 148) zeigt allerdings in größerem Abstand vom Implantat in der Markhöhle die Entstehung einzelner, trabekulärer Verbindungen zwischen der durchbohrten und der unverletzten Femurkortikalis. Das Ausmaß der Knochenbildung zu diesem Zeitpunkt erscheint jedoch im Vergleich zu anderen Knochenersatzmitteln relativ gering. Auf zellulärer Ebene bleibt die Reaktion unverändert im Vergleich zu den 5 Tage alten Präparaten.

Das histologische Bild nach 9 Tagen (Abb. 149) wird von der Rundzellbildung bestimmt. Die Resorption der Gelatinepartikel ist ausgeprägter, die Bindegewebe- und Kapillareinsprossung in das Implantat hat zugenommen. Vereinzelt läßt sich innerhalb der Markhöhle die Induktion von Knorpelzellen, die aktiv knorpelige Matrix produzieren, beobachten. Diese Areale werden nicht mineralisiert und sind an der knöchernen Reparation unbeteiligt.

Bevorzugt am Rand des Implantats tritt nach 13 und – weniger deutlich – nach 17 Tagen eine Knochenbildung auf, die teilweise Knochengelatinepartikel als Unterlage benutzt, teilweise in diesen Partikeln stattfindet. Andererseits findet die Knochenformation aber auch völlig unabhängig vom Matrixextrakt statt (Abb. 150). Anteile des keramischen Pulvers, die zwischen dem sich entwickelnden Knochen liegen, färben sich nach Masson-Goldner wie vitales Knochengewebe an und müssen daher eine Oberflächenveränderung erfahren haben. Ihre Integration in den entstehenden Knochen ist zu erkennen. Die Vaskularisation der in der Abbildung dargestellten Region ist ausgezeichnet und sicherlich mitverantwortlich für die Intensität der Knochengewebebildung.

Nach 21 Tagen liegen in der Implantatperipherie gehäuft induzierte Trabekel, in die die mitimplantierte Keramik eingebaut ist. Dieses Knochengewebe scheint weder aus mineralisiertem Knorpel hervorgegangen, noch durch 'appositionelles' Wachstum auf vorgegebenen Oberflächen entstanden zu sein (Abb. 151).

Die Intensität der Rundzellinfiltration hat nachgelassen. Die Fremdkörperriesenzellreaktion auf die Keramik ist deutlich abgeschwächt, deren Resorption nur mäßig ausgeprägt. Die zentral im Defekt liegende Keramik ist durch jetzt stark faserhaltige Bindegewebezüge separiert. Daneben liegen zahlreiche, mikroskopisch unverändert erscheinende Knochengelatinepartikel.

Die orthotope Implantation des Gemischs aus allogener Knochengelatine und β-Trikalziumphosphat-Keramik hat nach 7tägiger Implantationsdauer eine geringe, in ihrem Ausmaß nur histomorphometrisch bestimmbare Wirkung auf die knöcherne Reparation der Bohrlochdefekte. Nach 9 Tagen treten auch in der Femurmarkhöhle ganz vereinzelt Knorpelzellen an den Stellen auf, die für den heterotopen, chondroinduktiven Effekt der allogenen Matrix typisch sind. Die Knochenbildung mit und ohne Einbeziehung der Gelatinepartikel bzw. der Trikalziumphosphatkeramik als Gerüst ist frühestens nach 13 Tagen zu

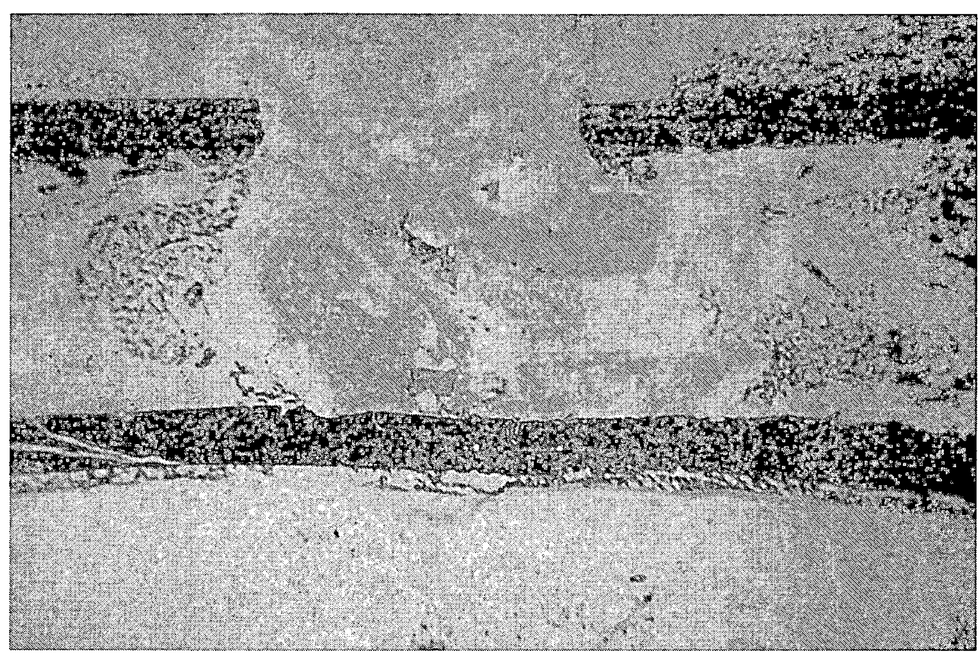

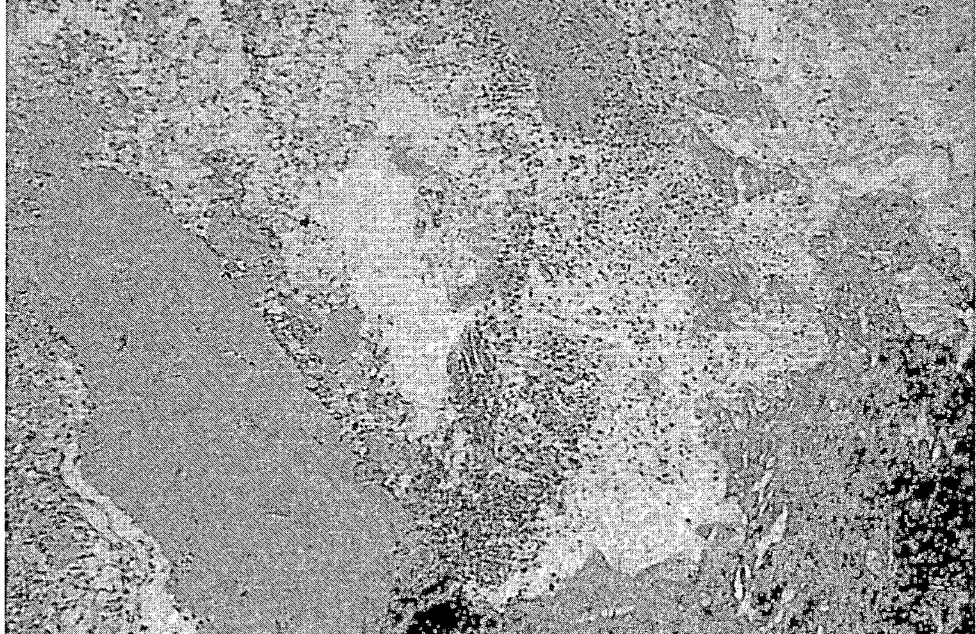

Abb. 148. *(oben)* Orthotope Implantation. 7 Tage. KG + TCP (Übersichtsaufnahme). Der Bohrlochdefekt in der Kortikalis ist gut zu erkennen. Trabekuläre Knochenbildung *(schwarz)* in der Markhöhle nur in einem großen Abstand zum Implantat. Schnittpräparat, Vergr. 3,0:1

Abb. 149. *(unten)* Orthotope Implantation. 9 Tage. KG + TCP. KG-Partikel *(links unten, oberer Bildrand)*, die von Rundzellinfiltraten umgeben sind. *Bildrand rechts:* beginnende trabekuläre Knochenbildung am Rande des Implantats. Schnittpräparat, Vergr. 25,0:1

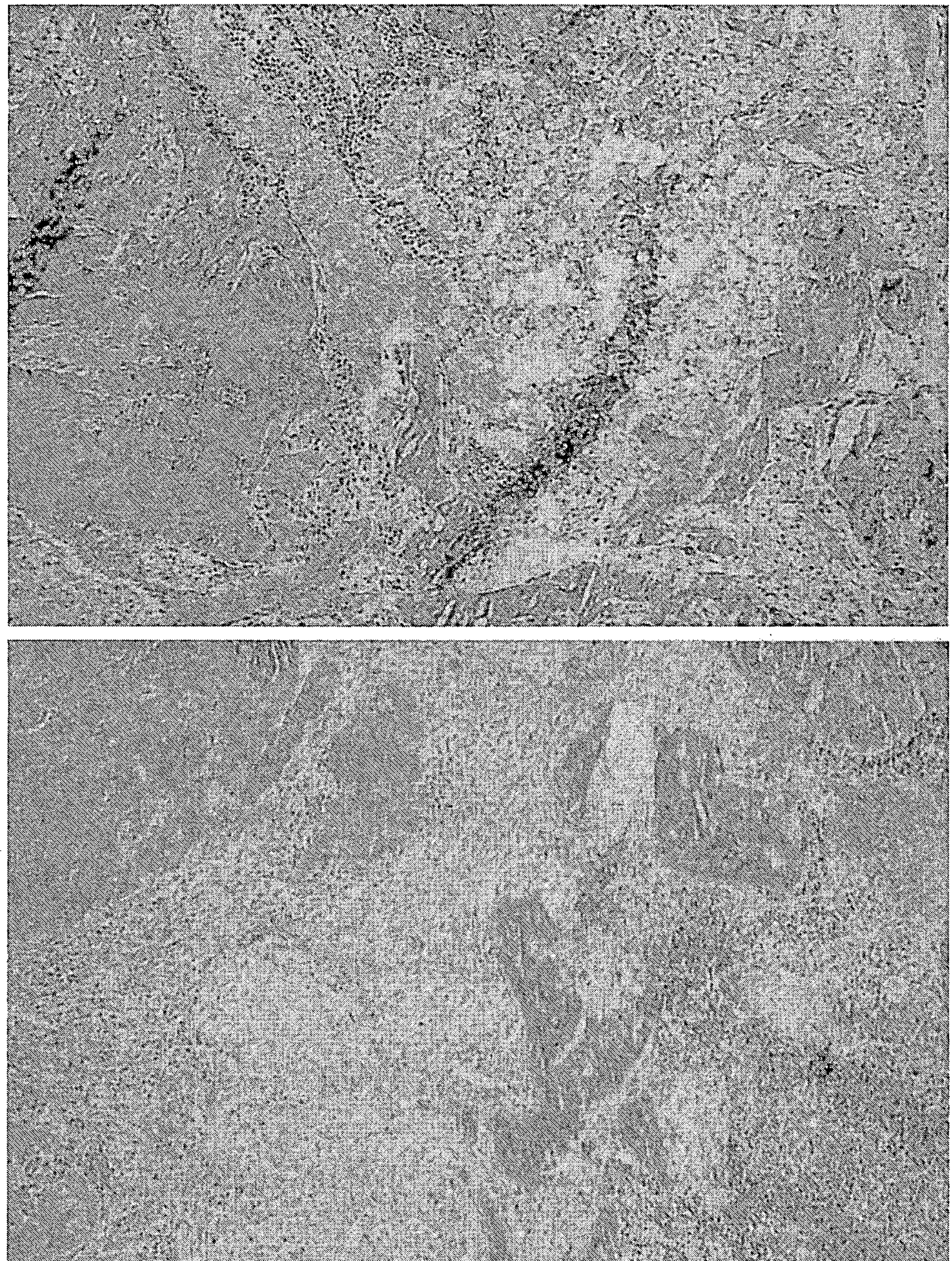

Abb. 150. (*oben*) Orthotope Implantation. 13 Tage. KG + TCP. Trabekuläre Knochenbildung auf KG-Partikeln (*links unten, rechter Bildausschnitt*). Knochenbildung frei in der Markhöhle (*Bildunterrand*). Anfärbung der implantierten TCP-Keramik (korallenartige Struktur) wie vitales Knochengewebe (*Bildmitte*). Schnittpräparat, Vergr. 25,0:1

Abb. 151. (*unten*) Orthotope Implantation. 21 Tage. KG + TCP. Markhöhle (*rechter Bildausschnitt*), Implantatzentrum (*links*), dazwischen induzierte Trabekel, KG-Partikel (*links oben*). Zwischen diesem und den Trabekeln Keramik, die von Bindegewebe eingescheidet ist. Schnittpräparat, Vergr. 25,0:1

beobachten und erreicht im Versuch nach 21 Tagen eine Maximum. Immunologische und Fremdkörperriesenzellreaktionen auf das Substanzgemisch sind ab dem 5. postoperativen Tag bis zum Ende des Beobachtungszeitraums anzutreffen.

6.4.2.3 Allogene Spraque-Dawley-Ratten-Knochengelatine mit Ceros 00

Morphologisch entspricht der Verlauf bis zum 7. postoperativen Tag weitgehend dem nach der Implantation von allogener Ratten-Knochengelatine zusammen mit der β-Trikalzium-phosphat-Keramik.

Am 7. Tag sind die Implantate von einem losen Bindegewebe durchsetzt (Abb. 152). An wenigen Stellen wird die Gelatine an der Oberfläche resorbiert. Gleichzeitig treten Rundzellen auf, die bis zum Ende des Versuchs zu beobachten sind. Die auf die Implantation der Hydroxylapatitkeramik ausgelösten zellulären Reaktionen – die Riesenzellbildung, die Phagozytose durch Monozyten und Makrophagen – sind mäßig ausgeprägt.

Nach 9 Tagen sind die Makroporen einiger Keramikgranula von dichtgepackten Knochengelatinepartikeln aufgefüllt. Erstaunlich ist die geringe Zelldichte in diesen so aufgebauten 'Pilzen' beim Vergleich mit den Präparaten 7 Tage nach der Implantation (vgl. Abb. 153 mit Abb. 152).

Im weiteren ist nicht zu beurteilen, aus welchen der Formationen sich, nach 13 Tagen, die in Abb. 154 wiedergegebene, intensive, die Makroporen ausfüllende Knochenbildung entwickelt hat. Es handelt sich um trabekulären, vitalen Knochen mit einem starken osteoblastären Anbau. Der grenzschichtfreie Kontakt des Knochens mit der Keramikoberfläche ist gut zu erkennen (Abb. 154, 155). In anderen Schnitten kann das Einbeziehen der Gelatinepartikel in den sich formierenden Knochen beobachtet werden (Abb. 156). Einschränkend ist zu bemerken, daß nur Teile des Gesamtimplantats von dieser massiven Knochenbildung betroffen sind.

Nach 17 Tagen hat die Menge des neugebildeten Knochens im Vergleich zu den Ergebnissen nach 13 Tagen abgenommen. Der strukturelle Aufbau der Schnitte erscheint dagegen unverändert. Allerdings ist die Knochengelatine einer stärkeren zellulären Aufschlüsselung unterworfen.

Zum Versuchsende nach 21 Tagen ist eine partielle Integration der Knochengelatine in den sich bildenden Knochen, bei gleichzeitiger Auflösung der Gelatinepartikel, zu erkennen. Die Übersicht (Abb. 157) zeigt identische Ergebnisse wie unter 6.3.2.5 beschrieben.

Die orthotope Implantation des Composites aus allogener Knochengelatine und granulärer Hydroxylapatitkeramik führt erst nach 13 Tagen zu einer deutlichen Knochenbildung. Nachfolgend kommt es zu einer Abnahme dieser, die Reparation fördernden Aktivität, bei gleichzeitiger Zunahme der zellulär vermittelten Resorption und – offensichtlich passiver – Auflösung der implantierten Gelatinepartikel. Nach 21 Tagen ist ein keramoossärer Verbund entstanden, ohne daß das gesamte Bohrloch von vitalem Knochengewebe aufgefüllt wäre.

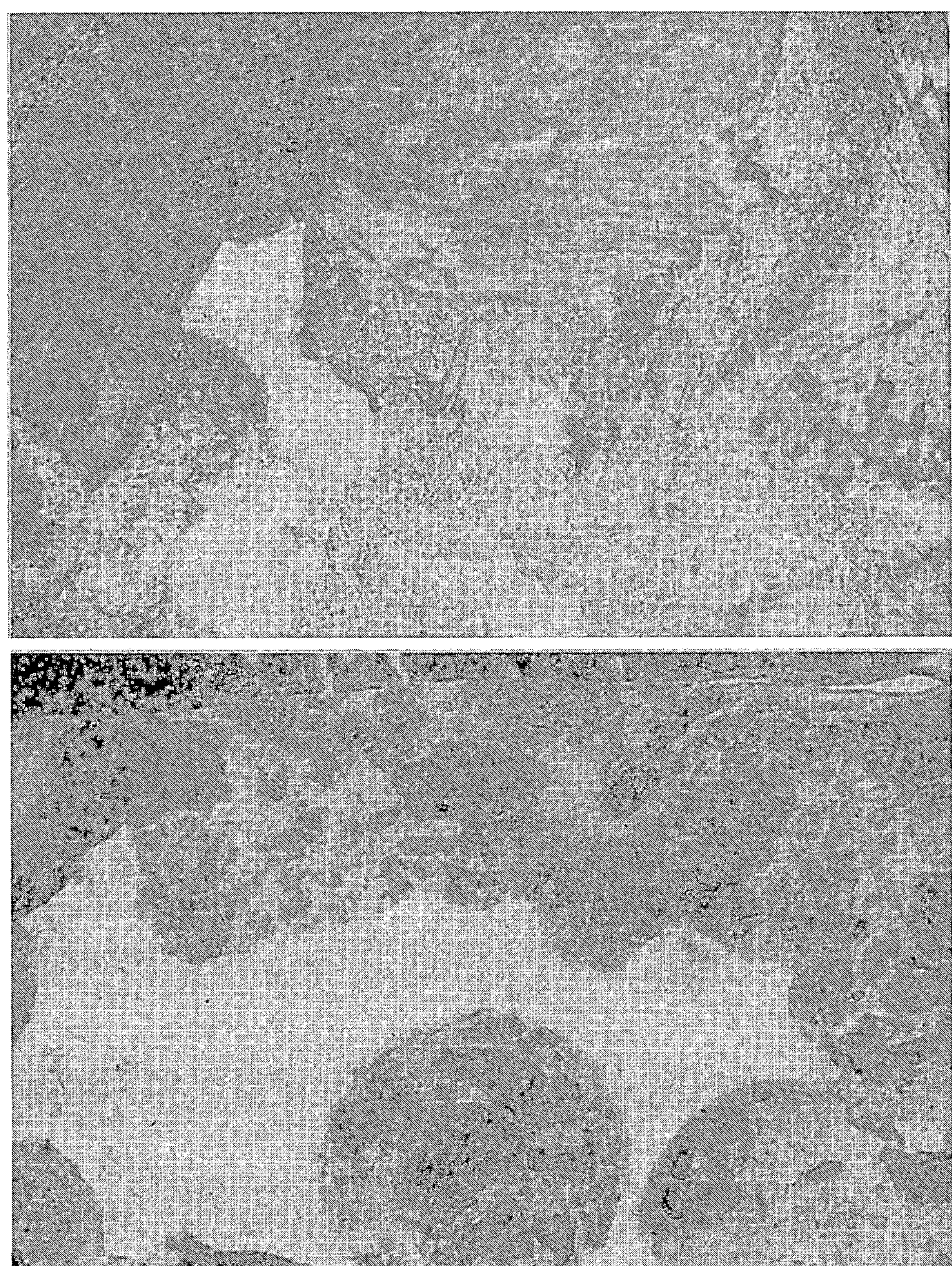

Abb. 152. (*oben*) Orthotope Implantation. 7 Tage. KG + Ceros 00. KG-Partikel im Defektzentrum von losem Bindegewebe umgeben. Beginnende KG-Resorption (*links unten*, in der Spalte des Gelatinepartikels). Schnittpräparat, Vergr. 25,0:1

Abb. 153. (*unten*) Orthotope Implantation. 9 Tage. KG + Ceros 00. Dichtgepackte KG-Partikel, die die Makroporen der Keramik ausfüllen; Keramik herausgebrochen, keine Knochenbildung. Nicht durchbohrte Kortikalis (*Bildoberrand*). Schnittpräparat, Vergr. 25,0:1

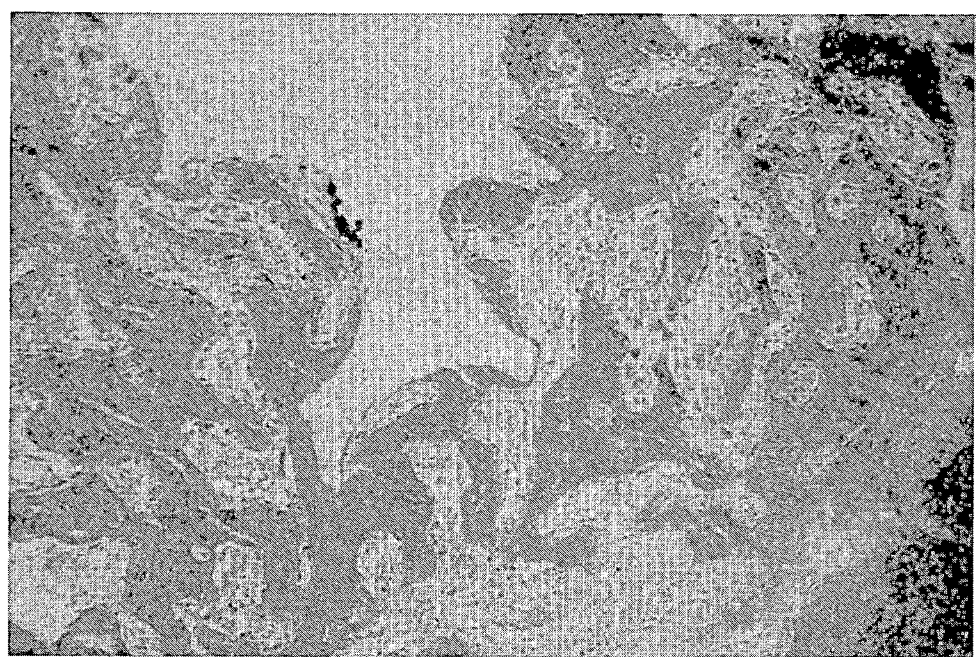

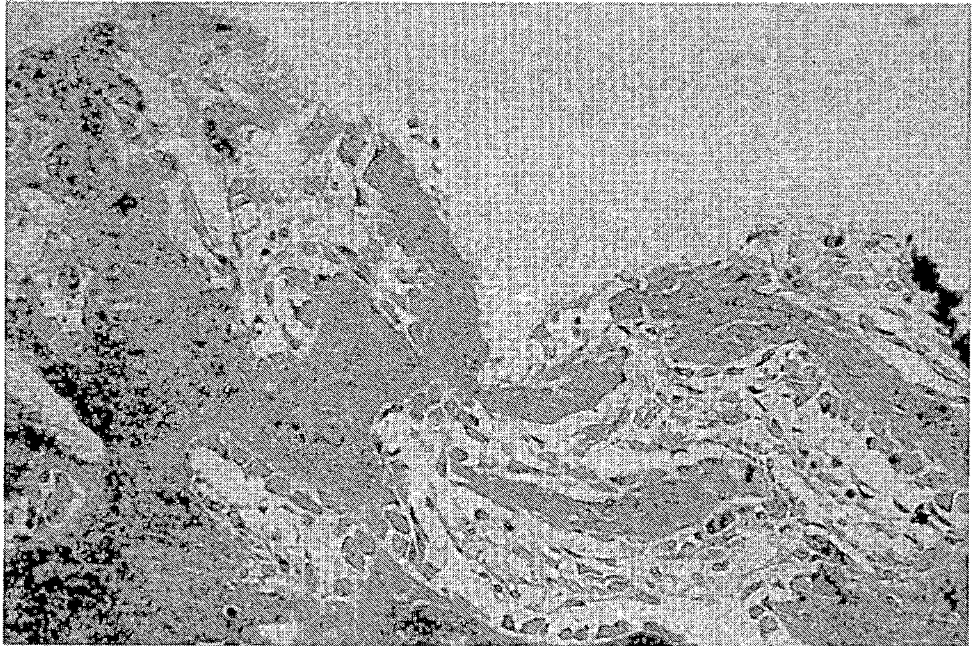

Abb. 154. (*oben*) Orthotope Implantation. 13 Tage. KG + Ceros 00. Knochenbildung in den Makroporen der Keramik mit grenzschichtlosem Kontakt zu dieser. Intensiver osteoblastärer Anbau. KG-Partikel sind nicht nachzuweisen. Schnittpräparat, Vergr. 25,0:1

Abb. 155. (*unten*) Orthotope Implantation. 13 Tage. KG + Ceros 00. Vergrößerung von Abb. 154. Deutlich sind die Osteoblasten an den Oberflächen des entstandenen Knochens, der die Keramikporen ausfüllt, zu erkennen. Schnittpräparat, Vergr. 63,0:1

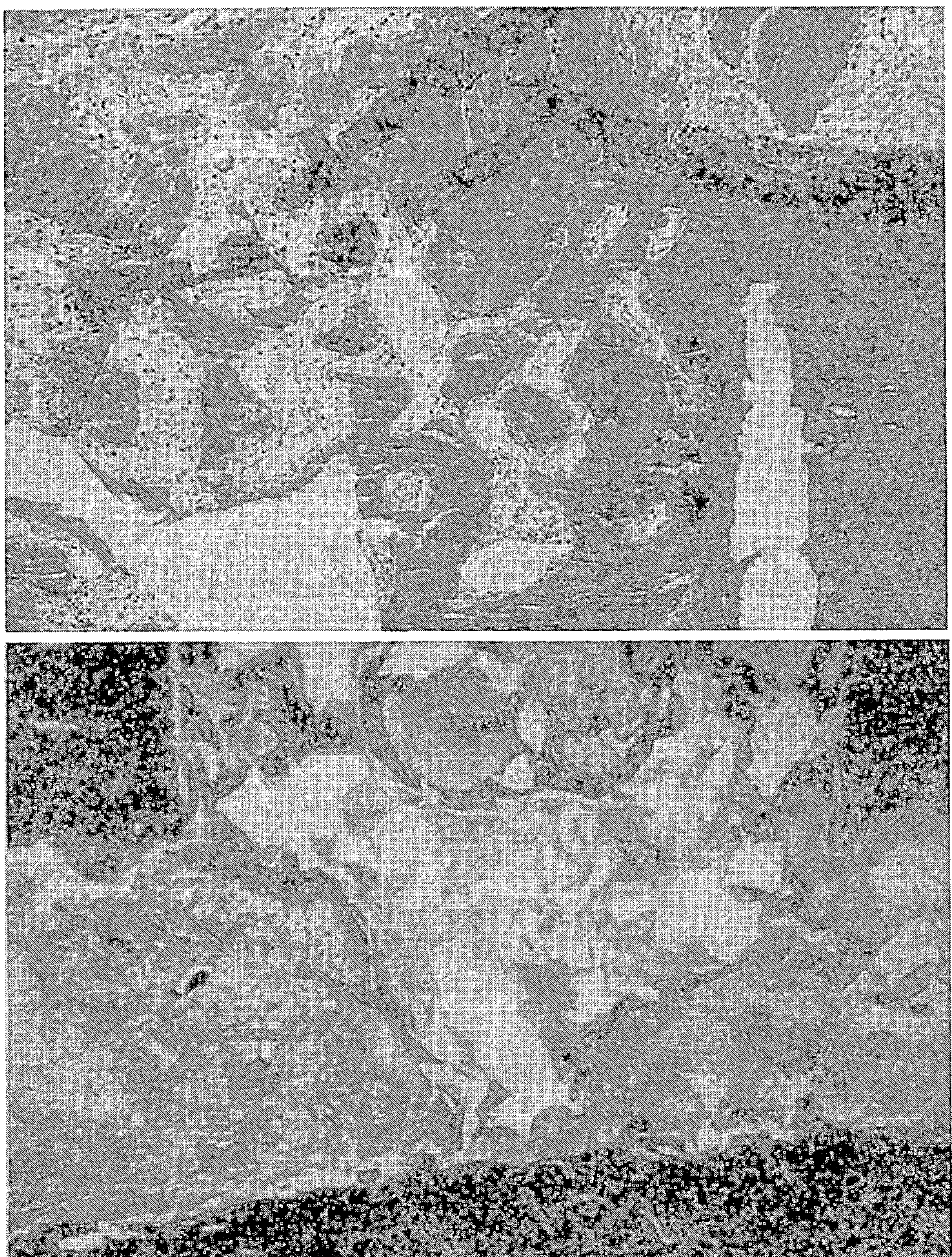

Abb. 156. (*oben*) Orthotope Implantation. 13 Tage. KG + Ceros 00. *Bildrand rechts*: durchbohrte Femurkortikalis. *Bildmitte oben*: großes KG-Partikel, das in die Knochenbildung im Defekt (*Bildmitte, untere Bildanteile*) einbezogen wird. Keramik herausgebrochen. Schnittpräparat, Vergr. 25,0:1
Abb. 157. (*unten*) Orthotope Implantation. 21 Tage. KG + Ceros 00 (Übersichtsaufnahme). *Bildoberrand*: durchbohrte Kortikalis. Verschluß des Defekts durch Keramikpartikel (herausgebrochen) und neugebildeten trabekulären Knochen. Defektzentrum bindegewebig aufgefüllt. Schnittpräparat, Vergr. 6,25:1

6.4.3 Histomorphometrische Ergebnisse

6.4.3.1 Heterotope Implantation

(Bei diesem Versuch ist bewußt darauf verzichtet worden, eine Kontrollgruppe anzulegen – s. 5.7).

Erst nach 13 Tagen wird in den Implantaten der allogenen Knochengelatine bzw. ihrem Composite mit β-Trikalziumphosphat-Keramik Knochen in ausreichenden Mengen induziert, um eine Histomorphometrie durchführen zu können. Die histomorphometrische Auswertung der Muskelschnitte der Implantate der Knochengelatine bzw. ihres Composites mit β-Trikalziumphosphat-Keramik erfolgt daher an den 13, 17 und 21 Tage alten Präparaten. Da in den Implantaten von allogener Knochengelatine/Ceros 00 erstmalig nach 21 Tagen eine Osteoinduktion eintritt (s. 6.4.1.3), werden nur die Schnitte der Präparate dieses Zeitpunkts ausgezählt.

Bei der Bestimmung des Strukturparameters 'Volumendichte Knochen V_v (%)' zeigen sich nach 13 und 17 Tagen für den Composite der allogenen Knochengelatine mit β-Trikalziumphosphat signifikant schlechtere Werte als nach dem alleinigen Einsatz von Knochengelatine (Abb. 158). Dagegen hat sich nach 21 Tagen im Vergleich zur Monosubstanz das durch den Composite in der Muskulatur induzierte Knochenvolumen verdoppelt.

Auch die Implantation des Ceros 00 enthaltenden Composites führt am heterotopen Ort nach 21 Tagen noch zu einer signifikanten Steigerung der Menge des induzierten Knochengewebes im Vergleich zur Referenzsubstanz, der allogenen Knochengelatine.

Nach 21 Tagen ist der Wert des Anbauparameters 'Volumendichte Osteoid V_{vos} (%)' – beim Einsatz der beiden Composites – signifikant größer im Vergleich zu dem nach alleiniger Implantation von allogener Knochengelatine (Abb. 159).

Dies entspricht den histologischen Bildern, in denen sich zu diesem Zeitpunkt der stärkste osteoblastäre Anbau an den entstandenen Ossikeln nach der Implantation der Gemische zeigt, und muß bei signifikant geringeren Resorptionsraten: 'Gesamtresorptions-

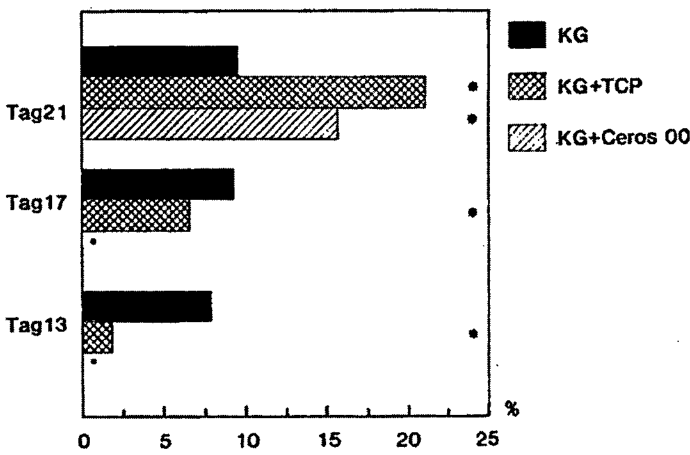

Abb. 158. Heterotope Implantation. Volumendichte Knochen V_v (%). * Signifikant p < 0,05 versus KG, # keine Knochenbildung nachweisbar

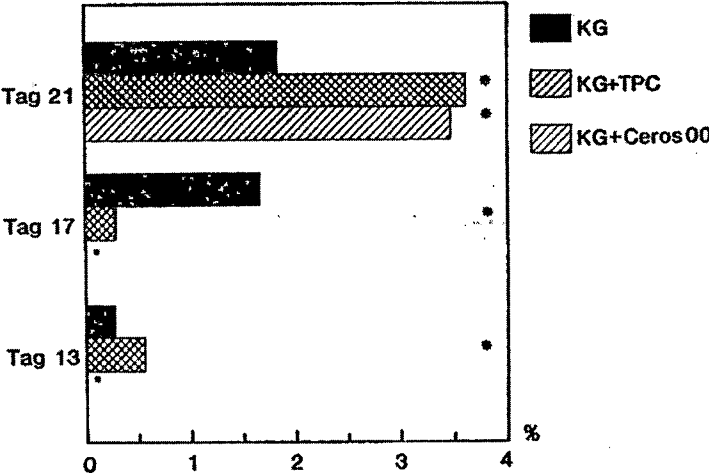

Abb. 159. Heterotope Implantation. Volumendichte Osteoid V_{vos} (%) * Signifikant p < 0,05 versus KG, # keine Knochenbildung nachweisbar

oberfläche HT (%)' (Abb. 160) in den Implantaten der Composites am Versuchsende zu größeren, induzierten Knochenvolumina führen.

Parallel zu der über die Zeit anwachsenden Knochenmenge steigt nach der isolierten Implantation von allogener Knochengelatine der Anbauparameter 'Volumendichte Osteoid' kontinuierlich an.

Auffallend ist daher der große Sprung für den Wert der 'Gesamtresorptionsoberfläche' zwischen dem 17. und dem 21. Tag, der sich bei der Monosubstanz unabhängig von der Entwicklung des Anbauparameters fast um den Faktor 4 vergrößert.

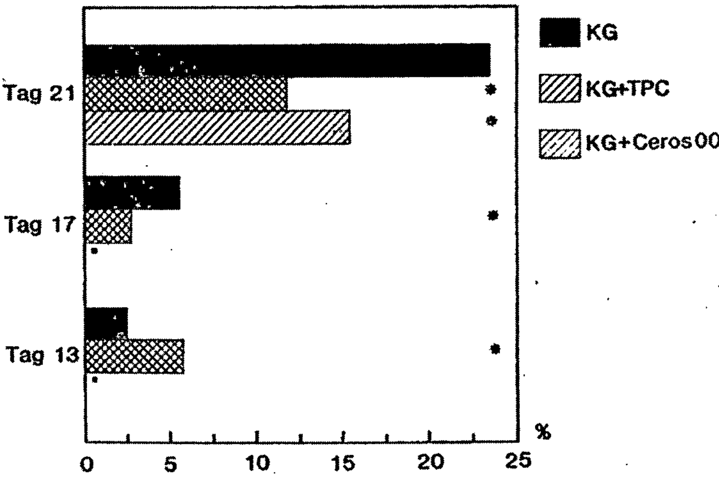

Abb. 160. Heterotope Implantation. Gesamtresorptionsoberfläche HT (%). * Signifikant p < 0,05 versus KG, # keine Knochenbildung nachweisbar

Der Verlauf nach der Implantation des Composites aus allogener Knochengelatine und β-Trikalziumphosphat-Keramik ist allerdings entsprechend und zeigt ebenfalls eine Steigerung des Resorptionsparameters um den Faktor 4. Schließlich liegt auch der Wert für den Ceros 00 enthaltenden Composite nach 21 Tagen, bei seiner ersten Bestimmung, in der gleichen Größenordnung (s. 7.2) wie der für die beiden anderen untersuchten Substanzen.

6.4.3.2 Orthotope Implantation

Die Histomorphometrie der Femurimplantate wurde an den 13, 17 und 21 Tage alten Präparaten durchgeführt.

Die Bestimmungen des Strukturparameters 'Volumendichte Knochen V_v (%)' (Abb. 161) zeigt nach 21tägiger Versuchsdauer für die beiden Composites signifikant größere Werte im Vergleich zu den Implantationen der Monosubstanz.

Signifikant größere Werte des Anbauparameters 'Volumendichte Osteoid V_{vos} (%)' (Abb. 162) bzw. signifikant kleinere Werte des Abbauparameters 'Gesamtresorptionsoberfläche HT (%)' (Abb. 163) zeigen sich nach 21 Tagen bei der Implantation des Composites der allogenen Knochengelatine mit β-Trikalziumphosphat-Keramik im Vergleich zur Untersuchung der Schnitte nach dem alleinigen Einsatz des allogenen Matrixextrakts.

Diese Konstellation muß zu einer Zunahme des Knochenvolumens im Bohrlochdefekt, nach der Implantation des Trikalziumphosphatkeramik-Composites, im Vergleich zur Monosubstanz, führen. Für den Verlauf der Entwicklungen der Knochen- und Osteoidvolumina bzw. der resorptiven Aktivität innerhalb der Implantate s. Abb. 161–163.

6.4.4 Zusammenfassung der Ergebnisse

Die heterotope Implantation von allogener Knochengelatine führt erst nach 5 Tagen zu einer vollständigen bindegewebigen Umscheidung der eingebrachten Partikel. Nach 7 Tagen

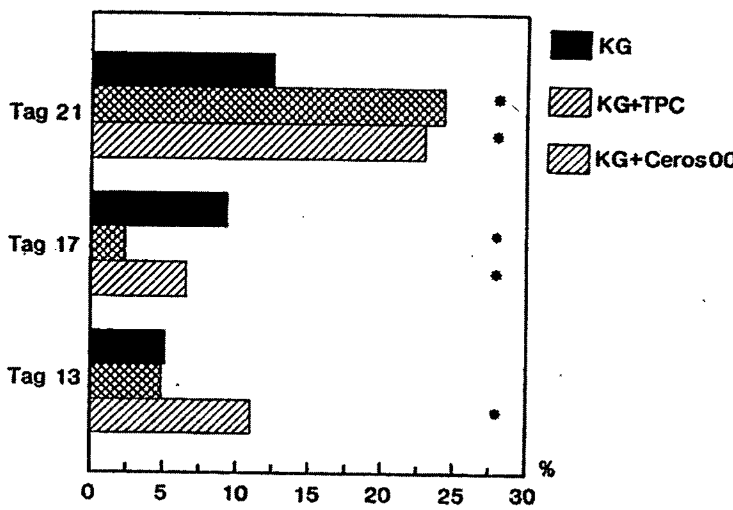

Abb. 161. Orthotope Implantation. Volumendichte Knochen Vv (%). * Signifikant p < 0,05 versus KG

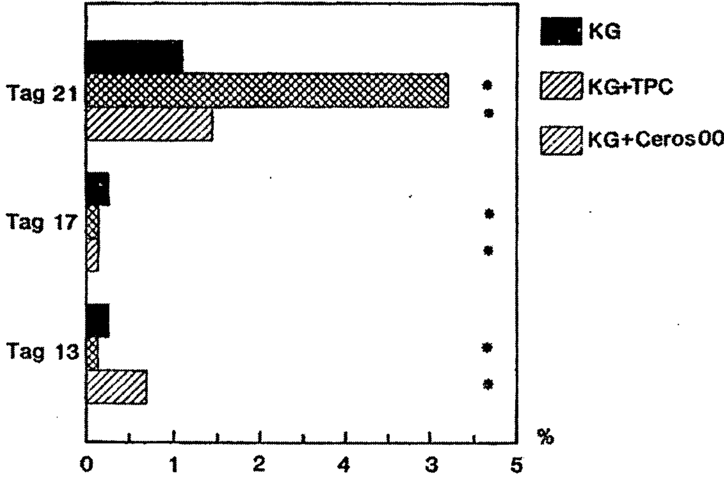

Abb. 162. Orthotope Implantation. Volumendichte Osteoid Vvos (%). * Signifikant p < 0,05 versus KG

ist eine Chondroinduktion, nach 13 Tagen eine Osteoinduktion, die rein desmaler Genese erscheint, zu beobachten. Einundzwanzig Tage nach der Operation sind in den histologischen Schnitten induzierte Ossikel zu sehen.

Zu keinem Zeitpunkt treten Rundzellen in den Präparaten auf.

Bei dem Einsatz des Knochengelatine-β-Trikalziumphosphat-Keramik-Composites in der Muskulatur fällt nach 3 Tagen die größere Dichte des zwischen die implantierten Materialien eingewachsenen Bindegewebes, im Vergleich zu den isolierten Knochengelatineimplantaten, auf. Ganz vereinzelt kommt es nach 4 Tagen – im weiteren Verlauf nicht

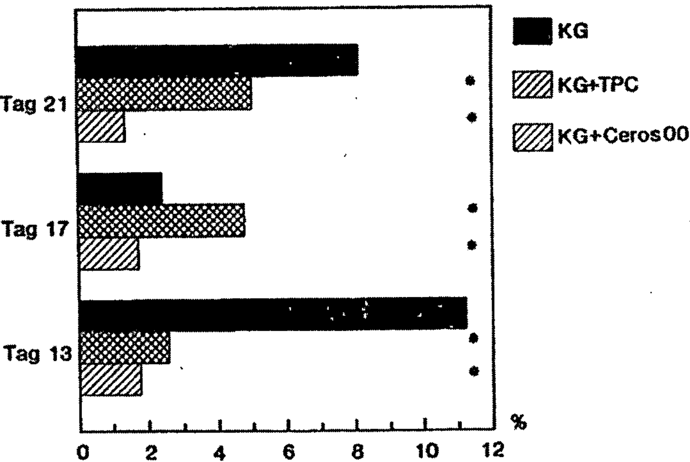

Abb. 163. Orthotope Implantation. Gesamtresorptionsoberfläche HT (%). * Signifikant p < 0,05 versus KG

mehr – zur Entwicklung von Rundzellinfiltraten um einzelne Gelatinepartikel. Schon nach 5 Tagen kann eine Chondroinduktion festgestellt werden, auf die bereits nach 9 Tagen eine Knochenbildung in der Muskulatur folgt.

Histomorphometrisch ist das Knochenvolumen nach 13 und 17 Tagen kleiner als das, das durch Knochengelatine allein zu induzieren ist. Dagegen werden nach 21 Tagen, zum Ende der Untersuchung, bei der Verwendung dieses Composites die größten Knochenmengen beobachtet, die in allen Versuchen heterotop entstehen, d.h. der stärkste osteoinduktive Effekt.

Erst 5 Tage nach der heterotopen Implantation des Gemischs aus allogener Knochengelatine und der Hydroxylapatitkeramik Ceros 00 ist das gesamte Implantat von Bindegewebe durchwachsen. Nach 7 Tagen tritt eine Chondroinduktion ein, die nach 9 Tagen ihr Maximum erreicht. Ausschließlich am 7. Tag nach der Operation sind Rundzellinfiltrate nachzuweisen, die möglicherweise nur als Reaktion auf einzelne Knochengelatinepartikel entstehen, da bis zum Ende des Versuchs keine weiteren Rundzellen mehr zu beobachten sind.

Eine Knochenbildung kann weder nach 13 noch nach 17 Tagen festgestellt werden. Nach 21 Tagen entwickeln sich auch hier – Knochengelatine/Ceros 00 – große Ossikel. Die Menge des neugebildeten Knochens bleibt jedoch hinter der, die durch den Einsatz des Trikalziumphosphatkeramik enthaltenden Composites zu induzieren ist, signifikant zurück.

Bei der Implantation des Composites aus allogener Knochengelatine/β-Trikalziumphosphat-Keramik in die Muskulatur treten im Vergleich zu der Monosubstanz – bzw. dem 2. Keramik-Composite – folgende Unterschiede auf:

- nach 3 Tagen sind die Implantate des erstgenannten Substanzgemischs bereits von einem dichten, zellreichen Bindegewebe eingescheidet;
- nach 4 Tagen beginnt eine intensive Resorption der Knochengelatinepartikel und nur zu diesem Zeitpunkt ist eine Rundzellreaktion in der Muskulatur vorzufinden;
- nach 5 Tagen zeigen sich bereits induzierte Knorpelzellen in den Implantaten und
- schon nach 9 Tagen kommt es zu einer ektopen, desmalen Osteoneogenese in der Muskulatur mit im weiteren Verlauf kontinuierlich zunehmender Menge des induzierten Knochens;
- nach 21 Tagen entstehen Ossikel einer Größe und Struktur, deren Formation sonst durch keine der anderen untersuchten Substanzen oder Verbindungen, auch denen der anderen Versuche, auszulösen ist.

Die orthotope Implantation der allogenen Knochengelatine in den Knochen führt bis zu 5 Tagen nach der Operation nur zu einer geringen biologischen Reaktion. Nach 4 Tagen treten erste Rundzellen auf. Solche Infiltrate können bis zum Ende des Versuchs beobachtet werden. Nach 7 Tagen sproßt Bindegewebe in größerer Menge in die Implantate ein. Erst zu diesem Zeitpunkt wird die Knochengelatine sichtbar resorbiert. Das histologische Bild nach 9, 13 und 17 Tagen zeigt keine Veränderung. Eine Chondroinduktion im Defekt ist nicht nachzuweisen.

Einundzwanzig Tage nach der Operation kommt es zu einer geringfügigen Knochenbildung im Bohrloch, die jedoch, bei dem Vergleich mit den Werten der nicht aufgefüllten Präparate der Kontrolltiere, hinter der physiologischen Knochenbildungsrate deutlich zurückbleibt (s. 6.1.3.1). Nach 21 Tagen liegen dichteste Rundzellinfiltrate in den Implantaten vor.

Nur bei der Implantation des Gemischs aus allogener Knochengelatine und β-Trikalziumphosphat-Keramik kann 4 Tage nach der Operation eine Fluoreszenz auf der Oberfläche der in den Femur eingebrachten Knochengelatinepartikel beobachtet werden. Das Einwachsen des Bindegewebes zwischen die Partikel erscheint beim Vergleich mit den Implantaten der Knochengelatine bzw. des Knochengelatine-Ceros-00-Gemischs wiederum, wie bei der heterotopen Implantation, beschleunigt.

Nach 5 Tagen wird die Gelatine an ihrer Oberfläche resorbiert, erste Rundzellen treten auf. Sieben Tage nach der Verwendung des Gelatine-Trikalziumphosphat-Gemischs ist keine spezifisch durch die Gelatine ausgelöste Knochenbildung nachzuweisen.

Dichte Rundzellinfiltrate und vereinzelte Knorpelzellen sind nach 9 Tagen in den histologischen Schnitten zu sehen.

Nach 13 Tagen ist eine geringe Knochenbildung auf und an den Gelatinepartikeln, ohne die Beteiligung induzierter Knorpelzellen, zu beobachten. Teile der Keramik werden direkt in das entstehende Knochengewebe eingebaut. Die Regionen der Präparate, in denen die Integration der Keramik zu beobachten ist, zeichnen sich durch ihre hervorragende Vaskularisation aus. Nach 17 Tagen hat das Knochenvolumen im Bohrlochdefekt histomorphometrisch abgenommen, um nach 21 Tagen massiv, im Sinne einer osteostimulativen Wirkung anzuwachsen.

Die gemeinsame Implantation von Knochengelatine und Ceros 00 führt bis zu 7 Tagen nach der Operation zu einer ähnlichen Reaktion im Implantatlager, wie sie der Einsatz des Composites aus β-Trikalziumphosphat-Keramik und dem Knochenmatrixextrakt bewirkt.

Am 7. Tag treten Rundzellinfiltrate auf, die bis zum Ende des Versuchs fortbestehen. Die Wirkung auf die knöcherne Reparation ist nach 13 und 17 Tagen deutlich besser als bei der Verwendung des Trikalziumphosphatkeramik enthaltenden Composites der Knochengelatine; nach 21 Tagen gleichen sich die stimulierten Knochenvolumina an.

Die Präparate der orthotopen Implantate von allogener Knochengelatine zusammen mit β-Trikalziumphosphat-Keramik unterscheiden sich von denen der beiden anderen, in diesem Versuch untersuchten Knochenersatzmittel:

- durch die frühere Bindegewebeeinsprossung zwischen die einzelnen Partikel des eingebrachten Substanzgemischs;
- durch den frühzeitigeren Beginn der Resorption der Gelatinepartikel;
- durch das passagere Auftreten von Knorpelgewebe und Knorpelmatrix in der Femurmarkhöhle;
- durch das geringe entstehende Knochenvolumen 13 und 17 Tage postoperativ und
- die explosionsartige Zunahme der Knochenmenge zwischen dem 17. und 21. Tag.

6.5 Überbrückung segmentaler Defekte der Hundeulna mit Kalziumphosphatkeramiken, auto- und allogener Spongiosa, allogener Knochengelatine und Composites. Überprüfung der osteoinduktiven Eigenschaften von allogener Knochengelatine und eines ihrer Composites

6.5.1 Morphologische Ergebnisse am 42. Tag. Heterotope Implantation

6.5.1.1 Allogene Mischlingshunde-Knochengelatine

Kennzeichnende Reaktion 42 Tage nach der Operation ist die zelluläre Infiltration der Implantate mit zahlreichen Plasmazellen, Monozyten und – in geringerem Ausmaß – Lymphozyten (Abb. 164). Spalten in oder zwischen eng beieinanderliegenden Gelatinepartikeln, in denen es bei allogener Implantation von Ratten-Knochengelatine in Ratten vorzugsweise zur Knorpelbildung kommt, weisen hier keine Knorpelzellen auf. Liegen keine Rundzellinfiltrate vor, sind diese Zwischenräume mit spindelförmigen Fibrozyten und dem Material direkt anliegenden, fraglich resorbierenden Zellen besetzt (Abb. 165). Die Gesamtresorption der Substanz ist geringfügig. Kalksalze können im Gewebe nicht beobachtet werden. Eine Chondro- oder Osteoinduktion ist in keinem der Präparate nachzuweisen.

6.5.1.2 Allogene Mischlingshunde-Knochengelatine mit β-Trikalziumphosphat-Keramik

Nach 42 Tagen wird die Keramik von einer bindegewebigen Hülle eingescheidet. Es hat sich loses, sehr zellreiches Bindegewebe zwischen den Gelatinepartikeln entwickelt (Abb. 166). Die kennzeichnende Reaktion in diesen Implantaten ist das Auftreten unzähliger, vielkerniger, resorbierender Zellen, die direkt angrenzend an die Keramik und in ihrer Peripherie (Abb. 167) vorkommen. In diesen Zellen lassen sich phagozytierte Bruchstücke der Keramik erkennen (Abb. 168). Auf das Implantat ausgewanderte Zellen sterben ab und werden pyknotisch (Abb. 169, 171). Auch die Gelatinepartikel werden von zahlreichen ein- bis mehrkernigen resorptiven Zellen umringt (Abb. 170).

In wenigen Präparaten treten in der Masson-Goldner-Färbung partiell kalzifizierte Knochengelatinepartikel auf (Abb. 171). Diese 'Rekalzifizierung' könnte durch eine metastatische Ablagerung von Kalziumionen und Phosphatgruppen, aus der Keramik gelöst, auf der Knochengelatineoberfläche erklärt werden. In der Vergrößerung ist klar zu erkennen, daß kein vitaler Knochen entsteht (Abb. 172).

Eine Knorpelbildung läßt sich in keinem der Präparate nachweisen.

Die Abb. 171 spiegelt deutlich die in allen Implantaten entstehende Rundzellreaktion wieder.

Nur die intensive Fremdkörperriesenzellbildung macht den Unterschied der biologischen Reaktion auf die Implantation des Composites, im Vergleich zum alleinigen Einsatz von allogener Knochengelatine, aus.

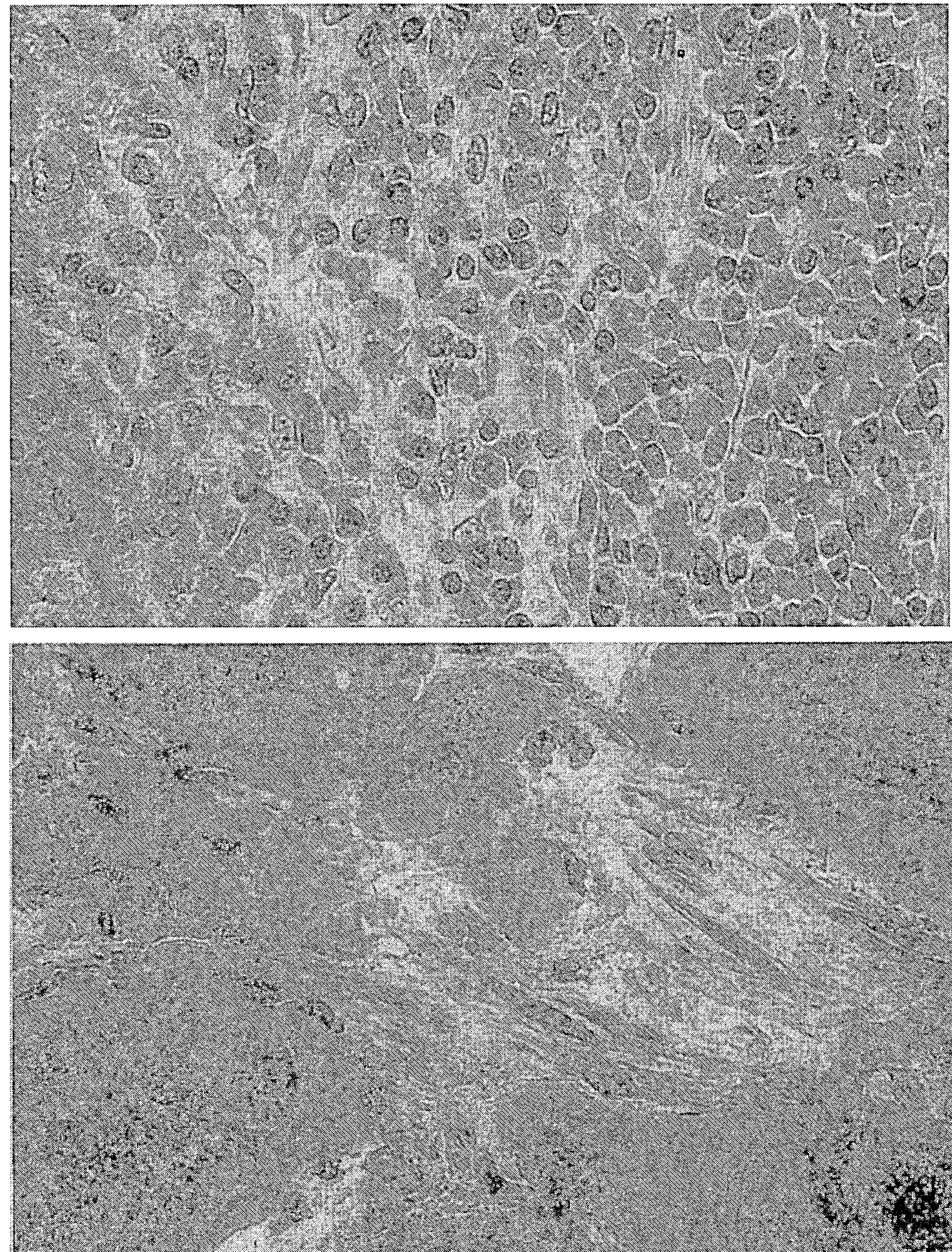

Abb. 164. (*oben*) Heterotope Implantation. 42 Tage. Knochengelatine. Dichtes Infiltrat von Plasmazellen, Monozyten und vereinzelten Lymphozyten, KG-Partikel (*linker unterer Bildrand*). Schnittpräparat, Vergr. 160,0:1

Abb. 165. (*unten*) Heterotope Implantation. 42 Tage. Knochengelatine. Zwischen KG-Partikeln (*oben, unten*) spindelförmige Zellen. Keine Osteo- oder Chondroinduktion. Schnittpräparat, Vergr. 160,0:1

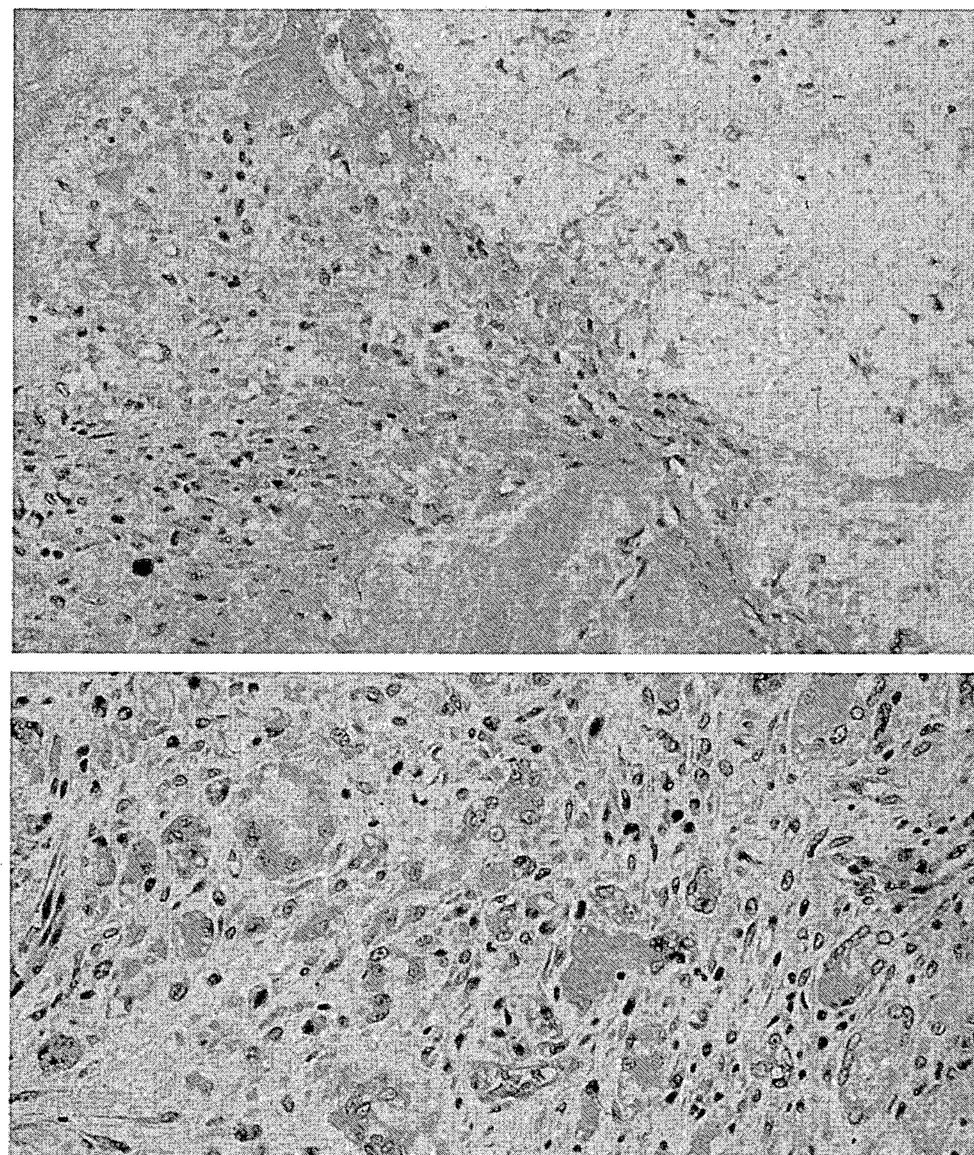

Abb. 166. (*oben*) Heterotope Implantation. 42 Tage. KG + TCP. KG-Partikel (*Bildunterrand*), Keramik (*rechts oben*), loses Bindegewebe zwischen der Keramik und der KG. Schnittpräparat, Vergr. 63,0:1

Abb. 167. (*unten*) Heterotope Implantation. 42 Tage. KG + TCP. Zahlreiche resorbierende, vielkernige Zellen mit Keramikabbauprodukten im Zytoplasma. Schnittpräparat, Vergr. 63,0:1

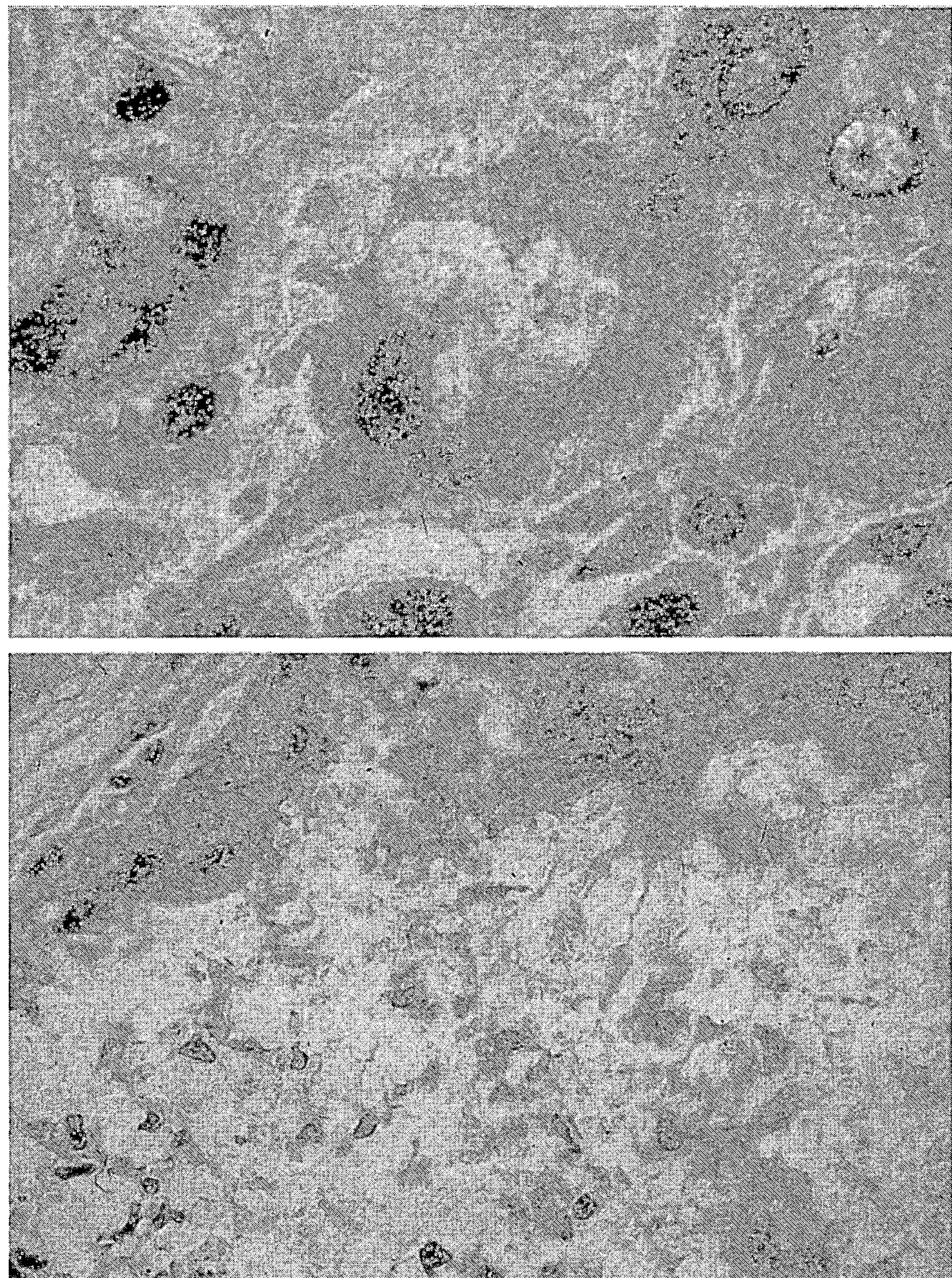

Abb. 168. (*oben*) Heterotope Implantation. 42 Tage. KG + TCP. Vergrößerung aus Abb. 167. Keramik in den phagozytierenden Zellen. Schnittpräparat, Vergr. 400,0:1

Abb. 169. (*unten*) Heterotope Implantation. 42 Tage. KG + TCP. Fremdkörperriesenzellen (*links* und *rechts oben*). Auf die Keramik ausgewanderte Zellen werden pyknotisch (*Bildmitte*). Schnittpräparat, Vergr. 160,0:1

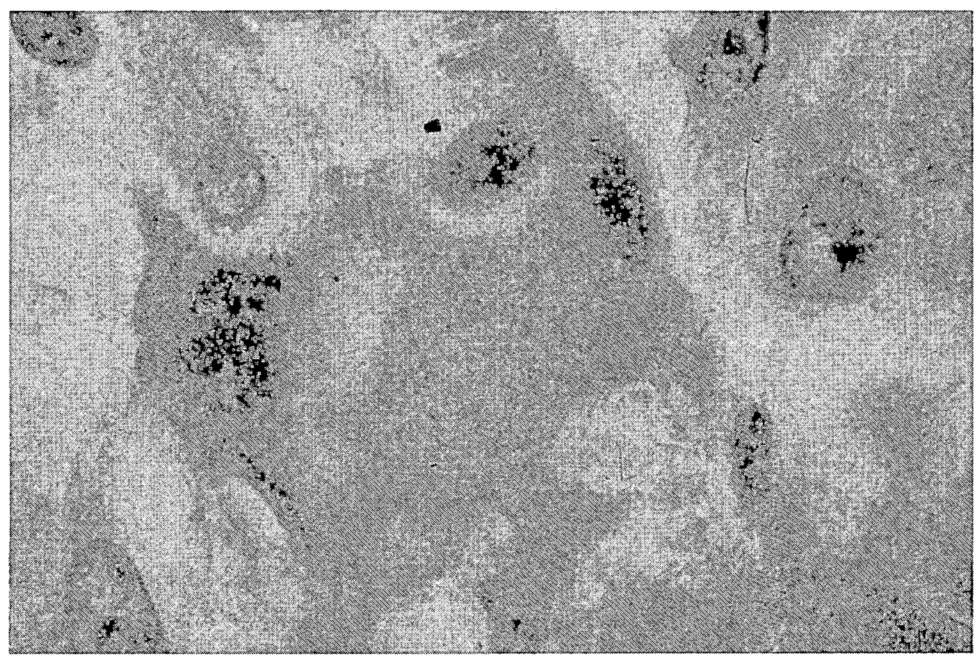

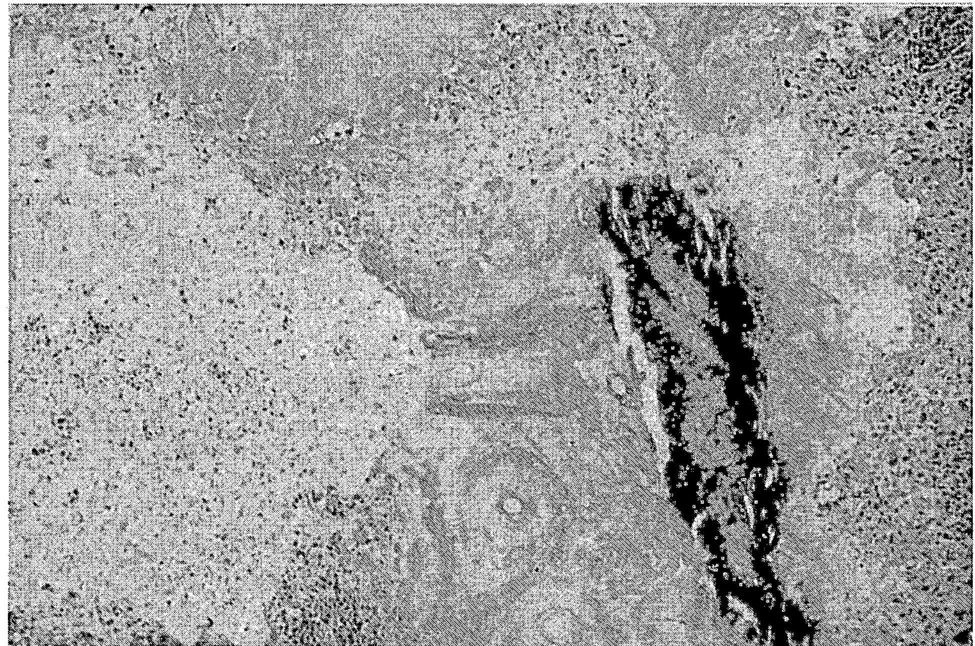

Abb. 170. *(oben)* Heterotope Implantation. 42 Tage. KG + TCP. Ein KG-Partikel *(Bildmitte)* ist von mehreren resorbierenden Zellen umbringt. Schnittpräparat, Vergr. 400,0:1

Abb. 171. *(unten)* Heterotope Implantation. 42 Tage. KG + TCP. KG-Partikel *(Bildmitte,* osteonale Struktur), Keramik *(linker Bildausschnitt),* kalzifizierte KG *(schwarz).* Kein vitales Knochengewebe. Schnittpräparat, Vergr. 25,0:1

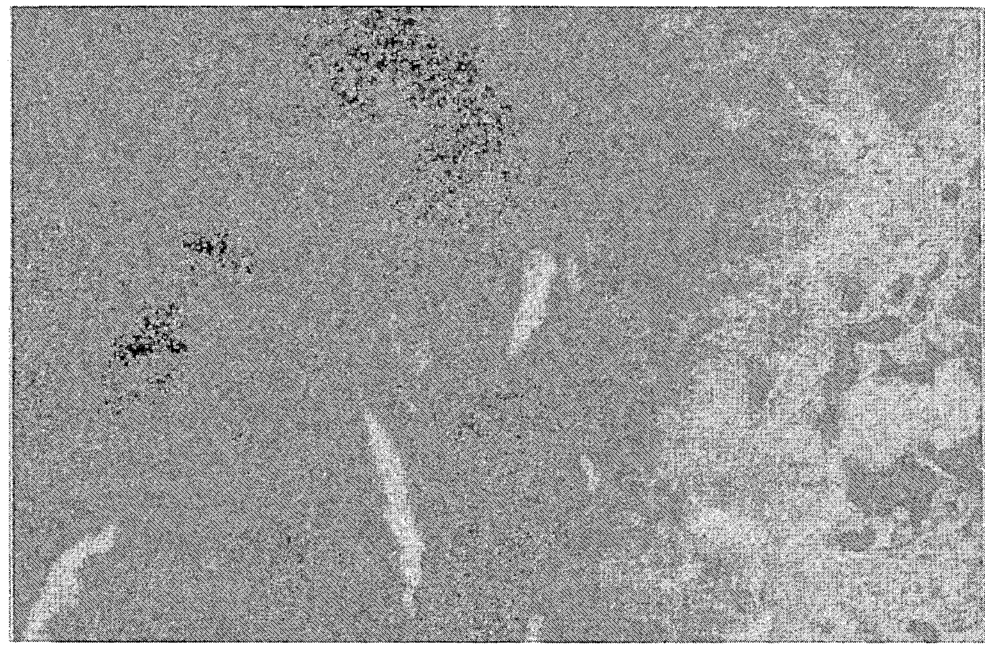

Abb. 172. Heterotope Implantation. 42 Tage. KG + TCP. Vergrößerung aus Abb. 171. Kalzifizierte KG-Partikel *(rechts)*, schollige Kalziumphosphatablagerung *(links)*. Keine spezifischen Knochenzellen. Schnittpräparat, Vergr. 160,0:1

6.5.2 Morphologische Ergebnisse am 90. Tag. Orthotope Implantation

Es werden die Ergebnisse nach 90 Tagen ausgewertet. Pro verwendetem Implantat stehen 2 Präparate zur Verfügung.

6.5.2.1 Hydroxylapatitkeramikzylinder Ceros 80

Nach 90 Tagen ist keiner der beiden Hydroxylapatitzylinder knöchern durchbaut. An den Grenzflächen zwischen dem Implantat und dem Knochen ist letzterer nicht in die Makroporen der Keramik eingewachsen. Die Mikroradiographie (Abb. 173) zeigt den begrenzten Kontakt zwischen dem kortikalen Knochen und dem Implantat. Dieses hat offensichtlich unter hoher axialer Kompression durch die dynamische Kompressionsplatte gestanden, was sich im Zusammenbruch des Hydroxylapatitzylinders und dem Einstauchen des Knochens in die Keramik wiederspiegelt. In der Mikroangiographie ist die Verträglichkeit der Hydroxylapatitkeramik, für am Rande der Implantate einsprossende Gefäße, gut zu erkennen (Abb. 174).

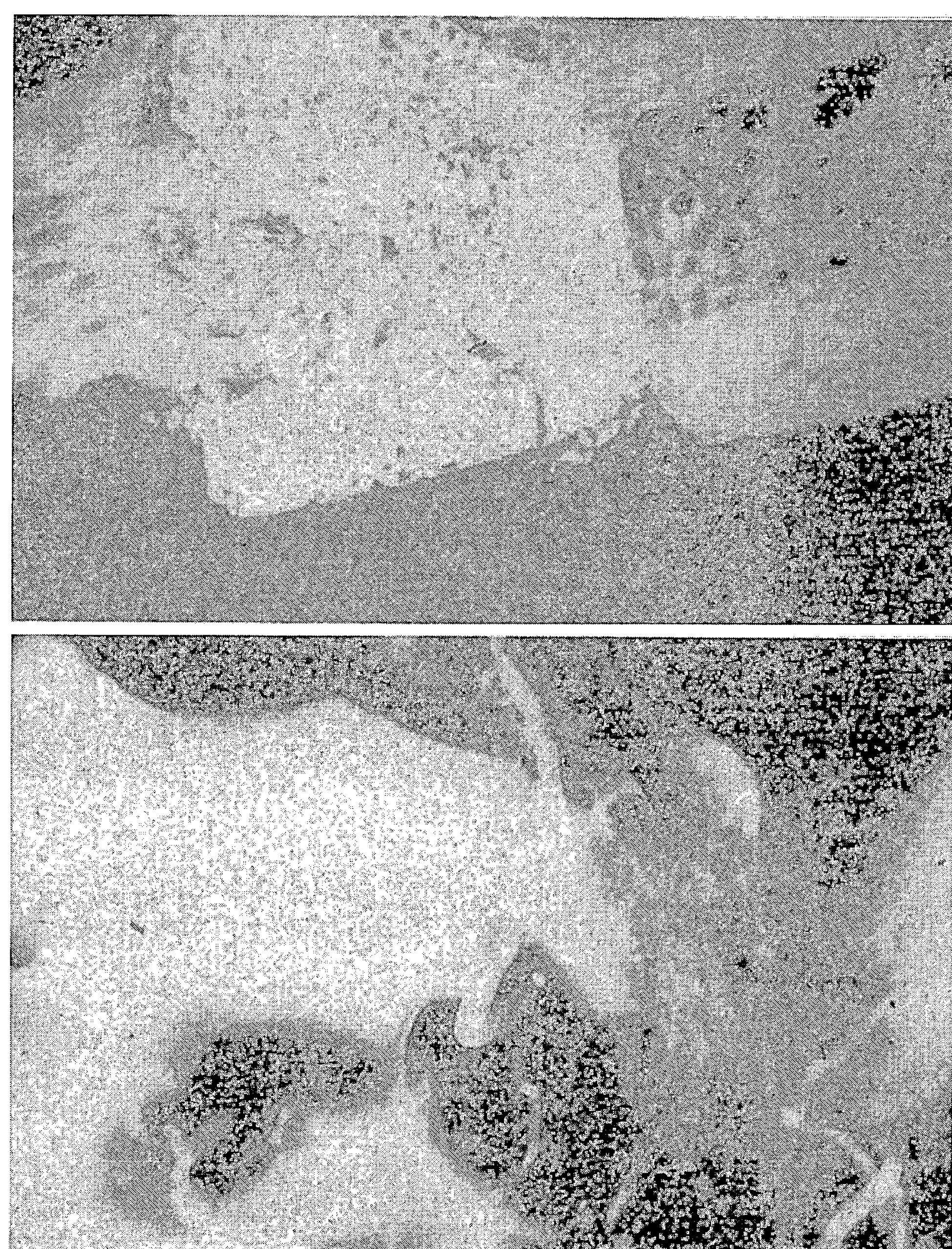

Abb. 173. (*oben*) Orthotope Implantation. 90 Tage. Makroporöser Hydroxylapatitkeramikblock. Kein Einwachsen von Knochengewebe in die Keramikporen. Mikroradiographie, Vergr. 5,0:1
Abb. 174. (*unten*) Orthotope Implantation. 90 Tage. Makroporöser Hydroxylapatitkeramikblock. An den Rändern der Keramik liegende Gefäße ziehen nicht in diese hinein. Mikroangiographie, Vergr. 10,0:1

6.5.2.2 β-*Trikalziumphosphat-Keramikzylinder*

Die Implantation dieser Keramikform führt in beiden Versuchstieren nicht zu einer Durchbauung des Defekts. An den Kontaktflächen zwischen Knochen und Keramik kommt es – bereits in der Mikroangiographie deutlich sichtbar – zu einer Spaltbildung (Abb. 175), in einem Präparat sogar zu einer Resorption des Knochens mit Abrundung seiner Enden (Abb. 176). Eine Kante des Implantats in Abb. 175 ist, wahrscheinlich aus den gleichen Gründen wie für den Hydroxylapatitkeramikzylinder in Abb. 173 beschriebenen, abgebrochen. Trotzdem hat der aus diesem hohen, axialen Druck abzuleitende, innige Kontakt zwischen Keramik und Knochen nicht zur Entwicklung eines Verbundes zwischen dem Kalziumphosphat und dem Knochengewebe geführt. Die Markraumgefäße sind, wie die Abb. 175 und 176 zeigen, rekonstituiert.

6.5.2.3 *Autogene Hundespongiosa als Chips*

6.5.2.4 *Allogene Hundespongiosa als Block*

Die Auffüllung der Defekte führt nach 90 Tagen in allen 4 Tieren zu einer vollständigen knöchernen Überbrückung. Trotz Transplantation autogenen Knochens in 2 dieser Tiere erscheinen die histologischen Ergebnisse für die mit allogenem Knochen implantierten Hunde nahezu gleichwertig, bei einem Tier, dessen Ulna mit Fremdspongiosa aufgefüllt wurde, sogar besser (vgl. Abb. 177 autogene Spongiosa, gegen Abb. 178, allogene Spongiosa; s. auch 6.5.3). Dies ist durch die Verwendung von Blöcken von allogenem Knochen zu erklären, die – durch die Osteosyntheseplatten unter Druck gesetzt – nachfolgend eine größere mechanische Stabilität hatten, die wahrscheinlich den Einbau des implantierten Knochens erleichterte.

6.5.2.5 *Autogene Hundespongiosa als Chips mit* β-*Trikalziumphosphat-Keramik*

Die Keramikbeimischung zu autogenen Spongiosachips bewirkt nur bei einem Tier eine knöcherne Durchbauung des Defekts (Abb. 179). Im histologischen Schnitt sind noch Reste der β-Trikalziumphosphat-Keramik in dem unmittelbar dem Knochen anliegenden Weichteilgewebe nachzuweisen. Hier besteht der über Fremdkörperriesenzellen gesteuerte Abbau der Keramik abgeschwächt fort.

Im ehemaligen Defekt ist die Keramik, nach dem Einbau in vitales Knochengewebe, an ihrer typischen korallenartigen Struktur erkennbar (Abb. 180). Die zelluläre Reaktion im Knochen ist insgesamt unauffällig.

Beim zweiten Tier dieser Gruppe liegen – ohne chronische Entzündungszeichen – nekrotische, autotransplantierte, noch nicht völlig resorbierte Spongiosapartikel und Reste der β-Trikalziumphosphat-Keramik im Defekt. Die vitale Markhöhle deckelt sich gegen das Implantat ab. Die gefüllten Markraumgefäße sind in der Mikroangiographie gut zu erkennen (Abb. 181). Im Implantatlager ist das eingebrachte Material von einer bindegewebigen Narbe umgeben, in der Fremdkörperriesenzellen in der Nachbarschaft von Keramikresten auftreten.

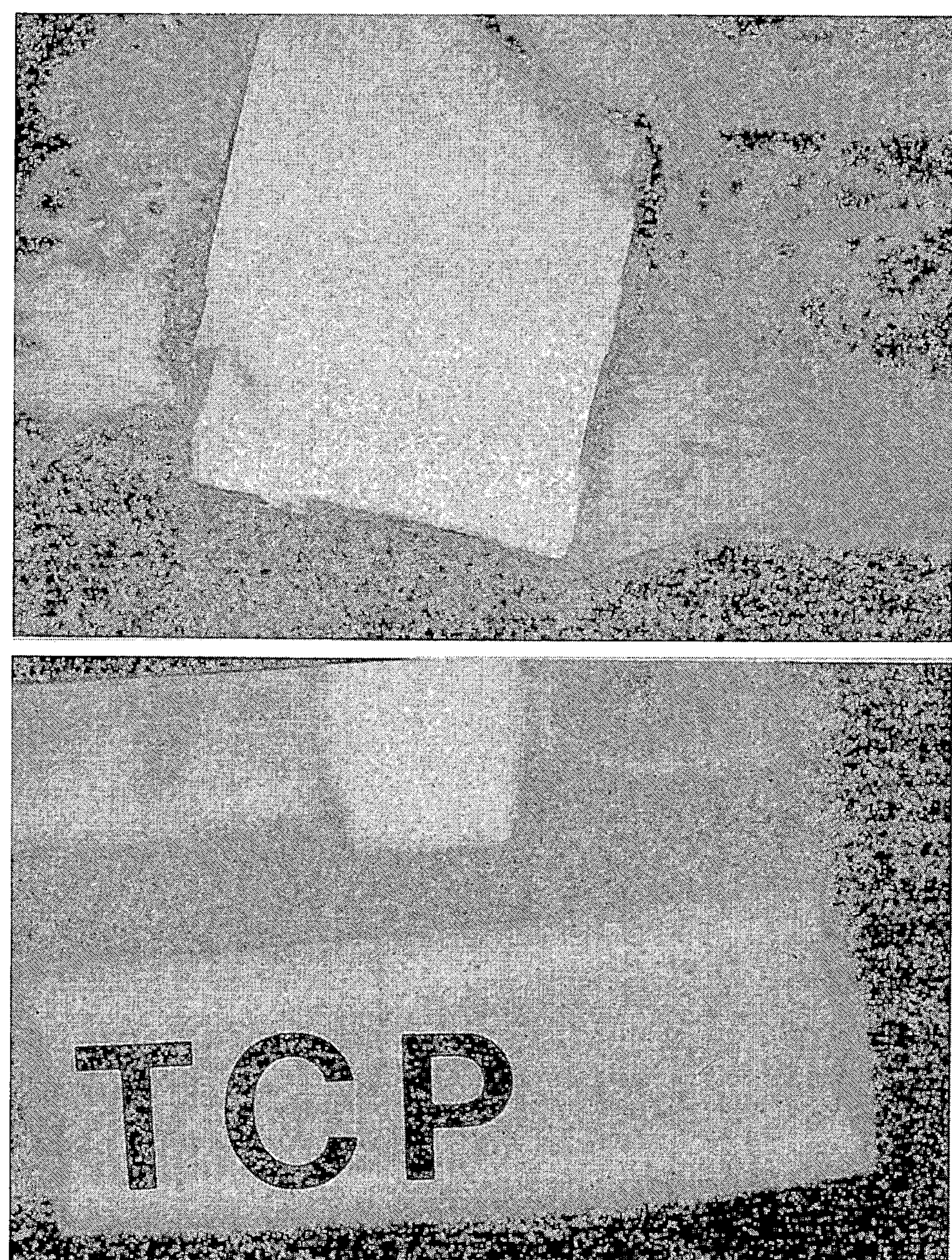

Abb. 175. (*oben*) Orthotope Implantation. 90 Tage. Hochdichter TCP-Block. Kein Einwachsen von Knochengewebe in die Keramik. Abbau des Knochens an der Grenze zur Keramik (*links*). Markraumgefäße enden am Implantat. Mikroangiographie, Vergr. 6,25:1

Abb. 176. (*unten*) Orthotope Implantation. 90 Tage. Hochdichter TCP-Block (Übersichtsaufnahme). Unverletzter Radius (*unten*), TCP-Block zwischen den Ulnaenden (*oben*). Abbau des Knochengewebes. Kein Einwachsen von Knochen in den Block. Mikroangiographienativaufnahme

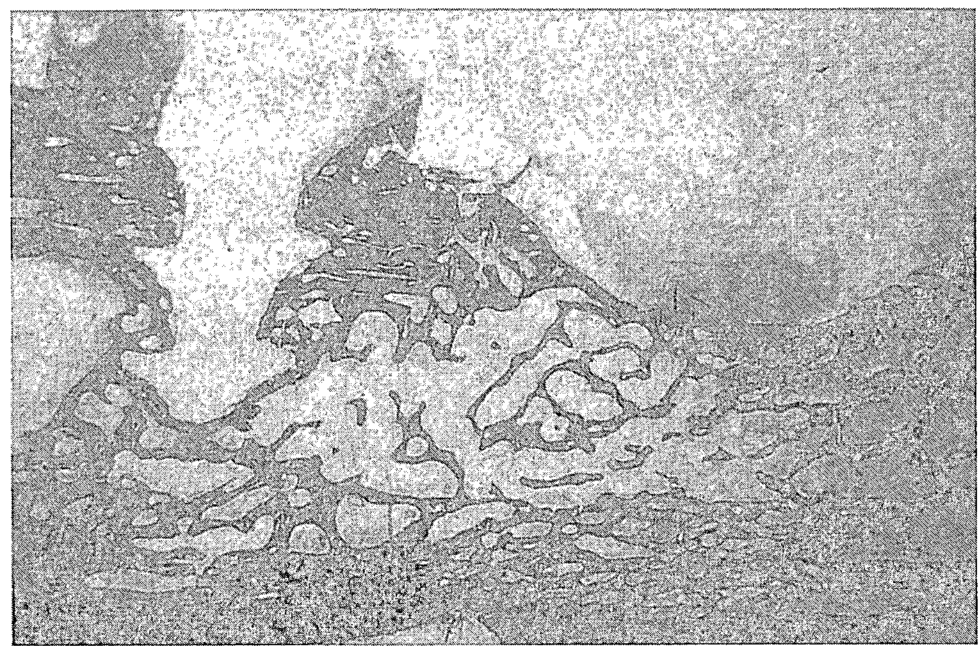

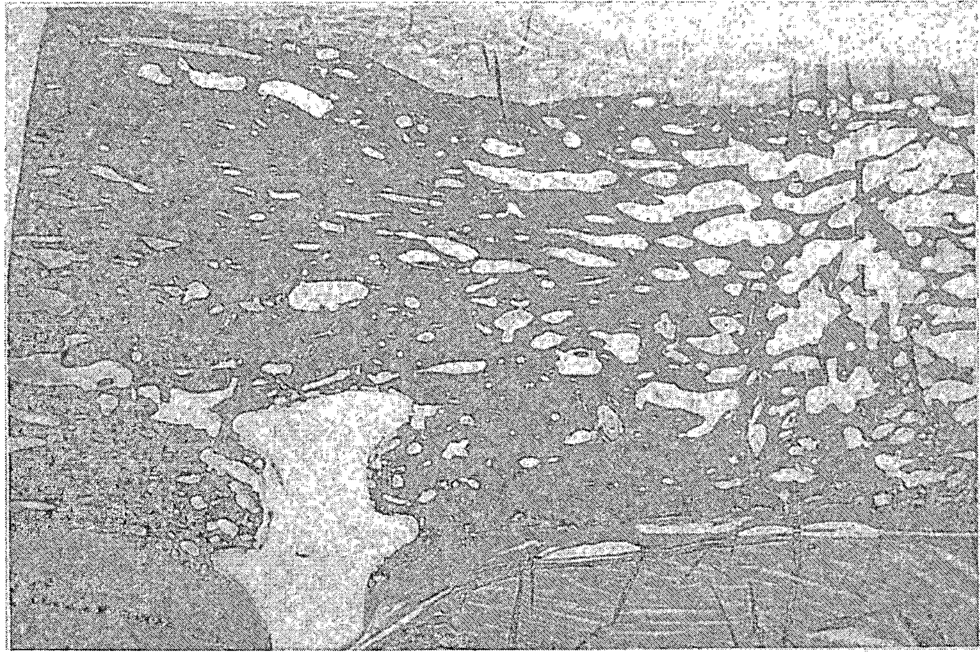

Abb. 177. (*oben*) Orthotope Implantation. 90 Tage. Autogene Spongiosa als Chips. Schraubengewinde (*links*), rechts davon teilweise aufgebaute Ulna. Die der Platte gegenüberliegende Kortikalis ist wiederhergestellt. Unter der Platte (*Bildoberrand*) keine vollständige Rekonstruktion. Schnittpräparat, Vergr. 2,0:1

Abb. 178. (*unten*) Orthotope Implantation. 90 Tage. Allogene Spongiosa als Block. Schraubengewinde (*links*), rechts davon vollständig wiederhergestellte Ulna. Schnittpräparat, Vergr. 2,5:1

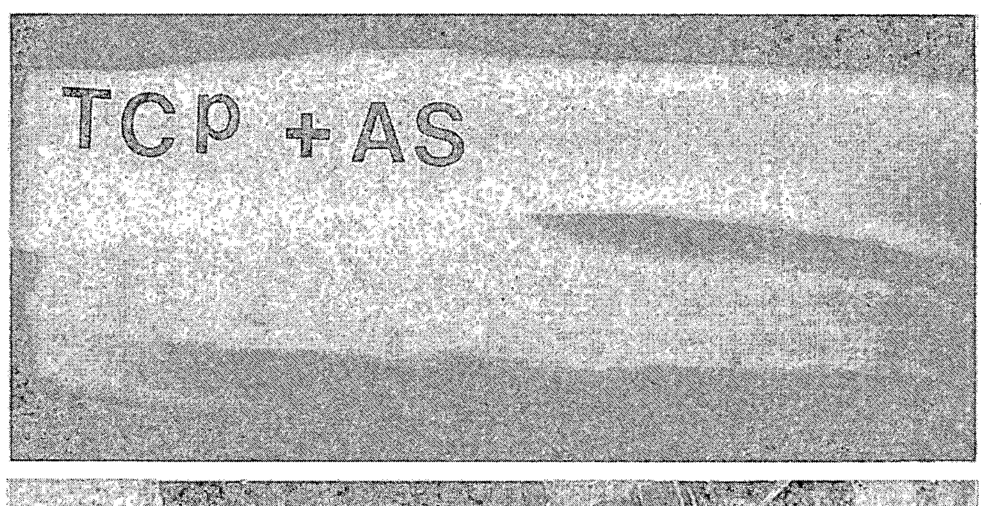

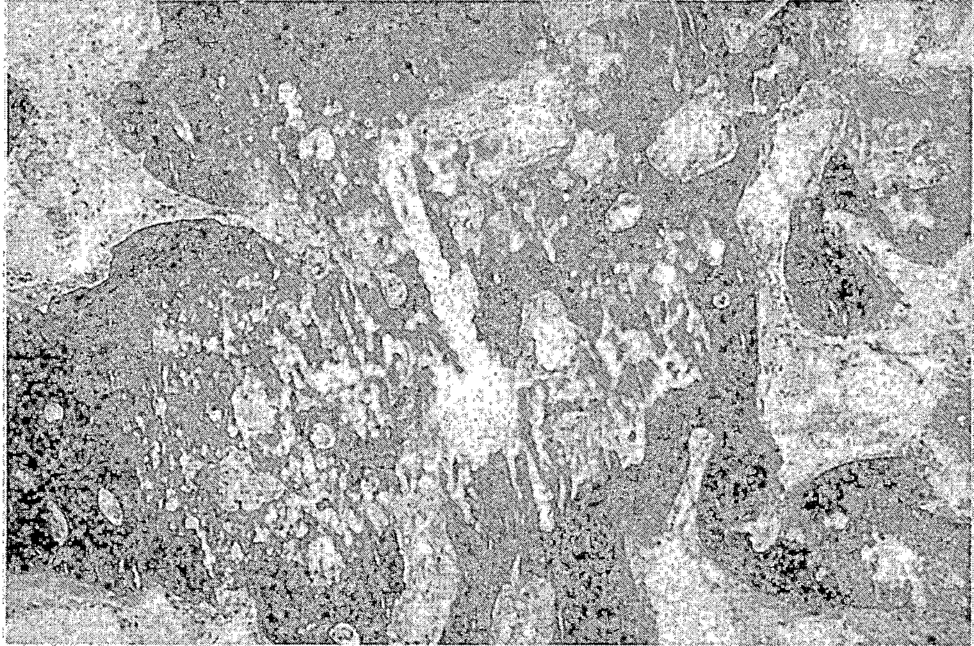

Abb. 179. (*oben*) Orthotope Implantation. 90 Tage. Autogene Spongiosa als Chips mit TCP. Völlige Durchbauung des ehemaligen, zwischen den Plattenlöchern 3 und 4 der Ulna (*Bildunterrand*) gelegenen, segmentalen Defekts. Nativröntgenaufnahme

Abb. 180. (*unten*) Orthotope Implantation. 90 Tage. Autogene Spongiosa als Chips mit TCP. Defektzentrum. Reste der TCP-Keramik sind an der korallenartigen Struktur, auch nach dem Einbau in vitales Knochengewebe deutlich zu erkennen. Schnittpräparat, Vergr. 25,0:1

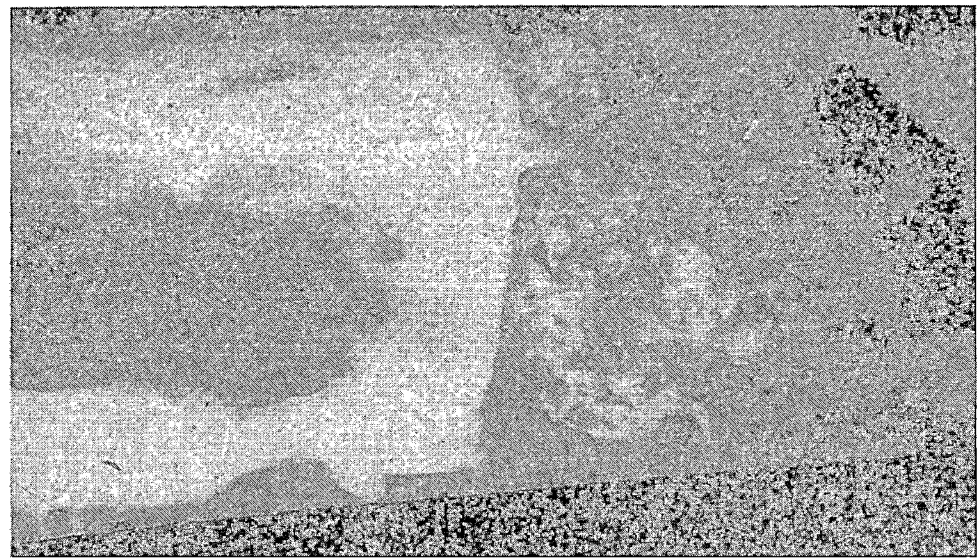

Abb. 181. Orthotope Implantation. 90 Tage. Autogene Spongiosa als Chips mit TCP (2. Tier). Keine Durchbauung des Defekts (*rechts*). Der Markraum der Ulna hat sich gegen das Implantat abgedeckelt. Größere Reste der TCP-Keramik sind im Defekt noch deutlich zu erkennen. Mikroangiographie, Vergr. 5,0:1

6.5.2.6 Allogene Mischlingshunde-Knochengelatine

Bei beiden Tieren sind die ulnaren Defekte nach 90 Tagen vollständig durchbaut (Abb. 182). Die histologische Übersicht (Abb. 183) zeigt für ein Tier bereits eine Rekanalisation der Markhöhle. In diesem Präparat lassen sich keine Rückstände der Gelatine nachweisen, die zelluläre Reaktion ist unauffällig und zeigt die im Knochenmark zu erwartenden Zellen.

Im zweiten Präparat sind Reste der Knochengelatine vereinzelt sichtbar. Rundzellinfiltrate finden sich nur in ihrer unmittelbaren Nachbarschaft. Deutlich zu sehen ist, daß der vitale, neugebildete Knochen, der von Osteozyten durchsetzt ist, direkt den Gelatinepartikeln, die an ihrer Osteonstruktur erkennbar sind, anliegt und gleichfalls aus ihnen hervorgeht (Abb. 184). Knorpelzellansammlungen treten nicht auf.

6.5.2.7 Allogene Mischlingshunde-Knochengelatine mit β-Trikalziumphosphat-Keramik

Nur bei einem Tier bewirkt die Beimischung der Keramik zur allogenen Knochengelatine eine fast vollständige Durchbauung des Defekts. In der Mikroangiographie (Abb. 185) sind schattengebende Reste des Kalziumphosphats im Bereich der durchbauten, plattenfernen Kortikalis nicht zu erkennen. Die nicht vollständig aufgebaute, plattennah gelegene Kortikalis weist noch einen muldenförmigen Defekt auf, in dem größere Mengen der Keramik zurückgeblieben sind. Die Histologie zeigt dort Kalziumphosphatreste, an die sich Knochentrabekel anlegen (Abb. 186). Die knöcherne Struktur läßt nicht – wie in Abb. 180 –

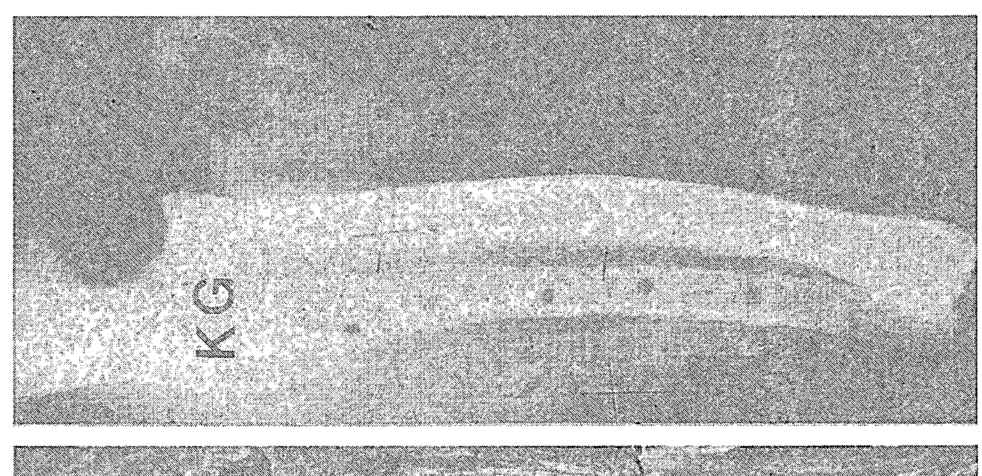

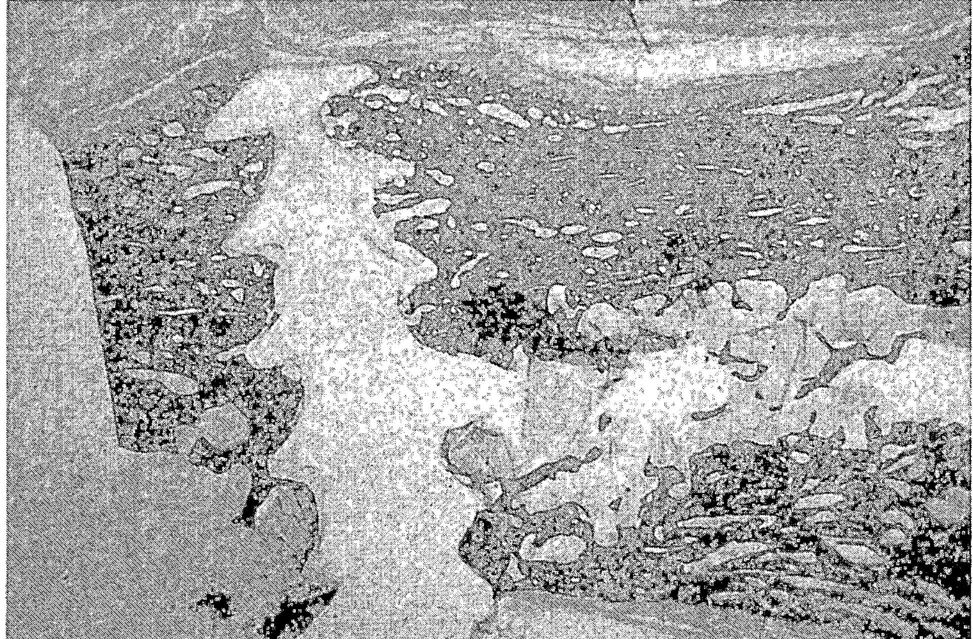

Abb. 182. (*oben*) Orthotope Implantation. 90 Tage. Knochengelatine. Vollständige Durchbauung des zwischen den Plattenlöchern 2 und 3 (von links) der Ulna gelegenen, ehemaligen Defekts. Nativröntgenaufnahme

Abb. 183. (*unten*) Orthotope Implantation. 90 Tage. Knochengelatine. Schraubengewinde (*links*), rechts davon neu aufgebauter Knochen mit noch vermehrter trabekulärer Zeichnung. Die Femurmarkhöhle rekanalisiert sich. Schnittpräparat, Vergr. 2,0:1

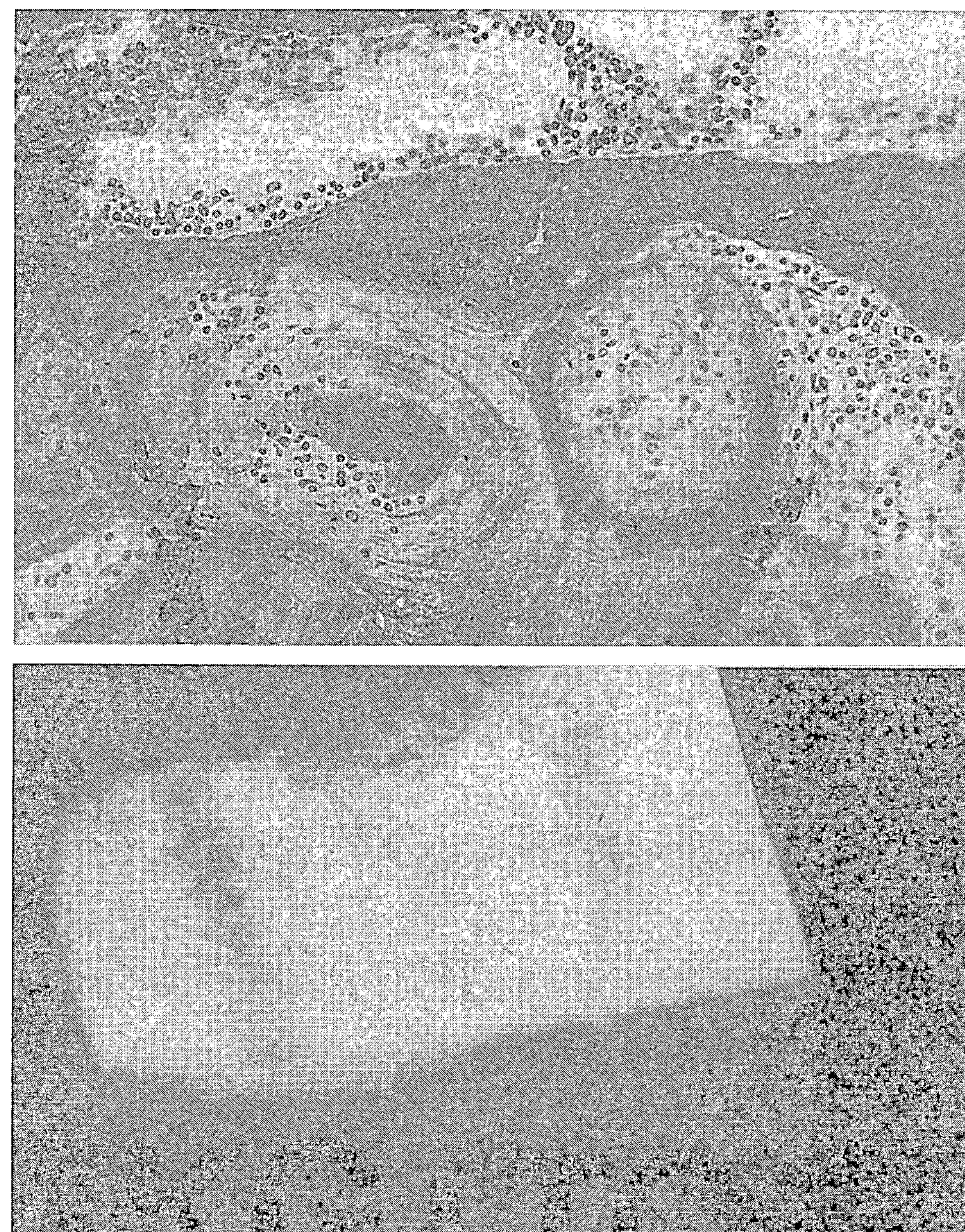

Abb. 184. (*oben*) Orthotope Implantation. 90 Tage. Knochengelatine. Neugebildeter Knochen (*rechts oben*) mit Osteozyten in direktem Kontakt zu Resten der KG (*unterer Bildausschnitt*, osteonale Struktur). Moderates Rundzellinfiltrat. Schnittpräparat, Vergr. 63,0:1

Abb. 185. (*unten*) Orthotope Implantation. 90 Tage. KG + TCP (Übersichtsaufnahme). Durchbauter Defekt (zwischen den Schraubengewinden) mit Resten der Keramik am oberen Rand der Ulna. Mikroangiographie, Vergr. 2,0:1

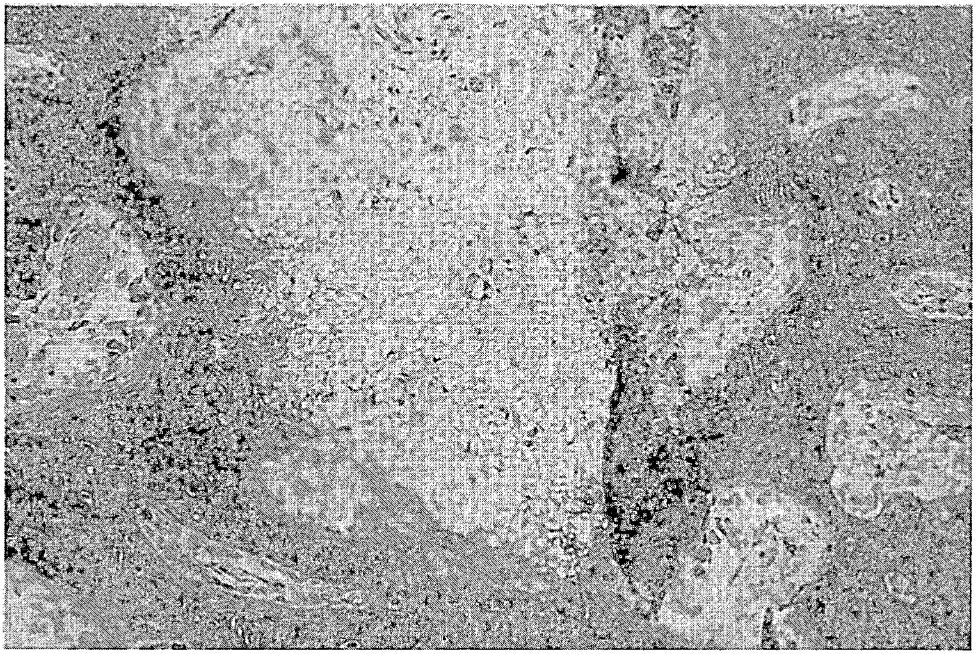

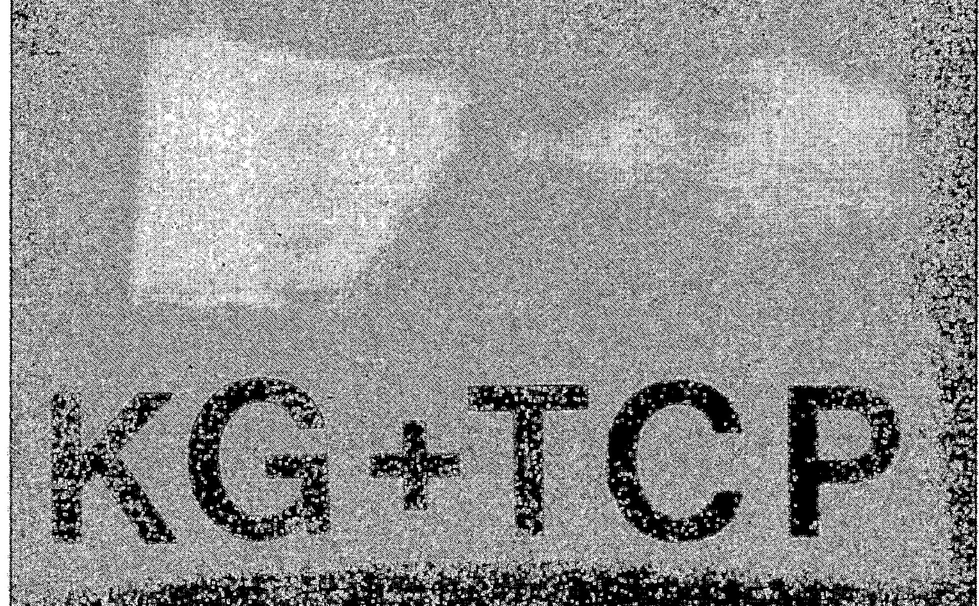

Abb. 186. (*oben*) Orthotope Implantation. 90 Tage. KG + TCP. Reste der Keramik zwischen vitalen Knochenbälckchen (der Ausschnitt entspricht der oberen Begrenzung der Ulna aus Abb. 185). Schnittpräparat, Vergr. 40,0:1

Abb. 187. (*unten*) Orthotope Implantation. 90 Tage. KG + TCP (2. Tier). Keine Durchbauung des Defekts. Mikroangiographie, Vergr. 2,0:1

erkennen, daß die Keramik in den Knochen eingebaut wird. Auffällig ist, daß in diesem Präparat keine resorptiven Fremdkörperriesenzellen in der Nachbarschaft der Keramik auftreten. Gelatinepartikel liegen im umgebenden Weichteilgewebe und sind von Rundzellinfiltraten durchsetzt.

Im nicht durchbauten Präparat sind in der Mikroangiographie (Abb. 187) nur schattengebende Implantatreste zu sehen. Die in den histologischen Schnitten nachweisbare Reaktion entspricht weitgehend derjenigen, die für die heterotopen Implantate von allogener Mischlingshunde-Knochengelatine zusammen mit β-Trikalziumphosphat-Keramik beschrieben wurde (s. 6.5.1.1).

6.5.3 Histomorphometrische Ergebnisse am 90. Tag. Orthotope Implantation

Da bei der Verwendung autogener Spongiosachips oder allogener Mischlingshunde-Knochengelatine – jeweils zusammen mit β-Trikalziumphosphat-Keramik – bei den zweiten Tieren dieser Gruppen die Defekte nicht durchbaut wurden, steht für die Histomorphometrie in diesen Gruppen jeweils nur ein knöchernes Präparat zur Verfügung. Die Implantate der Keramiken in Zylinderform können nicht ausgezählt werden, da keinerlei Knochenbildung im Defekt stattgefunden hat. Nur bei der Füllung der Defekte mit autogener oder allogener Spongiosa bzw. mit allogener Knochengelatine können Präparate von 2 verschiedenen Tieren histomorphometriert werden.

Bei der Bestimmung des Strukturparameters 'Volumendichte Knochen V_v (%)' (Abb. 188) fällt die stärkere Knochenbildung in den allogenen Spongiosaimplantaten im Vergleich zur Transplantation autogener Spongiosachips auf.

Dieses morphometrische Ergebnis ist aufgrund der in Abb. 178 gezeigten Histologie verständlich. Es sei auf die Erklärungen in 6.5.2.3 und 6.5.2.4 hingewiesen. Es ist damit zu rechnen, daß sich die histomorphometrischen Werte mit längerer Trans- bzw. Implantationszeit zugunsten der autogenen Spongiosa ändern.

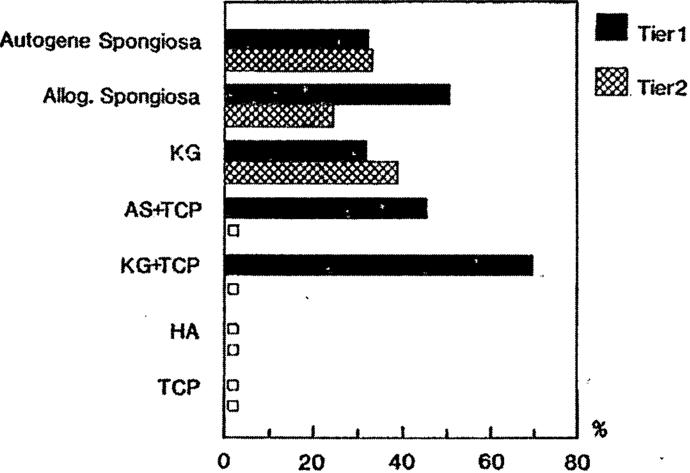

Abb. 188. Orthotope Implantation. 90 Tage. Volumendichte Knochen V_v (%). ☐ Histomorphometrie nicht durchführbar

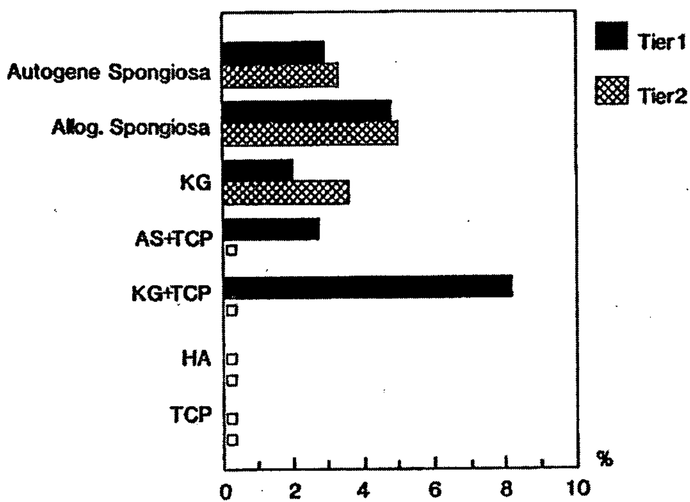

Abb. 189. Orthotope Implantation. 90 Tage. Volumendichte Osteoid V_{vos} (%). □ Histomorphometrie nicht durchführbar

Auch die Werte des durchbauten Präparats nach der Implantation des Composites autogene Spongiosa/Keramik liegen über denen für die alleinige Transplantation von autogenem Knochen. Hier handelt es sich um eine Einzelbeobachtung, die z.B. durch eine bessere Qualität der Osteosynthese, aber nicht unbedingt durch einen spezifischen Effekt der Keramik, zu erklären ist.

Ähnliches gilt für das eine Präparat nach dem Einbringen des Composites allogene Gelatine/Keramik. Hier treten in der Histomorphometrie die höchsten Werte für das Knochen- und Osteoidvolumen innerhalb des gesamten Versuchs auf.

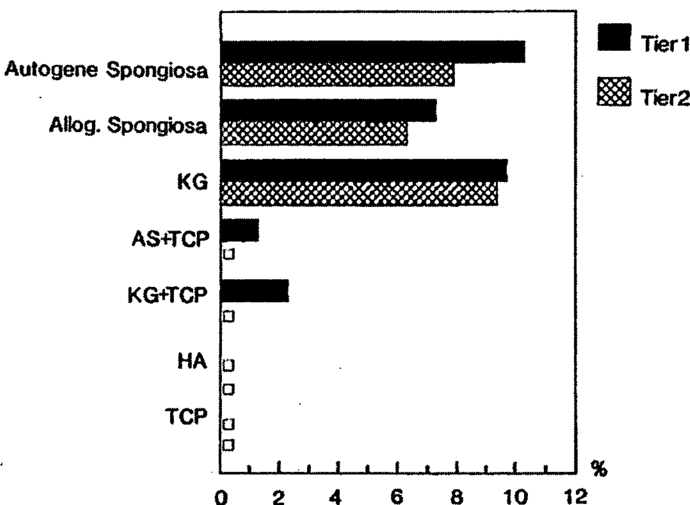

Abb. 190. Orthotope Implantation. 90 Tage. Gesamtresorptionsoberfläche HT (%). □ Histomorphometrie nicht durchführbar.

In beiden Tieren, deren Defekte nur mit allogener Knochengelatine aufgefüllt wurden, ist das Knochenvolumen nahezu gleich mit den Referenzwerten der autogenen Spongiosa-transplantationen. Auch die Größe der An- und Abbauparameter, die für die Ausbildung reifen, nur noch wenigen Umbauprozessen unterworfenen Knochengewebes sprechen, stimmen mit denen nach der Transplantation autogener Spongiosa überein. Zu bemerken ist, daß nur bei einem der Tiere, dessen ulnarer Defekt mit Knochengelatine allein aufge-füllt wurde, die Femurmarkhöhle nach 90 Tagen eröffnet ist, beidseits begrenzt von einer breiten Kortikalis.

Für die Bestimmungen der An- und Abbauparameter 'Volumendichte Osteoid V_{vos} (%)' und 'Gesamtresorptionsoberfläche HT (%)' s. Abb. 189 und 190.

6.5.4 Zusammenfassung der Ergebnisse

Die heterotope Implantation von allogener Mischlingshunde-Knochengelatine bzw. ihres Composites mit β-Trikalziumphosphat-Keramik in die Muskulatur hat keinerlei chondro- oder osteoinduktive Effekte.

Treten schon als Reaktion auf die Implantation der Gelatine allein hohe Zahlen von Plasmazellen, Monozyten und Lymphozyten auf (im Gegensatz zur Implantation in Ratten, s. 6.2.1.3), so wird die zelluläre Antwort nach der Addition der Keramik, um eine, in die-sem Ausmaß in Ratten ebenfalls nicht zu beobachtende (s. 6.3.1.4), resorptive Fremdkör-perriesenzellreaktion erweitert.

Die orthotope Implantation keramischer Zylinder stimuliert in keiner Weise die Über-brückung des experimentellen Defekts, unabhängig von der chemischen Zusammenset-zung der eingesetzten, synthetischen Knochenersatzmittel. Die hohe Makroporosität der im biologischen Milieu 'unlöslichen' Hydroxylapatitkeramik bewirkt im vorliegenden Ver-such in beiden Präparaten kein Einwachsen von Knochengewebe an der Knochen-Kera-mik-Grenze. Die nur mikroporöse, im Organismus angeblich 'lösliche' β-Trikalziumphos-phat-Keramik zeigt kein besseres Ergebnis.

Auto- und allogene Spongiosa lösen – mit versuchsbedingter Einschränkung – das er-wartete Einwachsverhalten aus.

Der Composite aus autogener Spongiosa und β-Trikalziumphosphat-Keramik läßt den Defekt nur in einem Fall vollständig abheilen. Das histologische Bild zeigt den direkten Einbau der Keramik in den regenerierenden Knochen.

Allogene Mischlingshunde-Knochengelatine führt nach der Implantation zu einer Ab-heilung beider Defekte trotz des Auftretens von Rundzellreaktionen, die in einem der Prä-parate zum Entnahmezeitpunkt noch nachweisbar sind. Morphologisch wie histomorpho-metrisch ist das im Defekt vorliegende Knochengewebe demjenigen gleichwertig, das nach einer autogenen Spongiosatransplantation entsteht.

Der Composite aus allogener Gelatine und β-Trikalziumphosphat-Keramik führt in der Morphometrie zwar quantitativ zu den besten Ergebnissen, es heilt aber nur ein Defekt ab. Die Histologie des nicht abgeheilten Präparats legt nahe, die intensive lymphoplasmazel-luläre Reaktion, als Ausdruck einer immunogenetisch bedingten Abwehrreaktion gegen die allogene Gelatine, für das Ausbleiben des zu erwartenden, osteostimulativen Effektes verantwortlich zu machen.

Folgende Schlüsse sind möglich:

- immunologische Reaktionen auf die in der Gelatine enthaltenen Fremdproteine sind nach der heterotopen Implantation der allogenen Substanz in höheren Tieren für das Ausbleiben einer Chondro- bzw. Osteoinduktion verantwortlich;
- die Beimischung von β-Trikalziumphosphat-Keramik zur Gelatine, wodurch ein Composite entsteht, der sich in Vorversuchen als das stärkste osteoinduktive Knochenersatzmittel herausstellte (s. 6.3.1.4 und 6.4.1.2), kann nicht die, durch die zelluläre Abwehrreaktion auf die Gelatine ausfallende, osteoinduktive Wirkung des Matrixextrakts wiederherstellen bzw. diese ersetzen. Dies bestätigt indirekt, daß β-Trikalziumphosphat-Keramik keinen osteoinduktiven Effekt hat (s. 6.1.1.2);
- bei einer gemeinsamen Implantation kann β-Trikalziumphosphat-Keramik die sonst durch autogene Spongiosatransplantate zu erwartende knöcherne Reparation be- oder sogar verhindern;
- in dem vorliegenden Versuch ist in segmentalen knöchernen Defekten allogene Gelatine allein der autogenen Spongiosa als Material zur Defektauffüllung ebenbürtig;
- vor allem aufgrund der kleinen Versuchstierzahl ist es im angewandten Modell nicht möglich vorauszusagen, unter welchen Bedingungen der Composite allogene Gelatine/ β-Trikalziumphosphat-Keramik mit ausreichender Sicherheit einen die knöcherne Reparation begünstigenden, osteostimulativen Effekt auslöst.

7 Diskussion

In der vorliegenden Arbeit wird die unbeeinflußte, nur physiologischen Mechanismen unterliegende Heilung der unaufgefüllten Bohrlochdefekte, d.h. bei den Tieren der Kontroll-Gruppe, 'Osteoreparation' oder 'Knochenheilung' genannt.

Erzielt eine implantierte Substanz eine fördernde Wirkung auf die Knochenheilung, d.h. sie evoziert die Bildung von Knochengewebe über das physiologische Maß hinaus, dann wird der durch sie ausgelöste Prozeß als 'Osteostimulation' und die Substanz selber als 'osteostimulativ' bezeichnet (s. Kap. 9).

Der Begriff 'Osteoinduktion' wiederum wird nicht allgemein auf Prozesse angewandt, die nach der Implantation von Knochenersatzmitteln am orthotopen Ort eine Osteostimulation bewirken. Der Terminus 'Induktion' wird streng im Sinne der Embryologie eingesetzt, d.h. 'Induktion = abhängige Differenzierung' (Grosser 1970) bzw. 'Auslösung eines Wachstums- oder Differenzierungsvorgangs an einer bestimmten Zell(grupp)e durch Einwirken einer bestimmten anderen Zell(gruppe)e oder durch exogenen, abiotischen Reizeinfluß' (Thiele 1985). Diese Definitionen beinhalten keine quantitativen Aussagen.

Eine 'induktive Wirkung' der Matrixextrakte und ihrer Composites auf im Knochengewebe vorhandene, pluripotente, prädeterminierte und möglicherweise auch auf determinierte Zellen (Friedenstein u. Kuralesova 1971; Friedenstein 1973; Owen 1978) wird nicht ausgeschlossen. Es erscheint aber sinnvoll und in bezug auf die Definition(en) exakter, nur von einer 'induktiv vermittelten Wirkung' dieser Knochenersatzmittel zu sprechen. Wird bei der Verwendung induktiver Substanzen eine Osteostimulation ausgelöst, handelt es sich um eine 'induktiv vermittelte Osteostimulation'.

Diese Differenzierungen sind notwendig, da sonst jede Osteostimulation durch Knochenersatzmittel, wie z.B. durch Keramiken, Kollagen oder einen der Composites dieser Materialen, als eine 'Osteoinduktion' bezeichnet werden müßte, obgleich die genannten Substanzen nachweislich keinerlei 'induktive' Wirkung im Sinne der Definitionen haben.

Für die Untersuchungen an den diaphysären, femoralen Bohrlochdefekten der Ratte gilt, daß ein implantiertes Knochenersatzmittel dann eine osteostimulative Wirkung hat, wenn die Menge und die Qualität des dort neugebildeten Knochens, unter Berücksichtigung des verstrichenen Zeitraums, größer ist als die Knochenmenge und -qualität, die allein durch die Osteoreparation entsteht. Die Osteostimulation kann dabei auf einem osteokonduktiven Effekt und/oder der differenzierenden, morphogenetischen Wirkung des Implantats auf induzierbare Zellen im eingewachsenen Binde- und Knochengewebe beruhen. (Letztgenannte Wirkung ist nur durch parakrine Faktoren möglich, die in geringer Konzentration beim Setzen der Bohrlochdefekte aus dem Knochen frei werden oder in höherer Konzentration in den Matrixextrakten bzw. ihren Composites enthalten sind.)

Bei der Implantation eines Knochenersatzmittels in einen segmentalen Defekt, bei dem die Substanz auf ein zusammengesetztes Lagergewebe trifft, d.h. einerseits auf ein 'ersatzstarkes' knöchernes, zum anderen auf ein 'ersatzschwaches' muskuläres Lager, kann zusätzlich zu einer Osteokonduktion eine 'Induktion' und eine 'induktive Wirkung' auf die im knöchernen Lager vorhandenen, differenzierbaren Zellen eintreten (s. 6.5). Die Knochenneubildung in der Muskulatur entspricht der 'induzierten Differenzierung' (s. oben).

7.1 Kritik der Methode

Die Modelle, mit denen die Effekte von Knochenersatzmitteln in verschiedenen Spezies untersucht werden können, sind sehr zahlreich. Da alle in Kap. 3 genannten Anforderungen an ein Knochenersatzmittel in einem einzigen Versuchsansatz nicht zu überprüfen sind, mußten verschiedene Modelle in 2 Spezies benutzt werden (s. Kap. 5).

Die Implantation der Materialien in die Muskulatur der Ratte bzw. des Hundes ist ein einfaches Modell, mit dem die Frage nach der osteoinduktiven Aktivität der verschiedenen Substanzen/Substanzgemische klar zu beantworten ist, denn pluripotente und/oder prädeterminierte Zellen werden ausschließlich von solchen Knochenersatzmitteln induziert, die tatsächlich aktive, auf die Zellen einwirkende Mediatoren enthalten.

Weiterhin erlaubt die heterotope Implantation in die Muskulatur es, das Verhalten der Knochenersatzmittel im Weichteilgewebe und die dort ausgelösten resorptiven bzw. entzündlichen Reaktionen zu beobachten, und so ganz allgemein die Gewebeverträglichkeit der Materialien zu untersuchen.

Ratten und Hunde sind als Versuchstiere geeigneter als Kaninchen, wenn die Beeinflussung der Abheilung eines knöchernen Defekts durch Knochenersatzmittel überprüft werden soll. Für diese Spezies als Versuchstiere sprechen v.a. die in einem Buchbeitrag zur vergleichenden Physiologie des Knochens von Simmons (1976) angegebenen Raten der Knochenformation ('appositional bone formation rate'). Diese betragen für

- den Menschen :   0,7 bis maximal 1,5 µm/Tag,
- den Hund   :   1,5–2,0 µm/Tag (Osborn 1985),
- die Ratte   :   4,6 bis maximal 10,1 µm/Tag;

dagegen liegen sie beim

- Kaninchen bei :   62,7–69,5 µm/Tag!

Ein segmentaler Defekt an einem langen Röhrenknochen des Mischlingshundes – mit Entfernung des Periostschlauchs – erscheint unter der Einbeziehung der Knochenformationsrate speziell dieser Spezies als das am meisten geeignete und der klinischen Situation in der Traumatologie am nächsten stehende Modell. Dabei ist eine Ruhigstellung, wie sie durch die Kooperation des Patienten zu erzielen ist, nicht zu erreichen, d.h. daß die überprüften Substanzen im Tierexperiment unter schlechteren Ausgangsbedingungen als nach der Humanimplantation ihre Effekte entfalten müssen.

Kritisch bleibt die Größe des Segments, das reseziert werden muß, um einen Defekt zu schaffen, der durch die physiologische Regenerationskraft des Knochens nicht mehr überbrückt werden kann, um dann an diesem Implantationsort die Wirksamkeit verschiedener Knochenersatzmittel untersuchen zu können.

Nach Key (1934) führt ein segmentaler, diaphysärer Defekt an einem Röhrenknochen, der größer als das 1,5fache des Knochendurchmessers ist, zur Entstehung einer Pseudarthrose. Schmitz u. Hollenger (1986) fordern für experimentelle Untersuchungen der Beeinflussung der Knochenheilung durch Knochenersatzmittel, daß diese in einem 'critical size defect' überprüft werden. Solch ein – nicht notwendigerweise segmentaler – Defekt ist 'die kleinste intraossäre Wunde in einem bestimmten Knochen einer Spezies, die während der gesamten Lebenszeit des Organismus nicht spontan abheilt'.

Der im vorliegenden Hundemodell gewählte 0,8 cm lange Defekt an der Ulna der Tiere entspricht nicht der Anforderung von Key (1934) – er ist zu klein –, erfüllt aber die Forderung von Schmitz u. Hollenger (1986). Da in der Untersuchung an den Mischlingshunden nicht die Effekte von Knochenersatzmitteln bei der Behandlung von experimentell erzeugten Pseudarthrosen beobachtet werden sollten, sondern die knochenbildenden Aktivitäten der verschiedenen Knochenersatzmaterialien gegeneinander verglichen wurden, und einige der überprüften Substanzen bereits bei dieser Defektgröße – in bezug auf die angestrebten Wirkungen (s. 5.8 und 6.5) – vollständig versagten, erscheint die Größe des gewählten Defekts ausreichend.

Der im Rattenmodell eingesetzte 2 x 4 mm große diaphysäre Bohrlochdefekt des Femurs entspricht, wie der Ulnadefekt im Hundemodell, nicht der Vorstellung von Key (1934). Da Bohrlöcher der oben angegebenen Größe als Leerdefekte am Femur der Ratte nach mehr als 1,5 Jahren aber nicht vollständig von Knochengewebe aufgefüllt sind (Rueger, nicht publizierte Ergebnisse), wird jedoch die Forderung von Schmitz u. Hollenger (1986) für das Rattenmodell erfüllt.

Die gewonnenen Ergebnisse können nur zurückhaltend auf die Implantation beim Menschen übertragen werden (Knochenformationsrate der Ratten; postoperatives Verhalten der Tiere). Andererseits erscheint das eingesetzte Rattenmodell als Versuchsanordnung in sich stimmiger – Verhältnis der Defektgröße zur Größe des Knochens, in den die Knochenersatzmittel implantiert werden –, als solche, die 2 mm große Bohrlochdefekte an der Tibia bzw. dem Femur von Schafen und Hunden benutzen, in denen aus der beobachteten schnellen Knochenheilung, nach dem Einbringen der zu untersuchenden Knochenersatzmittel, auf eine osteostimulative Wirkung der überprüften Materialien geschlossen wurde.

Daß ein 2 x 4 mm großer Defekt des Rattenfemurs nicht mehr durch die physiologische Regenerationskraft des Knochengewebes aufgefüllt werden kann, zeigen, neben den Ergebnissen der nicht implantierten Kontrolltiere, auch die Histologien der Femora der Tiere, deren ossäre Defekte selbst nach der Implantation eines osteostimulativ wirksamen Knochenersatzmittels nicht abheilten.

Obgleich nur Bohrlochdefekte mit Erhalt der gegenüberliegenden Kortikalis angelegt wurden, so daß eine operative Stabilisierung der Femora trotz sofortiger Belastung durch die Versuchstiere unnötig war, führte wahrscheinlich die nach der Implantation entstehende mechanische Situation zu keinen ausreichend stabilen Bedingungen für den sich regenerierenden Knochen, so daß in der Regel eine Durchbauung oder ein Auffüllen der gesamten Implantatregion durch Knochengewebe nicht stattfand.

In den Bohrlochdefekten entstanden bogenförmige, schüsselförmige Abstützungen zwischen dem Bohrlochrand und der gegenüberliegenden Kortikalis. In diese Knochenwannen wurden Knochenersatzmittelpartikel, die in der Peripherie der Implantate lagen, regelmäßig mit einbezogen. Die oftmals gleich große Ausdehnung dieser Abstützungen in den standardisierten Bohrlochdefekten, bei der Verwendung der verschiedensten Implantate, läßt vermuten, daß die Knochenbildung in dieser Form weitgehend biomechanisch begründet war.

Auch die große Ähnlichkeit der Strukturparameter 180 Tage nach der orthotopen Implantation deutet – trotz der Entstehung signifikant unterschiedlicher Knochenvolumina durch die meisten Composites (s. 6.3.3.2) im Vergleich zu den Kontrollen – auf eine uniforme Reaktion des Knochengewebes hin.

Gegen diese Annahme spricht, daß:

- über den gesamten Beobachtungszeitraum das Ausmaß der knöchernen Abstützung nicht völlig unabhängig vom implantierten Material war, sondern
- jeweils bei einigen Tieren nach der Implantation von Knochengelatine oder Kollagen bzw. des Composites aus Knochengelatine und Ceros 00 die Kortikalis weitgehend abheilte, die Abstützung sich nicht vollständig entwickelte;
- bei einigen Tieren nach der Implantation von demineralisiertem Knochenpulver zusammen mit Trikalziumphosphatkeramik bzw. beim Einsatz von Kollagen mit Ceros 00 die Markhöhle im Verlauf teilweise rekanalisiert und
- die Abstützung mit längerer Implantationszeit kleiner wurde.

Das Ausbleiben der Überbrückung des kortikalen Defekts bzw. die Unfähigkeit des Knochengewebes, die Femurmarkhöhle zu rekanalisieren, war das Hauptproblem im angewandten Rattenmodell. Obgleich die untersuchten Substanzen in ein 'ersatzstarkes Lager' implantiert worden waren, sproßte nur Bindegewebe regelmäßig bis in die Defektzentren vor und füllte diese auf. Der im Bohrlochdefekt sich neu bildende Knochen blieb oft auf die Implantatperipherie beschränkt, so daß im Implantatzentrum liegende Knochenersatzmittelpartikel von dem reparierenden Knochengewebe nicht erreicht wurden und so nicht aufgeschlüsselt werden konnten. Offensichtlich gingen von den eingebrachten Knochenersatzmitteln keine oder nicht ausreichend starke Impulse an das eingewachsene Bindegewebe aus, um auch im Defektzentrum eine Knochenbildung durch:

- eine Zellinduktion,
- einen rein osteokonduktiven Effekt oder
- die Bereitstellung von Degradationsprodukten für die Biosynthese der Knochenmatrix auszulösen.

Die Reaktion dort war nach dem Eindringen des Bindegewebes meistens auf einen Abbau der Materialien ausgerichtet.

Die möglichen Ursachen für das Versagen der Knochenersatzmittel in bezug auf die angestrebten Ziele, die Wiederherstellung der Kontinuität der Femurkortikalis bzw. das Eröffnen des Markraums, sind vielfältig:

1) Das eingesprossene Bindegewebe verhinderte nach dem Erreichen eines bestimmten Reifegrades als – unerwünschter – Platzhalter das weitere Vordringen des regenerierenden Knochengewebes. Mit zunehmender Reifung des Bindegewebes – Abnahme der Zellzahl, Reduktion der in ihm enthaltenen Kapillaren bei gleichzeitiger Zunahme der Faserdichte – war eine Chemotaxie pluripotenter, knochenbildungsfähiger Zellen erschwert, wenn nicht unmöglich. Die Reaktionslage des Gewebes am Implantationsort war herabgesetzt, so daß eine Situation wie bei einer Pseudarthrose entstand.

2) Möglicherweise waren nur zu einem frühen Zeitpunkt – 7–21 Tage nach der Implantation – im unreifen Bindegewebe pluripotente Zellen in ausreichenden Mengen vorhanden, die durch einen spezifischen Reiz induziert und anschließend zur Knochenformation hätten veranlaßt werden können.

3) Die induktiven Substanzen, d.h. die Matrixextrakte, enthielten nicht alle zur Zelldifferenzierung notwendigen Proteine, Mediatoren oder diese nicht in entsprechenden Konzentrationen. Alternativ wurden die letztgenannten Substanzen aus den Matrixextrakten zu langsam freigesetzt, da die Extrakte erst biologisch aufgeschlüsselt werden mußten, so daß nach der Matrixresorption die aktiven Mediatoren möglicherweise auf ein inzwischen reaktionsunfähig gewordenes Bindegewebe (s. oben) trafen.

4) Die implantierten Substanzen bewirkten eine Beeinträchtigung der physiologischen Heilungsprozesse, d.h. sie waren weder bioinert noch bioaktiv im Sinne der Definitionen (s. Kap. 9). Ihre langanhaltende, sich chronifizierende Resorption durch phagozytierende Zellen – insbesondere nach der Implantation der Keramiken und deren Composites – bzw. eine Antigenfreisetzung – bei der Verwendung der Matrixextrakte – führte über die Produktion entzündlicher Mediatoren zur Auslösung einer sterilen Entzündung, die das weitere Einwachsen von osteogenem Gewebe, die Induktion und/oder die Stimulation von knochenbildungsfähigen Progenitorzellen bzw. Osteoblasten verhinderte.

5) Der vorgegebene Untersuchungszeitraum könnte zu kurz gewesen sein. Möglicherweise wären zu einem späteren Zeitpunkt auch die Zentren der Bohrlochdefekte mit vitalem Knochen aufgefüllt worden. Gegen diese Annahme sprechen bei der Überprüfung von Kalziumphosphatkeramiken als Knochenersatzmittel jedoch die Ergebnisse von Nery (1975), Nery et al. (1978, 1980), Jarcho (1981), Jarcho et al. (1977), Denissen (1979), Denissen u. de Groot (1979), Denissen et al. (1980), Ferraro (1979), Signs et al. (1979), Frame et al. (1981), Grote et al. (1981), Kent u. Zide (1984), Kent et al. (1982), Klein et al. (1983a, 1983b, 1985), Flatley et al. (1983), Verburg (1983), Atkinson et al. (1984), Hoogendorn et al. (1984), Renooij et al. (1985), Lemmons (1986), Eggli et al. (1988) und Ellies et al. (1988a), die auch bei weit längeren Beobachtungszeiten keinerlei Knochenbildung, ausgelöst durch die implantierten Keramiken, feststellen konnten.

Die von Urist et al. (1973), Glowacki et al. (1981) und Thielemann et al. (1982b, 1982c) angegebenen kurzen Zeiträume, nach denen implantierte Matrixextrakte vollständig resorbiert sein sollen und somit keine induktive, die Knochenheilung fördernde Wirkung mehr auslösen können, machen es auch für diese Materialien unwahrscheinlich, daß es nach 180 Tagen noch zu einer positiven Beeinflussung der Knochenbildung am Implantationsort gekommen wäre.

Würde die Wirkung von Knochenersatzmittel erst deutlich später als 180 Tage nach der Implantation eintreten, so blieben ihre Effekte hinter der Osteoreparation zurück, und die eingesetzten Knochenersatzmittel hätten kaum oder keine Vorteile gegenüber einer Nichtbehandlung.

(Die im Hundemodell gewonnenen Ergebnisse können aufgrund der niedrigen Anzahl von Tieren pro Gruppe nur als 'Einzelbeobachtungen' gewertet werden.)

7.2 Vergleich der eigenen Ergebnisse mit den in der Literatur beschriebenen Wirkungen der verschiedenen Knochenersatzmittel

7.2.1 Wirkung in der Muskulatur, Osteoinduktion

Keramiken
Die Implantationen der Kalziumphosphatkeramiken in die Muskulatur zeigten, wie unter 6.1.4 beschrieben, keinerlei Effekte, die zu einer Knochenneubildung geführt hätten (s. auch Ray et al. 1952; Boyne et al. 1978; Jarcho 1981).

Die biologischen Reaktionen auf die Hydroxylapatitpräparationen unterschieden sich trotz differenter Partikelgrößen, Porenvolumina und Porengrößen dieser Keramiken nur geringfügig voneinander.

Die aufgrund ihres Kristallgitters und ihrer Stöchiometrie biologisch leichter abzubauende β-Trikalziumphosphat-Keramik wurde im Vergleich zu den Ceros-Implantaten stärker, wenn auch nicht vollständig, resorbiert. Im Gegensatz zu Osborn (1985) konnten Abbaupartikel der Hydroxylapatitkeramiken auch in Fremdkörperriesenzellen nachgewiesen werden (Abb. 13).

Alle untersuchten Kalziumphosphate führten zu Fremdkörper- und Entzündungsreaktionen unterschiedlicher Intensitäten, die bis zu 180 Tagen nach der Implantation nur wenig nachließen. Die in den histologischen Schnitten beobachteten Zellen, Fremdkörperriesenzellen, Makrophagen, Monozyten und Rundzellen, wurden bei der Verwendung von Kalziumphosphatkeramiken auch von anderen Autoren beschrieben (s. 4.1.2). Da die Resorption der Kalziumphosphatkeramiken auch nach mehr als 5 Jahre nach der Implantation nicht sicher abgeschlossen ist (Lemmons 1986; Implantation in den Knochen), muß davon ausgegangen werden, daß die durch die oben aufgeführten Zellen vermittelte, entzündliche Reaktion ebenfalls über einen so langen Zeitraum durch die Keramiken unterhalten werden kann. Es erscheint fraglich, ob die chronische, entzündliche Veränderung des Gewebes wirklich so unbedenklich ist, wie es von Geret et al. (1983/1987) behauptet wird.

In der klinischen Situation ist bei der Entstehung eines segmentalen Knochendefekts in der Regel eine Kontamination vorausgegangen, wenn nicht sogar ein manifester Infekt vorlag. Werden unter solchen Bedingungen Keramiken implantiert, müssen letztere die angestrebten Effekte aus einem narbigen Implantatlager, bestenfalls aus der Muskulatur heraus, auslösen, wozu sie nach den vorliegenden experimentellen Ergebnissen nicht in der Lage sind.

Um im klinischen Einsatz sicher zu sein, daß eine Keramik nicht an einem Ort implantiert wird, an dem noch ein vermehrter Umbau stattfindet, bzw. noch eine entzündliche Reaktion vorliegt, müßte zwischen dem Trauma, dem Infekt und dessen Sanierung ein langer Zeitraum verstreichen, der bei der Behandlung von segmentalen Defekten nicht abgewartet werden kann. Werden die Keramiken dennoch frühzeitig implantiert, ist es schwer zu beurteilen, ob auftretende entzündliche Reaktionen auf ein erneutes Aufflackern einer stattgehabten bakteriellen Infektion oder auf lokale Effekte der Keramiken zurückzuführen sind.

Die fehlende osteoinduktive Wirkung der Keramiken zusammen mit der Auslösung einer chronischen 'Entzündung', bei Ausbleiben der Resorption (Hydroxylapatitkeramiken!)

macht die alleinige Implantation keramischer Substanzen in knöcherne Defekte fragwürdig.

Xenogenes Kollagen

Die Implantation von xenogenem Kollagen in die Bauchmuskulatur der Ratte löste keine Knochenneubildung aus. Das Kollagen wurde resorbiert, wenn auch nicht innerhalb von 42 Tagen, wie von Cutright et al. (1973) und Stöss u. Pesch (1977) beschrieben. Nach 180 Tagen blieb nur ungeordnetes Narbengewebe in der Muskulatur zurück. Aufgrund des vollständigen Abbaus waren – auch bei der Implantation in den Knochen – chronische Entzündungsreaktionen nicht zu beobachten, d.h. die Gewebeverträglichkeit (Bedacht 1969) des Materials wurde bestätigt. Inwieweit, falls überhaupt, Spaltprodukte des implantierten Kollagens bei der Bildung des Narbengewebes in der Muskulatur beteiligt waren, läßt sich mit den angewandten Untersuchungstechniken nicht beurteilen.

Demineralisiertes Knochenpulver

Daß keine osteo- bzw. chondroinduktiven Wirkungen nach der Implantation des demineralisierten Knochenpulvers eintraten, war unerwartet. Wie unter 5.2.1.2 aufgeführt, wurde dieses Pulver aus den Knochen von Spraque-Dawley-Ratten gewonnen und im Ansatz ähnlich wie Knochengelatine, die sich als biologisch hochaktiv erweis, extrahiert (s. 5.2.1.3.1). Neben dem völligen Ausbleiben erwünschter Effekte ist das Fehlen einer immunologischen Reaktion auf die im allogenen Knochenpulver enthaltenen, individualspezifischen, nicht osteoinduktiven Antigene der Substanz bei der heterotopen Implantation der Einzelsubstanz – und ihres Composites mit β-Trikalziumphosphat-Keramik – ungeklärt.

Eine mögliche Ursache wäre, bei der durch Glowacki (1982), Glowacki u. Mulliken (1985), Glowacki et al. (1981) und Mulliken u. Glowacki (1980) sowie Mulliken et al. (1984) nachgewiesenen biologischen Aktivität des Materials in der Muskulatur, ein Fehler bei der Herstellung der Substanz, der zu einer Denaturierung sowohl der osteoinduktiven als auch der immunogenetischen Proteine führte, obwohl die Extraktion des demineralisierten Knochenpulvers im Labor genau der von Glowacki et al. (1981) angegebenen Vorschrift folgte.

Die ebenfalls beobachtete Inaktivität des Composites aus demineralisiertem Knochenpulver und β-Trikalziumphosphat-Keramik, bei der Überprüfung dessen osteoinduktiver und osteostimulativer Kapazitäten, unterstützt die Annahme eines Herstellungsfehlers (s. 5.6 und 6.3.1.3). Dagegen spricht, daß nach 21 Tagen bei der orthotopen Implantation des Composites dichteste Rundzellinfiltrate entstanden (s. 6.3.2.3), so daß eine völlige Zerstörung immunogener Gruppen im demineralisierten Knochenpulver nicht angenommen werden kann. (Diese Rundzellbildung könnte allerdings ebenso auf die Wirkung der mitimplantierten Trikalziumphosphatkeramik zurückgeführt werden, da isolierte Implantationen des demineralisierten Knochenpulvers im Knochen niemals eine entzündliche Reaktion bewirkten.)

Allogene Knochengelatine

Die heterotopen Implantate von allogener Knochengelatine führten mit größter Inzidenz zu einer Osteoinduktion in der Muskulatur der Ratten. Nur in einem kleineren Teil der Präparate der Versuche 5.5, 5.6 und 5.7 waren Knorpelareale mit oder ohne mineralisierender chondroider Matrix zwischen 9 und 180 Tagen nach der Implantation der Knochengelatine bzw. ihrer Composites nachweisbar. In der Regel lagen die entstandenen Ossikel frei im Gewebe, ohne daß eine Beteiligung von Knorpelzellen an ihrem Aufbau nachzuweisen war.

Es erscheint daher fraglich, ob die heterotope Osteogenese tatsächlich nur über den Kaskadenmechanismus möglich ist, mit, wie unter 4.2.2.3 beschrieben, abschließender Knochenbildung in den induzierten Knorpelarealen, oder ob nicht auch eine Knochenbildung vom desmalen Typ – nach der Implantation dieser osteo- bzw. besser 'chondroinduktiven' Substanzen – in der Muskulatur evoziert werden kann (s. unten).

Die histomorphometrisch festgestellte Größenzunahme der knöchernen Sphären zwischen dem 21. und 42. Tag (s. 6.2.3.1) ist durch den beschriebenen histologischen Aufbau schlecht zu erklären. Die Osteoblastentapete fand sich fast ausschließlich auf der Innenseite des neugebildeten Knochens, zwischen diesem und dem umschlossenen Markgewebe, wogegen der osteoklastäre Abbau hauptsächlich auf die Außenseite, d.h. auf die Oberfläche der Ossikel, beschränkt blieb. Diese Anordnung knochenbildender bzw. -resorbierender Zellen muß zu einer Verkleinerung der Ossikel führen, wie sie zwischen dem 42. und 180. Tag beobachtet wurde. Eine Größenzunahme der Ossikel ist dagegen nur durch das 'Aufbrechen' der knöchernen Ringe, eine 'Fusion' derselben, vorstellbar. Dies bewirkt möglicherweise die Entstehung der trabekulären Knochenbälckchen, die in zahlreichen histologischen Schnitten, von den Oberflächen weit in die Ossikelzentren ziehend, nachzuweisen sind (s. die Abbildungen in 6.2.1.3, 6.3.1.4, 6.3.1.5 und 6.4.1).

Nach 180 Tagen lagen noch immer induzierte Knochenareale in der Muskulatur, die im Vergleich zu den Implantaten nach 42 Tagen nur unwesentlich kleiner geworden waren. Obgleich dieses Knochengewebe keiner mechanischen Belastung als formativem Stimulus ausgesetzt war, wurde es bis zum Ende des Versuchs nicht resorbiert.

Die Verminderung der Osteoblastentätigkeit am Ende des Versuchs auf etwa 1/3 des 42-Tage-Wertes muß jedoch, bei einer nahezu unveränderten osteoklastären Aktivität (s. 6.2.3.1), (zu dem von Thielemann et al. (1982b/1982c) beschriebenen vollständigen Abbau der Ossikel führen.

Xenogenes Kollagen mit Kalziumphosphatkeramiken
Die gemeinsame heterotope Implantation von bovinem Kollagen mit β-Trikalziumphosphat-Keramik oder der Hydroxylapatitpräparation Ceros 00 hatte ebensowenig einen osteoinduktiven Effekt wie die Verwendung der Einzelsubstanzen. Das implantierte Kollagen war in beiden Versuchsansätzen nach 180 Tagen vollständig resorbiert, die Trikalziumphosphatkeramik teilweise, das Ceros 00 dagegen nicht. Die zellulären Reaktionen waren rein resorptiv und wurden v.a. durch die Keramikpartikel unterhalten.

Springorum (1980) sowie Springorum et al. (1977) gehen davon aus, daß xenogenes Kollagen nach der Implantation in den Knochen aufgrund seiner fibrillären Struktur als Mineralisationskeim und gleichzeitig als Nukleationszentrum, an das sich speziell Hydroxylapatitkristalle anlagern, dienen kann.

Nach der Implantation von Kollagen allein bzw. von dem Hydroxylapatitkeramik enthaltenen Kollagen-Composite konnten in der Muskulatur Kalksalzablagerungen nicht beobachtet werden. Die rein passive, mineralisationsfördernde Wirkung des Kollagens erscheint unter physiologischen Kalzium-/Phosphatkonzentrationen bzw. nach der Addition einer 'nicht löslichen' Keramik, also der Hydroxylapatitkeramik, daher ausgeschlossen.

Die unter 6.3.1.1 beschriebenen Kalksalzablagerungen traten einzig bei der Verwendung des Kollagen-Trikalziumphosphatkeramik-Composites auf und müssen daher auf die Beimischung speziell dieser Keramik zurückgeführt werden. Möglicherweise stellt implantiertes Kollagen nur dann eine metastable Oberfläche (Joos et al. 1980) dar, wenn Kalzium und Phosphat im Gewebe in ausreichend hohen, unphysiologischen Konzentrationen angereichert werden, wie z.B. durch das Angebot einer 'löslichen' Kalziumphosphatkeramik. Lagern sich Kalziumionen und Phosphatgruppen auf implantierten Kollagenpartikeln ab, so färben sich – in den Masson-Goldner-Färbungen – diese kalzifizierten Gewebe entsprechend an. Diese entstehenden, dystrophen Kalzifizierungen dürfen aber nicht mit vitalem Knochengewebe verwechselt werden.

Allogene Knochengelatine mit Kalziumphosphatkeramiken
Nachdem in 5.6 gezeigt werden konnte, daß die Composites aus allogener Knochengelatine zusammen mit β-Trikalziumphosphat- bzw. Hydroxylapatitkeramik im Vergleich zu allen überprüften Einzelsubstanzen und den anderen Composites die besten osteoinduktiven Eigenschaften hatten, wurde der zeitliche Ablauf der Osteoinduktion – ausgelöst durch die beiden Knochengelatine-Composites – in dem Versuch 5.7 untersucht.

Der Composite von Knochengelatine/TCP führte zu einer Beschleunigung des osteoinduktiven Prozesses.

Das frühere Auftreten von Knorpelzellen (nach 5 Tagen) bzw. von Knochengewebe mit Osteoblasten (nach 9 Tagen) war jedoch bei der histomorphometrischen Auswertung nach 13 und 17 Tagen nicht mit einer Vergrößerung des induzierten Knochenvolumens, im Vergleich zum alleinigen Einsatz von Knochengelatine, verknüpft.

Erst nach 21 Tagen übertrafen beide Composites eindeutig die isolierten Gelatineimplantationen in bezug auf die Menge des entstandenen Knochens. Die besten Ergebnisse lagen für das Gemisch aus Knochengelatine und Trikalziumphosphatkeramik vor.

Morphologisch kann die Beschleunigung des osteoinduktiven Effekts:

- durch das verstärkte Einsprossen von Bindegewebe in den Gelatine-/TCP-Composite,
- der damit verbundenen 'Erleichterung' der Bereitstellung induzierbarer Zellen und
- durch die frühzeitig einsetzende Resorption von Gelatinepartikeln – mit der folgenden Freisetzung aktiver Proteine, Mediatoren – erklärt werden. Wahrscheinlich führt die biologische 'Abbaubarkeit' der Trikalziumphosphatkeramik – und damit der Anstieg der lokalen Kalzium-/Phosphatkonzentration – zu einer 'Erleichterung der Mineralisation' des entstehenden Knochengewebes, denn nach dem Einsatz des Composites aus Knochengelatine und dem 'unlöslichen' Ceros 00 war solch eine vermehrte Knochenbildung erst nach 21 Tagen – und nicht zu den frühen Entnahmezeitpunkten – zu beobachten.

Der steile Anstieg des Knochenvolumens zwischen dem 17. und 21. Tag nach der Implantation des Knochengelatine-β-Trikalziumphosphat-Keramik-Composites wurde durch die massive Zunahme der osteoblastären Aktivität verursacht, die innerhalb dieser 4 Tage um den Faktor 12,8 stieg, wogegen die resorptive Tätigkeit der Osteoklasten nur um den Faktor 4,4 zunahm. Dabei ist die Steigerung der Syntheseleistung der Osteoblasten am ehesten auf die unter 4.3.3 und unten angeführten Effekte zurückzuführen, die nach der gemeinsamen Implantation eines Matrixextrakts mit einer Trikalziumphosphatkeramik ausgelöst werden.

Ab dem 21. Tag (s. 6.3.3.1) nahm die Menge des induzierten Knochens kontinuierlich ab. Dies war in den Präparaten, bei denen der Trikalziumphosphatkeramik enthaltende Composite eingesetzt wurde, deutlicher ausgeprägt als bei der Verwendung des Composites, der die Ceros-Keramik enthielt.

Als Ursache ist die intensivere Aufschlüsselung der Matrixanteile bei der Verwendung des erstgenannten Composites anzunehmen, was im Verlauf zu einem früheren Sistieren des osteoinduktiven Prozesses führte. Nach 42 Tagen waren nur noch Reste der Matrixkomponente in der Muskulatur anzutreffen; dadurch war eine Freisetzung aktiver Proteine in ausreichender Konzentration nicht mehr möglich, um den Fortbestand des osteoinduktiven Prozesses zu sichern. Weitere Erklärungen sind der zunehmende Reifegrad des umgebenden Bindegewebes mit einer Verkleinerung der Anzahl aktivierbarer, induzierbarer Zellen (s. 7.1), und möglicherweise die von Glowacki u. Wilcon (1988) beobachtete 'unterschiedliche Aktivität einzelner Matrixpartikel'.

Urist et al. (1984c) beschrieben ebenfalls eine Verstärkung des knochenbildenden Effekts nach der gemeinsamen Implantation des 'bone morphogenetic protein' mit der β-Trikalziumphosphat-Keramik (s. 4.3.3). Ob eine lokal erhöhte Kalzium-/Phosphatkonzentration tatsächlich die Mineralisation induzierten Knochengewebes erleichtert, ist mit den in der vorliegenden Arbeit benutzten Techniken, ohne den Einsatz radioaktiv markierter Keramiken, nicht sicher zu beurteilen. Für diese Vorstellung aber spricht:

- daß der Einbau einzelner Trikalziumphosphatkeramikkristalle mehrfach, jedoch nicht zu den ersten Zeitpunkten der stattfindenden Osteoinduktion, d.h. zwischen 9 und 13 Tagen nach der Operation, beobachtet werden konnte,
- daß bei der Verwendung der nur schlecht 'löslichen' – wohl aber einem zellulären Angriff unterliegenden – Hydroxylapatitkeramik eine positive osteoinduktive Wirkung erst nach 21 Tagen – nach 'ausreichender Freisetzung' von Kalzium-/Phosphationen? – auftrat, und
- daß heterotop signifikant unterschiedliche Knochenvolumina nach 21 (in den Versuchen 5.6 und 5.7) bzw. nach 42 und 180 Tagen (im Versuch 5.6) – bei der Verwendung des Gelatine-Trikalziumphosphatkeramik-Composites im Gegensatz zum Knochengelatine Ceros-00-Gemisch – entstanden.

Ein schlecht zu entkräftendes Argument gegen die aktive Beteiligung der Keramiken am osteoinduktiven Prozeß ist die Untersuchung von Renooij et al. (1985), die radioaktiv markierte Keramiken untersuchten und keinerlei Integration von keramischen Resorptionsprodukten in das neu aufgebaute Knochengewebe feststellten (s. dagegen Hassler 1975/1976, Zit. nach Lieb u. Klug 1989, in 4.1.2).

Eine Wirkung der Trikalziumphosphatkeramik, die über die fragliche 'Mineralisationserleichterung', und über die von Urist et al. (1984c) beschriebenen Effekte, hinausgeht, ist die Bereitstellung eines größeren Pools induzierbarer, mesenchymaler Zellen, verursacht durch die Reaktion auf die – einer intensiven Resorption unterworfene – Keramik.

Die große Bedeutung von Entzündungsmediatoren für den Knochenan- und -abbau (Gowen et al. 1983) ist – speziell für den osteoinduktiven Prozeß – durch die Arbeit von Mahy und Urist (1988) nachgewiesen worden, die den Einfluß von IL-1β auf die heterotopen Effekte von BMP untersuchten. Gegen IL-1β gerichtete monoklonale Antikörper, an dem gleichen Ort wie das BMP appliziert, blockierten vollständig die ektope Entstehung von Knochengewebe, wogegen die zusätzliche Gabe dieses Zytokins die BMP-Wirkung signifikant verstärkte. Die Vorstellung einer Beteiligung resorptiver, entzündlicher Prozesse an der Auslösung der Osteoinduktion wird durch das Experiment von Takaoka et al. (1988) unterstützt, die nach der Implantation eines Hydroxylapatitkeramik-BMP-Composites erst dann eine Osteoinduktion beobachten konnten, wenn – anstelle von hochgereinigtem, wasserlöslichem BMP – ein noch durch eine zelluläre Aktivität 'zu spaltender' Kollagen-BMP-Komplex verwendet wurde.

Resorptive Prozesse, durch die Keramiken verursacht, erklären möglicherweise auch das kurzzeitige Auftreten von Rundzellen in der Muskulatur – nach 4 und 7 Tagen beim Einsatz des Composites Knochengelatine-Trikalziumphosphatkeramik (s. 6.3.1.4 und 6.4.1.2) bzw. nach 7 Tagen bei der Verwendung des Gelatine-Ceros-00-Gemischs (s. 6.3.1.5 und 6.4.1.3) –, wogegen Rundzellinfiltrate nach der isolierten, heterotopen Implantation von Knochengelatine nie zu beobachten waren.

Die Attenuierung der Fremdkörperreaktion auf die implantierte Trikalziumphosphatkeramik ist dagegen durch diesen Mechanismus nicht zu erklären. Möglicherweise ist die vermehrte Entstehung von Knochengewebe in der Muskulatur, mit einem verstärkten und schnelleren Einbau dieser Keramik bzw. ihrer Resorptionsprodukte dort, für die Abschwächung der Riesenzellreaktion verantwortlich. Dies würde auch den vermehrten Abbau der β-Trikalziumphosphat-Keramik im Vergleich mit dem, bei der alleinigen Implantation des Materials stattfindenden, verständlich machen.

Die Versuche, bei denen heterotop Knochengelatine bzw. ihre beiden Composites implantiert wurden, lassen den tatsächlichen Ablauf der Entstehung von Knochengewebe in der Muskulatur letztendlich ungeklärt. Wie unter 4.2.2.3 beschrieben, wird gefordert, daß die Ossikel nur über eine Knochenbildung im mineralisierten Knorpel entstehen können. Gegen diesen – als ausschließlich möglichen – Mechanismus sprechen die Ergebnisse und Beobachtungen von Caplan (1984), Caplan et al. (1988) und Glowacki und Wilcon (1988). Nach Caplan et al. (1988) ist nach der Implantation eines Matrixextrakts die heterotope Knorpel- und Knochenformation räumlich unabhängig voneinander. Der in der Muskulatur induzierte Knorpel wird nicht durch Knochengewebe ersetzt, sondern durch Gefäße und Knochenmarkelemente (Glowacki u. Wilcon 1988). Dies geschieht in Analogie zur embryonalen Knochenbildung, bei der der Knorpelersatz ebenfalls durch Gefäße und Knochenmark, räumlich abgesetzt von der Knochenbildung, stattfindet. Aus der mineralisierten Knorpelmatrix freigesetzte Faktoren bedingen die Induktion mesenchymaler Zellen und deren Umwandlung in knochenbildungsfähige. Die induzierbaren Zellen werden durch die einsprossenden Kapillaren an die Knorpelareale herangeführt (Caplan 1984). Diese Vorstellung wird von Glowacki u. Wilcon (1988) unterstützt, die, bei der Beobachtung der verschiedenen Phasen der Osteoinduktion, die Aktivität der alkalischen Phosphatase in den degenerierenden Chondrozyten von mineralisiertem, heterotop induziertem Knorpelgewebe nicht nachweisen konnten, sondern nur in fibroblastären Zellen, die den Knorpelarealen unmittelbar angelagert waren, d.h. der Knorpel wurde nicht durch Knochen ersetzt, sondern letzterer entstand neben ersterem. Nach Ksiazek (1983) führen nur mineralisierte Knorpeltransplantate zu einer heterotopen Osteoinduktion, wogegen demineralisiertes Knorpelgewebe solche Effekte nicht auslöst. Auch nach der Vorstellung dieses Autors sind in der mineralisierten Knorpelmatrix osteoinduktive Faktoren enthalten, die erst nach ihrer Freisetzung aus dem Knorpel, z.B. nach dessen Aufschlüsselung durch einsprossende Gefäße, die Formation von Knochengewebe auslösen.

Die für die Untersuchungen 5.5, 5.6 und 5.7 angefertigten Serienschnitte bestätigten die oben genannten Vorstellungen nur teilweise. In zahlreichen Präparaten (s. Ergebnisse 6.2.1.3, 6.3.1.4, 6.3.1.5 und 6.4.1) waren überhaupt keine Knorpelareale zu beobachten. Dagegen zeigten sich eindeutige Hinweise für eine Knochenentstehung völlig unabhängig von induzierten Knorpelarealen, direkt aus dem Bindegewebe heraus, also im Sinne einer desmalen Ossifikation. In anderen Schnitten bildete sich Knochen auf der Oberfläche von Knochengelatinepartikeln, erneut ohne eine Beteiligung von Knorpelzellen.

Poser et al. (1985) konnten zeigen, daß in der Kultur neonatale Muskelzellen von Mäusen, allein durch den Einfluß von TGFβ, in Knorpelzellen umgewandelt werden. Seyedin et al.(1985) isolierten aus bovinem Knochen 2 verschiedene chondrogene Faktoren. Möglicherweise ist daher nicht die Implantation eines osteogenen bzw. eines osteoinduktiven Materials notwendig, um eine heterotope Ossifikation auszulösen, sondern es kann bereits die Implantation einer chondrogenen, chondroinduktiven Substanz zum Erfolg führen.

Es muß angenommen werden, daß die heterotope Knochenbildung auf verschiedenen, parallelen Wegen ablaufen kann, d.h. einerseits über die enchondrale Ossifikation, andererseits direkt über eine Induktion von indeterminierten Osteoprogenitorzellen (Friedenstein u. Kuralesova 1971; Friedenstein 1973; Owen 1978). Weiterhin durch die Beeinflussung von pluripotenten, zirkulierenden Zellen oder solcher, die bereits am Ort vorhanden sind; schließlich durch Effekte auf induzible Zellelemente, die über die Kapillareinsprossung eingewachsen sind. Die Effektoren für diesen Weg der Induktion sind möglicherweise nicht in den implantierten Matrixextrakten enthalten, sondern werden von den durch die Matrixextrakte induzierten Knorpelzellen produziert und in ihre chondroide Matrix abgegeben, woraus sie erst nach der Mineralisation und nach der Matrixaufschlüsselung – durch einen Mechanismus wie von Ksiazek (1983) vorgeschlagen – an die Umgebung abgegeben werden können. Nach der Freisetzung und Diffusion im Gewebe können dann Bilder wie bei einer desmalen Ossifikation entstehen.

Die aus der Matrix isolierten Proteine wären somit nicht osteo-, sondern v.a. chondroinduktiv. Dies könnte das Versagen der Matrixextrakte bei der orthotopen Implantation, bei der eine positive Beeinflussung der Knochenheilung entsprechend der postulierten Wirkmechanismen zu erwarten gewesen wäre, erklären (s. 7.2.2).

Das Ausbleiben jeder osteoinduktiven Wirkung in der Muskulatur der Mischlingshunde nach der Implantation allogener Knochengelatine bzw. ihres β-Trikalziumphosphat-Keramik-Composites ist am ehesten auf die intensiven immunologischen Reaktionen, wiedergespiegelt in den Rundzellinfiltrationen, gegen die nicht osteoinduktiven, individualspezifischen, in der allogenen Knochengelatine enthaltenen Proteine, zurückzuführen.

Osteoinduktive Effekte waren auch bei der heterotopen Implantation von allogener Knochengelatine in Schafen (Thielemann/pers. Mitteilung 1982; Rueger 1986, nicht publizierte Ergebnisse; Etter et al. 1988), in der Muskulatur des Menschen (Kakiuchi et al. 1985; Aspenberg et al. 1988) und des Affen (Aspenberg et al. 1988) nicht zu beobachten. Lediglich Albert (1989) konnte nach 75 Tagen im Hund heterotop die Induktion einzelner Knorpelareale, jedoch keine Knochenbildung, feststellen.

Geht man davon aus, daß in den oben aufgeführten Untersuchungen aktive Matrixextrakte implantiert wurden, dann ist das Versagen dieser Materialien:

– auf eine nicht ausreichende Zahl induzibler Zellen am Implantationsort,
– auf die mögliche Anwesenheit von Faktoren in der Matrix, die das induktive Signal unterbinden (Aspenberg et al. 1988),

- auf eine verminderte Konzentration der induktiven Proteine im Knochen der höheren Organismen, aus dem die Matrixextrakte gewonnen wurden (Kakiuchi et al. 1985), oder
- auf ein Blockieren der chondro- bzw. osteogenetischen Wirkung der aktiven Bestandteile der Matrixfraktionen durch die intensive immunologische Reaktion auf die mitimplantierten, nicht osteoinduktiven Bestandteile der Knochengelatine zurückzuführen.

Da das Vorkommen osteoinduktiver Substanzen u.a. im Knochen des Schafs und des Menschen, des Hundes und des Affen von Sampath u. Reddi (1981, 1983) und Muthukumaran et al. (1985a/1985b) nachgewiesen werden konnte, mit Knochengelatine von Hunden, Schafen und Menschen in Spraque-Dawley- bzw. Nacktratten eine Osteoinduktion möglich ist (Rueger et al. 1986, 1987), und Thielemann (pers. Mitteilung 1982) nach der Gabe von Cyclosporin A sehr wohl eine osteoinduktive Wirkung allogener Knochengelatine im Schaf beobachtete, scheint die zuletzt genannte Erklärung, daß der osteoinduktive Prozeß durch eine immunologische Reaktion negativ beeinflußt wird, die wahrscheinlichste.

Für diese Sicht sprechen auch die zahlreichen, ortho- und heterotop erfolgreichen Implantationen von xenogenem, bovinem BMP in den verschiedensten Spezies. Das offensichtlich nichtantigene BMP löste bei xenogener Implantation in den Untersuchungen von Tagaki u. Urist (1982a, 1982b), Urist et al. (1983a, 1983b), Dawser et al. (1985), Nilsson et al. (1985, 1986a), Sato u. Urist (1985), Ferguson et al. (1987) und Lindholm et al. (1988) bei erhaltener osteoinduktiver Wirkung keinerlei immunologische Reaktionen aus (s. 7.3).

7.2.2 Wirkung im Knochen, Osteostimulation

Keramiken

Ein signifikanter, osteostimulativer Effekt – im Sinne der Definition (s. oben) – konnte bei der Untersuchung der Keramiken im Rattenmodell, im Vergleich zu den Kontrollen, nach 180 Tagen, nur durch die Implantation der Ceros-Präparation mit dem größten Porenvolumen – 80% – erzielt werden. Das größere Porenvolumen hatte, im Unterschied zu den anderen untersuchten Ceros-Keramiken, zu einem vermehrten Einsprossen von osteogenem Gewebe geführt. In zahlreichen Präparaten war ein 'Hinwachsen' des Knochengewebes – auf die Keramiken zu – festzustellen, ebenso wie eine direkte Knochenbildung auf den Ceros-06-Oberflächen. Erreichte das Knochengewebe die Makroporen, wuchs es in diesen in zentripetaler Richtung. Dennoch wurden die Defekte nicht vollständig durchbaut.

Einzelne Keramikkörnchen wurden von den Oberflächen aller implantierten Ceros-Granula abgelöst. Obgleich dieser Prozeß bis zum Ende des Beobachtungszeitraums anhielt, konnte ein deutlicher Abbau des Hydroxylapatits nicht nachgewiesen werden. Ebenso war der direkte Einbau abgelöster Keramikkörnchen, und damit eine Unterstützung der Mineralisation neugebildeten Knochengewebes, nicht zu beobachten.

Diese Ergebnisse stehen teilweise in Übereinstimmung mit denen von Rahn et al. (1986a, 1986b), die nach der Implantation von keramischen Blöcken das beste Einwachsverhalten von Knochengewebe, bzw. das intensivste Einsprossen von Kapillaren, in den Keramiken sahen, die bei kleinem Porendurchmesser (80–150 µm) hochporös (80%) waren. Weiter beschreibt Rahn einen Abbau der Hydroxylapatitkeramiken – den gleichen, wie in den vorliegenden Versuchen eingesetzten –, den er nicht auf 'lösliche' Kalziumphosphatanteile in dem überprüften Hydroxylapatit zurückführt, sondern auf ein zellulär vermitteltes 'Aufbrechen' der Zwischenwände der Keramikporen.

Solche Effekte konnten in allen Versuchen der Arbeit, in denen Ceros-Keramiken implantiert wurden, nicht beobachtet werden.

Da die Hydroxylapatitkeramiken über Jahre nicht abgebaut werden und im Defekt liegen bleiben (u.a. Nery et al. 1975, 1978, 1980; Jarcho et al. 1977; Denissen 1979; Denissen u. de Groot 1979; Denissen et al. 1980; Jarcho 1981; Klein et al. 1983a, 1983b; Hoogendorn et al. 1984; Renooij et al. 1985; Eggli et al. 1988; Ellies et al. 1988a; s. 4.1.2) müssen sich Keramik-Knochen-Verbände unterschiedlicher Qualität entwickeln, in Abhängigkeit vom Ausmaß des Einwachsens von Knochengewebe in bzw. zwischen die Keramik. Im Grenzbereich zwischen Knochen und keramischem Implantat entsteht nach Osborn et al. (1980c) eine 'Komposit-Übergangsschicht', in der eine 'Angleichung der' – ungleichen – 'dynamisch-physikalischen Parameter des Knochens und der Keramik bewirkt wird'. Die physikalischen Eigenschaften solcher Keramik-Knochen-Composites wurden nur von Selting u. Bhaskar (1973) und Uchida et al. (1985) – mit zufriedenstellenden Ergebnissen – untersucht.

Nach Osborn (1985) kommt es nach der Implantation einer hochporösen Hydroxylapatitkeramik und dem Einwachsen von Knochengewebe in dieselbe zu zwei verschiedenen Formen des Einbaus des eingesetzten Materials, d.h. der Verbund-Entstehung. Osborn (1985) unterscheidet eine 'konservative' von einer 'modellierenden Integration'. Bei letzterer soll das mechanisch bedingte, belastungsabhängige 'remodeling' des Knochens von einem 'komplementären Keramikabbau' begleitet sein, welcher so lange anhält, bis die Hydroxylapatitkeramik biomechanisch in den entstandenen 'hybriden Komposit-Werkstoffverbund' eingefügt ist. Nach Abschluß dieses Prozesses ist ein weiterer Keramikabbau nicht mehr notwendig, was das Ausbleiben der vollständigen Resorption der Keramiken und die Entwicklung der von den oben genannten Autoren beobachteten Keramik-Knochen-Verbände erklärt.

Gegen die Entstehung eines Gewebes, das nach der Integration einer Hydroxylapatitkeramik noch physiologischen Umbauprozessen unterworfen werden kann, spricht eine von Shimazaki u. Mooney (1985) entwickelte Theorie, die von Eggli et al. (1988), Geesink et al. (1988) und Jänicke et al. (1988) bestätigt wurde. Nach dieser Vorstellung unterliegt eine Keramik, die von vitalem Knochen überzogen ist, keiner weiteren Bioresorption bzw. -degradation, d.h. sie kann nicht weiter abgebaut werden. Die Ursache dafür ist, daß der in die Keramikporen eingewachsene und dort liegende Knochen vom Gesamtknochenstoffwechsel isoliert wird und deswegen nicht mehr umgebaut werden kann (Newesely 1984). Ob nach der Integration der Keramik in den Knochen eine mechanische Belastung tatsächlich zu einer Ablösung des Knochengewebes von der Keramik führt, d.h. zu seinem Rückzug aus den Keramikporen und damit zu einer Aufdeckung von Keramikoberflächen, die dann zellulär angegriffen werden können, um sie erneut mit vitalem Knochengewebe, entsprechend den biomechanischen Bedürfnissen, zu bedecken, ist ungeklärt.

Möglicherweise ist die Entstehung eines Keramik-Knochen-Verbundes und die von Bhaskar et al. (1971), Nery et al. (1978, 1980), Denissen und de Groot (1979) und Eitenmüller et al. (1985) nachgewiesene, feste Anheftung der Kalziumphosphatkeramiken an den Knochen für ihren Einsatz in der Kiefer- und plastisch-ästhetischen Chirurgie auch unter mechanischen Belastungen hinreichend (Denissen 1979; Kent et al. 1982/1986, Boyne et al. 1984; Hinoide 1985; Fischer-Brandies et al. 1986).

Der Beweis, daß große segmentale oder nur halbsegmentale Defekte an Röhrenknochen der höchst belasteten unteren Extremität nach dem Auffüllen mit nicht resorbierbaren Keramiken langzeitstabil sind, und daß die 'Komposit-Übergangsschicht' tatsächlich das Auftreten von Belastungsspitzen im Knochen verhindert – und damit das Entstehen von 'Schwachstellen', potentiellen 'Soll-Bruch-Stellen'–, steht dagegen noch aus.

Die im Hundemodell implantierten Hydroxylapatitzylinder hatten keinerlei die Knochenheilung fördernde Wirkung. Die bei den Untersuchungen von Rahn et al. (1986a, 1986b) benutzten Hydroxylapatitblöcke waren in Schlitze der Femora und der Beckenkämme von Schafen eingebolzt worden. Die mechanische Stabilität der Implantate und damit die Festigkeit an der Implantat-Knochen-Grenze war unter diesen experimentellen Bedingungen sicherlich deutlich größer als in dem in der vorliegenden Arbeit angewandten Hundemodell. Obgleich in letzterem die untersuchten Keramikzylinder durch eine Osteosynthese stabil implantiert wurden, waren Mikrobewegungen zwischen dem Knochen und dem keramischen Implantat nicht zu vermeiden, und sind u.a. für das Ausbleiben selbst eines nur osteokonduktiven Effekts in diesem Versuch verantwortlich zu machen.

Da bei der Humanimplantation eine vergleichbare Situation wie in dem angewandten Hundemodell vorliegt und angesichts der oben ausgeführten Überlegungen zur Integration von Hydroxylapatitkeramiken in den Knochen, erscheint der Einsatz solcher keramischer Formkörper an belasteten Röhrenknochen – auch unter der mechanischen Stabilität, die eine Osteosynthese herbeiführen kann – bedenklich.

Die orthotopen Implantationen der Trikalziumphosphatkeramiken im Rattenmodell hatten bis zum Ende des Versuchs keine die knöcherne Heilung positiv beeinflussenden Effekte. Erst nach 180 Tagen war das Volumen des sich im Defekt entwickelnden Knochens gleich dem, das in den nicht implantierten Kontrolltieren entstand. Die Histologien zeigten, daß der direkte Einbau der Trikalziumphosphatkeramik nur in der Implantatperipherie stattfand. Für das Material war weder ein in das Zentrum des Defekts hinein wirkender osteokonduktiver Effekt, noch eine Induktion von Zellen des eingewachsenen Bindegewebes nachzuweisen. Die von zahlreichen Autoren (s. 4.1.2) angegebene große 'Löslichkeit' bzw. die bessere Bioresorption dieser Substanz, im Vergleich zu den Hydroxylapatitkeramiken, hatte nicht zu einer Förderung der Knochenheilung geführt.

In den vorliegenden Versuchen ist die β-Trikalziumphosphat-Keramik bei den orthotopen Implantationen den Hydroxylapatitkeramiken – m.E. – nur dadurch überlegen, daß sie weitgehend abgebaut wird und somit teilweise die Platzhalterfunktion im Sinne der Definition von Heimke u. Griss (1980) erfüllt. Andererseits wird diese Keramik schneller resorbiert als reparierendes Knochengewebe einwachsen kann, so daß zentral Narbengewebe, ohne Tendenzen zu einer weiteren knöchernen Umwandlung, zurückbleibt. Die Resorptionsgeschwindigkeit der Trikalziumphosphatkeramik im Vergleich zum Eindringen von Knochengewebe erscheint in diesem Zusammenhang allerdings nur von zweitrangiger Bedeutung, da Bindegewebe den Defekt immer vor dem osteogenen Gewebe aufschlüsselt und auffüllt. Idealerweise müßte die Trikalziumphosphatkeramik mit der gleichen Geschwindigkeit abgebaut werden, mit der das Knochengewebe einwächst, um die Platzhalterfunktion im Sinne von Heimke u. Griss (1980) tatsächlich zu erfüllen.

Ein positiver Effekt auf die Knochenbildung im Implantationszentrum, nach dem Einsprossen von Bindegewebe dort, ist jedoch lediglich durch die Umwandlung mesenchymaler Zellen oder ortsständiger Zellvorstufen in Osteoblasten zu erreichen. Diese Wirkungen können aber nur durch die Matrixextrakte erzielt werden.

Da nach der Implantation von β-Trikalziumphosphat-Keramik die histologischen Bilder und die histomorphometrischen Ergebnisse weitgehend denen der Kontrolltiere gleichen, ist von der Substanz, als kleinpartikuläres Knochenersatzmittel allein eingesetzt, keine stimulierende Wirkung auf die knöcherne Reparation zu erwarten.

Im Hundemodell zeigte sich, daß auch eine 'lösliche' Trikalziumphosphatkeramik – in einen segmentalen Defekt eingebracht – nicht von dem umgebenden Gewebe resorbiert bzw. in den Knochen eingebaut werden kann, wenn sie hochdicht und nicht makroporös ist. Die von Köster et al. (1976, 1977a, 1977b) beschriebene gute Durchbauung und die beobachtete Resorption von β-Trikalziumphosphat-Keramiken nach der Implantation in segmentale Defekte der Hundetibia, ist wahrscheinlich v.a. auf die Makroporosität des von ihr benutzten Implantatmaterials zurückzuführen.

Das operativ-technische Problem, wie partikuläre oder pulverförmige Kalziumphosphatkeramiken am besten appliziert werden können, ist ungelöst. Bei segmentalen Defekten sind Ersatzmaterialien in dieser Form nicht ausreichend sicher am Implantationsort zu halten – sie schwimmen ab –, so daß bereits Versuche unternommen wurden, die partikulären Keramiken in resorbierbare Polylaktinnetze verpackt einzubringen (Ochsner 1987). Im Ergebnis beeinträchtigt diese Applikationsform jedoch zusätzlich das Einwachsverhalten des Knochengewebes in die Keramiken.

Wird anstelle partikulären Materials ein Keramikkörper implantiert, dann kann das oben angeführte, ungelöste Applikationsproblem umgangen werden. Die Formkörper sind mit dem üblichen chirurgischen Instrumentarium – m.E. – ausreichend formbar und können bearbeitet, eingepaßt und durch die Osteosynthese fixiert werden. (Ob diese Fixierung ausreichend stabil ist, erscheint jedoch fraglich; s. oben.) Diese Form der Anwendung löst bei der Behandlung segmentaler Defekte jedoch nicht das Problem der schwachen biologischen Wirkung der Keramiken im Weichteillager.

Der einzige vorstellbare positive Effekt der Implantation keramischer Körper in einer solchen Situation wäre die Erleichterung des Einsprossens von osteogenem Gewebe, also die osteokonduktive Wirkung, wie sie von Wilke et al. (1988) für in Hydroxylapatitblöcke eingefräste Kanäle eindrücklich demonstriert wurde. In der Untersuchung 5.8, unter kliniknäheren Bedingungen als in dem Experiment von Wilke, blieb dieser Effekt im Großtier jedoch aus (s. oben).

Zur Zeit kann nicht beurteilt werden, ob es nach der Bereitstellung einer Leitstruktur durch ein Knochenersatzmittel, welcher Materialzusammensetzung auch immer, eine Grenze der Strecke gibt, die maximal von dem regenerierenden Knochengewebe überbrückt werden kann.

Die Reaktionen auf Kalziumphosphatkeramiken nach der Implantation in belastete Röhrenknochen beschränken sich auf

– die Keramikresorption: kleinpartikuläres bzw. hochmakroporöses Trikalziumphosphat als Block (Köster et al. 1976, 1977a, 1977b; s. auch 4.1.2),
– einen begrenzten osteokonduktiven Effekt: a. hochporöse granuläre Hydroxylapatitkeramik; b. Hydroxylapatitformkörper unter hochstabilen mechanischen Bedingungen (Rahn et al. 1986a, 1986b); c. makroporöse Trikalziumphosphatkeramiken ebenfalls unter stabilen Bedingungen (Osteosynthese) implantiert (s. oben Köster und 4.1.2) und

– die Entstehung einer kovalenten Bindung zwischen den Hydroxylapatitkeramiken und dem Knochengewebe (Jarcho et al. 1977; Osborn et al. 1980b, 1980c; Newesely 1984), soweit letzteres in das Implantat eingewachsen ist.

Angesichts der Komplexität des Mineralisationsvorgangs erscheint dagegen die Vorstellung, die Knochenbildung allein durch das Angebot einer Kalziumionen und Phosphatgruppen enthaltenden Substanz fördern zu können, zu einfach, auch wenn ein solches Material in seiner Zusammensetzung physiologischem Knochenmineral weitgehend gleicht.

Wie unter 2.2.3 beschrieben, sind die in mineralisierendem Knochen zuerst auftretenden Kalziumphosphate Brushite bzw. amorphes Kalziumphosphat – mit einem molaren Ca-/P-Verhältnis von 3 : 2 (wie in den Trikalziumphosphatkeramiken) – oder Oktakalziumphosphat (Tung u. Brown 1985: heterotope Kalzifizierung). Um eine implantierte Trikalziumphosphatkeramik an der Mineralisation zu beteiligen, müßte das Kristallgitter dieses Materials aufgelöst werden, damit die Keramik im Sinne der Bereitstellung einer ersten Kalziumphosphatverbindung bei der Mineralansammlung im neuentstandenen Knochengewebe wirken könnte.

Im physiologischen Milieu stabiles (De Groot 1980; Bauer et al. 1986), nicht in Kalziumionen und Phosphatgruppen diffundierendes, keramisches Hydroxylapatit könnte dagegen nur über epitaktische Phänomene, nach einem Anbinden an organische Moleküle der neuaufgebauten Matrix, wirksam werden. Voraussetzung wäre allerdings die Freisetzung einzelner Kristalle aus den Hydroxylapatitkeramiken und nicht die beobachtete Ablösung ganzer Kristallcluster bzw. Keramikkörner nach einem zellulär vermittelten Angriff, da die 'Poren' und 'interfibrillären Räume' der synthetisierten Kollagenfibrillen zu klein sind (Katz u. Li 1972, 1973), um solche 'Hydroxylapatitkeramikkörner' aufzunehmen. Ob selbst Einzelkristalle, freigesetzt aus einer Hydroxylapatitkeramik, für die Mineralisation utilisiert werden können, ist unklar, da nach Posner (1987) das zuerst in der neusynthetisierten Knochenmatrix auftretende Mineral mehr amorphem, chemisch präzipitiertem Hydroxylapatit entspricht als reinem, kristallinem, wie es in den Keramiken enthalten ist (s. auch Young 1975).

Der PTH regulierte (Posner 1978; Posner u. Betts 1975) Kalziumeinstrom in die Osteoblasten und die Speicherung von Kalziumphosphaten in den Mitochondrien dieser Zellen wurde unter 2.2.3 als eine Voraussetzung für die Mineralisation der Matrix beschrieben. Der Nachweis, daß Bestandteile radioaktiv markierter Keramiken in Osteoblasten eintreten, bzw. in ihren Mitochondrien konzentriert und dann bei der Mineralisation freigesetzt werden, steht aus.

Weiterhin bleibt der Mechanismus der primären Mineralisation durch die Matrixvesikel der Osteoblasten unberücksichtigt. Unter physiologischen Bedingungen können Phosphatgruppen nur durch die enzymatische Spaltung organischer Poly- und Pyrophosphatverbindungen in ihnen angereichert werden. Eine aktive Aufnahme der anorganischen Phosphate der Keramiken in diese Vesikel ist daher nicht möglich. (Kalziumionen können von Matrixvesikelen passiv konzentriert werden.)

Schließlich bleiben, wenn man wie Boskey (1981) die Beteiligung von Matrixvesikeln an der Mineralisation lamellären Knochens ablehnt, bei einer hypothetischen Förderung der Knochenheilung durch die Keramiken, die Wechselwirkungen der aus ihnen freigesetzten Kalziumphosphate mit den für die Mineralisation notwendigen, organischen Molekülen – den Phospholipiden, Phosphorproteinen, Glykoproteinen und dem Osteonektin, Osteocalcin – ungeklärt.

Xenogenes Kollagen

Der von Bedacht (1969), Springorum (1980), Springorum et al. (1977) und Joos et al. (1980) beschriebene positive Einfluß von xenogenem Kollagen auf die Knochenheilung wurde in den Experimenten dieser Arbeit nur teilweise beobachtet. Bereits Nizard (1981) hatte bei seiner vergleichenden Untersuchung von xenogenem Kollagen und einer Mischung, bestehend aus dem gleichen Kollagen und Hydroxylapatitpulver, festgestellt, daß die Heilung von Bohrlochdefekten in den Femurkondylen von Kaninchen durch die alleinige Implantation von Kollagen nicht unterstützt wird. Auch Zilch et al. (1986) konnte, selbst bei sehr kleinen Bohrlochdefekten in der Schaftmitte der Hundetibia, keinerlei die knöcherne Reparation fördernde Effekte ausmachen.

Die von Bedacht (1969), Springorum (1980), Springorum et al. (1977) und Joos (1980) entwickelten Vorstellungen, wie bei dem Aufbau der knöchernen Matrix durch Osteoblasten xenogenes Kollagen beteiligt sein soll, erscheinen unwahrscheinlich. Nach dem Konzept dieser Autoren sollen die in das Implantat in der Frühphase eingewachsenen Zellen – Granulozyten, Fibroblasten und zeitlich versetzt auch die Osteoblasten – das Fremdkollagen proteolytisch spalten, so daß die entstehenden Abbauprodukte für den Aufbau körpereigenen Kollagens bzw. der Knochenmatrix – zumindest teilweise – eingesetzt werden können.

Nach Horwitz et al. (1977) enthalten neutrophile Granulozyten eine Kollagenase, die bevorzugt Typ-1-Kollagen auflöst. Die mit dem Granulationsgewebe einsprossenden Fibroblasten besitzen zahlreiche, spezifische Kollagenasen, die das implantierte Material abbauen können (Harris u. Krane 1974), und auch Osteoblasten produzieren ein kollagenspaltendes Enzym, die neutrale Kollagenase (Sakamoto et al. 1979). Weiterhin können in Makrophagen und Fremdkörperriesenzellen unspezifische Proteasen nachgewiesen werden, die ebenfalls Kollagen verdauen.

Trotzdem lassen sich diese enzymatischen Aktivitäten der genannten Zelltypen nicht als Argument für eine Unterstützung der knöchernen Reparation durch xenogenes Kollagen verwenden. Die spezifischen Kollagenasen der eingesprossenen Granulozyten und Fibroblasten führen in den nativen Kollagenfibrillen zu einer tryptischen Spaltung der Tropokollagenuntereinheiten im Verhältnis 1/4 : 3/4, wodurch eine Aufsplitterung des Kollagens zu mikrofibrillären Bruchstücken erfolgt. Die unspezifischen Proteasen der frühzeitig, nach längstens 3 Tagen, auftretenden Makrophagen und der Fremdkörperriesenzellen, die ebenfalls von verschiedenen Autoren (Cucin et al. 1972; Cutright et al. 1973; De Vore 1977) nach einer Kollagenimplantation im Knochengewebe gesehen wurden, spalten die native Fibrille im Bereich der Vernetzungen an den Telopeptiden der Topokollagenuntereinheiten. Die insgesamt durch die Wirkung der oben genannten Enzyme entstehenden Spaltprodukte erlauben aber keine extrazelluläre Faserformation, wie nach der gerichteten Extrusion von Tropokollagenmolekülen bei der kollagenen Matrixsynthese, da eine Vernetzung der entstehenden, aufgespaltenen Tropokollagenmoleküle bzw. der in ihren Telopeptiden imperfekten Tropokollagenuntereinheiten durch die Lysyloxidase nicht möglich ist (s. 2.2.3).

Auch die von den Osteoblasten produzierte neutrale Kollagenase ist, wenn sie die Funktion besitzt, die ihr Sakamoto u. Sakamoto (1986) zuschreibt, kein Enzym des ersten Matrixaufbaus bzw. der Knochenbildung. Nach der 'Kollagenase-Hypothese' fällt diesem Enzym eine ganz andere Aufgabe zu (s. 2.2.3). Auch die durch die Wirkung dieses Enzyms entstehenden Spaltprodukte können nicht ohne eine zellulär vermittelte Modifikation in die neu aufzubauenden, kollagenen Fibrillen integriert werden.

Daß Osteoblasten implantiertes Kollagen tatsächlich bei der Biosynthese der Knochenmatrix verwenden können und somit die Knochenbruchheilung gefördert wird, würde daher voraussetzen, daß:

— Osteoblasten wirklich zeitlich beschleunigt auf der 'Leitschiene' Kollagen in den Defekt 'einwandern',

— die Osteoblasten granulozytäre, fibroblastäre bzw. 'osteoblastäre' Spaltprodukte des Kollagens aktiv aufnehmen, diese zytoplasmatisch umwandeln und schließlich für den Matrixaufbau einsetzen — für die zytoplasmatische Digestion der Kollagenspaltprodukte wären aber Kathepsine notwendig, die niemals in Osteoblasten nachgewiesen wurden —,

oder

— diese Abbauprodukte direkt, ohne vorausgegangene biochemische Modifikation durch die Osteoblasten, am Matrixaufbau beteiligt werden können.

Eine günstige Beeinflussung der knöchernen Reparation, und nicht nur die Förderung der Kollagenproduktion, durch eine allgemeine Steigerung der Syntheseleistungen der osteogenen Zellen nach einer Kollagenimplantation, wie von Bedacht (1969) und Joos et al. (1980) sowie Joos (1983) postuliert, würde eine größere Anzahl matrixsynthetisierender Zellen oder eine vermehrte Aktivität des Einzelosteoblasten, als Reaktion auf das xenogene Kollagen, voraussetzten. Ein direkter Proliferationsreiz auf die amitotischen (!) Osteoblasten bzw. ihre unmittelbaren Vorstufen konnte aber weder für Kollagen noch seine Abbauprodukte nachgewiesen werden. Ebenso ist eine gesteigerte Matrixproduktion durch den Einzelosteoblasten, verursacht durch auto-, allo- oder xenogenes Kollagen, in der Literatur nicht beschrieben.

Eine Erleichterung der Mineralisation des neugebildeten Knochengewebes allein durch die fibrilläre Struktur des xenogenen Kollagens, wie von Springorum et al. (1977) und Springorum (1980) angenommen, erscheint, wie schon unter 7.2.1 ausgeführt, wenig wahrscheinlich. Diese Vorstellung berücksichtigt erstens nicht die Vielgestaltigkeit des Mineralisationsprozesses (s. auch Pokrić u. Pukar 1979 und Boskey u. Posner 1983) und zweitens nicht die Tatsache, daß nur neu synthetisiertes und sich in Fibrillen typischer Struktur zusammenlagerndes Tropokollagen an der Mineralisation der Matrix beteiligt ist (Katz u. Li 1972, 1973, 1974; Glimcher 1976; Wuthier 1982), wogegen bei der enzymatischen Aufschlüsselung von Fremdkollagen im Knochen nur Spaltprodukte mit einem nicht vernetzbaren und damit nicht auf physiologischem Wege mineralisierbaren — wohl aber passiv kalzifizierbaren — Aufbau entstehen.

Die positive Beeinflussung der Knochenheilung durch xenogenes Kollagen ist daher allenfalls durch das Angebot einer resorbierbaren, dreidimensionalen Struktur zu erklären, die nach einer Verkleinerung des Hämatoms, aufgrund seiner hämatostyptischen Wirkung (s. 4.2.1), das Einsprossen von Gefäßen mit dem umgebenden Gefäßbindegewebe und den darin enthaltenen pluripotenten, knochenbildungsfähigen Zellen nicht behindert. Die Annahme eines sterischen Effekts, ausgelöst durch das Fremdkollagen, wird durch Beobachtungen unterstützt, die zeigten, daß osteoblastäre Zellen in der Kultur die Matrixproduktion und deren Mineralisation früher beginnen (Whitson et al. 1984), wenn ihnen ein dreidimensionales Gerüst angeboten wird (Nijweide et al. 1981; Nishimoto et al. 1987; Ernst et al. 1988a), und sie nicht nur zweidimensional, d.h. in einer Zellschicht, vorliegen.

Xenogenes Kollagen mit Kalziumphosphatkeramiken
Aufgrund der oben angeführten Überlegungen zur Wirkung isolierter Implantationen von Trikalziumphosphat- bzw. Hydroxylapatitkeramiken oder Kollagen im Knochen, ist ein massiver osteostimulativer Effekt, der nach der Implantation eines Composites aus Kollagen zusammen mit einer der beiden Keramiken über eine Addition der Einzelwirkungen der Komponenten hinausgeht, nicht zu erwarten.

So zeigten die Histomorphometrien der Implantate dieser beiden Composites im Vergleich mit den Kontrolltieren, bis 42 Tage nach der Operation, auch signifikant schlechtere bzw. identische Ergebnisse. Erst nach 180 Tagen war es bei der Implantation der beiden Kollagengemische zu einer signifikanten Steigerung der Knochenheilung, also einer Osteostimulation, gekommen (zu den Knochenvolumina nach 180 Tagen s. 7.1, 'Kritik der Methode'). Der Trikalziumphosphatkeramik enthaltende Composite war dem, der aus Kollagen und Hydroxylapatitkeramik zusammengesetzt wurde, in seiner Wirkung unterlegen.

Die durch das Kollagen-Ceros-00-Gemisch, im Vergleich zu dem Trikalziumphosphatkeramik enthaltenden Kollagen-Composite, ausgelöste intensivere Knochenformation ist v.a. auf eine durch die granuläre Keramik vermittelte, unterschiedliche zelluläre Reaktion am Implantationsort zurückzuführen. Der Hauptgrund könnte das Ausbleiben des Übergreifens entzündlich-resorptiver Reaktionen auf die knochenbildenden Prozesse sein; diese Entzündungsreaktionen waren bei dem Einsatz des Ceros-Präparats weniger stark ausgeprägt als bei der Verwendung der Trikalziumphosphatkeramik. Möglicherweise führte im Composite das Ceros-Granulat auch zu 'stabileren' mechanischen Verhältnissen, die das Einwachsen von Knochengewebe erleichterten, als die pulverförmige Trikalziumphosphatkeramik im anderen untersuchten Gemisch.

Der Kollagen-Hydroxylapatitkeramik-Composite bedingte nach 180 Tagen eine Steigerung des Knochenvolumens um 34,7%. Kollagen allein führte zu einer um 20,0% größeren Knochenbildung und das isolierte Einbringen der Ceros-Keramik stimulierte die Knochenformation um 10,7%, jeweils im Vergleich zu den Kontrollen. Somit trat ein additiver Effekt durch den zuletzt genannten Composite auf, wie er von Mittelmeier u. Nizard (1983) für Kollagen und darin feindispers verteilte Hydroxylapatitkeramik beschrieben wurde (s. 4.3.1).

Histomorphometrisch ließ sich die gleiche oder eine geringfügig differente, osteostimulative Wirkung jedoch allein schon durch die Implantation von allogener Knochengelatine herbeiführen (34,1%). Auch das Einbringen der Composites von β-Trikalziumphosphat-Keramik, entweder zusammen mit allogener Knochengelatine oder dem demineralisierten Knochenpulver, bewirkte einen Anstieg der Knochenformationsraten um 36,7 respektive um 34,7%.

Schließlich waren isoliert appliziertes, hochporöses Ceros 06 und die Kombination von allogener Knochengelatine mit Ceros 00 dem Kollagen-Hydroxylapatit-Composite in ihrer Wirkung deutlich überlegen (Steigerung des Knochenvolumens bei Ceros 06 : 63,6%, bei Composite : 93,7%).

Da Hydroxylapatitkeramiken über lange Zeit nicht resorbiert werden, so daß die bereits mehrfach beschriebenen keramoossären Verbände entstehen – mit den daraus abzuleitenden Folgen für den späteren, belastungsabhängigen Knochenumbau (s. oben) –, erscheint es fraglich, ob die nach der Implantation des industriell hergestellten Kollagen-Hydroxylapatitkeramik-Composites 'feindispers' im regenerierten 'Knochen' enthaltenen Hydroxylapatitkeramikpartikel tatsächlich als 'Strukturstimulantien des remodeling' (Mittelmeier u. Nizard 1982) dienen können, oder ob nicht, wie bei der isolierten Implantation einer Hydroxylapatitkeramik, ein Gewebe entsteht, dessen mechanische Eigenschaften nicht vorherzusagen sind, und daß dem späteren trajektoriellen Knochenumbau möglicherweise sogar widersteht (s. oben; für die Aktivität der Kollagen-Keramik-Gemische im Weichgewebe s. 7.2.1).

Die Vorteile der Implantation eines Kollagen-Keramik-Composites liegen neben dem – durch eine Keramik allein schon zu erreichenden – osteostimulativen Effekt daher v.a. in der blutstillenden Wirkung der Kollagenkomponente, die jedoch ein Kollagenvlies ebenso hat. Sicherlich verhindert das Gemisch nicht das Eindringen von Bindegewebe in den Implantationsort. Ob im Defektzentrum tatsächlich anstelle des Bindegewebes zu einem späteren Zeitpunkt Knochengewebe entsteht, ist ungewiß. Die hier vorliegenden Ergebnisse sprechen dagegen.

Über welche Strecke, insbesondere bei der Behandlung segmentaler Defekte, dieses spezielle Material osteokonduktiv wirksam ist, ist völlig ungeklärt.

Außer dem Leitschieneneffekt, den die meisten der in der vorliegenden Arbeit untersuchten Materialien besitzen, ist eine weitere, die Knochenbildung über eine Metabolisierung der implantierten Substanzen fördernde Wirkung oder eine direkte, zelluläre Induktion nicht anzunehmen.

Allogene Knochengelatine mit Kalziumphosphatkeramiken
Die isolierte Implantation von allogener Knochengelatine führte, wie oben angegeben, bereits zu einer induktiv vermittelten Osteostimulation, die eine Steigerung der Knochenbildung in nahezu dem gleichen Ausmaß bewirkte, wie die Verwendung des Kollagen-Ceros-00-Composites. Die histologischen Schnitten der Präparate der Tiere, in die der Matrixextrakt eingebracht worden war, ließen keine Knorpelbildungen in der Markhöhle erkennen. Im Implantatzentrum traten jedoch, ähnlich wie in der Muskulatur, induzierte Knochenareale auf. Auch Tuli u. Gupta (1981) beobachteten nach der Implantation von demineralisierter Matrix in segmentale Defekte von Kaninchenknochen eine Auffüllung der Implantationsregion vorzugsweise durch membranös entstandenen Knochen; die Knochenbildung erfolgte in seinen Experimenten nicht über eine enchondrale Ossifikation. Dies bestätigt erneut die unter 7.2.1 gemachten Überlegungen, daß Matrixextrakte, speziell die Knochengelatine, eher als chondroinduktive denn als osteoinduktive Substanzen zu verstehen sind. Möglicherweise ist dies die Erklärung für die eher schwache osteostimulative Wirkung dieser Matrixfraktion nach der Implantation in das Knochengewebe.

Ein massiver osteostimulativer Effekt, der im Rattenmodell im Vergleich zu den Kontrollen nahezu eine Verdopplung des Knochenvolumens im Defekt verursachte, wurde nur durch das Gemisch aus allogener Knochengelatine und Ceros-00-Hydroxylapatitkeramik ausgelöst. Dieser Composite war jedem anderen bzw. jeder Einzelsubstanz in seiner knochenbildenden Wirkung überlegen.

Da die isolierte Implantation der Ceros-00-Keramik nur eine Steigerung des Knochenvolumens um 10,6% herbeiführte, ist die Hauptwirkung in diesem Knochenersatzmittelgemisch auf den Matrixanteil zurückzuführen, der allein implantiert eine Steigerung der Knochenbildung um 34.1% auslöst. (Zu bemerken ist, daß bei der Verwendung der Knochengelatine-Keramik-Composites in den Versuchen 5.6 und 5.7 jeweils nur 25 mg der Knochengelatine implantiert wurden, im Vergleich zu 50 mg bei dem isolierten Einsatz des Matrixextrakts. Dies bedeutet, daß Beimischung der Hydroxylapatitkeramik mit der halben Menge des organischen Materials eine über 90%ige Steigerung der Knochenbildung herbeiführen kann.)

Es ist unklar, warum in der Muskulatur der Ratte der Trikalziumphosphatkeramik enthaltende Composite eine stärkere Osteoinduktion auslöste, wogegen das Gemisch mit Ceros 00 eine deutlich bessere osteostimulative Wirkung im Knochen nach 180 Tagen zeigte. Einundzwanzig und 42 Tage nach der Operation war der Composite aus Knochengelatine und Trikalziumphosphatkeramik dem Gemisch, das Ceros 00 enthielt, bei der orthotopen Implantation in bezug auf die Menge des gebildeten Knochens überlegen bzw. gleichwertig. Erst zwischen dem 42. und 180. Tag kam es in den Implantaten des letztgenannten Gemischs zu einer Steigerung der Knochenformation über die Wirkung des Knochengelatine-β-Trikalziumphosphat-Keramik-Composites hinaus.

Dies kann durch die bessere mechanische Stabilität, verursacht durch die Implantation der Hydroxylapatitkeramikgranula, bedingt sein. Der beobachtete Gesamteffekt wäre daher nicht nur auf die durch den Matrixextrakt vermittelte, induktive Wirkung zurückzuführen, sondern wäre auch durch eine größere Stabilität im Bohrlochdefekt zu begründen. (Für die Ursache der Steigerung der osteostimulativen Wirkung im Weichgewebe, ausgelöst durch die Beimischung der β-Trikalziumphosphat-Keramik zur Knochengelatine, s. 4.3.3 und 7.2.1.)

Der Grund für das Auftreten von Rundzellen, nach der Implantation von Knochengelatine bzw. ihrer Composites in den Rattenknochen, ist nicht geklärt. In der Muskulatur der Ratte konnte diese Reaktion nicht beobachtet werden. Möglicherweise sind im Markraum immunologisch reaktionsbereite Zellen präsent, die am heterotopen Ort nicht in ausreichender Zelldichte vorkommen bzw. dort nicht angereichert werden können; vielleicht erlaubt auch die bessere Durchblutung in der Markhöhle eher den Antransport reagibler Zellen an den Implantationsort im Knochen als in der Muskulatur. Alternativ kann eine verstärkte Aufschlüsselung nicht osteoinduktiver, immunogener Bestandteile aus der Knochengelatine im Bohrlochdefekt angenommen werden, die dann, im Gegensatz zu den heterotopen Implantaten, die Auslösung der sterilen entzündlichen Reaktion bewirkt. (Die Beobachtung, daß Rundzellinfiltrate bei der Verwendung des Composites aus demineralisiertem Knochenpulver und Trikalziumphosphatkeramik immer nur in der Markhöhle auftraten, nicht jedoch im Weichgewebe, unterstützt diese Vorstellung; s. 7.2.1.)

Diese Interpretationen lassen sich jedoch nicht auf die in den Mischlingshunden beobachteten, genau gegenteiligen Phänomene anwenden. Dort war es in der Muskulatur, nach dem Einbringen der allogenen Knochengelatine oder deren Composite mit β-Trikalziumphosphat-Keramik, zu massiven Rundzellreaktionen gekommen, die wahrscheinlich die Ursachen für die vollständige Unterdrückung des osteoinduktiven Signals waren (s. 6.5.1 und die Erklärung unter 7.2.1). Bei der orthotopen Implantation trat dagegen eine Osteostimulation mit nur gering ausgeprägten immunologischen Reaktionen auf. Die segmentalen Ulnadefekte, in die isoliert der Matrixextrakt implantiert worden war, heilten beide nach 90 Tagen ab, und auch bei der Verwendung des Composites wurde die Ulna eines Tiers durchbaut.

Eine schlüssige Erklärung für die unterschiedlichen Wirkungen der Knochengelatine bzw. ihrer Composites mit den Kalziumphosphatkeramiken, bei der hetero- bzw. orthotopen Implantation in die Ratte oder den Hund, erscheint nicht möglich. Aufgrund der kleinen Tierzahl pro Gruppe im Hundemodell und der zahlreichen Arbeiten, die nach dem orthotopen Einsatz von Knochengelatine in höheren Organismen keine Osteostimulation beobachteten (s. 4.2.2.3), müssen die Ergebnisse in der vorliegenden Arbeit, bei der Behandlung der segmentalen Defekte im Hundemodell, als Einzelbeobachtungen gewertet werden. Der eingetretene osteostimulative Effekt in den Mischlingshunden könnte durch die große biologische Reaktionsbreite, die nach Implantationen von Matrixextrakten mehrfach beschrieben wurde (Glowacki et al. 1981; Glowacki u. Mulliken 1985; Thielemann 1988), erklärt werden.

Die breite biologische Varianz, die zumindest bei der Verwendung der Knochengelatine in höheren Organismen – nicht bei Mäusen und Ratten – auftritt, zusammen mit den auch durch eine allogene Präparation auszulösenden, immunologischen Reaktionen, macht den klinischen Einsatz des Knochenmatrixextrakts Knochengelatine bzw. seiner Composites mit einer Kalziumphosphatkeramik z.Z. noch unmöglich. Ob allein durch die Hochreinigung und Darstellung der in der Knochengelatine enthaltenen, aktiven Komponenten in der Zukunft ein einsatzfähiges Knochenersatzmittel bereitgestellt werden kann, erscheint angesichts der publizierten Arbeiten, in denen solche Faktoren untersucht wurden (s. 4.2.3 und 4.3.3), zweifelhaft (s. auch 7.3).

7.3 Ausblick auf die Entwicklung von Knochenersatzmitteln

Die antigenetische Wirkung des Knochenmatrixextrakts Knochengelatine verhinderte bei der heterotopen Implantation in Mischlingshunden in der vorliegenden Arbeit wahrscheinlich die osteoinduktive Wirkung der Substanz, wogegen xenogenes BMP, nach den unter 4.2.3 und 7.2.1 aufgeführten Untersuchungen, keine immunologischen Reaktionen auslöst, so daß dieses Problem durch den Einsatz der hochgereinigten Matrixfaktoren möglicherweise zu umgehen wäre. Bereits Urist et al. (1984c) mußte aber feststellen, daß mit ständiger Hochreinigung der Matrixextrakte und der Isolierung der aktiven Proteine aus denselben sowohl die Inzidenz abnahm, mit der nach einer heterotopen Implantation eine Knochenbildung durch die Faktoren auszulösen war, wie ebenso die Menge des durch die hochgereinigten Substanzen zu induzierenden Knochengewebes deutlich reduziert wurde. Little (1972) konnte nachweisen, daß durch eine Zerstörung antigener Strukturen der Knochenmatrix (Dickson 1974) deren osteoinduktive Kapazität vernichtet wird. Auch der unter 7.2.1 erwähnte Versuch von Takaoka et al. (1988) deutet auf die Notwendigkeit der gemeinsamen Applikation eines immunologische Vorgänge auslösenden Materials, zusammen mit dem osteoinduktiven Protein, hin, um überhaupt heterotop eine Knochenbildung herbeiführen zu können.

Daraus ergibt sich, daß die Hochreinigung der Knochenmatrix und die Extraktion der unterschiedlichsten, biologisch aktiven Faktoren (s. 4.2.3) zwar zu einem zunehmend besseren Verständnis der Steuerung von Knochenzellen führt – vorerst nur im Rahmen des 'remodelings' –, daß als Knochenersatzmittel allein eingesetzt diese Faktoren aber wahrscheinlich die erwarteten Leistungen nicht erbringen können.

Zur Zeit ist die Interaktion der zahlreichen Mediatoren, die aus dem Knochengewebe gewonnen werden, mit den bei entzündlichen Prozessen beteiligten Monokinen und Lymphokinen noch ungeklärt. Die Arbeit von Mahy u. Urist (1988) beweist, daß die Wechselwirkung zwischen osteogenen Faktoren und Zytokinen für die Steuerung – zumindest des osteoinduktiven Prozesses – notwendig ist.

Da jede Veränderung der Homöostase des Knochengewebes, ob traumatisch oder chirurgisch bedingt, eine Aktivierung von mesenchymalen Zellen und die Auslösung einer Entzündungsreaktion verursacht, muß davon ausgegangen werden, daß:

– nur bei einem besseren Verständnis der oben genannten Wechselwirkung, und
– der erfolgreichen Isolierung der 'knochenbildenden' bzw. der die Knochenbildung 'steuernden' Faktoren bzw. Faktorengruppen, und
– nach der Festlegung einer adäquaten 'Dosierung' solcher Substanzkomplexe, bei ihrer gemeinsamen Applikation,

ein Knochenersatzmittel entwickelt werden kann, das tatsächlich eine osteostimulative Wirkung zeigt.

Sind mit großer Inzidenz osteoinduktiv und osteostimulativ wirksame Faktorenkomplexe isoliert bzw. hergestellt worden, wird es notwendig sein, für diese geeignete Trägermaterialien zu finden, da sowohl die osteogenen Faktoren als auch die Zytokine ihre Effekte bereits bei Konzentrationen entfalten, die im Mikro- bzw. Nanogrammbereich liegen.

Hochgereinigte Matrixextrakte bzw. die hypothetischen, noch zu isolierenden Faktorenkomplexe haben keinen die Mineralisation des Knochengewebes erleichternden Kalziumphosphatanteil. Die Aufgabe der Trägermaterialien könnte es daher sein, mineralisationsfördernde Verbindungen im Defekt bereitzustellen, neben dem Transport der auf der zellulären Ebene wirksamen Substanzen.

Da der Mineralisationsprozeß vitalen Knochengewebes trotz der unter 2.2.3 beschriebenen intensiven Forschungsarbeit noch nicht ausreichend aufgeklärt ist, 'lösliche' Keramiken, zumindest in den vorliegenden Experimenten, eher indifferente bis abträgliche als fördernde Wirkungen auf die Knochenheilung zeigten, bzw. nicht ausreichend resorbiert wurden – Hydroxylapatitkeramik –, erscheint es nicht möglich, eine dieser Substanzen als potentielles Trägermaterial zu empfehlen.

Für die Behandlung größerer knöcherner Defekte an mechanisch belasteten Knochen, im Rahmen der Indikationen von Orthopädie und Traumatologie, muß ein die Steuerung knochenbildungsfähiger Zellen beeinflussendes, die Mineralisation erleichterndes Knochenersatzmittel gefunden werden.

Dies kann nur durch die Zusammenarbeit von Immunologen, Werkstofftechnikern und Traumatologen/Orthopäden erreicht werden.

Allein das Angebot einer 'Schiene' an den Knochen, welcher Materialzusammensetzung auch immer, ohne zellinduzierende Wirkung auf das reparierende Gewebe, ist unzureichend (s. auch Urist 1989a) und berücksichtigt nicht den bestehenden Kenntnisstand.

8 Zusammenfassung

Knochenersatzmittel sind 'Biomaterialien', die für die gleichen Indikationen Anwendung finden sollen, unter denen heute allo- und autogener Knochen eingesetzt wird.

Aus verschiedenen – in der Einleitung aufgeführten – Gründen besteht die dringende Notwendigkeit, eine Substanz oder ein Substanzgemisch zu entwickeln, welche(s) in der Zukunft zumindest die allogene Knochenverpflanzung sicher zu vermeiden hilft.

Nach der Darstellung der am Auf- und Abbau des Knochens unter physiologischen Bedingungen beteiligten Zellen und ihrer Leistungen bzw. der Zellvorläufer, weiterhin der auf die Zellen Einfluß nehmenden, steuernden Mediatoren und der Schilderung der Methoden, mit denen diese Steuerungsmechanismen untersucht werden, wird ein Anforderungskatalog an die allgemeinen und spezifischen Leistungen von Knochenersatzmittel erstellt.

Die z.Z. in Erprobung bzw. schon im klinischen Einsatz befindlichen Knochenersatzmittel werden in einem weiteren Kapitel – nach einem eigenen Vorschlag – klassifiziert und 3 großen Knochenersatzmittelklassen zugeteilt. Der Herstellungsmechanismus und die postulierten Wirkungen der wichtigsten Vertreter dieser 3 Klassen werden vorgestellt. Die in der Literatur publizierten Ergebnisse, die nach der Implantation dieser Substanzen/Substanzgemische beobachtet wurden, werden anschließend detailliert beschrieben.

Im experimentellen Teil der Arbeit werden die wichtigsten Substanzen – bzw. Kombinationen von Knochenersatzmittel – unter standardisierten Bedingungen in 280 Ratten auf die durch sie ausgelösten Aktivitäten überprüft, mit folgenden speziellen Fragestellungen: 1. sind die Materialien osteoinduktiv, d.h. können sie eine Knochenneubildung nach der Implantation in das Weichgewebe auslösen, wie es z.B. bei der Behandlung eines segmentalen knöchernen Defekts notwendig erscheint; 2. entfalten die überprüften Knochenersatzmittel nach ihrer Implantation in knöcherne Bohrlochdefekte eine Wirkung, die zu einer Überschreitung der physiologischen Knochenheilung führt, d.h. sind sie osteostimulativ?

Bei diesen Untersuchungen wird gezeigt, daß Gemische aus dem Knochenmatrixextrakt 'Knochengelatine' zusammen mit β-Trikalziumphosphat-Keramik oder einer Hydroxylapatitkeramikpräparation bestimmter Partikelgröße von definiertem Porendurchmesser und Porenvolumen, stärkste osteoinduktive Wirkungen haben, die weit über den bekannten, in der Muskulatur auszulösenden Effekt der Knochengelatine – nach deren isolierter Implantation – hinausgehen.

In der Folge wird der zeitliche Ablauf des durch die beiden Verbindungen der Knochengelatine mit den Keramiken auszulösenden Prozesses und die auftretenden morphologischen Veränderungen im Gewebe an 150 weiteren Ratten überprüft.

Dieser Versuch zeigt, daß das Gemisch aus Knochengelatine und β-Trikalziumphosphat-Keramik dem anderen untersuchten Composite sowohl in bezug auf die osteoinduktiven als auch in bezug auf die osteostimulativen Eigenschaften überlegen ist.

Daher wird bei Mischlingshunden dieses hochwirksame Substanzgemisch in einem der Humanimplantation ähnlichen Modell überprüft und mit anderen im klinischen Einsatz befindlichen Knochenersatzmitteln und auto- bzw. allogenen Spongiosa Trans- und Implantaten verglichen. Die Ergebnisse aus diesem Versuch zeigen auch in höher entwickelten Säugetieren einen guten, die Knochenheilung fördernden Effekt des favorisierten Composites, können jedoch nicht so überzeugen wie in den vorausgegangenen Untersuchungen an der Ratte.

In der Diskussion werden die eigenen Ergebnisse, die bei der Beobachtung der Wirkungen der heute 'gängigen' Knochenersatzmittel – Kollagen, Trikalziumphosphat- bzw. Hydroxylapatitkeramik, 2 verschiedenen Knochenmatrixextrakten und den jeweiligen Composites der Substanzen – nach der Implantation gewonnen wurden, mit den in der Literatur beschriebenen Resultaten verglichen.

Zahlreiche Einzelsubstanzen bzw. Substanzgemische können allein aufgrund der in Kap. 2 ausführlich beschriebenen Physiologie des normalen Knochenstoffwechsels die in der Literatur postulierten Effekte nicht auslösen, bzw. diese Effekte sind nach der Implantation nicht zu erwarten, oder die angestrebten Leistungen werden von den Knochenersatzmitteln nicht auf die in der Literatur beschriebene Art und Weise erbracht.

Aufgrund der vorliegenden Untersuchung können auch die Kombinationen des Matrixextrakts Knochengelatine mit den beiden Kalziumphosphatkeramiken als Knochenersatzmittel für den klinischen Einsatz vorerst nur bedingt empfohlen werden.

Die eigenen Ergebnisse und die Literatur zeigen deutlich, daß, um ein in verschiedenen klinischen Situationen einsatzfähiges Knochenersatzmittel zu entwickeln, das Verständnis der am Knochenstoffwechsel unter physiologischen und pathophysiologischen Bedingungen, d.h. nach einer Fraktur, beteiligten Mediatoren erweitert werden muß. Erst in der Folge wird eine Substanz – eher ein Faktoren- bzw. Mediatorenkomplex – entwickelt werden können, die (der) das Einsprossen von Bindegewebe und Kapillaren in den Implantationsort beschleunigt, knochenbildungsfähige Zellen rekrutiert und/oder stimuliert, und so die Neubildung und anschließende Mineralisation von Knochengewebe am Implantationsort fördert. Das dann entstehende Knochengewebe muß dem belastungsabhängigen Umbau unterworfen werden können und darf ihn keinesfalls behindern.

Es ist anzunehmen, daß die Bestandteile solch eines idealen Knochenersatzmittels a. Zytokine, b. aus der Knochenmatrix extrahierte Faktoren und c. ein kalziumphosphathaltiges Trägermaterial sein werden.

Das allgemeine Wissen über die Knochenphysiologie und über das Einwachsverhalten von transferiertem Knochengewebe, die in Kap. 2 beschriebenen Untersuchungsmethoden und der durch diese Techniken deutlich vergrößerte Kenntnisstand der Steuerung der Knochenzellen weisen den Weg, auf dem das angestrebte Ziel zu erreichen ist.

9 Definitionen, Terminologie

Die in der Folge aufgeführten Definitionen der in der Arbeit eingesetzten Termini halten sich weitestgehend an die von Williams (1987) – nach einer Consensus-Konferenz der 'European Society for Biomaterials' – publizierten Vorschläge. Da in der Entwicklung zahlreiche Termini – in bezug auf eine spezielle Biomaterialgruppe, insbesondere Keramiken – geprägt wurden, ist eine Übertragung dieser Begriffe auf biologische Substanzen nur eingeschränkt bzw. nicht in den geforderten, engen Grenzen möglich.

Allogen: homolog, selbe Spezies betreffend

Antigenität: Eigenschaft, die nach dem Einbringen der Substanz in das Gewebe eine immunologische Reaktion auslöst. Diese Reaktion geht über eine granulozytäre, makrophagozytäre Reaktion hinaus und ist mit dem Auftreten von Rundzell-, lymphoplasmazellulären Infiltraten vergesellschaftet.

Autogen: autolog, gleiches Individuum betreffend.

Bioaktivität: das Auslösen einer spezifischen, erwünschten, biologischen Reaktion nach dem Einbringen in den Organismus.

Biodegradation: wird gebraucht wie *Bioresorption.*

Bioglas: s. 4.1.1.

Bioinert: die Reaktion im Kontaktgewebe ist so gering, daß weder eine Gewebebindung an das Material noch dessen Abstoßung stattfindet. Die Materialien sind z.B. so lösungsstabil, daß keine ihrer Bestandteile einer *Bioresorption* unterworfen werden, bzw. die Konzentration der in Lösung gegangenen Stoffe ist nicht ausreichend, eine negative Gewebeantwort auszulösen.

Biokompatibilität: das Ausbleiben von unerwünschten Gewebereaktionen jeglicher Art. Allgemeiner: die Qualität eines implantierten Materials, die eine wechselseitige Toleranz mit lebendem Gewebe erlaubt (Shaldon u. Dinarello 1987).

262

Biomaterial: eine synthetische oder biologische Substanz bzw. Substanzkombination für das Einbringen in den Organismus, um dort dessen Gewebe, Organe oder Funktionen zu behandeln, zu ersetzen oder zu augmentieren (Williams 1987).

Bioreaktivität: wechselseitige Reaktionslage zwischen Implantatmaterial und umgebendem Gewebe (Newesely 1984).

Bioresorption: Abbau einer Substanz nach dem Einbringen in den Organismus:

– aufgrund ihrer physikochemischen Löslichkeit,

– durch einen direkten zellulären Angriff oder

– durch die Kombination dieser beiden Mechanismen.

Biotoleranz: das eingebrachte Material hat keine vollständige Resistenz gegen Angriffe des vitalen Körpergewebes. Es werden Abbauprodukte frei, die im Kontaktgewebe Reaktionen hervorrufen können (Osborn 1985).

Composite: ein aus mindestens 2 Komponenten mit unterschiedlichen Charakteristika zusammengesetztes *Biomaterial, Knochenersatzmittel.* Bereits die Einzelsubstanz soll einen die *Osteoreparation* fördernden Effekt haben. Durch die Kombination soll eine Wirkung, die über einen additiven Effekt hinausgeht, erreicht werden.

Extraossär, extraskeletal: heterotop.

Fenestrationen: Öffnungen zwischen einzelnen *Makroporen* einer *Keramik.*

Fremdkörperriesenzellreaktion: Auftreten von vielkernigen Riesenzellen – ungleich Osteoklasten – nach der Implantation eines *Biomaterials, Knochenersatzmittels* als Ausdruck einer unphysiologischen, zellulären Reaktion auf die eingesetzte Substanz. Diese Reaktion ist nicht Teil des normalen Heilungsprozesses.

Glaskeramik: s. 4.1.1.

Heterotop (-er Ort): Implantationsort außerhalb des Knochengewebes. Dazu wird auch das *ersatzschwache Lager* nach langstreckiger, segmentaler Knochen- und Periostresektion gezählt bzw. das im Knochen nach Infekten entstehende Narbengewebe (ersatzunfähiges Lager, s. Kap. 3).

Implantat: jede aus einem oder mehreren *Biomaterialien* (s. dort) zusammengesetzte, -gebaute medizinische Vorrichtung, die absichtlich in den Organismus eingebracht wird (Williams 1987).

Induktion: zelluläre Differenzierung aufgrund physikochemischer Vorgänge, die durch den Kontakt eines bestimmten Gewebes mit einem anderen (Matrix im Sinne der Embryologie), oder einer die Differenzierung auslösenden Substanz, hervorgerufen wird.

Interkonnektion: Verbindung der *Makroporen* über *Fenestrationen* miteinander.

Isogen: isolog, genetisch identisches Individuum (eineiiger Zwilling).

Kalzifizierung: Unphysiologische Ablagerung von Kalzium-/Kalziumphosphatsalzen im Gewebe.

Keramik: polykristalliner Festkörper aus pulverförmigen Metalloxiden bzw. Kalziumphosphaten (s. 4.1.2); entstanden durch eine thermische Umwandlung – Sintern – ohne chemische Reaktion.

Knochenersatzmittel: Substanzen zur Implantation in den Organismus; alleine oder in einer Kombination. Identischer Indikationsbereich wie *auto-* und *allogenes* Knochengewebe. Sie sollen die knöcherne Reparation – '*Osteoreparation*' – durch eine *Osteoinduktion* bzw. *Osteokonduktion* fördern. Angestrebt wird eine *osteostimulative* Wirkung. Bei der Verwendung als Oberflächenbeschichtungen anderer *Implantate* soll die Entstehung eines Verbundes zwischen dem oberflächenaktivierten Material und dem Knochengewebe ermöglicht werden.

Knochenmatrix, demineralisiert: organische Bestandteile des Knochens nach der Entfernung der Mineralphase. Aufgrund der angewandten Technik der Demineralisierung werden nur geringe Mengen der organischen Phase des Knochens bei der Herstellung entfernt bzw. denaturiert.

Knochenmatrixextrakt: aus *demineralisierter Knochenmatrix* durch eine weitere Aufschlüsselung hergestellt. Zeigt eine intensivere biologische Reaktion – im Sinne der *Osteoinduktion* –nach dem Einbringen in das Gewebe als die *demineralisierte Matrix.*

Lager: Implantationsort. *Ersatzstarkes Lager = orthotoper Implantationsort. Ersatzschwaches Lager = heterotoper Implantationsort.*

Leitschieneneffekt: s. *Osteokonduktion.*

Makroporosität: Ausmaß der Öffnungen in einer *Keramik* bzw. in einem korallären *Knochenersatzmittel,* die größer als 5 μm sind und deren Ausdehnung bzw. Anzahl bei der Sinterung direkt gesteuert, vorgegeben werden kann (s. 4.1.2 und 4.1.3). Beteiligt an der *Osteointegration,* an der Entstehung eines *osteoimplantären Verbundes.*

Mikroporosität: bei der Sinterung einer *Keramik* in Abhängigkeit von der Pulverpartikelgröße des Ausgangsmaterials, der Sintertemperatur und der angewandten Drücke entstehende, im Bereich weniger µm liegende Öffnungen zwischen einzelnen Keramikpartikeln. Beteiligt an der *Biodegradation, Bioresorption* (s. 4.1.1).

Mineralisation: physiologische, geordnete Ablagerung des Knochenminerals im Gewebe.

Orthotop (-er Ort): Implantationsort innerhalb des Knochengewebes.

Osteogenese: Prozeß der Knochengewebebildung am *orthotopen Ort* durch vitale *autogene* Zellen – Progenitorzellen, Osteoblasten.

Osteoinduktion: Neuentstehung von Knochengewebe nach der Implantation z.B. einer *demineralisierten Knochenmatrix*, eines *Knochenmatrixextrakts* oder eines hochgereinigten Faktors an einem *heterotopen Ort*. Das Einbringen des Materials in den Organismus löst einen sequentiellen Mechanismus aus, der nachfolgend im Empfängerbett zur Morphogenese, Zytodifferenzierung und – potentiell – Organogenese führt. Beteiligt sind pluripotente, kompetente, indeterminierte, ortsständige und fraglich pluripotente, zirkulierende Zellen.

Osteointegration: Einbau eines *Biomaterials*, eines *Knochenersatzmittels*, in den Knochen, ohne daß die Substanz vollständig resorbiert wird bzw. ihre Abbauprodukte für die *Osteoreparation* verwendet werden können. Es entsteht ein *osteoimplantärer Verbund.*

Osteokonduktion: Leitschieneneffekt, d.h. Fähigkeit eines Materials, aufgrund seiner Struktur das Einwachsverhalten von osteogenetischem bzw. Knochengewebe zu fördern. Unterform der *Osteostimulation*. Wird nicht nach Burchardt (1983) gebraucht, der damit eine primäre Stimulation und Induktion von osteogenen Stammzellen im *ersatzschwachen Lager* bezeichnete. Auch die Definition von Glowacki u. Mulliken (1985): 'Leitschieneneffekt der anorganischen Matrix zur Apposition neugebildeten Knochens bei gleichzeitiger Resorption des eingebrachten Materials', wird wegen der durch diese Definition verursachten begrifflichen Einengung nicht benutzt.

Osteoreparation: Knochenheilung; nach einer Fraktur, nach einer experimentellen Kontinuitätsunterbrechung, nach Bohrlochdefekten, unter physiologischen Bedingungen.

Osteostimulation: allgemein Förderung der *Osteoreparation* nach der Implantation von *Knochenmatrix*, eines *Knochenmatrixextrakts* oder eines *Knochenersatzmittels* am *orthotopen Ort*. Beteiligt sind pluripotente, kompetente, indeterminierte, ortsständige und fraglich zirkulierende Zellen; weiterhin determinierte, ortsständige Progenitorzellen und Osteoblasten. Die Knochenbildung soll beschleunigt und die Menge und Qualität des neugebildeten Knochens vergrößert bzw. verbessert werden. Die *Osteokonduktion* ist eine Unterform der *Osteostimulation*. *Osteoinduktive* Effekte können im Rahmen der *Osteostimulation* auftreten.

Platzhalter: ein Material, das nach dem Einbringen in den Organismus mit der gleichen Geschwindigkeit resorbiert und abtransportiert bzw. in den regenerierenden Knochen eingebaut wird, wie dieser in das Material vordringt, einwächst (Heimke u. Griss 1980).

Transplantat: Gewebe, ganzes Organ, zum Einbringen in den Organismus.

Verbund, osteoimplantärer: aufgrund der Resorptionscharakteristika und der ausgelösten zellulären Reaktionen entstehende Verbindung zwischen einem *Knochenersatzmittel* und dem eingewachsenen, autochthonen Knochengewebe (Osborn 1985).

Verbundosteogenese: Reaktion des *Lagers* im Rahmen der Grenzflächenprozesse auf *bioaktive* Werkstoffe. Nach Osborn (1985) entsteht eine physiologische Verbindung zwischen der eingebrachten Substanz und dem Knochengewebe.

Xenogen: heterolog, andere Spezies betreffend.

10 Literatur

Abe E, Miyura C, Skagami H, Takida M, Konno K, Yamazaki T, Yoshiki S, Suda T (1981) Differentiation of mouse myeloid leukemia cells induced by 1, 24 dihydroxy vitamin D3. Proc Nat Acad Sci USA 79:4990–4994

Albert TJ, Guterman JA, Morton CL, Lank J, McLaughlin RE (1989) Demineralized bone matrix induced protein synthesis and bone formation in canine muscle. In: Aebi M, Regazzoni P (eds) Bone transplantation. Springer, Berlin Heidelberg New York Tokyo, p 213

Ali SY (1980) Mechanisms of calcification. In: Owen R, Goodfellow J, Bollough P (eds) Scientific foundations of orthopedics and traumatology. Heinemann, London pp 175–184

Ali SY, Sajdera SW, Anderson HC (1970) Isolation and characterization of calcifying matrix vesicles from epiphyseal cartilage. Proc Nat Acad Sci USA 67:1513–1520

Ali SY, Wisby A, Gray JC (1978) Electron probe analysis of cryosections of epiphyseal cartilage. Met Bone Dis 1:97–105

Amir D, Schwartz Z, Weinberg A, Sela J (1988) The distribution of extracellular matrix vesicles in healing of rat tibial bone three days after intramedullary injury. Arch Orthop Trauma Surg 107:1–6

Amitani K, Nakata Y (1975) Studies on a factor responsible for a new bone formation from osteosarcoma in mice. Calcif Tissue Res 17:139–147

Amitani K, Ono K, Sakamoto Y, Nakata Y (1973) A bone inducing factor from osteosarcoma. Proc Sym Chem Physiol Pathol 13:149–158

Amitani K, Nakata Y, Sterens J (1974) Bone induction by lyophilized osteosarcoma in mice. Calcif Tissue Res 16:305–312

Anastassiades T, Irwin D, Woods A, Robertson W (1984) The effect of solubilized bone matrix fractions from different mamalian species on glycosaminoglycan synthesis by cultured fibroblasts. Comp Biochem Physiol [Br] 79(4):623–631

Anderson HC (1976) Matrix vesicle calcification. Fed Proc 35:105–107

Anderson HC (1978) Introduction to the second conference on matrix vesicle calcification. Met Bone Dis Res 1:83–87

Anderson HC (1985) Matrix vesicle calcification. Review and update. In: Peck WA (ed) Bone and mineral research/3. Elsevier, Amsterdam, pp 109–149

Anderson RE, Schraer H, Gay CV (1982) Ultrastructural immunocytochemical localization of carbonic anhydrase in normal and calcitonin treated chick osteoclasts. Anat Record 204:9–20

Annersten S (1940) Experimentelle Untersuchungen über die Osteogenese und die Biochemie des Frakturkallus. Acta Chir Scand [Suppl] 84:60–77

Ascherl R, Stemberger A, Lechner F, Blümel G (1987) Die lokalantibiotische Zusatzbehandlung der Osteomyelitis mit einem resorbierbaren Kollagen-Gentamycin-Verbund. In: Erfahrungsaustausch zum Einsatz eines bioresorbierbaren Antibiotikumträgers in der Chirurgie. Tagungsbericht 16.5.1987 Homburg/Saar, S 3–19

Ash P, Loutit JF, Townsend KMS (1980) Osteoclasts derived from hematopoetic stem cells. Nature 283:669–670

Ashton BA, Hohling HJ, Triffith JT (1976) Plasma proteins present in human cortical bone: enrichment of the alpha2-HS-glycoprotein. Calcif Tissue Int 22:27–33

Ashton BA, Williamson M, Campbell S, Bromley L, Smith R, Owen M (1985) Cells derived from human bone in vitro do not show a osteogenic response in vivo. Calcif Tissue Int [Suppl] 38:1

Aspenberg P, Wittjer J, Thorngren KG (1986) Pulverized bone matrix as an injectable bone graft in rabbit radius defects. Clin Orthop 206:261–269

Aspenberg P, Wittbjer J, Thorngren KG)1087) Bone matrix and marrow versus cancellous bone in rabbit radial defects. Arch Orthop Trauma Surg 106:335–340

Aspenberg P, Lohmander LS, Thorgren KG (1988) Failure of bone induction by bone matrix in adult monkeys. J Bone Joint Surg [Br] 70:625–627

Athanason NA, Quinn J, McGee JOD (1988) Immunocytochemical analysis of the human osteoclast: phenotypic relationship to other marrow derived cells. Bone and Mineral 3:317–333

Atkinson PJ, Roberts EW, Khudayer ZM (1984) Porous ceramic materials as immediate root implants. J Dent 12:189–202

Aubin JE, Georgis W (1988) Bone formation in stromal bone marrow cultures. Calcif Tissue Int [Suppl] 42:1

Aubin JE, Heersche JNM, Merrikes J, Sodek J (1982) Isolation of bone cell clones with differences in growth, hormon responses and extracellular matrix production. J Cell Biol 92:452–461

Aubin JE, Alders E, Heersche JNM (1983) A primary role for microfilaments but not microtubules in hormon induced cytoplasmatic retraction. Exp Cell Res 143:439–450

Axhausen G (1908) Die pathologisch-anatomischen Grundlagen der Lehre der freien Knochentransplantation beim Menschen und beim Tier. Med Klin 2:23–36

Axhausen W (1952) Die Knochenregeneration: ein zweiphasisches Geschehen. Z Chir 7:435–442

Bagnall RD (1980) Implant biocompatibility. Biomaterials 1:97–99

Baier RE, Meyer AE, Natiella JR, Natiella RR, Carter JM (1984) Surface properties determine bioadhesive outcomes: Methods and results. J Biomed Mater Res 18:337–355

Balleisen L, Gay S, Marx R, Kühn K (1975) Comparative investigation of human bovine collagen types 1, 2 and 3 on the aggregation of human platelets. Klin Wochenschr 53:903–905

Banco R, Marks SC, McGuire JL (1985) Osteosclerosis, a new osteopetrotic mouse mutation with rickets. Calcif Tissue Int [Suppl] 38:18

Barclay AW (1951) Microangiography and other radiological techniques employed in biological research. Blockwell Scientific Publications. Oxford

Baron R, Vignery A (1981) Behaviour of osteoclasts during a rapid change in their number induced by high doses of parathyroid hormon or calcitonin in intact rats. Met Bone Dis Rel Res 2:339–346

Baron R, Neff L, Van PT, Nefussi JR, Vignery A (1986) Kinetic and cytochemical identification of osteoclast precursors and their differentiation into multinucleated osteoclasts. Am J Path 121:363–378

Baud CA (1962) Morphology and inframicroscopic structure of osteocytes. Acta Anat (Basel) 51:209–225

Baud CA (1968) Submicroscopic structure and functional aspects of the osteocyte. Clin Orthop 56:227–236

Bauer FCH, Urist MR (1981) Human osteosarcoma derived soluble bone morphogenetic protein. Clin Orthop 154:291–295

Bauer FCH, Nilsson OS, Thörnkvist H, Lindholm TC, Lindholm TS (1984a) Effect of a diphosphonate on the osteoinductive activity of rat bone matrix. Clin Orthop 185:144–151

Bauer FCH, Nilsson OS, Thörnkvist H (1984b) Formation and resorption of bone induced by demineralized bone matrix implants in rats. Clin Orthop 191:139–143

Bauer G, Fellows BJ, Oel HJ (1986) Phasen-Entstehung und -Umwandlung bei der Herstellung bioaktiver keramischer Werkstoffe. In: Friedebold G (ed) Bioaktive Werkstoffe. Deutscher Verein für Materialprüfung, S 93–102

Bedacht R (1969) Tierexperimentelle und klinische Untersuchungen über die Anwendung von heterologem Kollagen als Implantat in der Knochenhöhle von Röhrenknochen. Habilitationsschrift, Universität München

Belanger LF (1969) Osteocytic osteolysis. Calcif Tissue Res 4:1–12

Belanger RF, Choquette LPE, Cosineau JG (1967) Osteolysis in rein-deer antlers; sexual and seasonal variations. Calcif Tissue Res 1:37–43

Bennet A, Chen TL, Feldmann T, Hintz RL, Rosenfeld RG (1982) Characterization of somatomedin C/insulin like growth factor-1 receptors on cultured bone cells: regulation of receptor concentration by glucocorticoides. Calcif Tissue Int 34:2–12

Beresford JN, Gallengher JA, Gowen M, Couch M, Poser J, Wood DD, Russel RGG (1984) The effects of monocyte-conditioned medium and IL-1 on the synthesis of collagenous and non-collagenous proteins by mouse bone and human bone cells in vitro. Biochem Biophys Acta 80:58–65

Berqvist D, Falk J, Stahl A (1977) Tissue reaction to implantation of collagen film. Uppsala J Med Sci 82:203–208

Bertolini DR, Nedwin GE, Bringman TS, Smith DD, Mundy GR (1986) Stimulation of bone resorption and inhibition of bone formation in vitro by human tumor necrosis factor. Nature 319:516–518

Bhaskar SN, Brady JM, Getter L, Gromer MF, Driskell T (1971) Biodegradable ceramic implants in bone. Oral Surg 32:336–346

Blecke BA, Brömer H, Deutscher K (1980) The adhesion of loaded glass-ceramic implants to bone. In: Hastings GF, Williams DF (eds) Mechanical properties of biomaterials. Wiley, New York, pp 234–278

Blumenthal NC, Posner AS (1984) In vitro model of aluminum-induced osteomalacia: inhibition of hydroxyapatite formation and growth. Calcif Tissue Int 35:439–441

Blumenthal NC, Betts F, Posner AS (1977) Stabilization of amorphous calciumphosphate by Mg and ATP. Calcif Tissue Res 23:245–249

Blumenthal NC, Posner AS, Cosma V, Gross U (1988) The effects of glas-ceramic bone implant materials on the in vitro formation of hydroxyapatite. J Biomed Mater Res 22:1033–1041

Bockman R, Rapuana B, Israel R (1988) Tumor necrosis factor/cachectin induces bone prostaglandin production which affects its catabolic action. Calcif Tissue Int [Suppl] 42:14

Boellard JW, Hirsch von T (1959) Die Herstellung histologischer Schnitte von nicht entkalkten Knochen mittels Einbettung in Methacrylsäureester. Mikroskopie 13:386–391

Boer de HH (1988) The history of bone grafts. Clin Orthop 226:292–298

Boer de HH (1989) Early research on bone transplantation. In: Aebi M, Regazzoni P (eds) Bone Transplantation. Springer, Berlin Heidelberg New York Tokyo, pp 2–28

Bohatyrtschuk F (1944) Über Ergebnisse der Mikroröntgenographie. Acta Radiol 25:351–365

Bohatyrtschuk F (1963) Microradiography of mamalian bone. J Canad Assoc Radiol 14 (1):29–38

Bombi JA, Ribas-Mujal D, Trueta J (1980) An electron microscopic study of the origin of osteoblasts in implants of demineralized bone matrix. Clin Orthop 130:273–282

Bonucci E (1970) Fine structure and histochemistry of calcifying globules in epiphyseal cartilage. Z Mikrosk Anat Forsch 102:192–217

Bonucci E (1974) The organic, inorganic relationships in bone matrix undergoing osteoclastic resorption. Calcif Tissue Res 16:13–36

Bonucci E (1981) New knowledge on the origin, function and fate of osteoclasts. Clin Orthop 158:252–259

Boskey AL (1978) The role of Ca-phospholipid-phosphate complexes in tissue mineralization. Met Bone Dis Rel Res 1:137–142

Boskey AL (1981) Current concepts on the physiology and biochemistry of calcification. Clin Orthop 157:225–257

Boskey AL, Posner AS (1983) Calcification and structure of hard tissue. In: Hastings WG, Ducheyne P (eds) Structure-Property Relationship. Biomaterials/3. CRC Press, Boca Raton, pp 27–41

Boyne PF, Fremming BD, Walsh R, Jarcho M (1978) Evaluation of a ceramic hydroxypatite in femoral defects. J Dent Res [Am] 57:108–116

Boyne PF, O'Leary TJ, Cox CF (1984) Hydroxyapatite, β-Tricalciumphosphate and autogenous and allogeneic bone for filling periodontal defects, alveolar ridge augmentation and pulp capping. JADA 108:822–831

Braidman JP, Robertson WR, Anderson DC (1985) Local interactions between rat osteosarcoma cells and fetal bone cells in culture. Calcif Tissue Int [Suppl] 38:13

Brockbanck KGM (1984) Ossicle induction by solid demineralized bone matrix in mice. JRCS Med Sci 12:820–821

270

Brown WE, Chow LC (1976) Chemical properties of bone mineral. Ann Rev Mater Sci 6:213–236

Bulletin Synthes 4 (1982) Experimentelle Artikel zur Erprobung. Ceros 80 Granulat. R Mathys, Bettlach, Schweiz

Burchardt H (1983) The biology of bone graft repair. Clin Orthop 174:28–36

Burck H-C (1982) Histologische Technik. Thieme, Stuttgart

Burckhardt R (1966) Präparative Voraussetzung zur klinischen Histologie des menschlichen Knochenmarkes. Blut 13(6):338–357

Burger EH, Meer von der JWN, Nijweide PJ (1984) Osteoclast formation from mononuclear phagocytes: role of bone forming cells. J Cell Biol 99:1901–1906

Burger EH, Wijnguert von de FP, Schipper CA, Tas MA (1985) Role of bone stromal cells and mineralized matrix in osteoclast recruitment. Calcif Tissue Int [Suppl] 38:13

Burleigh MC, Barret AJ, Lazarus GS (1974) Cathepsin B, a lysosomal enzyme that degrades native collagen. Biochemical Journal 137:387–398

Burnie J, Glichrist T, Duff SR, Drake CF, Harding NG (1981) Controlled release glasses for biomedical uses. Biomaterials 2(4):244–246

Burwell G (1966) Studies in the transplantation of bone. J Bone Joint Surg [Br] 48:532–566

Cameron DA (1963) The fine structure of bone and cartilage. Clin Orthop 26:199–228

Cameron DA (1972) The ultrastructure of bone. In: Bourne GH (ed) The biochemistry and physiology of bone, 2nd ed. Academic Press, New York, pp 191–236

Cameron HU, MacNab J, Pilliar RM (1977) Evaluation of a biodegradable ceramic. J Biomed Matter Res 11:179–189

Canalis EM (1980) Effect of insulin like growth factor 1 on DNA and protein synthesis in cultured rat calvaria. J Clin Invest 66:709–719

Canalis EM (1981) Effect of platelet derived growth factor on DNA and protein synthesis in cultured rat calvaria. Metabolism 30:970–976

Canalis EM (1983a) The hormonal and local regulation of bone formation. Endocrine Reviews 4:62–77

Canalis EM (1983b) Effects of hormones and growth factors on alkaline phosphatase activity and collagen synthesis in cultured rat calvaria. Metabolism 32:14–21

Canalis EM (1984) Local bone growth factors. Calcif Tissue Int 36:632–634

Canalis EM (1985) Effect of growth factors on bone cell replication and differentiation. Clin Orthop 193:246–263

Canalis EM, Burnstein FD (1985) Osteogenesis in vascularized periosteum. Interactions with underlying bone. Arch Otalaryngol 111:511–523

Canalis EM, Raisz LG (1979a) Conditioned medium from cultured fetal rat calvaria stimulates bone formation in vitro. Clin Res [Am] 27:Abstr 591

Canalis EM, Raisz LG (1979b) Effect of epidermal growth factor on bone formation in vitro. Endocrinology 104:862–869

Canalis EM, Raisz LG (1980) Effect of fibroblast growth factor on cultured fetal rat calvaria. Metabolism 29:108–114

Canalis EM, Peck WA, Raisz LG (1980) Stimulation of DNA and collagen synthesis by autologous growth factor in cultured fetal rat calvaria. Science 210:1021–1023

Canalis EM, Centrella M, Urist MR (1985) Effect of partially purified bone morphogenetic protein on DNA synthesis and cell replication in calvarial and fibroblast cultures. Clin Orthop 198:289–296

Canas F, Terepka AR, Neumann WF (1969) Potassium and milieu interior of bone. Am J Physiol 217:117–120

Caplan AI (1984) Cartilage. Sci Am 2:31–89

Caplan AI, Ohgushi H, Goldberg VM (1988) Cellular and molecular events of bone formation and repair. Calcif Tissue Int [Suppl] 42:Abstr 112

Cervinka F; Kraijcek M (1964) Notes on the question of the antigenicity of collagen. Folia Biol 10:94–100

Chambers TJ (1978) Multinucleated giant cells. J Pathol 126:125–148

Chambers TJ (1979) Phagocytosis and trypsin-resistant glass adhesion by osteoclasts in culture. J Pathol 127:55–63

Chambers TJ (1980) The cellular basis of bone resorption. Clin Orthop 151:283–293

Chambers TJ (1981) Phagocytic recognition of bone by macrophages. J Pathol 135:1–7

Chambers TJ (1985) The pathobiology of the osteoclast. J Clin Pathol 38:241–252

Chambers TJ, Horton MA (1984) Failure of cells of the mononuclear phagocyte series to resorb bone. Calcif Tissue Int 36:556–558

Chambers TJ, Magnus CJ (1982) Calcitonin alters the behavior of isolated osteoclasts. J Pathol 136:27–40

Chambers TJ, Revelli PA, Fuller K, Athanason NA (1984a) Resorption by isolated rabbit osteoclasts. J Cell Science 66:383–399

Chambers TJ, Thompson BM, Fuller K (1984b) Effect of substrate composition on bone resorption by rabbit osteoclast. J Cell Science 70:61–71

Chapvil M, Kronenthal RL, Winkle von WJ (1973) Medical and surgical applications of collagen. Int Rev Council Tissue Res 61:1–9

Chen TL, Feldman D (1978) Glucocorticoid potentiation of the adenosin-3'5'-monophosphate response to parathyroid hormone in cultured rat bone cells. Endocrinology 102:589–593

Chenu G, Mundy GR, Roodman GD (1988) Transforming growth factor β is a potent inhibitor of osteoclast like cell formation acting at multiple stages of osteoclast development. Calcif Tissue Int [Suppl] 42:Abstr 39

Chiroff RT, White EW, Weber JM, Roy DM (1975) Tissue ingrowth of replamineform implants. J Biomed Mater Reds 6:29–45

Chiroff RT, White RA, White EW, Weber JM, Roy D (1977) The restoration of articular surface overlying replamineform porous biomaterials. J Biomed Mater Res 11:165–172

Christoffersen J (1981) Dissolution of calcium hydroxyapatite. Calcif Tissue Int 33:557–560

Chuyn YS, Raisz LG (1984) Stimulation of bone formation by prostaglandin E2. Prostaglandins 27(1):97–103

Clark AE, Hench LL, Paschall HA (1976) The influence of surface chemistry on implant interface histology: a theoretical basis for implant material selection. J Biomed Mater Res 10:161–174

Cohn DV, Wong GL (1979) Isolated bone cells. In: Simmons DJ, Kunin AS (eds) Sceletal research: an experimental approach. Academic Press, New York, pp 28–79

Cook SD, Thomas KA, Kay IF, Jarcho M (1988) Hydroxyapatite coated porous titanium for use as an orthopedic biologic attachment system. Clin Orthop 230:303–312

Conover MA, Urist MR (1982) Dentin matrix morphogenetic protein. In: Proceedings of the first international conference on chemistry and biology of mineralized connective tissue; Northwestern University New York. Elsevier, Amsterdam, pp 597–606

Craig-Gray J, Elves MW (1979) Early osteogenesis in compact bone isografts. A quantitative study of the contributions of the different graft cells. Calcif Tissue Int 29:225–237

Craig-Gray J, Elves MW (1982) Donor cells contribution to osteogenesis in experimental cancellous bone grafts. Clin Orthop 163:261–271

Cucin RL, Goulian DR, Stenzel KH, Rubin AL (1972) The effect of reconstituted collagen gels on the healing of experimental bony defects: a preliminary report. J Surg Res 12:318–322

Cummine J, Armstrong L, Nade S (1982) Osteogenesis after bone and bone marrow transplantation. Acta Ortop Scand 54:235–241

Curtis ASG, Forrester JV (1985) The competitive effects of serum proteins on cell adhesion. J Cell Science 71:17–35

Cutright DE, Bhaskar SN, Brady JM, Getter L, Posey WR (1972) Reaction of bone to tricalcium phosphate pellets. Oral Surg 33:850–855

Cutright DE, Posey WR, Bhaskar SN, Larson WJ (1973) Collagen sponge subcutaneous implantation. Oral Surg 35:144–150

Dahners LE, Jacobs RR (1985) Long bone defects treated with demineralized bone. South Med J 78(8):933–934

Dambe LT, Saur K, Schweiberer L (1978a) Revaskularisation frischer homologer Knochentransplantate in der Diaphyse des Röhrenknochens beim Hund. Arch Orthop Trauma Surg 92:35–42

Dambe LT, Saur K, Schweiberer L (1978b) Vergleichende Untersuchungen zum Einbau autologer und homologer Spongiosa in die Kompakta des Röhrenknochens. Langenbecks Arch Chir [Suppl], S 253–256

Dambe LT, Saur K, Eitel F, Schweiberer L (1981) Morphologie der Einheilung von frischen autologen und homologen Spongiosatransplantaten in Diaphysendefekte. Unfallheilkunde 84:115–120

Davies JE, Horton MA (1988) Osteoclasts express a second adhesion receptor: immunological demonstatration of VLA antigen. Calcif Tissue Int [Suppl] 42:5

Davies JE, Tarrant SF, Matsuda T (1987) Interaction between primary bone cell cultures and biomaterials. PartI: Method; the in vitro and in vivo stages. In: Pizzoferrato A, Marchetti PG, Ravaglioli A, Lee AJC (eds) Biomaterials and clinical applications. Elsevier, Amsterdam, pp 579–584

Dawser EG, Nilsson OS, Lovell T, Urist MR (1985) Bone morphogenetic protein augmented experimental and clinical spinal fusions. 31st Annual ORS, Las Vegas, p 108

Decker S (1985) Reparation von infizierten Knochendefekten mit Calziumphosphatkeramik-Distanzstücken im Tierexperiment. Unfallchirurg 88(5):250–254

DeFranco D, Glowacki J, Lian J (1988) The recruitment and differentiation of bone resorbing cells by normal and osteocalcin-deficient bone particles. Calcif Tissue Int [Suppl] 42:29

De Groot K (1980) Bioceramics consisting of calcium phosphate salts. Biomaterials 1:47–50

Delesse MA (1866) Procede mechanique pour determiner la composition des rodies, 3e ed. Sary, Paris

Delling G (1975) Endokrine Osteopathien. Veröffentlichungen aus der Pathologie, Heft 98. Fischer, Stuttgart

Delling G (1980) Morphologie der Knochenveränderungen beim primären und sekundären Hyperparathyreoidismus. In: Rothmund M (ed) Hyperparathyreoidismus. Thieme, Stuttgart, S 140–160

Delling G, Luchmann H (1981) Correlation of static and dynamic histomorphometric data in secondary hyperparathyreoidism. In: Jee WS, Parfitt AM (eds) Bone histomorphometry. Montagu, Levallois, pp 339–347

Denissen HW (1979) Dental root implants of apatite ceramics. Thesis, Free University of Amsterdam, Amsterdam

Denissen HW, Groot de K (1979) Immediate dental root implants from synthetic dense calcium hydroxyapatite. J Prosthet Dent 42:551–559

Denissen HW, Groot de K, Makkes PC, Hoof van den A, Klopper PJ (1980) Tissue response to dense apatite implants in rats. J Biomed Mater Res 14:713–719

De Vore DT (1977) Collagen xenografts for bone replacement: the effects of aldehyde induced cross-linking on degradation rate. Oral Surg 43:677–681

Dickson J (1974) The composition and antigenicity of sheep cortical matrix proteins. Calcif Tissue Res 16:321–333

Dimuzio MT, Bauer DK (1988) The effect of parathormone on the synthesis and secretion of bone-specific proteoglycans in isolated osteoblasts. Calcif Tissue Int [Suppl] 42:Abstr 61

Doi Y, Okazaki M, Takahashi J, Moriwaki Y (1979) Analysis of paramagnetic centers in x-ray irradiated enamel, bone and carbonate containing hydroxypatite by electron spin resonance spectroscopy. Calcif Tissue Int 28:107–112

Doty SB (1981) Morphological evidence of gap functions between bone cells. Calcif Tissue Int 33:509–512

Doty SB, Schofield BH (1971) Metabolic and structural changes within osteocytes of rat bone. In: Talmage RV, Munson PL (eds) Calcium, parathyroid hormone and calcitonin. Exerpta Medica, Amsterdam, pp 353–364

Doty SB, Schofield BH (1972) Electron microscopic localization of hydrolytic enzymes in osteoclasts. Histochem J 4:245–252

Drenhaus U, Imhoff M, Tassler H (1988) Überlagerungsbedingte Veränderungen autologer Spongiosa. Unfallchirurg 91:165–173

Driessen AA, Klein CAPT, Groot de K (1982) Preparation and some properties of sintered beta-whitlockite. Biomaterials 3:113–116

Driskell TD, Hassler CR, Tennery VJ, McCoy CR, Clarke UJ (1973a) Calciumphosphate resorbable ceramics: a potential alternative to bone grafting. J Dent Res 52:123–129

Driskell TD, Hassler CR, McCoy CR (1973b) Significance of resorbable bioceramics in the repair of bone defects. Proc Ann Conf Eng Med Bio 15:199–210

Drivdahl RH, Puzas JE, Howard GA, Baylink DJ (1981) Regulation of DNA synthesis in chick calvaria cells by factors from bone organ culture. Proc Soc Exp Biol Med 168:143–150

Drivdahl RH, Howard GA, Baylink DJ (1982) Extracts of bone contain a potent regulator of bone formation. Biochem Biophys Acta 714:26–32

Ducastaing GA, Etherington DJ (1978) Purification of bovine spleen collagenolytic cathepsin N. Biochemical Society Transactions 6:928–940

Ducheyne P (1985a) Bioglass coatings and bioglass composites as implant materials. J Biomed Mater Res 19:273–291

Ducheyne P (1985b) Success of prosthetic devices fixed by ingrowth or surface interaction. Acta Orthop Belg 51(2/3):144–161

Ducheyne P, Martens M, DeMeester P, Aernout E, Mulier JC (1977) The influence of a functional dynamic loading on bone ingrowth into surface pores of orthopedic implants. J Biomed Mater Res 11:811–838

Ducheyne P, Hench LL, Kagan A, Martens M, Mulier JC (1979) Short-term bonding behaviour of bioglass coatings on metal substrate. Arch Orthop Trauma Surg 94:155–160

Dudley HR, Spiro D (1961) The fine structure of bone cells. J Biophys Biochem Cytol 11:627–649

Dziak R, Brond JS (1974) Calcium transport in isolated bone cells. J Cell Physiol 84:75–84

Ecarot-Charrier B, Glorieux FH, Rest von der M, Pereira G (1983) Osteoblast isolated from mouse calvaria initiate matrix mineralisation in culture. J Cell Biol 96:639–643

Ecarot-Charrier B, Bouchard F, Delloye C (1988) Bone sialoproteins synthesized by cultured osteoblasts contain tyrosine-sulfate. Calcif Tissue Int [Suppl] 42:Abstr 62

Eger W, Görz F, Kämmerer H (1964) Herstellung von Dünnschliffen aus Knochen- und Weichgewebe nach Markierung mit Tetracyclinen. Langenbecks Arch Chir 306:205–214

Eggli PS, Müller W, Schenk RK (1988) Porous hydroxyapatite and tricalciumphosphate cylinders with two different pore size ranges implanted in the cancellous bone of rabbits. Clin Orthop 122:127–128

Eidelman N, Chow LC, Brown UE (1987) Calciumphosphate phase transformations in serum. Calcif Tissue Int 41:18–26

Eilon G, Raisz LG (1978) Comparison of the effects of stimulators and inhibitors of resorption on the release of lysosomal enzymes and radioactive calcium from fetal bone in organ culture. Endocrinology 103:1969–1975

Einhorn TA, Lane JM, Burstein AH, Kopman CR, Vigorita VJ (1984) The healing of segmental bone defects induced by demineralized bone matrix. J Bone Joint Surg [Am] 66(2):274–279

Eitenmüller J, Schmickal T, Schmidt KH, Gellissen G, Reidemann W (1985) Tierexperimentelle Überprüfung der materialtypischen Haftfestigkeit verschiedener Implantate im Knochen. In: Friedebold G (ed) Entwicklungstendenzen beim Implantaten. Deutscher Verein für Materialprüfung, S 187–192

Ek-Rylander B, Lindenger A, Andersson GN (1988) Characterization of the osteoclastic acid ATPase-subunit composition, glycosilation and hydrodynamic properties. Calcif Tissue Int [Suppl] 42:Abstr 7

El-Hay AJ, Minter S, Lanyon LE (1988) Pathways of activation in adult adaptive bone remodeling. Calcif Tissue Int [Suppl] 42:Abstr 116

Eliam MC, Basle M, Bonizar Z, Bielakoff J, Moukthar M, Vernejoul de MC (1988) Calcium and vitamin D in the diet down-regulate calcitonin receptors on young chicken osteoclasts. Calcif Tissue Int [Suppl] 42:16

Ellies LG, Carter JM, Natiella JR, Featherstone JDB, Nelson DGA (1988a) Quantitative analysis of early in vivo tissue response to synthetic apatite implants. J Biomed Mater Res 22:137–148

Ellies LG, Nelson DGA, Featherstone JDB (1988b) Crystallographic structure and surface morphology of sintered carbonated apatites. J Biomed Mater Res 22:541–554

Ernst M, Frankenfeld C, Froesch ER (1988a) Selective enrichment of clonally derived osteoblast in methylcellulosemedium: interdependence of cell shape and function. Calcif Tissue Int [Suppl] 42:Abstr 8

Ernst M, Schmidt C, Frankenfeld C, Froesch ER (1988b) Estradiol stimulation of osteoblast proliferation in vitro: Mediator roles of TGF alpha/PGE$_2$/insulin like growth factor 1? Calcif Tissue Int [Suppl] 42:Abstr 117

Eschberger J (1985) Das Osteogramm. Acta Medica Austr [Suppl] 32:19

Etter C, Ochsner P, Aebi M, Thielemann FW (1988) Die osteoinduktive Eigenschaft von OCG unter verschiedenen tierexperimentellen Bedingungen. In: Hackenbroch MH, Refior HJ, Wirth CJ (eds) Knorpel-Knochentransplantation. Thieme, Stuttgart 82–86

Evans DB, Bunning RAD, Uskokovic MR, Kanis JA (1988a) Effects of fluorination on the activity of Vitamin D analogues on human osteoblast like cells. Calcif Tissue Int [Suppl] 42:Abstr 64

Evans DB, Bunning RAD, Damme van J, Russel RGG (1988b) The effect of human interferon-β-inducing 22k factor on human bone-derived osteoblast like cells. Calcif Tissue Int [Suppl] 42:Abstr 65

Evans DB, Bunning RAD, Russel RGG (1988c) Granulocyte-macrophage colony-stimulating factor (GM-CSF) exhibits regulatory actions on human osteoblast like cells in vitro. Calcif Tissue Int [Suppl] 42:Abstr 66

Evans DB, Russel RGG, Brown BL, Bobson PRM (1988d) Involvement of adenylate cyclase and protein kinase C activation in the inhibitory regulation of osteocalcin production. Calcif Tissue Int [Suppl] 42:Abstr 118

Eyre DA, Paz MA, Gallop PM (1984) Cross-linking in collagen and elastin. Annual Review of Biochemistry 53:717–748

Fabinger A, Krekeler G, Vogel D (1980) Anwendungsmöglichkeiten von Kollagen in der paraodontalen Knochentasche. Dtsch Zahnärztl Z 35:9–15

Fallon MD (1984a) Alterations in the pH of osteoclasts resorbing fluids reflects changes in bone degradative activity. Calcif Tissue Int 36:458–462

Fallon MD (1984b) Bone resorbing fluid from osteoclasts is acidic – an in vitro micropuncture study. In: Cohn DV, Fuijta T, Potts jr JT, Talmage RV (eds) Endocrine control of bone and calcium metabolism. Exerpta Medica, Amsterdam, pp 144–146

Farley JR, Baylink DJ (1982) Purification of a sceletal growth factor from human bone. Biochemistry 21:3502–3507

Farley JR, Masuda T, Wergedol JE, Baylink DJ (1982) Human sceletal growth factor: characterization of the mitogenic effect on bone cells in vitro. Biochemistry 21:3508–3511

Feldman RS, Krieger NS, Tashijan AH jr (1980) Effects of parathyroid hormone and calcitonin on osteoclast formation in vitro. Endocrinology 107:1137–1143

Felix R, Hofstetter W, Stutzer A, Fleisch H (1988) Impairment of macrophage colony stimulating factor (M-CSF) production in the osteopetrotic op/op mouse. Calcif Tissue Int [Suppl] 42:17

Fellows BJ, Bauer G, Gottschalk H, Dumbach J, Spitzer WJ, Donath H (1986) Auswirkung des pH-Wertes verschiedener Calciumphosphat-Keramiken auf die biologische Umgebung. In: Friedebold G (ed) Bioaktive Werkstoffe. Deutscher Verein für Materialprüfung, S 103–114

Ferguson D, Davis WL, Urist MR, Hurt W, Allen EP (1987) Bovine bone morphogenetic protein fraction-induced repair of craniotomy defects in the Rhesus monkey. Clin Orthop 219:251–258

Ferraro JW (1979) Experimental evaluation of ceramic calciumphosphate as a substitute for bone grafts. Plast Reconstr Surg 63:634–640

Fietzek PP, Kuhn K (1976) The primary structure of collagen. Int Rev Connect Tiss Res 7:1–60

Finerman GAM, Brownell A, Gerth N, Urist MR (1986) An inhibitor of the bone morphogenetic protein. 32nd Annual ORS, New Orleans, p 271

Fischer-Brandies E, Dielert E, Nentwig GH (1986) Zum Stellenwert der Hydroxylapatitkeramik im Zuge der präprothetischen Chirurgie. In: Friedebold G (ed) Bioaktive Werkstoffe. Deutscher Verein für Materialprüfung, S 31–38

Flatley TJ, Lynch KL, Benson M (1983) Tissue response to implants of calciumphosphate ceramic in the rabbit spine. Clin Orthop 179:246–251

Fleisch H (1977) Bisphosphonates: Mechanisms of action and clinical application. In: Peck WA (ed) Bone and Mineral Research. Exerpta Medica, Amsterdam, pp 319–356

Forgon M, Bornemisza G (1970) Über die Revaskularisierung eines auto- und homoioplastischen Spongiosatransplantates im Tierversuch. Bruns Beitr Klin Chir 218:277–289

Fortuna R, Anderson HC, Carty RP, Sajdera SW (1980) Enzymatic characterization of the matrix vesicle alkaline phosphatase isolated from bovine fetal epiphyseal cartilage. Calcif Tissue Int 30:217–221

Frame JW, Brandy LL, Browne RM (1981) Augmentation of the edentolous mandible using bone and hydroxyapatite: comparative study in dog. Int J Oral Surg 10:88–92

Francis MD, Briner WW, Gray JA (1973) Chemical agents in the control of calcification processes in biological systems. In: Elliot K, Fitzsimmonds DW (eds) Hard tissue growth, repair and mineralization. Ciba-Foundation Symposium 11. Associated Scientific Publishers, Amsterdam, pp 57–69

Friedebold G, Witt AN, Hanslik L, Jendryschik A (1963) Kritische Untersuchungen über den klinischen Wert homoio- und heterologer Knochentransplantationen. Arch Orthop Unfallchir 55:267–275

Friedenberg ZB, Simon WH (1963) Bone growth in teflon sponge. Surg Gynecol Obstet 116:588–594

Friedenstein AJ (1973) Determined and inducible osteogenic precursor cells. In: Elliot K, Fitzsimmonds DW (eds) Hard tissue growth, repair and mineralization. Ciba-Foundation Symposium 11. Associated Scientific Publishers, Amsterdam, pp 169–178

Friedenstein AJ (1976) Precursor cells of mechanocytes. Int Rev Cytol 47:327–355

Friedenstein AJ, Kuralesova AJ (1971) Osteogenic precursor cells of bone marrow in radiation cimeras. Transplantation 12:99–106

Frost HM (1963) Bone remodeling dynamics. Thomas, Springfield

Frost HM (1964) Dynamics of bone remodeling. In: Frost HM (ed) Bone biodynamics. Little Brown & Co, Boston, pp 202–263

Frost HM (1969) Tetracycline based histological analysis of bone remodeling. Calcif Tissue Res 3:211–222

Frost HM (1977) A method of analysis of trabecular bone dynamics. In: Meunier PJ (ed) Bone histomorphometry. Fournie, Toulouse, pp 445–476

Frost HM, Villanueva AR, Roth M (1960) Tetracyclin staining of newly forming bone and mineralizing cartilage in vivo. Stain Technol 35:135–180

Fuller K, Chambers TJ (1988) Bone matrix stimulates osteoclastic differentiation in cultures of rabbit bone marrow cells. Calcif Tissue Int [Suppl] 42:4

Gallop PM, Lian JB, Haushka PV (1980) Carboxylated calcium-binding proteins and vitamin K. N Engl J Med 302:1460–1466

Gay CV (1977) The ultrastructure of the extracellular phase of bone as observed in frozen thin sections. Calcif Tissue Res 23:215–223

Gay CV, Schraer H, Hargest TE (1978) Ultrastructure of matrix vesicles and mineral in unfixed embryonic bone. Metab Bone Dis 1:105–113

Gebhardt M, Lane JM, Healey JH, Burstein Al, Albert S (1986) Outcome of segmental demineralized bone matrix and demineralized bone matrix powder implanted bone defects, 32nd Annual ORS, New Orleans, p 66

Geesink RGT, Groot de K, Klein CPA (1988) Bonding of bone to apatite-coated implants. J Bone Joint Surg [Br] 70(1):17–22

Gepstein R (1986) Demineralized bone powder for bridging large bone defects, 32nd Annual ORS, New Orleans, p 67

Geret V, Rahn BA, Mathys R, Perren SM (1983) Quantitative Analyse der in vivo Gewebeverträglichkeit von Hydroxylapatit Ceros 80. Hefte Unfallheilk 165:75–76

Geret V, Mueller W, Tepic M, Rahn BA, Perren SM (1987) Comparison of calciumhydroxyapatite Ceros 80 and beta-tricalciumphosphate Ceros 82 in vivo with stable soft tissue interface. In: Pizzoferrato A, Marchetti PG, Ravaglioli A, Lee AJC (eds) Biomaterials and clinical applications. Elsevier, Amsterdam, pp 627–631

Gerngross H, Burri C, Kinzel L, Merk J, Mueller GW (1982) Komplikationen an der Entnahmestelle autologer Spongiosatransplantate. Aktuel Traumatol 3:146–151

Getter L, Bhaskar SM, Cutright DE, Perez B, Brady JM, Driskell TD, O'Hara MJ (1972) Three biodegradable calciumphosphate slurry implants in bone. J Oral Surg 30:263–269

Glagolew AA (1933) On the geometrical methods of quantitative mineralogic analysis of rocks. Trans Inst Econ Mineral USSR 59:121–146

Glauert A, Mayo CR (1973) The study of three dimensional structural relationships in connective tissue by high voltage electron microscopy. J Microscopy 97:83–94

Glimcher MJ (1976) Composition, structure and organization of bone and other mineralized tissues and the mechanisms of calcification. In: Greep R (ed) Handbook of Physiology-Endocrinology. William & Wilkins, Baltimore, pp 143–179

Glimcher MJ, Krane SM (1964) The incorporation of radioactive inorganic orthophosphate as organic phosphate by collagen fibrills in vitro. Biochemistry 3:195–202

Glowacki J (1982) Studies on the regulation of bone synthesis and bone resorption. In: Dixon AD, Sarnet BG (eds) Factors and mechanisms influencing bone growth. Liss, New York, pp 167–198

Glowacki J, Mulliken JB (1985) Demineralized bone implants. Clin Plast Surg 12:233–241

Glowacki J, Lian JB (1987) Impaired recruitment of osteoclast progenitors by osteocalcin deficient bone implants. Cells Diff 21:247–254

Glowacki J, Wilcon S (1988) An hypothesis on the origin of osteoblasts induced by demineralized bone matrix in rats. Calcif Tissue Int [Suppl] 42:Abstr 14

Glowacki J, Altobelli D, Mulliken JB (1981) Fate of mineralized and demineralized osseous implants in cranial defects. Calcif Tissue Int 33:71–76

Glowacki J, Jasty M, Goldring S (1985) Comparison of cells elicited in rats by implants of particulate Polymethylmethacrylate, Polyethelene or bone. Calcif Tissue Int [Suppl] 38:Abstr 9

Glowacki J, Rey C, Cox KA, Lian JB (1988) The role of osteocalin in osteoclast differentiation. Calcif Tissue Int [Suppl] 42:Abstr 120

Goldhaber P (1960) Behaviour of bone tissue culture. In: Sognnaes RF (ed) Calcification in biological systems. AAAS, Washington, pp 349–372

Goldner J (1938) A modification of the Masson trichrome technique for the routine laboratory purposes. Am J Pathol 81:237–243

Gonzales F, Karnovsky MJ (1961) Electron microscopy of osteoclasts in healing fractures of rat bone. J Biophys Biochem Cytol 9:299–316

Gospodarowicz D (1974) Localisation of a fibroblast growth factor and its effect alone and with hydrocortison on 3T3 cell growth. Nature 249:123–127

Gospodarowicz D (1975) Purification of a fibroblast growth factor from bovine pituitary. J Biol Chem 250:2515–2521

Gospodarowicz D (1980) Growth factors and the extracellular matrix. Endocr Rev 1:201–222

Gothlin G, Ericsson JLE (1976) The osteoclast. Review of ultrastructure. Clin Orthop 120:201–238

Gowen M, Wood DD, Ibrie EJ, McGuire MKB, Russel RGG (1983) An IL-1 like factor stimulates bone resorption in vitro. Nature 306:378–384

Gowen M, Nedwin GE, Mundy GR (1986) Preferential inhibition of cytokine stimulated bone resorption by recombinant interferon gamma. J Bone Min Res 1:75–81

Gowen M, Hughes DE, Russel RGG (1988) Tumor necrosis factor α: an autocrine and paracrine regulator of human bone metabolism. Calcif Tissue Int [Suppl] 42:31

Grant ME, Prockop DJ (1972) The biosynthesis of collagen. N Engl J Med 286:194–199

Green E, Hinton C, Triffith JT (1986) The effect of decalcified bone matrix on the osteogenic potential of bone marrow. Clin Orthop 205:292–298

Greenlee TK, Beckham CA, Crebo AR, Malmorg JC (1972) Glass ceramic bone implants – a light microscope study. J Biomed Mater Res 6:235–244

Gregoire M, Orly J, Menanteau J (1988) The use of osteoblast like cells for the evaluation of the synthetic calciumphosphate materials. Calcif Tissue Int [Suppl] 42:4

Griffiths GR (1985) New hydroxyapatite ceramic materials: potential use for bone induction and alveolar ridge augmentation. J Prosthet Dent (53)1:109–114

Groot de K (1980) Bioceramics consisting of calciumphosphate salts. Biomaterials 1:47–50

Groot de K (1983) Bioceramics of calciumphosphate. CRC Press, Boca Raton

Gross U, Struntz V (1980) The anchoring of glass ceramic of different solubility in the femur of the rat. J Biomed Mater Res 14:607–618

Gross U, Struntz V (1985) The interface of various glasses and glass ceramics with a bony implantation bed. J Biomed Mater Res 19:251–271

Gross U, Brandes J, Struntz V (1981) The ultrastructure of the interface between a glass ceramic and bone. J Biomed Mater Res 15:291–305

Grosser G, Ortmann R (1970) Grundriß der Entwicklungsgeschichte des Menschen. 7. Aufl. Springer, Berlin Heidelberg New York

Grote JJ, Kuypers W, Groot de K (1981) Use of sintered hydroxyapatite in middle ear surgery. J Oto Rhinolaryngol Rel Spec 43:248–257

Guenther HL, Hofstetter W, Mühlbauer R, Stutzer A, Fleisch H (1988) Clonal rat calvarial cell populations established from transforming growth factor β induced cell colonies (soft agarose) express different phenotypes. Calcif Tissue Int [Suppl] 42:5

Guilbault GG (1973) Practical fluorescence. Theory, methods and technique. Dekker, New York

Guillemin G, Patat JL, Fournie F, Chetail M (1983) Coral sceleton fragments a natural resorbable substitute for bone grafting. Orthop Trans 7(2):367

Gummel J, Hoeland W, Naumann K, Vogel W (1983) Maschinell bearbeitbare bioaktive Glaskeramiken. Ein neues Biomaterial für den Knochenersatz. Z Exp Chir Transplant Künstliche Organe 16(6):338–343

Hagenaars CE, Kraan von der AAM, Kawilarang-de Haas EWM, Visser JVM, Nijweide PJ (1988) Osteoclast differentiation from cloned pluripotent hemopoietic stem cells. Calcif Tissue Int [Suppl] 42:5

Hallermann W (1959) Verschiedenes über die Keratoplastik. Klin Monatsbl Augenheilkd 135:252–259

Ham AW (1952) Some histophysiological problems peculiar to calcified tissues. J Bone Joint Surg [Am] 36:701–711

Ham AW, Cormack DH (1979) Histology, 8th ed. Lippincott, Philadelphia

Han T, Carranza FA jr, Kennedy EB (1984) Calciumphosphate ceramics in dentistry: a review of the literature. J West Soc Periodont 32(3):88–108

Hanamura H, Higucki Y, Nakagawa M, Iwata H, Nogami H, Urist MR (1980) Solubilized bone morphogenetic protein from mouse osteosarcoma and rat demineralized bone matrix. Clin Orthop 148:281–290

Hancox NW (1956) The osteoclast. In: Bourne GH (ed) The biochemistry and physiology of bone. Academic Press, New York, pp 213–257

Hancox NM, Boothroyd B (1961) Motion picture and electron microscopic studies on the embryonic avian osteoclast. J Biophys Biochem Cytol 11:651–661

Harris ED, Krane SM (1974) Collagenases. N Engl J Med 291:557–563

Harrod J, Hill DJ, Russell RGG (1985) Effect of transforming growth factor β on osteoblast-like cells. Calcif Tissue Int [Suppl] 38:Abstr 62

Hauschka PV, Carr SA (1982) Calcium dependent alpha-helical structure in osteocalcin. Biochemistry 21:638–641

Hauschka PV, Lian JP, Gallop PM (1975) Direct identification of the calcium-binding amino acid gamma-carboxyglutamate in mineral tissue. Proc Natl Acad Sci USA 72:3925–3939

Hayashi K, Yabuki T, Tabuchi K, Fujii T (1982) Repair of experimental bone defect with a collagen block containing synthesized apatite. Arch Orthop Trauma Surg 99:265–269

Heide H, Köster K, Lukas H (1975) Neue Werkstoffe in der medizinischen Technik. Chemie Ingenieur Techn 47:327–333

Heimke G (1983) Bioinert ceramics. In: Vincenzini P (ed) Ceramics in surgery. Elsevier, Amsterdam, pp 33–47

Heimke G, Griss P (1980) Ceramic implant materials. Med Biol Eng Comput 18:503–510

Heimke G, Griss P, Jentschra G, Werner E (1978) Die Aussagefähigkeit histologischer Befunde zur Beurteilung von Knochenersatzwerkstoffen. Arch Orthop Trauma Surg 91:267–276

Heisel J, Mittelmeier W, Mittelmeier H (1988) Tierexperimentelle Untersuchungen zur Knochenbildung im ersatzschwachen Lager mittels Injektionen von Hydroxylapatit-Granulat mit autologer Markbeimpfung. Hefte Unfallheilkd 200:655–656

Hench LL (1975) Ceramic implants. Glass Ceramic Bulletin 22:82–109

Hench LL, Clark AE (1982) Adhesion to bone. In: Williams DF (ed) Biocompatibility of orthopedic materials/2. CRC Press, Boca Raton, pp 129–170

Hench LL, Ethridge EC (1982) Biomaterials, an interfacial approach. Academic Press, New York

Hench LL, Wilson J (1984) Surface-active biomaterials. Science 226:630–636

Hench LL, Splinker RJ, Allen WC, Greenlee TK jr (1972) Bonding mechanisms at the interface of ceramic prosthetic materials. J Biomed Mater Res [Symp] 2:117–141

Heuck F (1963) Röntgenologische, historadiographische und chemisch-analytische Untersuchungen der Konzentration und Verteilung der Kalksalze im gesunden und kranken Knochen. Radiol Austr 14:29–36

Heuck F (1973) Ergebnisse der Mikroradiographie bei Osteopathien. Radiologe 13:102–110

Heuck F (1974) Mikroradiographie. Verh Dtsch Ges Pathol 58:114–134

Hinoide M (1985) Histopathological studies of periodontal tissue reactions after furcation perforations treated with various inorganic biomaterials in dog teeth. Shikwa Gakuho 85(5) [Abstr]:571–611

Hirano H, Urist MR (1981) Bone forming and bone resorbing cell lines derived form bone marrow in tissue culture. Clin Orthop 154:234–239

Hirsch von T, Boellard JW (1958) Methacrylsäureester als Einbettungsmittel in der Histologie. Z Wiss Mikro 64:24–29

Hock JM, Kream BE, Raisz LG (1982) Autoradiographic study of the effect of 1,25 $(OH)_2$ vitamin D3 on bone matrix synthesis in vitamin D deficient rats. Calcif Tissue Int 34:347–351

Hock JM, Centrella M, Canalis E (1988) Transforming growth factor β stimulates bone matrix apposition and bone cell replication in cultured rat calvaria. Calcif Tissue Int [Suppl] 42:32

Höland W, Vogel W, Naumann K, Gummel J (1985) Interface reactions between machinable bioactive glass ceramics and bone. J Biomed Mater Res 19:303–312

Hogg N, Shapiro JM, Jones SJ, Shisarenko M, Boyle A (1980) Lack of Fc-receptors on osteoclasts. Cell Tissue Res 212:509–515

Holmes RE (1979) Bone regeneration within a coraline hydroxyapatite implant. Plast Reconstr Surg 63:626–633

Holmes RE, Mooney V, Bucholz R, Tencer A (1984) A coraline hydroxyapatite bone graft substitute. Preliminary report. Clin Orthop 188:252–262

Holtrop ME (1973) The ultrastructure of the osteoclasts during stimulation and inhibition of bone resorption. In: Scow RO, Ebling FJG, Henderson JW (eds) Proceedings 4th International Congress Endocrinology. Exerpta Medica, Amsterdam, p 462

Holtrop ME, King GJ (1977) The ultrastructure of the osteoclast and its functional implications. Clin Orthop 123:177–196

Holtrop ME, Weinger JM (1970) Ultrastructural evidence for a transport system in bone. In: Talmage RV, Munson PL (eds) Calcium, parathyroid hormones and the calcitonins. Exerpta Medica, Amsterdam, pp 365–381

Holz U, Weller S, Berell-Kosten S (1982) Indikation, Technik und Ergebnisse der autogenen Knochentransplantation. Chirurg 4:219–231

Honazawa S, Amano S, Nakoda K, Ohmori Y, Miyoshi T, Hirose K, Kitano S (1987) Biological characterization of IL-1 like cytokine produced by cultured bone cells from newborn mouse calvaria. Calcif Tissue Int 41:31–37

Hoogendorn HA, Renooij W, Ackermans LMA, Visser V, Wittebol P (1984) Long term study of large ceramic implants (porous hydroxyapatite) in dog demora. Clin Orthop 187:281–294

Horton MA, Rimmer ET, Lewis D, Pringle JAS, Fuller K, Chambers TJ (1984) Cell surface characterization of the human osteoclast: phenotypic relationship to other bone marrow derived cell types. J Pathol 144:281–294

Horton MA, Lewis D, McNalty K, Pringle JAS, Chambers TJ (1985) Human fetal osteoclast fail to express macrophage antigens. Br J Exp Pathol 66:103–108

Horwitz AL, Hance AJ, Crystal RG (1977) Granulocyte collagenase: selective digestion of type 1 relative to type 3 collagen. Proc Natl Acad Sci USA 74(3):897–901

Howard GA, Bottemiller BL, Gylink DJ (1980) Evidence for the coupling of bone formation to bone resorption in vitro. Met Bone Dis Rel Res 2:131–135

Howard GA, Bottemiller BL, Turner RT, Roder JI, Baylink DJ (1981) Parathyroid hormone stimulates bone formation and resorption in organ culture: evidence for a coupling mechanism. Proc Natl Acad Sci USA 78:3204–3209

Hubbard WG (1974) Physiological calciumphosphate as orthopedic implant. Dissertation Abstr Int 35:1683B

Hughes DE, MacDonald BR, Horton MA, Russel RGG, Gowen M (1988) Effects o pharmacological inhibitors of bone resorption on the formation of osteoclast like cells in human marrow cultures. Calcif Tissue Int [Suppl] 42:6

Ibson HH, Urist MR (1964) The biochemistry and the physiology of the tetracyclines. Clin Orthop 32:143–168

Ibbotson KJ, D'Souza SM, Mundy GR (1987) Transforming growth factors and bone. In: Sen A, Thorhill T (eds) Development and diseases of cartilage and bone matrix. Liss, New York, pp 349–363

Insogna K et al. (1988) Synthetic humoral hypercalcemia of malignancy PTH-like-peptide stimulates osteoblasts to release bone resorbing cytokines. Calcif Tissue Int [Suppl] 42:47

Ishida H, Bellows CG, Aubin JE, Heersche JNM (1988) Effects of vitamin D3 metabolites on formation of bone nodules from isolated rat calvaria cells in vitro. Calcif Tissue Int [Suppl] 42:5

Ivey JC, Gruber HE, Baylink DJ (1981) Measurement and significance of rates of osteoid maturation and mineral accumulation. In: Jee WS, Parfitt AM (eds) Bone histomorphometry. Montagu, Levallois, pp 371–379

Iwata H, Urist MR (1972) Protein polysaccharide of bone morphogenetic matrix. Clin Orthop 87:257–274

Jacobs HG (1983) Kalziumphosphat-Keramik. Dtsch Zahnärztl Z 38(2)89–99

Jänicke S, Wagner W, Wahlmann UW (1988) Histologic reactions to different hydroxyapatite granules. In: Putte de V, Lange de GL, Groot de K, Lee AJC (eds) Implant materials in biofunction. Elsevier, Amsterdam, pp 67–72

Jaffe R, Deykin D (1974) Evidence for a structural requirement for the aggregation of platelets by collagen. J Clin Invest 53:875–879

Jarcho M (1981) Calciumphosphate ceramics as hard tissue prosthetics. Clin Orthop 157:259–278

Jarcho M, Bolen CH, Thomas MB, Bobick J, Kay JF, Doremus RH (1976) Hydroxyapatite synthesis and characterization in dense polycristalline form. J Mat Science 11:2027–2035

Jarcho M, Kay JF, Gumaer HI, Doremus RH, Drobeck HP (1977) Tissue, cellular and subcellular events at a bone ceramic hydroxyapatite interface. J Bioeng 1:70–92

Jaworski ZFG (1984) Coupling of bone formation to bone resorption: a broader view. Calcif Tissue Int 36:531–537

Jee WSS, Kimmel DB (1976) Bone cell origin at the endosteal surface. In: Meunier PJ (ed) Bone histomorphometry. Montagu, Paris, pp 113–131

Jennings JC, Baylink DJ (1985) Bovine sceletal growth factor. In: Butler WT (ed) The chemistry and biology of mineralized tissues. ESCO Medica, Birmingham, pp 265–289

Johnson EE, Urist MR, Finerman GAM (1985) Preliminary report on treatment of deficient nonunions of the lower extremity with adjunct use of bone morphogenetic protein; 31st Annual ORS, Las Vegas, p 213

Johnson EE, Urist MR, Finerman GAM (1988a) Bone morphogenetic protein augmentation of resistent femoral non-unions: a preliminary report. Clin Orthop 230:257–265

Johnson EE, Urist MR, Finerman GAM (1988b) Repair of segmental defects of the tibia with cancellous bone grafts augmented with human bone morphogenetic protein. Clin Orthop 236:249–257

Johnson KA, Howlett CR, Bellinger CR (1985) Comparison of canine and rabbit bone marrow osteogenesis in diffusion chambers. Calcif Tissue Int [Suppl] 38:Abstr 15

Johnson KA, Howlett CR, Bellinger CR, Armati-Gulson P (1988) Osteogenesis by canine and rabbit bone marrow in diffusion chambers. Calcif Tissue Int 42:113–118

Joncourt F, Trechsel W, Guenther HL, Fleisch H (1988) Production of IL-1 activity by mouse and rat bone. Calcif Tissue Int [Suppl] 42:32

Jones SJ, Boyde A (1977) The migration of osteoblasts. Cell Tiss Res 184:179–193

Jones SJ, Boyde A, Shapiro JM (1981) The response of osteoblasts to parathyroid hormone (1–34) in vitro. Met Bone Dis Rel Res 2:335–338

Jones SJ, Boyde A, Ali MN, Maconnachie E (1985) A review of bone cell and substratum interactions. Scanning 7:5–24

Joos U (1983) Die Beschleunigung der Knochenregeneration in chirurgisch bedingten Defekten am Kiefer durch Kollagen. Habilitationsschrift, Universität Freiburg

Joos U, Ochs G, Ries PE (1980) Influence of collagen fleece on bone regeneration. Biomaterials 1:23–26

Jowsey J (1955) The use of the milling machine for procuring bone sections for microradiography. J Sci Instr 32:159–163

Jowsey J (1963) Microradiography of bone resorption. In: Sognnaes RF (ed) Mechanisms of hard tissue destruction. AAAS, Washington, pp 447–469

Jowsey J, Kelly PJ, Riggs BL, Bianco AJ jr. Scholz DA, Gershan-Cohen DJ (1965) Quantitative microradiographic studies of normal and osteopetrotic bone. J Bone Joint Surg [Am] 47:785–806

Kaban LB, Glowacki J (1981) Induced osteogenesis in the repair of experimental mandibular defects in rats. J Dent Res 60:1356–1361

Kaban LB, Glowacki J (1984) Augmentation of rat mandibular ridge with demineralized bone implants. J Dent Res 63:998–1002

Kadis B, Goodson JM, Offenbacher S, Burns JW, Seibert S (1980) Characterization of osteoblast like cells from fetal rat calvaria. J Dent Res 59:2006–2013 .

Kahn AJ, Simmones DJ (1975) Investigation of the cell lineage in bone using a chimera of chick and quail embryonic tissue. Nature 258:325–327

Kahn AJ, Simmons DJ, Krukowski M (1981) Osteoclast precursor cells are present in the blood of preossification chick embryos. Dev Biol 84:230–234

Kakiuchi M, Hosoya T, Takaoka K, Amitani K, Ono K (1985) Human bone matrix gelatine as a clinical alloimplant. Int Orthop 9:181–192

Kallenberger A (1978) Die Wirkung von Biokeramik (Kalziumphosphatkeramik) auf kultivierte Kaninchenfibroblasten. Schweiz Monatsschr Zahnheilkd 88:90–99

Kallenberger A, Mathys R, Mueller W (1983) Untersuchung der Gewebeverträglichkeit von Hydroxylapatit (Ceros 80) an kultivierten Fibroblasten. Hefte Unfallheilkd 165:71–74

Karbe E, Köster K, Kramer H, Heide H, Kling G, König R (1975) Knochenwachstum in porösen, keramischen Implantaten beim Hund. Langebecks Arch Chir 338:109–116

Katchburian E, Severs NJ (1983) Matrix constituents of early developing bone examined by freeze fracture. Cell Biol Int Rep 7:1063–1070

Katthagen BD (1986) Knochenregeneration mit Knochenersatzmitteln. Hefte Unfallheilkd 178

Katthagen BD (1987) Knocheninduktion mit BMP. Z Orthop 125:559–566

Katthagen BD (1988) Tierexperimentelle Untersuchungen über die allogene Knochenmatrix im ersatzschwachen Lager. In: Hackenbroch MH, Refior HJ, Wirth CJ (Hrsg) Knorpel- Knochentransplantation. Thieme, Stuttgart, S 97–101

Katthagen BD, Hellstern J (1984) In vitro Untersuchung über die Wirkung von gelöstem und ungelöstem heterologem Kollagen-Vlies auf menschliche Thrombozyten. Z Orthop 122:677–681

Katthagen BD, Mittelmeier H (1984) Experimental animal investigation of bone regeneration with collagen-apatite. Arch Orthop Trauma Surg 103:291–302

Kato K, Aoki H, Tabata T, Ogiso M (1979) Biocompatibility of apatite ceramics in mandibles. Biomat Med Dev Art Org 7(2):291–297

Kato Y, Watanabe R, Nomura Y, Tsuij M, Suzuki F, Raisz LG, Canalis EM (1982) Effect of bone derived growth factor on DNA/RNA and proteoglycan synthesis in cultures of rabbit costal chondrocytes. Metabolism 31:812–815

Katz EP, Li S-T (1972) Structure of collagen fibrils in context to the spatial organization of the mineral phase in adult bone. In: Slavkin HC (ed) Comparative molecular biology of extracellular matrices. Academic Press, New York, pp 422–434

Katz EP, Li S-T (1973) The intermolecular space of reconstituted collagen fibrils. J Mol Biol 73:351–369

Katz EP, Li S-T (1974) Structure and function of bone collagen fibrils. J Mol Biol 74:1–15

Kawamura M, Urist MR (1988a) Human fibrin is a physiologic delivery system for bone morphogenetic protein. Clin Orthop 235:302–310

Kawamura M, Urist MR (1988b) Induction of callus formation by implants of bone morphogenetic protein and associated bone matrix noncollagenous proteins. Clin Orthop 236:240–248

Kawamura M, Iwata H, Sato K, Miura T (1987) Chondroosteogenic response to crude bone matrix proteins bound to hydroxyapatite. Clin Orthop 217:281–288

Kent JN, Zide MF (1984) Wound healing: bone and biomaterials. Otolaryngol Clin North Am 17:273–319

Kent JN, Quinn JH, Zide MF, Finger JM, Jarcho M, Rothstein SS (1982) Correction of alveolar ridge deficiencies with nonresorbable hydroxyapatite. J Am Dent Assoc 105:993–999

Kent JN, Finger M, Quinn JH, Guerra CR (1986) Hydroxyapatite alveolar ridge reconstruction. Clinical experiences, complications and technical modifications. J Oral Maxillofac Surg 44:37–41

Ketenijan AS, Arsenis C (1975) Morphological and biochemical studies during differentiation and calcification of fracture callus cartilage. Clin Orthop 107:266–270

Key JA (1934) The effect of a local calcium depot on osteogenesis and healing of fractures. J Bone Joint Surg [Br] 16:176–182

Kim KM (1976) Calcification of matrix vesicles in human aortic valve and aortic media. Fed Proc 35:156–162

Klaushofer K, Hörandner H, Hoffmann O, Peterlik M, Koller K (1985) Different effects of calcitonin and γ interferon on activated osteoclast morphology after short-term exposure in culture. Calcif Tissue Int [Suppl] 38:25

Klawitter JJ, Hulbert SF (1971) Application of porous ceramics for the attachment of loadbearing internal orthopedic applications. J Biomed Mater Res 5:161–229

Klawitter JJ, Bogwell JG, Weinstein AM, Sauer BW, Pruitt JR (1976) An evaluation of bone growth into porous high density polyethelene. J Biomed Mater Res 10:311–323

Klein DC, Raisz LG (1970) Prostaglandines: Stimulation of bone resorption in tissue culture. Endocrinology 86:1436–1460

Klein DC, Raisz LG (1971) Role of adenosin-3'5'-monophosphate in the hormonal regulation of bone resorption: studies with cultured fetal bone. Endocrinology 87:818–826

Klein CPAT, Lubbe von der HBM, Driessen AA, Groot de K, Hoof van den A (1983a) Biodgradation behaviour of various calciumphosphate materials in subcutaneous tissue. In: Vincenzini P (ed) Ceramics in surgery. Elsevier, Amsterdam, pp 233–257

Klein CPAT, Driessen AA, Groot de K, Hoof van den A (1983b) Biodegradation behaviour of various calciumphosphate materials in bone tissue. J Biomed Mater Res 17:769–784

Klein CAPT, Groot de K, Driessen AA, Lubbe von der HBM (1985) Interaction of biodegradable β-whitlockite ceramics with bone tissue: an in vivo study. Biomaterials 6:189–196

Kleinmann HK, Klebe RJ, Martin GR (1981) Role of collagenous matrices in adhesion and growth of cells. J Cell Biol 88:473–485

Köhler P, Kreicsberg A (1987) Incorporation of autoclaved autogeneic bone supplement with allogeneic demineralized bone matrix. Clin Orthop 218:247–258

Köhler S, Retemeyer R, Berger G, Carow R, Meyer R (1980) Resorbierbare Keramiken in der experimentellen Erprobung. Dtsch Gesundheitswesen 35:1343–1351

Köster K, Karbe E, Kramer H, Heide H, König R (1976) Experimenteller Knochenersatz durch resorbierbare Calziumphosphatkeramik. Langenbecks Arch Chir 341:77–86

Köster K, Heide H, König R (1977a) Histologische Untersuchung an der Grenzfläche zwischen Knochengewebe und Calciumphosphat-, Calciumaluminat und Aluminiumoxidkeramik. Z Orthop Grenzgeb 115:693–699

Köster K, Heide H, König R (1977b) Resorbierbare Calziumphosphatkeramik im Tierexperiment unter Belastung. Langenbecks Arch Chir 342:173–179

Köster-Lösche K (1979) Kalziumphosphat-Keramik heilt spurenlos ein. Ein Stoff der Knochen ersetzt. Bild der Wissenschaft 10:114–112

Kossa von J (1901) Über die im Organismus erzeugten künstlichen Verkalkungen. Beitr Path Anat 29:163–202

Krajewski A, Ravaglioli A, Fiori C, Dalla Casa R (1982) The processing of hydroxylapatite based rolled sections. Biomaterials 3:117–120

Kreicsberg A, Köhler P (1986) Reconstruction of large sceletal defects by autoclaved reimplants supplemented with allogeneic bone matrix, 32nd Annual ORS, New Orleans, p 70

Kropp BW (1954) Grinding thin sections of plastic embedded bone. Stain Technol 29:77–81

Krukowski M, Kahn AJ (1982) Inductive specificity of mineralized bone matrix in ectopic osteoclast differentiation. Calcif Tissue Int 34:474–479

Kruskal WH, Wallis A (1952) Use of ranks in one-criterion variance analysis. J Am Statist Assoc 47:583–621

Ksiazek T (1983) Bone induction by calcified cartilage transplants. Clin Orthop 172:243–250

Kuberasampath T, Reddi AH (1981) Dissociative extraction and reconstitution of bone matrix components involved in bone induction. Calcif Tissue Int 33:296–301

Küster HH (1982) Die Knochenregeneration nach Fibrin-Spongiosa- und Kollagen-Spongiosa-Implantation. In: Hackenbroch MH, Refior HJ, Jäger M (Hrsg) Osteogenese und Knochenwachstum. Thieme, Stuttgart, S 204–210

Kurihara N, Suda T, Miura Y, Kodama H (1988) Generation of osteoclasts derived from hematopoietic stem cells. Calcif Tissue Int [Suppl] 42:7

Landesman R, Reddi AH (1985) Induction of endochondral bone by demineralized bone matrix from diabetic rats. Calcif Tissue Int 37:630–634

Landis EJ, Paine MC, Glimcher MJ (1977) Electron microscopic observations on bone tissue prepared anhydrously in inorganic solvents. J Ultrastruc Res 59:1–30

Lacroix P (1945) Recent investigations in the growth of bone. Nature 156:576–581

Lacroix P (1951) The organization of bones. Curchill, London

Leaver AG, Holbrock BJ, Jones JL, Sheil MT, Sheil M (1975) Components of the organic matrices of bone and dentin isolated after digestion with collagenase. Arch Oral Biol 20:211–216

Lee SL, Glimcher MJ (1981) The purification, composition and ^{31}P-spectroscopic properties of a noncollagenous phosphoprotein isolated from chicken bone matrix. Calcif Tissue Int 33:385–394

Lees S, Heeky JD, Claery PF (1981) Some properties of the organic matrix of a bovine cortical bone sample in various media. Calcif Tissue Int 33:83–86

Lehninger AL (1964) The mitochondrion. Benjamin, New York

Lehninger AL (1970) Mitochondria and calcium ion transport. Biochem J 119:129–138

Lehninger AL (1977) Mitochondria and biological mineralisation processes. An explanation. In: Quaharello A, Pohnieri F, Singer TP (eds) Horizons in biochemistry and biophysics/4. Addison, Wesley, pp 1–42

Lemmons JE (1986) Inorganic-organic combinations for bone repair. In: Christel P, Meunier A, Lee AJC (eds) Biological and biomechanical performance of biomaterials. Elsevier, Amsterdam, pp 51–56

Lenaers-Claeys G, Vaes G (1979) Collagenase, procollagenase and bone resorption: effects of heparin, parathyroid hormone and calcitonin. Acta Biochem Biophys 584:375–388

Lerner U (1980) Relationship between bone resorption and lysosomal enzyme release as demonstrated by the affect of 1α-hydroxy-vitamin D3 in an organ culture system. Acta Biochem Biophys 632:204–213

Levander G (1908) A study of bone regeneration surgery. Surg Gynecol Obstet 67:705–712

Levander G (1941) Über Knochenregeneration. Formulierung einer Fragestellung vom kausal-osteogenetischen Gesichtspunkt aus. Klin Wochenschr 20:40–52

Levin MP, Getter L, Cutright DE, Bhaskar SN (1974) Biodegradable ceramic in periodontal defects. Oral Surg 38:344–350

Levin MP, Getter L, Cutright DE (1975) A comparison of iliac marrow and biodegradable ceramic in periodontal defects. J Biomed Mater Res 9:183–195

Lexer E (1911) Über freie Transplantationen. Langenbecks Arch Chir 95:827–835

Lian JB, Tassihori M, Glowacki J (1984) Resorption of implanted bone prepared from normal and warfarin treated rats. J Clin Invest 73:1223–1226

Lian JB, Glowacki J (1985) Vitamin K dependent bone matrix protein(s) mediate the recruitment of osteoclast progenitors. Calcif Tissue Int [Suppl] 38:Abstr 65

Lian JB, Grundberg CM (1988) Osteocalcin. Clin Orthop 226:267–291

Lian JB, Couttes MC, Canalis E (1985) Studies of hormonal regulation of osteocalcin synthesis in fetal rat calvaria. J Biol Chem 260:8706–8713

Lieb E, Klug P (1989) Histologische Untersuchungen zur Knochenregeneration großer Corticalisdefekte bei der Ratte, nach der Implantation einer TCP-Keramik. Dissertation, Universität Frankfurt

Light ND, Bailey AJ (1985) Collagen cross-links: location of pyrolidine in type 1 collagen. Fed Europ Biochem Soc Letters 182:503–508

Lindenmaier HL, Wenig K, Köhnlein HE (1976) Neue Anwendungsmöglichkeit von Gelatine Gewebe-Klebstoff an parenchymatösen Organen. Med Welt 27/18:427–432

Lindholm TC, Lindholm TS, Alitalo J, Urist MR (1988) Bovine bone morphogenetic protein induced repair of skull trephine defects in sheep. Clin Orthop 227:265–268

Lindholm TS, Urist MR (1980) A quantitative analysis of new bone formation by induction in composite grafts of bone marrow and bone matrix. Clin Orthop 150:228–297

Lindholm TS, Nilsson OS, Lindholm TC (1982) Extrasceletal and intrasceletal new bone formation induced by demineralized bone matrix combined with bone marrow cells. Clin Orthop 171:251–257

Little H (1972) The osteogenic factor. J Bone Joint Surg [Br] 54:197–202

Lomri A, Marie PJ (1988) Expression of cytoskeletal proteins in mouse osteoblasts: effects of cAMP-enhancing factors and Jonophore A23187. Calcif Tissue Int [Suppl] 42:Abstr 85

Lorenzo JA, Raisz LG, Hock JM (1983) DNA synthesis is not necessary for osteoclastic responses to PTH in cultured fetal rat long bone. J Clin Invest 72:1924–1929

Lorenzo AJ, Sousa SL, Brink-Weber von den SE, Korn JH (1988) Production of IL-1 like factors by bone culture. Calcif Tissue Int [Suppl] 42:43

Loutit JF, Nisbet NW (1982) The origin of osteoclasts. Immunobiol 161:193–203

Loutit JF, Peters J, Marshall MJ (1981) Colony forming cells and hematopoietic stem cells in osteoclastopoiesis. Met Bone Dis Rel Res 3:131–133

Lowe J, Stein H, Sela J (1983) Primary calcification in remodeling haversian systems following tibial fractures in rats. Clin Orthop 176:291–296

Luben RA, Mundy GR, Trummel CL, Raisz GL (1974) Partial purification of osteoclast activating factor from phytohemaglutinin-stimulated human leucocytes. J Clin Invest 53:1473–1480

Luben RA, Wong GL, Cohn DV (1976) Biochemical characterization with parathormone and calcitonin in isolated bone cells. Provisional identification of osteoclasts and osteoblasts. Endocrinology 99:516–534

Lucht U (1971) Acid phosphatase of osteoclasts demonstrated by electron microscopic histochemistry. Histochemistry 28:103–117

Lucht U (1972) Absorption of peroxidase by osteoclasts as studied by electron microscopic histochemistry. Histochemistry 29:274–286

Lucht U (1980) Osteoclasts ultrastructure and function. In: Charr J, Deanis WT (eds) The reticuloendothelial system. A comprehensive treatise/1. Plenum Press, New York, pp 705–733

Mahy PR, Urist MR (1988) Experimental heterotopic bone formation induced by bone morphogenetic protein and recombinant human IL-1B. Clin Orthop 237:236–244

Malone JD, Teitelbaum SL, Griffin GL, Senior RM, Kahn AJ (1982) Recruitment of osteoclast precursors by purified bone matrix constituents. J Cell Biol 92:227–230

Marks SC (1976) Osteopetrosis in the ia rat cured by spleen cells from a normal littermate. Am J Anat 146:331–338

Marks SC (1978) Studies of the cellular cure for osteopetrosis by transplanted cells. Specificity of the cell type in ia rats. Am J Anat 151:131–137

Marks SC (1983) The origin of osteoclasts. J Oral Pathol 12:226–239

Marks SC, Popoff SN, McGuire JL (1985) Ultrastructure of the giant cell infiltrate of subcutaneous implanted bone particles in mice. Calcif Tissue Int [Suppl] 38:6

Martin GR, Mecca CE, Schiffmann E, Goldhaber P (1965) Alterations in bone metabolism induced by parathyroid extract. In: Gaillard PJ, Talmage RV, Budy AM (eds) The parathyroid glands: ultrastructure, secretion and function. University of Chicago Press, Chicago, pp 261–279

284

Martino LJ, Yaeger VL, Taylor JJ (1979) An ultrastructural study of the role of calcification nodules in the mineralisation of woven bone. Calcif Tissue Int 27:54–57

Masson P (1928) A new method for staining bone sections. Am J Pathol 4:181–192

Masuhara K, Yoshikawa H, Takaoka K (1988) Effects of PTH on ectopic bone formation. Calcif Tissue Int [Suppl] 42:Abstr 33

Matthews JL (1980) Bone structure and ultrastructure. In: Urist MR (ed) Fundamental and clinical bone physiology. Lippincot, Philadelphia, pp 4–44

Mati H (1932) Über freie Transplantation von Knochenspongiosa. Langenbecks Arch Chir 168:236–258

McDavid PT, Boone ME, Koferway HAH, Metzlich DF (1979) Effects of autogenous marrow and calcitonin on reactions to ceramics. J Dent Res 58:1478–1483

McLaughlin RE, Reger SJ, Bolander M, Eschenroeder HC (1984) Enhancement of bone ingrowth by the use of bone matrix as a biologic cement. Clin Orthop 183:255–261

McSheehy PMJ, Chambers TJ (1985) Soluble factor released by PTH-stimulated osteoblasts increases osteoclastic bone resorption. Calcif Tissue Int [Suppl] 38:14

McSheehy PMJ, Chambers TJ (1987) 1,25 dihydroxy vitamin D3 stimulates rat osteoblastic cells to release a soluble factor that increases osteoclastic bone resorption. J Clin Invest 80:425–431

Mecham RP (1987) The biology of connective tissue: regulation of mesenchymal cell differentiation by extracellular matrix. In: Peck WA (ed) Bone and mineral research/5. Elsevier, Amsterdam, pp 185–208

Menton DN, Orr BY, Simmons DJ (1982a) Age changes in the S.E.M. morphology of rat endosteal cells. Calcif Tissue Int 34:11–16

Menton DN, Simmons DJ, Orr BY (1982b) A cellular investment of bone marrow. Anat Rec 203:157–164

Menton DN, Simmons DJ, Chang S-L, Orr BY (1984) From bone lining cell to osteocyte – a S.E.M. study. Anat Rec 205:29–29

Merke J, Klaus G, Kugel U, Waldherr R, Ritz E (1986) No 1,25-vitamin-D3 receptors on osteoclasts of calcium deficient chicken, demonstrable receptors on circulating monocytes. J Clin Invest 77:312–314

Merz WA (1967) Die Streckenmessung an gerichteten Strukturen im Mikroskop und ihre Anwendung zur Bestimmung von Oberflächen-Volumen-Relationen im Knochengewebe. Mikroskopie 22:132–142

Merz WA, Schenk RK (1970a) Quantitative structural analysis of human cancellous bone. Acta Anat 75:54–66

Merz WA, Schenk RK (1970b) A quantitative histological study on bone formation in human cancellous bone. Acta Anat 76:1–15

Milch RA, Rall DP, Tobie JE (1957) Bone localization of the tetracyclines. J Nat Cancer Inst 19:87–93

Milch RA, Rall DP, Tobie JE (1958) Fluorescence of tetracycline antibiotics in bone. J Bone Joint Surg [Am] 40:897–910

Milhaud G, Labat ML, Graf B, Thillard MB (1978) Relation between the thymus and osteopetrosis. In: Cop DH, Talmage RV (eds) Endocrinology of calcium metabolism. Exerpta Medica, Amsterdam, pp 143–150

Miller AG, Burnell JM (1977) The effect of crystal size distribution on the cristallinity analysis of bone mineral. Calcif Tissue Res 24:105–110

Miller SC, Jee WSS (1987) The bone lining cell: a distinct phenotype. Calcif Tissue Int 41:1–5

Miller SC, Wolf A, Aranaud C (1976) Bone cells in culture: morphologic transformation by hormones. Science 192:1340–1343

Miller SC, Bowman BM (1980) Characterization of endosteal bone lining cells from fatty marrow bone in adult beagles. Anat Rec 198:163–173

Minkin C, Posek R, Newbrey J (1981) Mononuclear phagocytes and bone resorption: identification and preliminary characterization of a bone derived macrophage chemotactic factor. Met Bone Dis Rel Res 2:363–369

Minns RJ, Atkinson A, Steven FS (1983) The role of calcium in the mechanical behaviour of bone. Phys Med Biol 28:1057–1066

Mittelmeier H, Katthagen BD (1983) Klinische Erfahrungen mit Kollagen-Apatit Implantationen zur lokalen Knochenregeneration. Z Orthop 121:115–123

Mittelmeier H, Katthagen BD (1984) Neue Wege des Knochenersatzes. Orthop Prax 20:389–398

Mittelmeier H, Nizard M (1982) Knochenregeneration mit industriell gefertigtem Collagen-Apatit-Implantat (Collapat). In: Hackenbrock MH, Refior HJ, Jäger M (Hrsg) Osteogenese und Knochenwachstum. Thieme, Stuttgart, S 194–198

Mittelmeier H, Nizard M (1983) Kollagenvlies mit Apatit als künstliches Knochenersatzmittel. In: Kley W, Naumann C (Hrsg) Regionale plastische und rekonstruktive Chirurgie im Kindesalter. Springer, Berlin Heidelberg New York Tokyo, S 283–294

Mohan S, Linkhardt T, Farley F (1984) Bone derived factors active on bone cells. Calcif Tissue Int 36:139–145

Monroe EA, Votava W, Bass DB, McMullen J (1971) New calciumphosphate ceramic material for bone and tooth implants. J Dent Res 50:860–867

Mors WA, Kaminski EJ (1975) Osteogenic replacement of tricalciumphosphate ceramic implants in the dog palate. Arch Oral Biol 20:365–367

Mulliken JB (1982) The use of demineralized bone for reconstruction of large cranial defects. Surg Rounds 5:16–21

Mulliken JB, Glowacki J (1980) Induced osteogenesis for repair and construction in the craniofacial region. Plast Reconstr Surg 65:553–560

Mulliken JB, Glowacki J, Kaban LB, Folkmann J, Murray JE (1981) Use of demineralized allogeneic bone implants for the correction of maxillocraniofacial deformities. Ann Surg 194:366–372

Mulliken JB, Kaban LB, Glowacki J (1984) Current research review. Induced Osteogenesis – The biological principel and clinical applications. J Surg Res 37:487–496

Mundy GR, Poser JW (1983) Chemotactic activity of the γ-carboxyglutamic acid containing protein in bone. Calcif Tissue Int 35:164–168

Mundy GR, Roodman GD (1987) Osteoclast ontogeny and function. In: Peck WA (ed) Bone and mineral research/5. Elsevier, Amsterdam, pp 209–279

Mundy GR, Altman AJ, Gondek MD, Bandilin JG (1977) Direct resorption of bone by human monocytes. Science 196:1109–1111

Mundy GR, Varoni J, Orr W, Gondek MD, Ward PA (1978) Resorbing bone is chemotactic for monocytes. Nature 275:132–135

Muthukumaran N, Reddi AH (1985) Bone matrix-induced local bone induction. Clin Orthop 200:159–164

Muthukumaran N, Sampath TK, Reddi AH (1985) Comparison of bone inductive proteins of rat and porcine bone matrix. Biochem Biophys Res Com 131:37–41

Nade S (1977a) Osteogenesis after bone and bone marrow transplantation. Acta Orthop Scand 48:572–579

Nade S (1977b) Clinical implications of cell function in osteogenesis. Ann R Coll Surg Engl 61:189–194

Nade S, Armstrong L, McCartney ER, Baggaley B (1983) Osteogenesis after bone and bone marrow transplantation. The ability of ceramic materials to sustain osteogenesis from transplanted bone marrow cells. Clin Orthop 181:217–225

Nakahara T, Takaoka K, Koezuka M, Sugamoto K, Tsuda T, Ono K (1989) Periosteal bone formation elicited by partially purified bone morphogenetic protein. Clin Orthop 239:299–305

Nakamura O, Yamamuro T, Higashi S, Kokubo T, Itoo S (1985) A new glass-ceramic for bone replacement. Evaluation of its bonding to bone tissue. J Biomed Mater Res 19:685–698

Nathanson MA (1986) Transdifferentiation of sceletal muscle into cartilage: transformation of differentiation. Curr Top Dev Biol 20:39–62

Nathanson MA, Hilfer SR, Searis RL (1978) Formation of cartilage by non-chondrogenic cell types. Dev Biol 64:99–112

Nefussi JF, Boy-Lefevre ML, Bulebacke H, Forest N (1985) Mineralization in vitro of matrix formed by osteoblasts isolated by collagenase digestion. Differentiation 29:160–168

Nelson JF, Stanford HG, Cutright DE (1977) Evaluation and comparisons of biodegradable substances as osteogenic agents. Oral Surg 43:836–843

Nery EB, Lynch KL, Hirthe WM, Mueller KH (1975) Bioceramic implants in surgically produced infrabony defects. J Periodontol 46:328–339

Nery EB, Lynch KL, Rooney GE (1978) Alveolar ridge augmentation with tricalciumphosphate ceramic. J Prosthet Dent 40:668–673

Nery EB, Pflughoeft FA, Lynch KL, Rooney GE (1980) Functional loading of bioceramic augmented alveolar ridge: a pilot study. J Prosthet Dent 42:338–347 ·

Neumann WF, Neumann MW (1958) The chemical dynamics of bone mineral. Chicago Univ Press, Chicago

Neumann WF, Ramp WK (1971) Cellular mechanisms for calcium transfer and homeostasis. Academic Press, New York, pp 197–209

Neumann WF, Mulyran BJ, Martin GR (1960) A chemical view of osteoclasts based on studies with yttrium. Clin Orthop 17:124–134

Newesely H (1984) Grundprinzipien bioreaktiver Werkstoffe. Zahn Mund Kieferheilkd 72:230–239

Ng KW, Manji SM, Martin TJ (1988) Tumor necrosis factor interacts with retinoic acid in the regulation of alkaline phosphatase expression. Calcif Tissue Int [Suppl] 42:Abstr 35

Nijweide PJ (1975) Embryonic chicken periosteum in tissue culture, osteoid formation and calcium uptake. Proc K Ned Acad Wet Ser C Biol Med Sci C78:410–417

Nijweide PJ, Plas van der A, Scherft JP (1981) Biochemical and histological studies on various bone cell preparations. Calcif Tissue Int 33:529–540

Nilsson OS, Urist MR, Dawson E, Schmalzried T, Finerman GAM (1985) Healing of segmented ulnar defects in dogs under the influence of bone morphogenetic protein; 31st Annual ORS, Las Vegas, Abstr 107

Nilsson OS, Urist MR, Dawson EG, Schmalzried T, Finerman GAM (1986a) Bone repair induced by bone morphogenetic protein in ulnar defects in dogs. J Bone Joint Surg [Br] 68:635–641

Nilsson OS, Bauer H, Brosjo O, Törnkvist H (1986b) Influence of indomethacin on induced heterotopic bone formation in rat. Clin Orthop 207:239–245

Nisbet JA, Helliwell S, Nordin BEC (1970) Relation of lactic and citric acid metabolism to bone resorption in tissue culture. Clin Orthop 70:220–230

Nishimoto SK, Chang CH, Gendler E, Stryker UF, Nimni ME (1985) The effect of aging on bone formation in rats: biochemical and histological evidence for decreased bone formation capacity. Calcif Tissue Int 37:617–626

Nishimoto SK, Stryker WF, Nimni ME (1987) Calcification of osteoblast like osteosarcoma cells in agarose suspension cultures. Calcif Tissue Int 41:274–280

Niwa S, Sawai K, Takahashi S, Tajai H, Ono M, Fukuda Y (1980) Experimental studies on the implantation of hydroxyapatite in the medullary canal of rabbits. 1st World Biomaterial Congress Baden, Austria, April 8–12

Nizard M (1981) Knochengewebsneubildung durch Collagen-Apatit-Implantation. Habilitationsschrift, Universität Homburg/Saar

Obertalhoff H (1947) Zur Frage der Knochenneubildung. Chirurg 17/18:123–137

Ochsner PE (1987) Experimentelle Untersuchungen von Ceros 82 TCP in verschiedenen Umgebungen. Ceros Symposium, Bettlach, Schweiz

Ochsner PE, Berchtold D, Uehlinger K, Verburg A (1983) Ein- und Abbau von resorbierbarem Tricalziumphosphat-Granulat. Hefte Unfallheilkd 165:77–86

Ogino M, Ohuchi F, Hench LL (1980) Compositional dependence of the formation of calciumphosphate films on bioglass. J Biomed Mater Res 14:55–64

Oikarinen J (1981a) Decalcified bone matrix as a substitute material for bone grafting. Acta Univ Ouluensis D76:1–44

Oikarinen J (1981b) The bone inductive capacity of decalcified bone matrix modified by diphenylhydantoin. Acta Orthop Scand 52:505–511

Oikarinen J (1982) Experimental spinal fusion with decalcified bone matrix and deep-frozen allogeneic bone in rabbits. Clin Orthop 162:210–219

Oikarinen J, Korhonen LK (1979) Repair of bone defects by bone inductive material. Acta Orthop Scand 50:21–27

Oliver RF, Hulme MJ, Mudie A, Grant RA (1975) Steere collagen allografts in the rat. Nature 258:537–539

Oliver RF, Barker H, Cooke A, Grant RA (1982) Dermal collagen implants. Biomaterials 3:38–40

Oreffo ROC, Mundy GR, Bonewald LF (1988) Osteoclasts activate latent transforming growth factor β and vitamin. A treatment increases transforming growth factor β activation. Calcif Tissue Int [Suppl] 42:15

Osborn JF (1979) Biowerkstoffe und ihre Anwendungen bei Implantaten. Schweiz Monatsschr Zahnmed 89:1138–1139

Osborn JF (1985) Implantatwerkstoff Hydroxylapatitkeramik. Quintessenz, Berlin Chicago

Osborn JF (1987) Die biologische Leistung der Hydroxylapatitkeramik-Beschichtung auf dem Femurschaft einer Titanendoprothese – erste histologische Auswertung eines Humanexplantates. Biomed Tech 32:177–183

Osborn JF, Newesely H (1979) Dynamic aspects of the implant-bone interface. Symposium Grundlagen und klinische Anwendung oraler Implantate, Heidelberg, März 1979

Osborn JF, Newesely H (1980a) The material science of calciumphosphate ceramics. Biomaterials 1:108–113

Osborn JF, Newesely H (1980b) Dynamic aspects of the bone-implant interface. In: Heimke G (ed) Dental implants. Hauser, München, pp 32–91

Osborn JF, Kovacz E, Kallenberger A (1980) Hydroxylapatit-Keramik-Entwicklung eines neuen Biowerkstoffes und erste tierexperimentelle Ergebnisse. Dtsch Zahnärztl Z 35:54–62

Oursler MJ, Bell LV, Clevinger B, Osdoby P (1985a) Identification of osteoclast specific monoclonal antibodies. J Cell Biol 100:1592–1600

Oursler MJ, Anderson F, Osdoby P (1985b) Osteoblast mediated cell surface modifications during osteoclast cytodifferentiation. Calcif Tissue Int [Suppl] 38:18

Owen M (1971) Cellular dynamics of bone. In: Bourne GH (ed) The biochemistry and physiology of bone. Academic Press, New York, pp 271–297

Owen M (1978) Histogenesis of bone cells. Calcif Tissue Res 25:205–207

Owen M (1980) The origin of bone cells in the postnatal organism. Arthritis Rheum 23(10):1073–1080

Owen M (1985) Lineage of osteogenic cells and their relationship to the stromal system. In: Peck WA (ed) Bone and mineral research/3. Elsevier, Amsterdam, pp 1–26

Paley D, Young MC, Wiley AM, Fornasier VL, Jackson RW (1986) Percutaneous bone marrow grafting of fractures and bony defects. Clin Orthop 208:300–312

Papadimitriou JM, Sforsina D, Papadios L (1973) Kinetics of multinucleated giant cell formation and their modifications by various agents in foreign body reactions. Am J Pathol 73:349–364

Parfitt AM (1973) The quantitative approach to bone morphology: a critique of current concepts and their interpretation. In: Parfitt AM, Duncan H (eds) Clinical aspects of metabolic bone disease. Exerpta Medica, Amsterdam, pp 86–113

Parfitt AM (1976) The actions of parathyroid hormone on bone: relation to bone remodeling and turnover, calcium homeostasis and metabolic bone disease. Metabolism 25:809–844

Parfitt AM (1982) The coupling of bone formation to bone resorption: a critical analysis of the concept and its relevance to the pathogenesis of osteoporosis. Met Bone Dis Rel Res 4:1–6

Parfitt AM (1984) The cellular basis of bone remodeling: the quantum concept reexamined in light of recent advances in the cell biology of bone. Calcif Tissue Int 36:37–45

Patka P, Ollander den W, Otter den G, Heidendal AK (1985) Scintigraphic studies to evaluate stability of ceramics (hydroxyapatite) in bone replacement. J Nucl Med 26:263–271

Pawlicki R (1974) An electron microscopic study of the structure of the wall of bone canaliculus with particular consideration of the place of its branching. Z Mikrosk Anat Forsch 88:537–544

Pawlicki R (1975) Bone canaliculus ending in the area of the osteocyte lacuna. Electron microscopic study. Acta Anat 91:292–304

Pearson GE, Rosen S, Deporter DA (1981) Preliminary observations on the usefulness of a decalcified, freeze dried cancellous bone allograft material in periodontal surgery. J Periodontol 52:55–63

Peck WA, Birge SJ jr, Fedak SA (1964) Bone cells: biochemical and biological studies after enzymatic isolation. Science 146:1476–1477

Peck WA, Burks JH, Wildens J, Rodan SB, Rodan GA (1977) Evidence for preferential effects for PTH, calcitonin and adenosine on bone and periosteum. Endocrinology 100:1357–1364

Peck WA, Burks JH, Kohler G (1979) Selective enhancement of bone cell proliferation by a factor derived from cultured bone cells. Calcif Tissue Int 28:150–155

Peelen JGJ, Rejda BV, Vermeiden JPW, Groot de K (1977) Sintered tricalciumphosphate as bioceramic. Ceramics 9:226–237

Pernot F, Zarzychi J, Bonnel F, Rabischong P, Baldet P (1979) New glass ceramic implants for prostetic applications. J Mater Sci 14:1694–1706

Perren SM, Cordey J (1977) Die Gewebsdifferenzierung in der Frakturheilung. Unfallheilkunde 80:161–164

Perren SM, Huggler A, Russenberger M, Straumann F, Mueller ME, Allgöwer M (1969a) Kortikale Knochenheilung 1. Acta Orthop Scand [Suppl] 125 (Sonderdruck)

Perren SM et al. (1969b) Kortikale Knochenheilung 2. Acta Orthop Scand [Suppl] 125 (Sonderdruck)

Perren SM, Cordey J, Rahn BA, Bautier E, Schneider E (1988) Early temporary porosis of bone induced by internal fixation implants. Clin Orthop 232:139–151

Pfeilshifter J, Seyedin SM, Mundy GR (1988) Transforming growth factor β (TGF β) inhibits bone resorption in fetal rat long bones. Calcif Tissue Int [Suppl] 42:34

Piecuch JF, Fedorka NJ (1983) Results of soft-tissue surgery over implanted replamineform hydroxyapatite. J Oral Maxillofac Surg 42:801–806

Piecuch JF, Topazian RG, Skoly S, Wolfe S (1983) Experimental ridge augmentation with porous hydroxyapatite implants. J Dent Res 62:148–153

Piekarski K, Munro M (1977) Transport mechanisms operating between blood supply and osteocytes in long bones. Nature 269:80–82

Pinnel SR (1978) Disorders of collagen. In: Stanbury JB, Wyngaarden JB, Frederickson DS (eds) Metabolic bases of inherited disease, 4th ed. McGraw Hill, New York, pp 1366–1394

Pokric B, Pukar Z (1979) Precipitation of calciumphosphates under conditions of double diffusion in collagen and gels of gelatine and agar. Calcif Tissue Int 27:171–184

Poser JW, Loppinger WJ, Lucas DS (1985) Transforming growth factor β induces neonatal rat muscle cells to become chondrocytes. Calcif Tissue Int [Suppl] 38:Abstr 79A

Poser JW, Kern M, Prewitt A, Benedict JJ (1988) The role of extracellular bone matrix in osteoinduction. Calcif Tissue Int [Suppl] 42:Abstr 134

Posner AS (1978) Intramitochondrial storage of stable amorphous calcium phosphate. Ann NY Acad Sci 307:248–249

Posner AS (1984) Chemistry and structure of precipitated hydroxyapatites. In: Nriagu JO, Moore PO (eds) Phosphate minerals. Springer, Berlin Heidelberg New York Tokyo, pp 98–116

Posner AS (1987) Bone mineral and the mineralization process. In: Peck WA (ed) Bone and mineral/5. Elsevier, Amsterdam, pp 65–116

Posner AS, Betts F (1975) Synthetic amorphous calciumphosphate and its relation to bone mineral structure. Accounts Chem Res 8:273–276

Postlethwaite AE, Kang AH (1976) Cartilage and collagen peptide induced chemotaxis of human blood monocytes. J Exp Med 143:1299–1307

Postlethwaite AE, Seyer JM, Kang AH (1978) Chemotactic attraction of human fibroblasts to type 1/2 and 3 collagens and collagen-derived peptides. Proc Natl Acad Sci USA 75:871–880

Predecki P, Stephan JF, Auslaender BA, Mooney VL, Kirkland K (1972) Kinetics of bone growth into cylindrical channels of aluminiumoxide and titanium. J Biomed Mater Res 6:375–400

Price PA, Boukol SA (1980) 1,25-$(OH)_2$-vitamin-D3 increases synthesis of the vitamin-K-dependent bone protein by osteosarcoma cells. J Biol Chem 255:11650–11663

Price PA, Boukol SA (1981) 1,25-dihydroxy-vitamin-D3 increases serum levels of the vitamin-K-dependent bone protein. Biochem Biophys Res Commun 99:928–935

Price PA, Williamson MK (1981) Effects of warfarin on bone. J Biol Chem 256:12754–12759

Price PA, Williamson MK, Hala T, Dell RW, Jee WS (1982) Excessive mineralization with growth plate in chronic warfarin treatment. Proc Natl Acad Sci USA 79:7734–7739

Puckett WO (1941) The methacrylate plastics as mounting media for biological materials. Anat Rec 80:453–463

Putte van de K, Urist MR (1966) Osteogenesis in the interior of intramuscular implants of calcified bone matrix. Clin Orthop 43:257–270

Puzas JE, Vigneri A, Rasmussen H (1979) Isolation of specific bone cell types by free flow electrophoresis. Calcif Tissue Int 27:263–268

Quintero G, Mellonig JT, Gambill CM, Pellen GB (1982) A six month clinical evaluation of decalcified freeze dried bone allografts in periodontal osseous defects. J Periodontol 53:726–732

Rahn BA (1976) Die polychrome Sequenzmarkierung. Habilitationsschrift, Universität Freiburg

Rahn BA, Neff J, Leutenegger A, Mathys R, Perren SM (1986a) Integration of synthetic apatite of various pore size and density in bone. In: Christel P, Meunier A, Lee AJC (eds) Biological and biomechanical performance of biomaterials. Elsevier, Amsterdam, pp 21–26

Rahn BA, Neff J, Mathys R (1986b) Vaskularisation und Knochenbildung in Hydroxylapatit 'Ceros' im Tierversuch in Abhängigkeit von Materialdichte und Porengröße. In: Friedebold G (Hrsg) Bioaktive Werkstoffe. Deutscher Verein für Materialprüfung, S 7–14

Raines EW, Ross R (1982) Platelet derived growth factor 1 high yield purification and evidence for multiple forms. J Biol Chem 257:5154–5161

Raisz LG, Chuyn YS (1982) Glucocorticoids and bone matrix formation. Calcif Tissue Int 34:579–585

Raisz LG, Koolemans-Beynen AR (1974) Inhibition of bone collagen synthesis by PGE_2 in organ culture. Prostaglandines 8:377–385

Raisz LG, Kream BE (1981) Hormonal control of sceletal growth. Ann Rev Physiol 43:225–238

Raisz LG, Kream BE (1983) Regulation of bone formation. N Engl Med 309(1):29–35

Raisz LG, Luben RA, Mundy GR, Dietrich JW, Horton JE, Trummel CH (1975) Effect of osteoclast activating factor from human leucocytes on bone metabolism. J Clint Invest 56:408–413

Rao LG, Heersche JNM, Marchuk LL, Sturtridge W (1981) Immunohistochemical demonstration of calcitonin binding to specific cell types in fixed rat bone tissues. Endocrinology 108:1972–1978

Rassmussen H, Bordier P (1974) The physiological and cellular basis of metabolic bone disease. Williams & Wilkins, Baltimore

Rath NC, Reddi AH (1979) Collagenous bone matrix is a local mitogen. Nature 278:855–857

Ratner BD (1988) Surface characterization of biomaterials: how finely can we resolve surface structure? In: Ratner BD (ed) Surface characterization of biomaterials. Progress in biomedical engineering/6. Elsevier, Amsterdam, pp 13–36

Ray RD (1976) Circulation and bone. In: Bourne GH (ed) The biochemistry and physiology of bone. Academic Press New York, pp 385–403

Ray RD, Holloway JA (1957) Bone implants. J Bone Joint Surg [Am] 39:1119–1127

Ray RD, Degge J, Gloyd P, Mooney G (1952) Bone regeneration. J Bone Joint Surg [Am] 34:638–645

Recker RR (1983) Bone histomorphometry: techniques and interpretation. CRC Press, Boca Raton

Reddi AH (1973) Bone matrix in the solid state: geometric influence on differentiation of fibroblasts. In: Lawrence JH, Gotman JW (eds) Advances in biological and medical physics/15. Academic Press, New York, pp 1–32

Reddi AH (1976) Collagen and cell differentiation. In: Ramachondian GN, Reddi AH (eds) Biochemistry of collagen. Plenum Press, New York, pp 447–478

Reddi AH (1981) Cell biology and biochemistry of endochondral bone development. Collagen Res 1:209–226

Reddi AH (1982) Regulation of local differentiation of cartilage and bone by extracellular matrix: a cascade type mechanism. Prog Clin Biol Res 110 [B]:261–270

Reddi AH (1985) Regulation of bone differentiation by local and systemic factors. In: Peck WSA (ed) Bone and mineral research/3. Elsevier, Amsterdam, pp 27–48

Reddi AH, Anderson WA (1976) Collagenous bone matrix induced endochondral ossification and hemopoiesis. J Cell Biol 69:557–569

Reddi AH, Huggins CB (1972) Biochemical sequences in the transformation of normal fibroblasts in adolescent rats. Proc Natl Acad Sci USA 69:1601–1605

Reddi AH, Sullivan NE (1980) Matrix-induced endochondral bone differentiation: influence of hypophysectomie, growth hormone and thyroid stimulating hormone. Endocrinology 107:1291–1299

Reddi AH, Gay R, Gay S, Miller EJ (1977) Transitions in collagen types during matrix induced cartilage, bone and bone marrow formation. Proc Natl Acad Sci USA 74:5589–5597

Reddi AH, Wientroub S, Mutukumaran N (1987) Biologic principles of bone induction. Orthop Clin North Am 18(2):207–213

Rejda BV, Peelen JGJ, Groot de K (1977) Tricalciumphosphate as a bone substitute. J Bioeng 1:93–99

Renooij W et al. (1985) Bioresorption of ceramic strontium-85-labeled calcium phosphate implants in dog femora. A pilot study to quantitate bioresorption of ceramic implants of hydroxyapatite and tricalciumphosphate in vivo. Clin Orthop 197:272–285

Repo RU, Shimizu H, Occhionorelli J, Margolian S (1985) Glass-ceramic metal composite bone fixation: effect of surface parameters. Arch Orthop Trauma Surg 103:367–370

Reynold JJ (1982) Mechanisms of normal and pathological demineralization. Group report. In: Nancollas GH (ed) Biological mineralization and demineralization. Springer, Berlin Heidelberg New York, pp 389–398

Rhinelander FW (1972) Circulation in bone. In: Bourne GH (ed) The biochemistry and physiology of bone/2. Academic Press, New York, Chapter 1

Rhinelander FW (1980) The blood supply of the limb bones. In: Owen R, Goodfellow J, Bullough P (eds) Scientific foundations of orthopedics and traumatology. Heinemann, London, pp 125–150

Rhinelander FW, Bargary A (1962) Microangiography in bone healing. J Bone Joint Surg [Am] 44:1273–1298

Ries WL, Gong JK (1982) A comparative study of osteoclasts: in situ versus smear specimens. Anat Rec 203:221–232

Rivero DP, Fox J, Shipor AK, Urban AM, Galonte JO (1988) Calciumphosphate coated porous titanium implants for enhanced sceletal fixation. J Biomed Mater Res 22:191–201

Rodan GA, Martin TJ (1981a) Role of osteoclasts in hormonal control of bone resorption – a hypothesis. Calcif Tissue Int 33:349–351

Rodan GA, Rodan SB, Simmons HA, Walenga RW, Feinstein MB, Raisz LG (1981b) Bone resorptive factor produced by osteosarcoma cells with osteoblastic features is PGE_2. Biochem Biophys Res Commun 102:1358–1365

Rodan GA, Rodan SB (1984) Expression of the osteoblastic phenotype. In: Peck WA (ed) Bone and mineral research/2. Elsevier, Amsterdam, pp 244–285

Romeis B (1968) Mikroskopische Technik, 16. Aufl. Oldenbourg, München

Roodman GD, Ibbotson KJ, MacDonald BR, Kuehl TJ, Mundy GR (1985) 1,25-dihydroxy-vitamin-D3 causes formation of multinucleated cells with several osteoclast characteristics in cultures of primary marrow. Proc Natl Acad Sci USA 82:8213–8217

Rose GG, Yamasaki A, Mahan CJ (1981) Bone induction in vitro. 1. Human gingival fibroblast cell lines versus tooth matrix. J Periodont Res 16:344–357

Roufosse AH, Landis WJ, Sabine WK, Glimcher MJ (1979) Identification of brushite in newly deposited bone mineral from embryonic chicks. J Ultrastruc Res 68:235–255

Rout PGJ, Tarrant SF, Frame JW, Davies JE (1987) Interaction between primary bone cell cultures and biomaterials. In: Pizzoferrato A, Marchetti PG, Ravaglioli A, Lee AJC (eds) Biomaterials and clinical applications. Elsevier, Amsterdam, pp 591–596

Roy DM, Linnehan SK (1974) Hydroxyapatite formed from coral sceletal carbonate by hydrothermal exchange. Nature 247:220–227

Rueger JM, Wagner K, Konold P, Pannike A (1986) Biologische Wertigkeit von humaner Knochengelatine im Tier. Langenbecks Arch Chir [Suppl]:Chir Forum, pp 23–27

Rueger JM, Wagner K, Siebert HR; Pannike A (1987) Is there a homolgy or species specificity of bone gelatine's active fraction? In: Pizzoferrato Am, Marchetti PG, Ravaglioli A, Lee AJC (eds) Biomaterials and clinical application. Elsevier, Amsterdam, pp 747–751

Russel RGG, Fleisch H (1976) Pyrophosphate and Diphosphonates. In: Bourne GH (ed) The biochemistry and physiology of bone/4. Academic Press, New York, pp 61–98

Sachs L (1978) Angewandte Statistik, 5. Aufl. Springer, Berlin Heidelberg New York

Sakamoto S, Sakamoto M (1979) Collagenase activity and morphological and chemical bone resorption induced by PGE_2 in tissue culture. Proc Soc Exp Biol Med 161:99–103

Sakamoto S, Sakamoto M (1984) On the possibility that bone matrix collagen is removed prior to bone mineral during active cell mediated bone resorption. In: Ornoy A, Harell A, Sela J (eds) Current advances in skeletogenesis. Elsevier, Amsterdam, pp 65–70

Sakamoto S, Sakamoto M (1986) Bone collagenase, osteoblasts and cell mediated bone resorption. In: Peck WA (ed) Bone and mineral research/4. Elsevier, Amsterdam, pp 49–102

Sakamoto S, Sakamoto M, Goldhaber P, Glimcher MJ (1975) Collagenase and bone resorption: isolation of collagenase from culture medium containing serum after stimulation of bone resorption by addition of parathyroid hormone extract. Biochem Biophys Res Commun 63:172–178

Sakamoto S, Sakamoto M, Goldhaber P, Glimcher MJ (1979) Localisation of tissue collagenase in bone by indirect immunofluorescent antibody technique. In: Cop DH, Talmage RV (eds) Endocrinology of calcium metabolism. Exerpta Medica, Amsterdam, p 378

Sakata H, Tagaki K (1987) Effect of bone marrow mononuclear phagocytes on the bone matrix-induced bone formation in rats. Clin Orthop 220:253–258

Salama R (1983) Xenogeneic bone grafting in humans. Clin Orthop 174:113–121

Sampath TK, Reddi AH (1981) Dissociative extraction and reconstruction of extracellular matrix components involved in local bone differentiation. Proc Natl Acad Sci USA 78:7599–7603

Sampath TK, Reddi AH (1983) Homology of bone inductive proteins from human, monkey, bovine and rat extracellular matrix. Proc Natl Acad Sci USA 80:6591–6595

Sampath TK, Reddi AH (1984a) Distribution of bone inductive proteins in mineralized and demineralized extracellular matrix. Biochem Biophys Res Commun 119:949–956

Sampath TK, Reddi AH (1984b) Importance of geometry of the extracellular matrix in endochondral bone differentiation. J Cell Biol 98:2129–2197

Sampath TK, DeSimone DP, Reddi AH (1982) Extracellular bone matrix-derived growth factor. Exp Cell Res 142:460–464

Sampath TK, Wientroub S, Reddi AH (1984) Extracellular matrix proteins involved in bone induction are vitamin D dependent. Biochem Biophys Res Commun 124:829–835

Sandberg AL, Raisz LG, Wahl LM, Simmons HA (1982) Enhancement of complement-mediated prostaglandin synthesis and bone resorption by arachnidonic acid and inhibition by cortisol. Prostaglandins Leukotrienes Med 8:419–427

Sandy JR, Meghji S, Harris M, Meikle MC (1988) Osteoblasts produce several bone resorbing factors in response to mechanical stress. Calcif Tissue Int [Suppl] 42:35

Sato K, Urist MR (1984) Bone morphogenetic protein induced cartilage development in tissue culture. Clin Orthop 183:180–187

Sato K, Urist MR (1985) Induced regeneration of calvaria by bone morphogenetic protein in dogs. Clin Orthop 197:301–306

Sato K, Miura T, Iwata H (1988) Cartilaginous transdifferentiation of tenosynovial cells under the influence of bone morphogenetic protein in tissue culture. Clin Orthop 236:233–239

Scharf JH (1960) Bau und Funktion des Knochens. Zentralbl Chir 17a:809–817

Scharf W, Linter F, Böhm G, Opitz A (1988) Einheilung von Kollagen und Fibrin-Kollagen in standardisierte Defekte in Kaninchenknochen. In: Hackenbrock MH, Refior JH, Wirth CJ (Hrsg) Knorpel-Knochentransplantation. Thieme, Stuttgart, S 44–48

Schenk RK (1969a) Zur Histologie der primären Knochenheilung. Langenbecks Arch Chir 308:440–452

Schenk RK (1969b) Morphometrie des Knochenumbaues. Sandorama 2:11–14

Schenk RK (1978) Die Histologie der primären Knochenheilung im Lichte neuer Konzeptionen über den Knochenumbau. Unfallheilkunde 81:219–227

Schenk RK (1986) Histophysiology of bone remodeling and bone repair. In: Lin OCC, Chao EYS (eds) Perspectives on biomaterials. Elsevier, Amsterdam, pp 75–94

Schenk RK, Willenegger H (1977) Zur Histologie der primären Knochenbruchheilung. Unfallheilkunde 80:155–160

Scherft JP (1984) The use of monoclonal antibodies against membrane antigens for the characterization of osteoclasts. Calcif Tissue Int [Suppl] 36:22

Scheven BAA, Hamilton MJ (1988) 1,25-$(OH)_2$-vitamin-D3 and retinoic acid stimulate osteoclast formation in rat long bone cultures. Calcif Tissue Int [Suppl] 42:Abstr 41

Schmit-Neuerburg KP, Wilde CD (1973) Defektüberbrückung an den langen Röhrenknochen. Hefte Unfallheilkd 113

Schmitz JP, Hollenger JO (1986) The critical size defect as an experimental model for cranio-mandibular-facial nonunions. Clin Orthop 205:299–308

Schneider GB, Relfson M, Nicolas J (1986) Pluripotent hematopoietic stem cells give rise to osteoclasts. Am J Anat 177:505–511

Schoeters GER, Vanderborght OCJ (1988) A new model for bone formation in vitro: organ cultures of bone marrow from the mouse femur. Calcif Tissue Int [Suppl] 42:Abstr 42

Schraer H, Gay CV (1977) Matrix vesicles in newly synthesizing bone observed after ultracryotomy. Calcif Tissue Res 23:185–188

Schulz A (1988) Knochenstruktur: physiologische und pathologische Knochenumbauvorgänge. Sandorama 5:25–31

Schwarz N, Redl H, Schlag G, Lintner F, Dinges HP, Thurner M, Schiesser A (1987) Experimental osteoinduction in rats: collagen-apatite versus osteogenin containing gelatine. Arch Orthop Trauma Surg 106:113–119

Schweiberer L (1970) Experimentelle Untersuchungen von Knochentransplantaten mit unveränderter und mit denaturierter Knochengrundsubstanz. Hefte Unfallheilkd 103

Schweiberer L (1971) Der heutige Stand der Knochentransplantation. Chirurg 42:252–259

Schweiberer L (1976) Theoretisch experimentelle Grundlagen der autologen Spongiosatransplantation im Infekt. Hefte Unfallheilkd 79:151–176

Schweiberer L (1986) Osteoinduktion. Orthopäde 15:3–9

Schweiberer L, Brauneisen R, Dambe LT, Eitel F, Zwank L (1981) Derzeitiger Stand der auto-, hetero- und homoioplastischen Knochentransplantation. In: Cotta H, Martini AK (Hrsg) Implantate und Transplantate in der Plastischen- und Wiederherstellungschirurgie. Springer, Berlin Heidelberg New York 115–152

Scott BL, Pease DC (1956) Electron microscopy of the epiphyseal apparatus. Anat Rec 126:465–495

Seifert G, Schäfer H-J, Schulz A (1975) Die Bedeutung des interzellulären Calziumtransportes für die Zellfunktion. Dtsch Med Wochenschr 100:1854–1862

Sela J, Boyde A (1977) Further observations on the relationships between the matrix and calcifying fronts in osteosarcoma. Virchows Arch [A] 376:175–180

Sela J, Brandes J, Struntz V (1981) Primary mineralization and extracellular matrix vesicles in rat bone after administration of glass-ceramic implants. Arch Orthop Trauma Surg 98:237–240

Selting WJ, Bhaskar SN (1973) Structural strength of the interface between bone and nondegradable porous ceramic implants. J Dent Res 52:91–97

Selz T, Caverzasio J, Bonjour J-P (1988) Regulation of Na-dependent PI transport (Napit) by parathyroid hormone (PTH) in osteoblast like cells. Calcif Tissue Int [Suppl] 42:Abstr 44

Seyedin SM, Thomas TL, Thompson AY, Rosen DA, Piez KA (1985) Purification and characterization of two cartilage inducing factors from bovine demineralized bone. Proc Natl Acad Sci USA 82:2267–2271

Shaldon S, Dinarello CA (1987) The relationship between biocompatibility and IL-1. Life Support Syst 5:341–345

Shelton RM, Whyte JM, Davies JE (1987) Interaction between primary bone cell cultures and biomaterials. Part 4: Colonization of charged polymer surfaces. In: Pizzoferrato A, Marchetti PG,

Ravaglioli A, Lee AJC (eds) Biomaterials and clinical applications. Elsevier, Amsterdam, pp 597–602

Shimazaki K, Mooney V (1985) Comparative study of porous hydroxyapatite and tricalciumphosphate as bone substitutes. J Orthop Res 3:301–310

Shteyer A et al. (1986) Formation of calcifying matrix by osteosarcoma cells in diffusion chambers in vivo. Calcif Tissue Int 39:49–54

Signs SA, Baipai PK, Pantano CG, Driskell TD (1979) In vitro dissolution of Synthos ceramics in an acellular physiological environment. Biomater Med Devices Artif Organs 7:183–190

Silve CM, Hradik G, Jones A, Arnaud CD (1981) Parathyroid hormone receptors in intact bone: identification and cellular localization. Calcif Tissue Int 33:325A

Simmons DJ (1976) Comparative physiology of bone. In: Bourne GH (ed) The biochemistry and physiology of bone/4. Academic Press, London, pp 445–516

Simmons HA, Raisz LG (1984) Effects of cortisol and parathyroid hormone on prostaglandin production by cultured postnatal rat calvaria. Calcif Tissue Int 36:471–476

Slootweg MC, Buul-Offers von SC, Hoogerbrugge C, Herrmann-Erlee MPM, Zoelen von EJJ, Duursma SA (1988) Production of IGF 1 and 2 and their binding proteins by fetal mouse osteoblasts. Calcif Tissue Int [Suppl] 42:36

Smith AM, Johnson CC, Severson AR (1973) Studies of the metabolism of separated bone cells 1. Techniques of separation and identification. Calcif Tissue Res 11:56–69

Smith R (1979) Biochemical disorders of the sceleton. Butterworth, London Boston

Smith R (1980) Calcium, phosphorous and magnesium metabolism. In: Owen R, Goodfellow J, Bullough P (eds) Scientific foundation of orthopedics and traumatology. Heinemann, London, pp 212–222

Solomons CC, Gregory GW (1966) An evaluation of the effects of collagen implants on new bone formation in vivo. J Periodont Res 1:218–221

Sognnaes RF, Shaw JH, Solomon AK (1949) A method for radioautography of specimens composed of both soft and hard structures. Anat Rec 104:319–329

Somerman M, Hewitt AT, Varner HH, Schiffmann E, Reddi AH, Termine JD (1982) The role of chemotaxis in bone induction. In: Silberman M, Slavkin HL (eds) Current advances in skeletogenesis. Exerpta Medica, Amsterdam, pp 56–59

Somerman M, Hewitt AT, Varner HH, Schiffmann E, Termine JD, Reddi AH (1983) Identification of a bovine matrix-derived chemotactic factor. Calcif Tissue Int 35:481–485

Sorell M et al. (1981) Marrow transplantation for juvenile osteopetrosis. Am J Med 70:1280–1287

Spector AR, Glimcher MJ (1973) The identification of o-phosphoserine in the soluble anionic phosphoproteins of bone. Biochim Biophys Acta 303:360–362

Speer D, Peltier L, Chapvil L (1981) Synthetic bone graft for clinical use: comparison of calciumphosphate pellets and collagen sponge. Orthop Trans 5:266–267

Springorum HW (1980) Tierexperimentelle Untersuchungen der Knochenregeneration nach Kollagen-Implantationen in standardisierten Knochendefekten an der Ratte, am Kaninchen, an wachsenden Hunden und Affen. Habilitationsschrift, Universität Heidelberg

Springorum HW, Puhl W (1982) Implantation von Kollagen-Vlies zur Förderung der Knochenregeneration in standardisierten Knochendefekten im Tierversuch und bei klinischer Anwendung. In: Hackenbroch MH, Refior HJ, Jäger M (Hrsg) Osteogenese und Knochenwachstum. Thieme, Stuttgart, S 211–219

Springorum HW, Adler CP, Jaeger W, Ober E (1977) Tierexperimentelle Untersuchungen der Knochenregeneration am standardisierten Tibiadefekt des Kaninchens im Vergleich zur autologen und homologen Spongiosplastik. Z Orthop 115:686–691

Stern PH (1980) The D-vitamines and bone. Pharmacol Rev 32:47–80

Stiles CD, Capone GT, Scher CD, Antoniades HN, Wyk van JJ, Pledger WJ (1979) Dual control of cell growth by somatomedins and platelet derived growth factor. Proc Natl Acad Sci USA 76:1279–1289

Stöss H, Pesch HJ (1977) Dura-Transplantation. Mehrzeitige Transplantation von lösungsmittelgetrockneter Dura mater. Tierexperimentelle Untersuchung zur Frage der Sensibilisierung. Fortschr Med 95:1018–1021

Stracke H, Lissfeld J, Schatz H (1988) Epidermal growth factor stimulates insulin like growth factor 1/somatomedin C production and produces alkaline phosphatase activity in medium of cultured rat calvaria. Calcif Tissue Int [Suppl] 42:Abstr 142

Stronski SA, Trechsel U, Fleisch H (1988) Plasma osteocalcin: Lack of relation with bone resorption and effect of bisphosphonates in rats. Calcif Tissue Int [Suppl] 42:39

Strunz V, Bunte M, Gross U, Männer K, Brömer H, Deutscher K (1978) Beschichtung von Metallimplantaten mit bioreaktiver Glaskeramik Ceravital. Dtsch Zahnärztl Z 33:862–865

Syfestad GT, Urist MR (1979) Degradation of bone matrix morphogenetic activity by pulverization. Clin Orthop 141:281–290

Syfestad GT, Urist MR (1980) Growth hormone dependent matrix induced heterotopic bone formation. Proc Soc Exp Biol Med 163:411–421

Syfestad GT, Triffith JT, Urist MR (1984) An osteoinductive bone matrix extract stimulates in vitro conversion of mesenchymal cell into chondrocytes. Calcif Tissue Int 36:625–631

Tagaki K, Urist MR (1982a) The reaction of the dura to bone morphogenetic protein in repair of skull defects. Ann Surg 198:100–107

Tagaki K, Urist MR (1982b) The role of bone marrow in bone morphogenetic protein induced repair of femoral massive diaphyseal defects. Clin Orthop 171:224–229

Takahashi S, Urist MR (1986) Differentiation of cartilage on three substrata under the influence of an aggregate of morphogenetic protein and other bone tissue noncollagenous proteins (BMN/iNCP). Clin Orthop 207:227–238

Takaoka H, Nakahra H, Yoshikawa H, Masuhara K, Tsuda T, Ono K (1988) Ectopic bone induction on and in porous hydroxyapatite combined with collagen and bone morphogenetic protein. Clin Orthop 234:250–254

Takaoka K, Ono K, Amitani K, Kishimoto R, Nakata Y (1980) Solubilization and concentration of a bone inducing substance from murine osteosarcoma. Clin Orthop 148:274–279

Takaoka K, Yoshikawa H, Shimizu N, Ono K, Amitani K, Nakata Y (1982) Partial purification of bone inducing substances from a murine osteosarcoma. Clin Orthop 164:265–271

Takaoka K, Yoshikawa H, Aoki Y, Masuhara K, Ono K (1985) Establishment of BMP-producing human osteosarcoma serially transplanted in nude mice. Calcif Tissue Int [Suppl] 38:Abstr 74

Talmage RV (1967) A study of the effect of parathyroid hormone on bone remodeling and on calcium homeostasis. Clin Orthop 54:163–173

Talmage RV (1969) Calcium homeostasis-calciumtransport-parathyroid action: the effects of PTH on the movement of calcium between bone and fluid. Clin Orthop 67:210–224

Talmage RV (1970) Morphological and physiological considerations in a new concept of calcium transport in bone. Am J Anat 129:467–476

Talmage RV, Grubb SA, Norimatsu H, Vander Wiel CJ (1980) Evidence for an important physiological role in calcitonin. Proc Natl Acad Sci USA 77:609–613

Tam GS, Heersche JNM, Murray TM, Parsons JA (1982) PTH stimulates the bone apposition rate independently of its resorptive action: differential effects of intermittent and continuous administration. Endocrinology 110:506–512

Tannenbaum PJ, Schraer H, Posner AS (19874) Crystalline changes in avian bone related to the reproductive cycle. 2.: Percent crystalline changes. Calcif Tissue Int 14:83–86

Tarrant SF, Davies JE (1987) Interactions between primary bone cell cultures and biomaterials, Part 2: Osteoblast behaviour. In: Pizzoferrato A, Marchetti PG, Ravaglioli A, Lee AJC (eds) Biomaterials and clinical applications. Elsevier, Amsterdam, pp 585–590

Tatakis DN, Schneeberger J, Weinfeld N, Dziak R (1985) Interleukin-1 stimulates PGE_2 synthesis by osteoblastic cells. Calcif Tissue Int [Suppl] 38:Abstr 89

Tenenbaum HC, Heersche JNM (1982) Differentiation of osteoblasts and formation of mineralized bone in vitro. Calcif Tissue Int 34:76–79

Termine JD, Kleinmann HK, Whitson SW, Conn KM, McGarvey ML, Martin GR (1981) Osteonectin a bone specific protein, linking mineral to collagen. Cell 26:99–105

Thavarajah M, Kanis JA (1988) The differentiation of osteoblast in human bone cell cultures. Calcif Tissue Int [Suppl] 42:Abstr 49

Thiele G (1985) Handlexikon der Medizin. Urban & Schwarzenberg, München

Thielemann FW (1982) Persönliche Mitteilung

Thielemann FW (1984) Die Bedeutung der parakrinen Mechanismen der Knochenmatrix bei Regenerationsvorgängen des Knochengewebes. Habilitationsschrift, Universität Tübingen

Thielemann FW (1988) Persönliche Mitteilung

Thielemann FW, Veihelmann D, Schmidt K (1978) The induction of new bone formation after transplantation. Arch Orthop Trauma Surg 91:3–14

Thielemann FW, Veihelmann D, Schmidt K (1980) Osteogenetische Wirkung von Knochenmatrix und Knochengelatine. Hefte Unfallheilkd 148:241–243

Thielemann FW, Alexa M, Herr G, Schmidt K (1982a) Matrix induced intramembraneous osteogenesis. In: Silberman M, Slavkin HL (eds) Current advances in skeletogenesis. Exerpta Medica, Amsterdam, pp 67–73

Thielemann FW, Spaeth G, Veihelmann D (1982b) Osteoinduction, Part 1. Arch Orthop Trauma Surg 99:217–222

Thielemann FW, Schmidt K, Koslowski L (1982c) Osteoinduction, Part 2. Arch Orthop Trauma Surg 100:73–81

Thielemann FW, Schmidt K, Veihelmann D, Herr G (1982d) Orthotope Implantation von Osteogeninhaltiger Gelatine zur Defektüberbrückung. Langenbecks Arch Chir [Suppl] 245:151–153

Thielemann FW, Schmidt K, Koslowski L (1983) Neue Aspekte in der Behandlung größerer Knochendefekte. Aktuel Traumatol 13:115–119

Thomson BM, Chambers TJ (1985) Hypoxygenase inhibitors abolish responsiveness of osteoblast-osteoclast co-cultures to PTH and IL-1. Calcif Tissue Int [Suppl] 38:14

Törnkvist H, Bauer FCH, Lindholm TS, Nilsson OS (1985) The osteo-inductive properties of bone matrix from rats pretreated with indomethacin. Scand J Rheumatol 14:197–200

Tonna EA (1979) Bone tracers: cell and tissue level kinetics. In: Simmons DJ, Kunin AS (eds) Skeletal research – an experimental approach. Academic Press, New York, pp 487–563

Triffitt JT, Owen M, Ashton BA, Wilson JM (1978) Plasma disappearance of rabbit α2-HS-glycoprotein and its uptake by bone tissue. Calcif Tissue Res 26:155–161

Trueta J, Harrison MHM (1953) The normal vascular anatomy of the femoral head in man. J Bone Joint Surg [Br] 35:442–461

Trueta J, Barclay AE, Daniel PM, Franklin JJ, Pritchard MML (1947) Studies of the renal circulation. Blockwell, London

Trump BF, Smuckler EA, Benditt EP (1961) A method for staining epoxy sections for light microscopy. J Ultrastruct Res 5:343–348

Tuli SM, Gupta KB (1981) Bridging of large chronic osteo-periosteal gaps by allogeneic decalcified matrix implants in rabbits. J Trauma 21:894–898

Tuli SM, Singh AD (1978) The osteoinductive property of decalcified bone matrix. J Bone Joint Surg [Br] 60:116–123

Tung MS, Brown ME (1985) The role of octacalciumphosphate in subcutaneous heterotopic calcification. Calcif Tissue Int 37:329–331

Uchida A, Nade S, McCartney ER, Ching W (1984) The use of ceramics for bone replacement. J Bone Joint Surg [Br] 66:269–275

Uchida A, Nade S, McCartney E, Ching W (1985) Bone ingrowth into three different porous ceramics implanted into the tibia of rats and rabbits. J Orthop Res 3:65–77

Ungethüm M, Fink U, Winkel-Gniewek W (1986) Kenntnisstand über Wirkungsweise und Aufbringungstechnik sogenannter bioaktiver Werkstoffe für zementlose Verankerungen von Endoprothesen. In: Friedebold G (Hrsg) Bioaktive Werkstoffe. Deutscher Verein für Materialprüfung, S 115–140

Urist MR (1965) Bone-formation by autoinduction. Science 150:893–911

Urist MR (1970) The substratum for bone morphogenesis. Dev Biol [Suppl] 4:125–136

Urist MR (1980) Bone transplants and implants. In: Urist MR (ed) Fundamental and clinical bone physiology. Lippincott, Philadelphia, pp 331–368

Urist MR (1981) New bone formation induced in postfetal life by bone morphogenetic protein. In: Becker RO (ed) Mechanisms of growth control. Thomas, Springfield, pp 173–201

Urist MR (1989a) Introduction to update on osteochondral allograft surgery. In: Aebi M, Regazzoni P (eds) Bone transplantation. Springer, Berlin Heidelberg New York Tokyo, pp 1–6

Urist MR (1989b) Bone morphogenetic protein induced bone formation and the bone-bone marrow consortium. In: Aebi M, Regazzoni P (eds) Bone transplantation. Springer, Berlin Heidelberg New York Tokyo, pp 185–197

Urist MR, McLean FG (1952) Osteogenetic potency and new bone formation by induction in transplants to the anterior chamber of the eye. J Bone Joint Surg [Am] 34:443–449

Urist MR, Strates BS (1971) Bone morphogenetic protein. J Dent Res [Suppl 6] 50:1392–1399

Urist MR, Dowell TH (1968) Inductive substratum for osteogenesis in pellets of particulate bone matrix. Clin Orthop 61:61–71

Urist MR, Silberman BF, Buring K, Dubuc FL, Rosenberg JM (1967) The bone induction principle. Clin Orthop 53:243–271

Urist MR, Dowell TA, Hy PH, Strates BS (1968) Inductive substrates for bone formation. Clin Orthop 59:59–67

Urist MR, Urist JM jr, Dubuc FL, Strates BS (1970) Quantitation of new bone formation in intramuscular implants of bone matrix in rabbits. Clin Orthop 68:279–288

Urist MR, Iwata H, Lecotti PA, Dorfmann RL, Boyd SD, McDowell RM, Chien C (1973) Bone morphogenesis in implants of insoluble bone gelatine. Proc Natl Acad Sci USA 70:3511–3515

Urist MR, Mikulski A, Lietze A (1979) Solubilized and insolubilized bone morphogenetic protein. Proc Natl Acad Sci USA 76:1828–1836

Urist MR, Mitzutani H, Conover MA, Lietze A, Finerman GAM (1982a) Dentin, bone and osteosarcoma bone morphogenetic proteins. Prog Clin Biol Res 101:61–69

Urist MR, Lietze A, Mitzutani H (1982b) A bovine low molecular weight bone morphogenetic protein (BMP) fraction. Clin Orthop 162:272–281

Urist MR, DeLange RJ, Finerman GAM (1983a) Bone cell differentiation and growth factors. Science 220:680–687

Urist MR et al. (1983b) Human bone morphogenetic protein. Proc Soc Exp Biol Med 173:194–201

Urist MR, Hudak RT (1984a) Radioimmunoassay of bone morphogenetic protein in serum: a tissue specific parameter of bone metabolism. Proc Soc Exp Biol Med 176:472–475

Urist MR et al. (1984b) Purification of bovine bone morphogenetic protein (bBMP) by hydroxyapatite chromatography. Proc Natl Acad Sci USA 81:371–379

Urist MR, Lietze A, Dawson E (1984c) β-TCP delivery system for bone morphogenetic protein (BMP). Clin Orthop 187:277–282

Urist MR, Nilsson O, Rasmussen J, Herota W, Lovell T, Schmalzried T, Finerman GAM (1987) Bone regeneration under the influence of a bone morphogenetic protein/β-TCP composite in skull trephine defects in dogs. Clin Orthop 214:295–304

Vaes G (1968) On the mechanisms of bone resorption. The action of parathyroid hormone on the excretion and synthesis of the lysosomal enzymes and on the extracellular release of acid by bone cells. J Cell Biol 39:676–697

Vandersteenhoven JJ, Spector M (1983a) Osteoinduction within porous polysulfone implants at extraosseous sites using demineralized allogeneic bone matrix. J Biomed Mater Res 17:793–806

Vandersteenhoven JJ, Spector M (1983b) Histological investigation of bone induction by demineralized allogeneic bone matrix. A natural biomaterial for osseous reconstruction. J Biomed Mater Res 17:1003–1014

Vander Wiel CA, Grubb SA, Talmage RV (1978) The presence of lining cells on surfaces of human trabecular bone. Clin Orthop 134:350–355

Vaughan J (1972) Bone surfaces, what are they? In: Strovee BJ, Jee WSS (eds) Radiobiology of plutonium. JW Press, Salt Lake City, pp 323–349

Vaughan J (1981) The physiology of bone, 3rd ed Clarendon Press, Oxford

Veis A, Sabsay B (1987) The collagen of mineralized matrices. In: Peck WA (ed) Bone and mineral research/5. Elsevier, Amsterdam, pp 1–65

Veis A, Sharkey M, Dickson J (1977) Non-collagenous proteins of bone and dentin extracellular matrix and their role in organized mineral deposition. In: Wassermann RH (ed) Calcium-binding proteins and calcium-function. Elsevier, Amsterdam, pp 408–415

Verburg AD (1983) Reconstruction of large bone defects with spongiosa or calciumphosphate ceramics. Thesis, University of Amsterdam, Amsterdam

Vignery A, Treloar A (1985) Changes in the expression of membrane proteins after fusion of macrophages into giant cells. Calcif Tissue Int [Suppl] 38:11

Vincent J (1955) Recherches sur la constitution des l'os adulte. Arsica, Brüssel

Volpon JB, Xavier CAM, Concalves RP (1982) The use of decalcified grounded homologous cortical bone matrix in the correction of diaphyseal bone defects. Arch Orthop Trauma Surg 99:199–207

Wagner W, Tetsch P, Ackermann KL, Böhmer U, Dahl H (1981) Tierexperimentelle Untersuchungen zur Knochenregeneration genormter Defekte nach der Implantation einer Tricalziumphosphatkeramik. Dtsch Zahnärztl Z 36:82–87

Walker DG (1972) Congenital osteopetrosis in mice cured by parabiotic union with normal siblings. Endocrinology 91:916–920

Walker DG (1973) Osteopetrosis cured by temporary parabiosis. Science 180:875–879

Walker DG (1985a) Spleen cells transmit osteopetrosis in mice. Science 190:785–790

Walker DG (1975b) Control of bone resorption by hematopoietic tissue. The induction and reversal of congenital osteopetrosis in mice through the use of bone marrow mononuclear phagocytes. J Exp Med 156:1604–1641

Wangerin K, Ewers R, Büll J, Thomsen K, Heinrich HG (1988) Synthetisches Hydroxylapatit/Kollagen versus biologisches Knochenmineral/Kollagen: Vergleich der Osteogenese in verschiedenen Implantatlagern. In: Hackenbroch MH, Refior HJ, Wirth CJ (Hrsg) Knorpel-Knochentransplantation. Thieme, Stuttgart, S 92–96

Weber J, White E (1973) Carbonate materials as precursors to new ceramic and polymer materials for biomedical applications. Min Sci Eng 5:151–167

Weibel ER (1979) Stereological methods. Practical methods for biological morphometry, vol 1. Academic Press, New York

Weibel ER, Elias H (1967) Quantitative Methoden in der Morphologie. In: Meunier P (ed) Introduction to stereology and morphology. Springer, Berlin Heidelberg New York, pp 12–14

Weiss RE, Reddi AH (1980) Influence of experimental diabetes and insulin on matrix induced cartilage and bone differentiation. Am J Physiol 238:200–207

Weiss RE, Reddi AH (1981a) Appearance of fibronectin during the differentiation of cartilage, bone and bone marrow. J Cell Biol 88:630–636

Weiss RE, Reddi AH (1981b) Role of fibronectin in collagenous matrix induced mesenchymal cell proliferation and differentiation in vivo. Exp Cell Res 133:247–254

Weiss A, Goncharova A, Mayer H, Silberman M (1988) In vitro response of mice chondrocytes to sceletal growth factor isolated from porcine fetal bone. Calcif Tissue Int [Suppl] 42:Abstr 140

White RA, Weber JN, White EW (1972) Replamineform: a new process for preparing porous ceramic, metal and polymer prosthetic materials. Science 176:922–1001

Whitson SW, Harrison W, Dunlop MK, Bowers DE, Fisher LW, Robev PG, Termine JD (1984) Fetal bovine cells synthesize bone specific matrix proteins. J Cell Biol 99:607–614

Wientroub S, Wahl LM, Feuerstein N, Winter CC, Reddi AH (1983) Changes in tissue concentration of prostaglandins during endochondral bone differentiation. Biochem Biophys Res Commun 117/3:746–750

Wiestner RM et al. (1981) Collagen types synthesized by isolated calvarium cells. Exp Cell Res 133

Wilke HJ, Claes L, Kiefer H, Mesche N, Moser A (1988) Experimentelle Untersuchungen zur Knochendefektüberbrückung mit verschiedenen Implantatmaterialien. Langenbecks Arch Chir [Suppl] (Chir Forum):165–169

Willenegger H, Perren SM, Schenk R (1971) Primäre und sekundäre Knochenbruchheilung. Chirurg 42:241–252

William DF (1987) Definitions in biomaterials. In: Williams DF (ed) Progress in biomedical engineering, 4th ed. Elsevier, Amsterdam

Williams DC, Boder GB, Toomey RE et al. (1980) Mineralisation and metabolic response in serially passaged adult rat bone cells. Calcif Tissue Int 30:233–246

Wilson J, Pigott GH, Schoen FJ, Hench LL (1981) Toxicology and biocompatibility of bioglasses. J Biomed Mater Res 15:805–817

Wittbjer J, Nosslin B, Palmer B, Thorngren KG (1982a) Bone formation of transplanted autologous bone matrix in rabbit evaluated by technetium radionuclide bone imaging. Scand J Plast Reconstr Surg 16:23–28

Wittbjer J, Palmer B, Thorngren KG (1982b) Osteogenetic properties of reimplanted decalcified autologous bone in the rabbit radius. Scand J Plast Reconstr Surg 16:239–244

Wittbjer J, Palmer B, Rohlin M, Thorngren KG (1982c) Osteogenic activity in composite grafts of demineralized compact bone and bone marrow. Clin Orthop 173:229–238

Wittbjer J, Aspenberg P, Thorngren KG (1985) Composite grafts of demineralized compact bone and bone marrow under systemic growth hormone treatment. Arch Orthop Trauma Surg 104:223–237

Wlodarski KH (1982) Heterotopic bone marrow formation in xenogeneic implants of insoluble bone matrix gelatine. Clin Orthop 171:210–212

Wolf O, Naumann A, Minne H, Pfeilschifter J, Ziegler R (1989) Transforming growth factor β is chemotactic for osteoblast-like cells. Acta Endocrinol Suppl 120/1:242

Wolpert L (1969) Positional information and the spacial pattern of cellular differentiation. J Theor Biol 25:1–7

Wong GL (1984) Paracrine interactions in bone-secreted products of osteoblasts permit osteoclasts to respond to parathyroid hormone. J Biol Chem 259:4019–4022

Wong GL (1986) Sceletal effects of parathyroid hormone. In: Peck WA (ed) Bone and Mineral Research, 4th ed. Elsevier, Amsterdam, pp 103–130

Wong GL, Cohen DV (1975) Target cells in bone for PTH and Calcitonin are different: enrichement for each cell type by sequential digestion of mouse calvaria and selective adhesion to polymer surfaces. Proc Natl Acad Sci USA 72:3167–3171

Wong GL, Lukert BP, Adonis JS (1980) Glucocorticoids increase osteoblast-like bone cell response to 1,25-dihydroxy-vitamin-D3. Nature 285:254–257

Wuppermann T, Hörmann H (1974) Biochemische Prozesse bei der Auslösung der Blutgerinnung durch Kollagen. Klin Wochenschr 52:409–414

Wuthier RE (1975) Lipid composition of isolated cartilage cells, membranes and matrix vesicles. Biochem Biophys Acta 409:128–143

Wuthier RE (1976) Lipids of matrix vesicles. FED Proc 35:117–121

Wuthier RE (1982) A review of the primary mechanisms of endochondral calcification with special emphasis on the role of cells, mitochondria and matrix vesicles. Clin Orthop 169:219–242

Wuthier RE, Rice GS, Wallace JEB, Weaver RL, LeGros RZ, Eanes ED (1985) In vitro precipitation of calcium phosphate under intracellular conditions: formation of brushite from an amorphous precursor in the absence of ATP. Calcif Tissue Int 37:401–410

Yoneda T, Mundy GR (1979) Monocytes regulate osteoclast activating factor by releasing prostaglandins. J Exp Med 150:338–345

Yoshikawa H, Takaoka K, Shimizu N, Ono K (1984) Solubility of bone inducing substance from a murine osteosarcoma. Clin Orthop 182:231–238

Yoshikawa H, Hashimoto J, Masukara K, Takaoka K (1988) A possible roll of BMP in the regulation of bone remodeling. Calcif Tissue Int [Suppl] 42:Abstr 148

Young RW (1962) Cell proliferation and specialisation during endochondral osteogenesis in young rats. J Cell Biol 141:357–370

Young RW (1975) Biologic apatite versus hydroxyapatite at the atomic level. Clin Orthop 113:249–152

Zallone A, Tete A, Primavera MV (1984) Monocytes from circulating blood fuse in vitro with purified osteoclasts in primary cultures. J Cell Sci 66:335–342

Zilch H, Klemm G, Winter TH (1986) Beeinflussung der Knochenheilung durch Kollagenvlies mit und ohne Antibiotikumzusatz. Unfallchirurg 89:484–490

Sachverzeichnis

Angiographie, intravitale 78–80
'ARF'-(Activation-Resorption-Formation)-Regel 21

Bioassay 10, 11
Bioglass 19, 39, 40, 41–42
–, Matrix Vesikel 19
Biomaterial 2, 4, 36, 39
–, bioaktiv 36, 39, 40
–, bioinert 40
–, biotolerant 40
Bone Derived Growth Factor (BDGF) 16, 22, 23, 24, 61
Bone Fluid 11, 24
–, Volumen 25
–, Zusammensetzung 26
Bone Lining Cells 7, 12, 13, 24, 25, 26
Bone Morphogenetic Protein (BMP) 16, 22, 23, 35, 59–61, 244
–, Homologie 60
–, induzierte Zellen 60
–, BMP und IL-1beta 244

Calcitonin 29, 32
Composite 3, 14, 46, 62–66,
–, BMP/HA-Keramik 65, 245
–, BMP/Polyalkohole 65
–, BMP/TCP-Keramik 64–65
–, Demineralisierte Knochenmatrix/autoklav. Knochen 64
–, Knochenmatrix/Knochenmark 63
–, Keramik/Knochenmark 66
–, HA-Keramik/Kollagen 62–63, 76, 150, 165–168, 242–243, 254–255
–, HA-Keramik/Knochengelatine 77, 155, 158–160, 174–179, 196–198, 205–208, 255–257, 243–247, 255–257
–, TCP-Keramik/Autogene Spongiosa 77, 222, 225, 226
–, TCP-Keramik/Demin. Knochenpulver 76, 150, 152, 168–170
–, TCP-Keramik/Kollagen 62–63, 76, 147–150, 151, 161–164, 242–243, 254–255

–, TCP-Keramik/Knochengelatine 77, 152, 154–155, 156–157, 170–174, 187, 190–195, 199, 202–205, 215, 217–219, 226, 228–229, 243–247, 255–257
Coupling 20, 21–23, 32
Coupling Factor 22

Determined Osteoprogenitor Cells 7, 12, 37
Diffusionskammern 10, 55

Endost 11, 12,
Epidermal Growth Factor 18, 21

Färbungen
–, v. Kossa 83
–, Methylgrün-Pyronin 84
–, Phosphatase, alkalische 85
–, Phosphatase, saure 85–86
–, Trichromfärbung 83
–, Toluidinblau 87
Fibroblast Growth Factor 18

Gap Junction 15, 25, 26
Glaskeramik 19, 39, 40, 42–43
–, Matrix Vesikel 19, 42

Histomorphometrie 88–92
–, Statistische Analyse 92
Hydroxylapatit 14, 16, 17, 19

Interleukin 1 Beta s. Osteoclast Activating Factor
Inzuchtstämme 10–11

Kalziumhomöostase 26
Kalziumphosphat 14, 19
–, amorphes 17, 18, 19

Kalziumphosphatkeramik 43–50, 239,
240–241, 251
–, Abbau s. Biodegradation
–, Biodegradation 47, 48, 49, 248, 251
–, Gewebeverträglichkeit 45
–, Hydroxylapatitkeramik 39, 40, 44, 75–76,
101, 104–110, 116–121, 221
–, Kristallgitter 44, 251
–, Makroporosität 44, 49, 247
–, Mechanische Eigenschaften 46
–, Mikroporosität 44, 45, 48
–, Necks 45, 48
–, Poren 49
–, Poreninterkonnektion 49, 51
–, Porenvolumen 247
–, Systemische Wirkung 45
–, Trikalziumphosphatkeramik (TCP) 40, 44
–, alpha-TCP 44
–, beta-TCP 75, 97–101, 102–103, 110,
112–115, 222, 223
Knochen
–, Geflechtknochen 16
–, Lager 35, 38
–, lamellärer Knochen 16
–, mineralische Phase 15, 17, 31
–, organische Phase 15
–, osteonaler Aufbau 25
–, Schliffe 86–87
–, Schnitte 81–83, 84–85
Knochenanbau 3
–, Mediatoren 3, 7, 11
–, Rate 236
Knochenbank 2
Knochenersatzmittel 2–4, 39–66
–, Anforderungen 35–38
–, biologische 2, 41
–, Klassifikation 39–41
–, Platzhalterfunktion 36, 38, 238
–, synthetische 2, 39, 40, 41
Knochengelatine 56, 57–58, 73–74, 128,
131–133, 134–136, 141–144, 184–187,
188–189, 199, 200–201, 215, 216, 226, 227,
241–242
Knochengewebe 7–33
Knochengrundsubstanz s. Knochenmatrix
Knochenkulturen 7–8, 13, 26
–, resorptive 8
–, nicht resorptive 8
Knochenmatrix 1, 9, 13, 14, 15
–, demineralisierte 54–55
–, Extrakte 55–57
–, Herstellung 54
–, kollagene 14, 15
–, mineralisierend 14
–, nicht mineralisierend 14

–, mineralisierte 54–55
–, Partikelgrösse 55
–, Positionseffekte 59
Knochenpulver, deimineralisiertes 56–57,
72–73, 128, 129–130, 138, 140, 241
Knochenresorption 3, 20, 21, 30, 32
–, Mediatoren 3, 7, 11
–, osteoblastär vermittelte 20–21, 22, 23
–, osteozytär vermittelte 26
Knochenstoffwechsel
–, Mediatoren 7, 11
Knochenstromazellen 12
Kollagen, Knochenersatzmittel 52–53, 72,
127–128, 133, 137–138, 139, 241, 252–253
–, Blutstillung 53
–, Löslichkeit 52
–, Mineralisation 53, 242, 243
–, Resorption 252
–, Hole Zones 16, 19
–, Knochenkollagen 15, 17, 23
–, Overlap Zones 16
–, Produktion 15–16
–, Prokollagen 15
–, Tripelhelix 15
–, Tropokollagen 15, 16
Kollagenase, neutrale 16, 20, 31, 252
Kollagenasehypothese 21, 26
Kontaktvermittlung, zelluläre
–, elektrochemisch 13
–, synzytial 25
–, Zellfortsatz 15
Korallen 50–52

Lakunokanalikuläres System 25, 26
Leitschiene s. Osteokonduktion

Marrow Sack 12
Matrix Factor 16, 22, 23, 61
Matrix Vesikel 17, 18–19, 24, 251
–, Ursprung 19
Mikroradiographie 87–88
Mineralisation 9, 14, 16–20
–, Front 19
–, Hemmung 14, 17, 18
–, Nukleatoren 17, 18, 19

Osteoblasten 11–24
–, aktive 14, 16
–, Herkunft 12
–, Matrixformation 8, 9, 11, 12, 14, 15–16
–, Mikrofilamente 14, 22
–, Mikrotubuli 14

–, Mikrovilli 13, 14
–, Motilität 13, 14
–, Phänotyp 9, 13, 14–15,
–, Präosteoblasten 12, 13, 15
–, Produkte 16, 17
–, Progenitorzellen 7, 12, 13, 37
–, Stammzelle 12
–, Überlebensdauer 13
Osteocalcin 13, 16, 18, 20, 23, 28, 30, 57, 61
Osteoclast Activating Factor 22, 23, 31, 32
Osteoid
–, Oberflächenosteoid 20, 22, 27, 31
–, perizelluläres 25
Osteogenin s. Knochengelatine
Osteoinduktion: 12, 13, 37, 38, 40, 58–59,
    235, 240–245, 246, 247
–, Kaskadenmechanismus 58
–, Phasen 59
Osteointegration 36
Osteokonduktion 36, 37, 38, 50, 51, 250, 255
Osteoklasten 20, 21, 22, 23, 27–33
–, Aktivierung 22, 30
–, Brush Border 29
–, Clear Zones 8, 29
–, CT-Rezeptor 30, 32
–, Fusion 28
–, Herkunft 10, 27–28
–, Mikrofilamente 28
–, Mikrotubuli 28
–, Mikrovilli 29
–, Morphe 28
–, Oberflächenantigene 27
–, Produkte 30
–, Progenitorzellen 7, 9, 27
–, Rekrutierung 22, 30
–, Ruffled Border 8, 20, 28, 29, 31
–, Stammzelle 27
Osteolyse, osteozytäre s. Knochenresorption
Osteonektin 16, 18, 20, 57, 61
Osteopetrose 10, 27
Osteoreparation 35, 36, 37, 38, 235
Osteostimulation 37, 38, 235, 247–257
Osteozyten 11, 12, 13, 15, 22, 24–26
–, Herkunft 24
–, Lakune 24, 25
–, Mikrofilamente 24
–, Morphe 24–25
–, Oberflächen-Osteozyten 13, 24

Parathormon 14, 18, 21, 22, 23, 26, 29, 32, 59
–, Rezeptor, osteoblastärer 15
–, Rezeptor, osteoklastärer 26
Periost 11, 12
Plasminogenaktivator 16, 21
Platelet Derived Growth Factor 18
Phosphatase
–, alkalische 8, 13, 14, 16, 17, 18, 23
–, saure 8, 29, 32
Prostaglandine
–, PGE_2 21, 22, 23, 32, 59
–, PGE_2-Synthese 26
–, Rezeptor 15

Quantumkonzept 21

Remodeling 17, 21, 26, 37

Sceletal Growth Factor 16, 22, 23, 61
Somatomedine 18, 24

Tetracyclinmarkierung 80–81
Tiermodell 3, 67–68, 69–71
–, Kritik 236–239
Transforming Growth Factor
–, alpha 22, 24, 27
–, beta 13, 22, 23, 59, 246
Trikalziumphosphat 14
–, amorphes 14
Tumor Necrotizing Factor alpha 22, 23, 27,
    32

Verbund, osteoimplantärer 248–249
Verbundosteogenese 40, 49
Vitamin A 32
1,25-Vitamin-D3 13, 21, 23, 28, 32, 59
–, Rezeptor 15

Zellkulturen 8–9, 10, 13
–, Matrix Vesikel 18
–, osteoblastenähnliche 8, 13, 23–24
–, osteoklastenähnliche 8, 32

Hefte zur
Unfallheilkunde

Beihefte zur Zeitschrift „Der Unfallchirurg". Herausgeber: J. Rehn, L. Schweiberer, H. Tscherne

Heft 221: H. Kiefer, L. Dürselen, L. Claes

Experimentelle Untersuchungen zur Biomechanik des Knieband- apparats

1922. Etwa 130 S. 67 Abb. 2 Tab.
Brosch. DM 68,- ISBN 3-540-54952-8

Heft 220: K.-E. Rehm (Hrsg.)

54. Jahrestagung der Deutschen Gesellschaft für Unfallheilkunde e. V.

28. November–1. Dezember 1990, Berlin
Präsident: A. Pannike
Zusammengestellt von K.-E. Rehm
1992. LIV, 750 S. 47 Abb. Brosch. DM 148,-
ISBN 3-540-54294-9

Heft 219: A. Schmid

Traumatischer Knorpelschaden – Knorpelglättung?

1992. Etwa 120 S. 57 Abb. 16 Tab. Brosch. DM 78,-
ISBN 3-540-54427-5

Heft 218: C. Braun, A. Olinger (Hrsg.)

Mikrochirurgische Rekonstruktion nach Trauma

1992. Etwa 185 S. 96 Abb. 47 Tab. Brosch. DM 128,-
ISBN 3-540-54657-X

Heft 217: K. Weise, S. Weller (Hrsg.)

Kapsel-Band-Verletzungen des Kniegelenks

Postoperative Begleit- und Nachbehandlung
Symposium der Arbeitsgemeinschaft für Sportverlet-
zungen der Deutschen Gesellschaft für Chirurgie
(CASV)
1991. XV, 144 S. 67 Abb. Brosch. DM 86,-
ISBN 3-540-54081-4

Heft 216: A. H. Huggler, E. H. Kuner (Hrsg.)

Aktueller Stand beim Knochenersatz

Unter Mitarbeit von H. Bereiter und W. Schlickewei
1991. X, 159 S. 105 Abb. 9 Tab. Brosch. DM 98,-
ISBN 3-540-54104-7

Heft 215: D. C. Nast-Kolb, M. Jochum, C. Waydhas, L. Schweiberer

Die klinische Wertigkeit biochemi- scher Faktoren beim Polytrauma

1991. XIII, 162 S. 59 Abb. 58 Tab. Brosch. DM 78,-
ISBN 3-540-53826-7

Heft 214: G. Schwetlick

Hüftkopfnekrose und gefäßgestielter Beckenspan

Studie zu Angiographie und Vaskularisation
1991. XII, 110 S. 56 Abb. 8 Tab. Brosch. DM 78,-
ISBN 3-540-53806-2

Heft 213: J. M. Rueger

Knochenersatzmittel

1992. Etwa 300 S. 190 Abb. Brosch.
ISBN 3-540-53939-5
In Vorbereitung

Heft 212: J. Probst (Hrsg.)

53. Jahres- tagung der Deutschen Gesellschaft für Unfall- heilkunde e. V.

22.–25. November 1989, Berlin
1990.
ISBN 3-540-52925-X
Vergriffen.

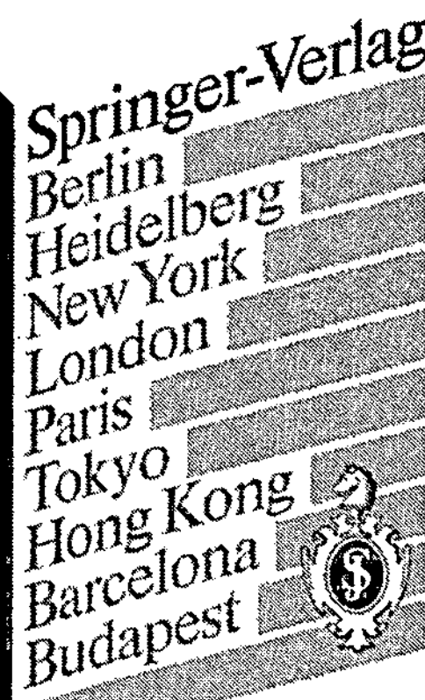

Hefte zur Unfallheilkunde

Beihefte zur Zeitschrift „Der Unfallchirurg". Herausgeber: J. Rehn, L. Schweiberer, H. Tscherne

Heft 211: W. Hager (Hrsg.)

Weichteilschäden bei Extremitätenfrakturen

24. Jahrestagung der Österreichischen Gesellschaft für Unfallchirurgie. 6.–8. Oktober 1988, Gmunden

Kongreßbericht im Auftrage des Vorstandes zusammengestellt von W. Hager

1990. XVIII, 275 S. 52 Abb. 120 Tab.
Brosch. DM 148,– ISBN 3-540-52742-7

Heft 210: J. R. Izbicki

Die Sepsis bei Splenektomie

Tierexperimentelle Befunde zum Milzerhalt und zur Immunaktivierung

1991. XI, 102 S. 52 Abb. 15 Tab.
Brosch. DM 78,– ISBN 3-540-53180-7

Heft 209: H. Schmelzeisen

Der Bohrvorgang in der Kortikalis

Mechanik · Thermometrie · Morphologie

1990. XII, 102 S. 49 Abb. 11 Tab. Brosch. DM 98,–
ISBN 3-540-52514-9

Heft 208: M. Forgon, G. Zadravecz

Die Kalkaneusfraktur

1990. VIII, 104 S. 95 Abb. 11 Tab. Brosch. DM 96,–
ISBN 3-540-51793-6

Heft 207

52. Jahrestagung der Deutschen Gesellschaft für Unfallheilkunde e. V.

16.–18. November 1988, Berlin

Präsident: K.-H. Jungbluth
Redigiert von: A. Pannike
1989. LII, 480 S. 64 Abb. Brosch. DM 149,–
ISBN 3-540-51644-1

Preisänderungen vorbehalten

Heft 206: H. Resch, G. Sperner, E. Beck (Hrsg.)

Verletzungen und Erkrankungen des Schultergelenkes

Innsbrucker Schultersymposium –
Verletzungen der Schulter.
9./10. September 1988, Innsbruck
1989. X, 212 S. 119 Abb. 51 Tab.
Brosch. DM 98,– ISBN 3-540-51534-8

Heft 205: E. Orthner

Die Peronaeussehnenluxation

1991. X, 198 S. 117 Abb. 13 Tab. Brosch. DM 128,–
ISBN 3-540-51648-4

Heft 204: L. Gotzen, F. Baumgaertel (Hrsg.)

Bandverletzungen am Sprunggelenk

Grundlagen. Diagnostik. Therapie

Symposium der Arbeitsgemeinschaft für
Sportverletzungen der Deutschen Gesellschaft
für Chirurgie (CASV)
1989. X, 119 S. 55 Abb. Brosch. DM 86,–
ISBN 3-540-51318-3

Heft 203: R. Wolff (Hrsg.)

Zentrale Themen aus der Sportorthopädie und -traumatologie

Symposium anläßlich
der Verabschiedung
von G. Friedebold,
Berlin,
25.–26. März 1988
1989. XIV, 239 S.
136 Abb. 16 Tab.
Brosch. DM 134,–
ISBN 3-540-51325-6

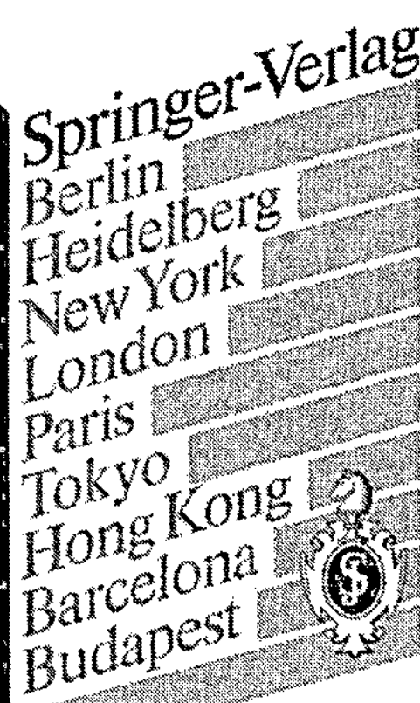